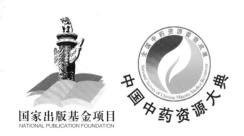

中国中药资源大典
——中药材系列

中药资源学

编　著　孟祥才　黄璐琦
　　　　张小波　路金才

中国医药科技出版社

内 容 提 要

中药资源学研究的目的是掌握我国中药资源现状，合理开发使用优质的中药材，实现中药材的可持续发展。中药又是一种特殊的商品，源于自然，受环境的影响质量差异较大。因此，药材的产量（资源量）和质量是中药资源学的核心内容。本书以产量和质量为核心围绕影响动植物生长发育、分布以及药材质量和产量的各个因素，介绍了资源与环境、种群生态、植物的次生代谢的关系以及道地药材、动物药资源、中药资源的开发、中药材栽培、中药资源的保护、中药资源调查、我国中药资源产区的划分等内容。同时，对我国常用中药材的基原、生态习性、分布、产地、主要活性成分等与药材质量和资源量相关的问题进行系统介绍。本书适合从事中药资源研究的科技人员、研究生、本科生等阅读参考。

图书在版编目（CIP）数据

中药资源学 / 孟祥才等编著 . — 北京：中国医药科技出版社，2017.6
ISBN 978-7-5067-8716-1

Ⅰ. ①中⋯　Ⅱ. ①孟⋯　Ⅲ. ①中药资源　Ⅳ. ① R282

中国版本图书馆 CIP 数据核字（2016）第 245788 号

美术编辑　陈若杞

出版　中国医药科技出版社
地址　北京市海淀区文慧园北路甲 22 号
邮编　100082
电话　发行：010－62227427　　邮购：010－62236938
网址　www.cmstp.com
规格　889×1194mm $\frac{1}{16}$
印张　27 $\frac{1}{4}$
字数　518 千字
版次　2017 年 6 月第 1 版
印次　2017 年 6 月第 1 次印刷
印刷　北京盛通印刷股份有限公司
经销　全国各地新华书店
书号　ISBN 978-7-5067-8716-1
定价　**158.00 元**

前　言

中药材是一种直接关系人类健康的特殊商品，其质量差异较大，存在不稳定、不均一的情况，因此我们不仅要了解掌握能够满足人们需要的药材资源的量，同时还要了解资源的质，中药材的质与量是中药材资源研究的核心内容。但是在以往的中药资源著作中，重点描述的内容主要是野生药用植物资源的保护利用、药材的产地、资源的开发等内容，对栽培资源及产量和质量介绍甚少；动物药虽然占药材量的 10% 左右，但介绍更少。本书为适应现在中药资源的发展形势，突出了以下特色。

1．加强了药材栽培与资源开发的阐述。人口的急剧增加导致资源的需要量大大增加，同时生态环境的破坏和过度开发又进一步导致资源的减少，甚至一些药材不但不能满足市场需要，而且濒临灭绝。20 世纪 80 年代以后栽培药材迅速发展，药材资源主要来源由野生逐渐向栽培过渡。机械化及栽培技术的快速发展，大大提高了农业生产的效率，种植药材的成本越来越低，而野生药材采挖的劳动力成本越来越高，两者的生产成本距离加大也必然加快野生向栽培的转化。保护资源最佳的途径就是通过栽培满足人们的需要，如果市场的需要得到满足，也就不会对野生资源进行无节制的获取，野生药材资源问题也将逐渐淡化，而栽培（养殖）对中药资源的贡献也将日益突出，事实证明，栽培已成为资源的主流。

2．加强了中药材质量形成因素的论述。中药材是一种特殊的商品，它的价值通过有效成分来体现。由于药材的有效成分受环境的影响，致使同一药材不同来源质量相差甚大。药材质量不稳定就难以保证中医治病的疗效，因此药材质量直接影响着中药资源的开发意义。栽培中药材的不同产地、同一产地不同生长环境、生产技术、种质等很多因素均影响药材的质量，通过生产优化可促进药材质量的提高。气候、土壤、生物、人类活动等与中药材质量的关系，从生物学、生态学、分子生物学等角度科学研究分析，可对中药资源的开发提供良好的服务。我国古代对道地药材就有了明确的认识。道地药材通常具有优质性，较同种药材在其他地区所产者品质佳、疗效好。道地药材为中药材的质量研究与评价、中药材质量的提升提供了良好的模式标本，道地药材相关内容也应是中药资源的基本内容。

1

3. 加强了中药材产量和资源量形成因素的论述。动植物的生长发育离不开温度、光照、水分等具体的生态环境，环境恶劣动植物则不能生存，环境适宜则个体生长迅速，种群密度也增大，在恶劣环境与适宜环境之间存在一系列的连续过渡，因此在整个分布区内的生长适宜性也不是均一的，也会直接影响种植（养殖）的效果，经济效益可能相差一倍。这就涉及了药用动植物种植（养殖）的合理区划问题。我国历史上道地药材产区的形成基本上是遵循"优胜劣汰、择优而立、道地自成"的规律而形成，老产区的消失与新产区的形成是以经济杠杆做平衡，根据中药材主产区的形成规律，优化栽培生产区域。综合上述，中药资源学不仅要研究野生动植物的生态环境、野生中药的资源变化动态、资源的合理开发利用，更重要的是还要研究栽培中药产量形成的各种因素以及栽培的合理区划等相关问题，从科学的角度优化栽培生产区域，对生产区域的适宜性进行评价。

4. 加强动物药资源的开发利用的研究。我国传统中药根据自然属性可分为植物药、动物药和矿物药，其中植物药占87%，动物药占12%左右，矿物药不足1%。中医临床常用的中药材300余种，其中动物药约占10%。在以往中药材资源认识多局限于植物药，而对动物药认识相对较少。动物药作为重要资源的组成部分，中药资源学从野生资源状况和养殖方面阐述动物药资源的现状，从生物学、生态学等方面阐述资源动态变化的原因。

5. 在各论部分，从药材的基原、生态习性、分布、产地、主要活性成分等与药材质量和资源量相关的问题进行系统介绍。

本书在编写过程中，得到了全国中药资源普查办公室的大力支持，在此表示衷心感谢。由于时间仓促，疏漏之处恳请广大读者指正。

编者

2016 年 6 月 20 日

目 录

（上 篇）

总 论

（下　篇）

各　论

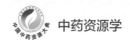

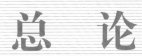

上 篇

总 论

第一章 | 绪　　论

第一节　中药资源学的概念

一、中药资源

人类经济和社会的发展离不开自然资源。人类对自然资源的利用是由浅入深、从片面到全面的历史过程。凡是自然物质被人类开发利用变成有用的物质，或能给人以舒适感，从而产生有价值的东西，统称为自然资源。

生物资源是自然资源的有机组成部分，是指生物圈中对人类具有一定经济价值的动物、植物、微生物等有机体以及由它们所组成的生物群落。生物资源包括基因、物种以及生态系统三个层次，对人类具有实际或潜在价值的为遗传资源、生物体（或其部分）、生物群体或生态系统。自然界中存在的生物种类繁多、形态各异、结构千差万别，分布广泛。中国是生物资源生物多样性国家之一，生物特有属种比例大，动植物区系起源古老，珍稀物种众多，从而提供了大量可供利用的生物资源。

"药食同源"可以说明中药的起源久远，《淮南子》记载神农"尝百草之滋味，水泉之甘苦，令民所避就。当此之时，一日而遇七十毒"。先民们在采集活动中，逐渐发现，由于误食了某些动植物，会发生呕吐、腹疼、昏迷、甚至死亡，而吃了某些动植物，能消除或者减轻身体的一些病痛或解除吃了某些植物而引起的中毒现象。经过长期的实践，人们便能逐渐辨识许多动植物，了解它们的功效。遇到患有某种疾病，便有意选择某些动植物来进行治疗。正是这种以身实践和探索的精神，奠定了我国中医学的基础，开创了中华民族的中医学文化。中药资源是自然资源的有机组成部分，是指在一定空间范围内可供作为传统中药、民族药及民间草药使用的植物、动物及矿物资源蕴藏量的总和。

二、中药资源的分类

（一）按自然属性分类

中药资源主要由药用植物、药用动物和药用矿物构成，据普查统计，我国中药资源种类有12807种（含种下分类单位）。药用植物占87%，药用动物占12%，矿物不足1%。

植物药是中药的主体，是中药资源学的重点研究内容。植物药资源和动物药资源能够再生，对其较好的开发可持续利用；矿物类中药是不可再生的资源。认识中药资源的特点及自然属性，有利于中药资源发展的宏观调控政策的制定，遵循生物物种的分布、生长、繁殖规律，保护生态环境，协调中药资源的可持续利用与可持续发展紧密联系，合理地利用开发，不断地满足当代人和后代人医疗保健的需求。

1. 植物药

植物药的特点 ①具有明显的道地性。植物不能移动，常常在一个固定位置生长。在某一时间内可能经历干旱、高温、低温、冷冻等不利条件的侵害，因此常常遭受一定生态胁迫。在长期的进化过程中形成了特殊生理代谢过程，产生次生代谢产物来适应相应的环境，这些次生代谢产物通常为植物药的活性成分。②个体间或种群间药材质量差异较大。由于植物不能移动，种内遗传物质的交流受到一定限制，表现出种内丰富的遗传多样性。③主要活性成分。由于抵御外界不良环境、防御生物侵害和本身生长所需要的苷类、黄酮类、多糖类、挥发油类、木脂素类等成分。

植物药是来源于植物全草或其中某一部位，根据生物界的二界分类法，除裸子植物和被子植物外，藻类、菌类、地衣类、苔藓类、蕨类也属于植物界。

植物药在药用生物资源中占重要地位，自古以来一直是中药资源的主体。《神农本草经》载有植物药 252 种，《新修本草》载有 625 种，宋代《证类本草》载有 1123 种，《中华本草》载有 7849 种，各年代植物药种类数量占全部药材种数的 70% 以上，目前我国药用植物资源共有 11146 种。由于该类药材种类较多，又常根据分类地位分为藻类（115 种）、菌类（292 种）、地衣类（52 种）、苔藓类（43 种）、蕨类（456 种）和种子植物类（10188 种），其中苔藓类、蕨类和种子植物占 90% 以上，我国古代称之为"本草"。

藻类植物主要用药部位通常为整个藻体；菌类植物主要用药部位为菌核和子实体；地衣和苔藓药用部位为全草；蕨类植物主要用药部位为根茎、全草。种子植物种类繁多，药用部位更加复杂。在植物药中，药用部位的复杂性表现在以下几方面：

（1）同一药材来源于不同科植物。青黛药材来源于十字花科菘蓝、爵床科马蓝和蓼科植物蓼蓝；防己来源于防己科植物粉防己和马兜铃科植物广防己；鹤虱子来源于菊科植物无名精（北鹤虱）和伞形科植物野胡萝卜（南鹤虱）；冰片来源于龙脑香科植物龙脑香和菊科植物艾纳香等。

（2）同一药材来源于同科不同属植物。老鹳草来源于老鹳草属老鹳草和牻牛儿苗属牻牛儿苗；桑寄生来源于桑寄生属桑寄生和槲寄生属槲寄生；藿香来源于唇形科藿香属藿香和刺蕊草属广藿香；马勃来源于灰包科马勃属和脱皮马勃菌属植物；紫草来源于紫草科软紫草属新疆紫草、内蒙紫草和紫草属紫草；葶苈子来源于十字花科独行菜属独行菜和播娘蒿属播娘蒿等。

（3）同一药材来源于同一属多种植物。麻黄来源于麻黄属草麻黄、木贼麻黄和中麻黄；

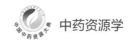

藁本来源于藁本属藁本和辽藁本；羌活来源于羌活和宽叶羌活；细辛来源于北细辛、汉城细辛和华细辛；辛夷来源于望春花、玉兰和武当玉兰；柴胡来源于北柴胡和狭叶柴胡；升麻来源于大三叶升麻、兴安升麻和升麻；葛根来源于野葛和甘葛藤；天花粉来源于栝楼和双边栝楼；决明子来源于决明和小决明；黄连来源于黄连、三角叶黄连和云连；龙胆来源于条叶龙胆、龙胆、三花龙胆和滇龙胆；黄柏来源于黄檗和黄皮树等。甚至有些药材来源于同属的所有植物，如蒲公英来源于同属所有植物；钩藤来源于茜草科钩藤属所有植物；青皮和陈皮分别来源于橘及变种的未成熟和成熟果皮。

（4）多种药材来源同一属植物。龙胆药材来源于龙胆属的条叶龙胆、龙胆、三花龙胆和滇龙胆，而秦艽药材也来源于同属的秦艽、粗茎秦艽、麻花秦艽和小秦艽。薯蓣属黄药子、穿山龙、怀山药和广山药等作为多种药材使用，而且它们的性状和药性有很大不同，如穿山龙根茎坚硬而细长，山药则粗壮；山药可药食通用，而黄药子具有很大的肝毒性。

（5）不同药材来源于同种植物的不同部位。苦楝皮为川楝和苦楝的皮，苦楝子为它们的种子；郁金为温郁金、姜黄、蓬莪术和郁金的块根，莪术蓬为莪术、广西莪术和温郁金的根茎；麻黄的根和草为不同药材，麻黄草宣肺利水、止咳平喘，麻黄根敛汗，功效相差甚远；枸杞的果实和根皮分别为枸杞子和地骨皮；同为根，川乌的主根为中药乌头，侧根则为附子。

（6）有些药材来源于同一植物的多个部位，如刺五加来源于根、根茎和地上茎。

（7）甚至有些药材来源于同属同种的相同药用部位，只是采收期不同，如枳实和枳壳均为芸香科植物橘 *Citrus reticulate* Blanco 及其栽培变种的果实，枳实为幼果，枳壳为近成熟的果实。

2. 动物药

动物药的特点　①药材质量常与产地关系不大，道地产区基本是主产区。②个体间或种群间药材质量差异较小。③主要活性成分为矿物质类、蛋白质及多肽类、甾体类、激素类等成分。④由于动物处于食物链上部，资源相对较少。

《神农本草经》载有动物药 65 种，《新修本草》载有 128 种，《本草纲目》载有 461 种，《本草纲目拾遗》载有 160 种，历代本草共计载有动物药 600 余种。《中药大辞典》（1977年）收载动物药 740 种。《中国药用动物志》（1979~1996 年）共收载药用动物 1257 种。《中国动物药》（1981 年）收载动物药 564 种。《中国动物药志》（1995 年）收载动物药 975 种，药用动物 1546 种。《中华本草》（1998 年）收载动物药 1257 种。据全国中药资源普查统计，药用动物有 1561 种，其中脊椎动物占动物总数的 62%。据《中国动物药资源》（2007 年）统计，我国现有药用动物约 2165 种，主要为脊索动物门、节肢动物门、软体动物门。

动物药按入药的部位来划分，可有：

全身入药的　全蝎、蜈蚣、海马、地龙、白花蛇等。

部分组织器官入药的　虎骨、鸡内金、海狗肾、乌贼骨等。

分泌物、衍生物入药的　麝香、羚羊角、蜂王浆、蟾酥等。

排泄物入药的 五灵脂、望月砂等。

生理的、病理的产物入药的 紫河车（人的胎盘）、蛇蜕（生理的产物）；牛黄（病理的产物）、马宝（病理的产物）。

从生态学角度研究，动物界位于食物链顶层，自然环境的破坏或相关的植物资源的破坏都会对药用动物产生直接或间接的影响，从而导致野生种群数量的降低，特别是较大型动物。在我国常用动物药材中，有不少属濒危动物，在 33 种因资源稀少而紧缺的常用中药材中，动物药达到 25 种，一些奇缺名贵动物药材如犀角、虎骨、麝香、羚羊角等，1993 年我国已明令禁止犀角和虎骨的使用。我国于 1981 年成为《濒危野生动植物种国际贸易公约》（简称 CITES）的签约国，目前常用动物药如犀角、虎骨、麝香、熊胆、豹骨、象皮等均属"公约"附录一类，禁止国际间一切商业性贸易。1987 年我国颁布了《野生药材资源保护条例》，公布了重点保护野生药材物种名录，共 64 种，其中动物药 14 种，主要包括：全靠自给的如麝香、鹿茸、蟾酥等，部分靠进口的如虎骨、豹骨、牛黄、龟甲、鳖甲等，完全靠进口的如犀角、广角、羚羊角、玳瑁等。解决动物药资源紧缺主要有两个方面，一是野生变家养，二是寻找新的替代品。在野生变家养方面取得很大进展，如梅花鹿、麝、熊等都人工饲养成功，并已成为商品主要来源；在资源替代方面，已研制出人工麝香、人工牛黄、人工犀角，山羊角代替羚羊角，水牛角代替犀角等。

3. 矿物药

矿物药的特点 ①相对动植物药而言，几乎不能再生。②主要活性成分为矿物质类成分。

矿物药为不可再生资源，是由地质作用而形成的天然单质及其化合物，除少数是自然元素以外，绝大多数是天然化合物，大部分是固体，也有的是液体，如水银（Hg）。中国利用矿物作为药物，有着悠久的历史，早在公元前 2 世纪已能从丹砂中制炼水银。北宋年间（公元 11 世纪），已能从人尿中提取制造"秋石"。《神农本草经》载有玉石类药物 41 种。《名医别录》增加矿物药 32 种。《新修本草》增加矿物药 14 种。《本草拾遗》又增加矿物药 17 种，在唐代矿物药就达 104 种之多。宋代《证类本草》等书中的矿物药已达 139 种。《本草纲目》的金石部载有 161 种。《本草纲目拾遗》又增加矿物药 38 种。据粗略统计，我国古代使用的矿物药有近 200 种。据《中国中药资源》记载，根据 1985~1989 年全国中药资源普查统计，我国现在约用的矿物约有 12 类 80 种。

按阳离子分类，主要有：

钠化合物 芒硝、玄明粉、硼砂等。

钾化合物 消石等。

镁化合物 滑石、阴起石、阳起石。

钙化合物 石膏、鹅管石、龙骨、龙齿、方解石等。

硅化合物 麦饭石等。

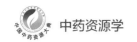

铝化合物　白矾、赤石脂、伏龙肝等。

铁化合物　代赭石、磁石、自然铜、禹余粮、绿矾等。

锌化合物　炉甘石等。

砷化合物　砒石、砒霜、雄黄等。

汞化合物　朱砂、轻粉、水银、红粉、升药等。

铅化合物　密陀僧等。

（二）按社会属性分类

1. 传统中药

中药既中医用药，为中国传统中医特有药物。中药按加工工艺分为中成药、中药材。

中国医药已有数千年的历史，是我国人民长期同疾病作斗争过程中，通过实践，不断认识，逐渐积累的经验总结，对于中华民族的繁荣昌盛有着巨大的贡献。太古时期这些知识只能依靠师承口授，后来有了文字，便逐渐记录下来。由于药物中草类占大多数，所以记载药物的书籍便称为"本草"。据考证，秦汉之际，本草流行已较多，但可惜这些本草都已亡佚，无可查考。现知的最早本草著作为《神农本草经》，可能是东汉医家修订前人著作而成。全书共三卷，收载药物包括动、植、矿三类，共 365 种。到了南北朝，梁代陶弘景（公元 452~536 年）将《神农本草经》整理补充，著成《本草经集注》，其中增加了汉魏以后名医所用药物 365 种，称为《名医别录》。到了唐代，政府指派李勣等人主持增修陶氏所注本草经，称为"唐本草"，后又经苏敬等重加修正，增药 114 种，称为《新修本草》（又称《唐新本草》《唐本草》），是我国也是世界上最早的一部国家药典，载药 844 种，并附有药物图谱，开创了我国本草著作图文对照的先例。以上所述是我国古代药物知识的三次总结。由于药物知识的不断丰富，本草著作不断涌现，如宋代的《开宝本草》《嘉祐补注本草》《经史证类备急本草》（简称《证类本草》）。明代伟大医药学家李时珍（公元 1518~1593 年），在《证类本草》的基础上进行彻底的修订，编著了《本草纲目》等。随着中药事业和学术的发展，新的中药著作又不断大量涌现，如中国医学科学院药物研究所编写的《中药志》，20 世纪 70 年代编写的《全国中草药汇编》，收载中草药 2288 种，江苏新医学院编写的《中药大辞典》，收载中药 5767 种。

新中国成立以来，政府先后多次组织力量资源进行了大规模调查和资料的搜集。现已知中药资源总数有 12807 种，其中药用植物 11146 种，药用动物 1581 种，药用矿物 80 种。在中药资源调查基础上，一些进口药材国产资源的开发利用也取得了显著成绩，如萝芙木、安息香、沉香等已在国内生产。

2. 民间药

民间药也称草药，多在民间使用，是中药资源应用的初级阶段，也是商品药材产生的基础和源泉。我国现有商品药材 1000 余种，占全部中药资源的 10%~15%，其余的品种都属民间药和民族药。

许多省区对本地民间药作了调查统计：河北的中药资源中，商品药材占 13％，民间药占 87％；江苏的中药资源中 65％ 的种类属民间药；浙江民间药有 1171 种，占 62％；广西民间药则占 80％ 多。据我国第三次中药资源普查，中药资源中所增加的种类基本为民间药。我国民间药在长期的应用实践中，从药用价值到应用方式都发生了一些变化。

民间药以实践所产生的感性认识为基础，缺少比较系统的医药学理论。但是，我国民间药在长期的应用实践中不断地发展与完善。自 20 世纪 60 年代后期，我国各地注重了民间药的发掘，据不完全统计，我国的民间草药已有 60 种以上加工成中成药及其他制品，如用仙鹤草芽、草珊瑚、矮地茶、千里光、鸡骨草、垂盆草和黄毛豆腐柴等。事实证明，民间草药有着巨大的开发潜力。通过民间药的应用，可为开发中药资源提供可靠的依据和途径。我国南部有些省区，如广西、四川、湖南、浙江、江苏等地，在经营药材的同时，开展了民间草药的经营业务。广西有 40 多个县区设有专营民间草药的门市部，20 世纪 70 年代后期，南宁等 4 个城市经营的草药品种已达 786 种，仅南宁市草药服务部 1980 年就供应草药 90 多万千克。经营民间草药的主要目的是为民间药的应用和深入研究提供便利，同时也照顾到当地群众的传统用药习惯。由于民间药的药理、成分和临床应用的研究还未达到药材所具备的标准，应用常常局限于一定的区域，没有实现跨地区的或全国性的广泛流通。

3. 民族药

我国少数民族使用的以本民族传统医药理论和实践为指导的药物，称为民族药。我国是个多民族国家，在各民族与疾病抗争、维系民族生存繁衍的过程中，以各自的生活环境、自然资源、民族文化、宗教信仰等为根基，创立了具有本民族特色的医药体系。民族药发源于少数民族地区，具有鲜明的地域性和民族传统。据初步统计，全国 55 个少数民族，近 80％ 的民族有自己的药物，其中有独立的民族医药体系的约占 1/3。新中国成立以来，由于党和政府的关怀、重视，民族药的发掘、整理、研究工作取得了显著的成果，出版了一批全国和地区性民族药专著，目前我国民族药已达 3700 多种，其中也有很多药物被《中华人民共和国药典》所收载。

各民族医药在独立发展、保持本民族特色的基础上，彼此也相互借鉴，许多药物在不同民族药之间共同使用，如人参、冬虫夏草、天麻、三七、紫胶虫、枸杞、苁蓉、麝香、甘草、麻黄、砂仁、红花、儿茶、血竭、贝母等。据报道，目前藏汉共用的药物有 300 多种；蒙汉共用的 400 多种；维汉共用的 155 种。诃子有 7 个民族使用；天冬有 18 个民族使用；用马鞭草的有 20 个民族；用鱼腥草的有 23 个民族。我国各民族医药并存发展、相得益彰，民族药的健康发展为中华民族的振兴和富强做出应有的贡献。

（1）藏药

藏药是在广泛吸收、融合了中医药学、印度医药学和阿拉伯医药学等理论的基础上，通过长期实践形成了独特的医药体系，迄今已有上千年的历史，是我国较为完整、较有影

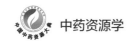

响的民族药之一。除西藏自治区以外，现代藏药应用的地域还包括青海、四川、云南和甘肃等省所属的一些藏族自治州和自治县。

藏药历史上有《月王药诊》《晶珠本草》等许多经典著述，成为今天研究藏药的主要文献和藏药种类发展的历史记录。西藏是藏医药的发源地，历史悠久。藏药资源有 2436 种，其中植物类 2172 种、动物类 214 种、矿物类 50 种。目前，藏药已制定了统一的用药规范，即由西藏、青海、四川、甘肃、云南、新疆合编的《藏药标准》，共收载藏药 227 种，其中植物类 197 种、动物类 17 种、矿物类 13 种。

藏药的主要应用品种有　藏茴香、山莨菪、藏党参、藏紫草、水母雪莲花、唐古特红景天、堪巴色宝（阿氏蒿）、曲玛孜（打箭菊）、达玛（凝花杜鹃）、野牛心、秃鹫、紫草茸、紫胶虫等。

（2）蒙药

蒙药是在蒙古民族传统医药学基础上，汲取了藏、汉等民族以及古印度医药学理论的精华而形成的具有民族风格的、独立的医药体系，在我国民族药中占有重要地位。蒙药多为定型药，其组方都经过上百年的实践后定型，作用迅速、见效快，追求防病治本，药力宏大直接。目前，除内蒙古自治区外，我国东北和西北的许多蒙族聚集地也都使用蒙药。

历史上，蒙古族涌现出许多优秀的蒙医药学家和著名的蒙药典籍，其中较有影响的有 18 世纪的《西勒嘎日·莫隆》（《识药晶鉴》），收载蒙药 390 种，奠基了蒙药的基础。同时代的《曼奥·西吉德》（《药物识别》），全书分为四部，收集药物 678 种。19 世纪初的《李斯尔·米格金》（《本草图鉴》），收载蒙药 879 种，成为今天学习和研究蒙药的主要经典。现代蒙药发展较快。据统计，我国现有蒙药 2230 种。内蒙古自治区制定的《蒙药标准》收载药材和成药 522 种。

蒙药的常见药物有　文冠木、蒙古山萝卜、金莲花、香青兰、紫筒草、瑞香狼毒、苦豆子、糙苏、肾叶囊吾、绥草等。蒙药中，麝香、丁香、荜茇、豆蔻、香青兰、马钱子、水银和草乌等应用较多。

（3）维药

维药历史悠久，在其形成和发展的过程中，采阿拉伯、古希腊等民族医药之所长，并受到中医药学的影响，基本上在新疆自治区范围内应用，是我国民族医药的独立分支，历史上为西域各族人民的繁衍和昌盛做出过重要贡献。

据新疆的调查，全区有维药 600 余种，较常用的 360 种左右，其中本地产资源约 160 种，占维药种数的 27%。《新疆维吾尔药志》收载药物 124 种。

维药中许多药物虽然与中药材同名，但基原不同，多为本地产种类，如药用玉竹为新疆黄精、白鲜皮为狭叶白鲜、益母草为新疆益母草、荷花则为睡莲的花。诸如此类的还有防风、赤芍、羌活、独活、木香、茜草，党参、藁本、麻黄、威灵仙等。

（4）傣药

傣药远在 2500 年前的《贝叶经》中便有记载，是我国古老的传统医药之一。傣族祖居云南西双版纳，当地优越的自然条件为傣药提供了理想的药用资源。我国傣族药物有1200 种。《西双版纳傣药志》收载了 520 种，其中最常用的有 71 种。

常见傣药有　缅茄、油瓜、芒果、马唐、人面果、糖棕、朱蕉、龙血树等。动物药在傣药中占有重要地位，不仅药用种数多，而且药用部位也有独到之处。

（5）壮药

壮药属于发展中的民族药，尚未形成完整的体系，基本上处于民族药和民间药交融的状态。我国壮族主要集中于广西壮族自治区，地处岭南亚热带地区，动、植物资源十分丰富。由于壮族人早有喜食蛇、鼠、山禽等野生动物的习俗，因此动物药应用较为普遍，民间历来有"扶正补虚、必配用血肉之品"的用药经验。壮药的另一特点是善于解毒，而且解毒的范围较广，包括解蛇毒、虫毒、食物中毒、药物中毒、蛊毒等，广西著名的蛇药就是壮药的一大贡献。据该区有关部门调查，壮药共有 709 种，《壮族民间用药选编》收载常用壮药 500 多种。

具有地方民族特色的壮药主要有　广西马兜铃、千斤拔、龙船花、闭鞘姜、阳桃、两面针、鸡蛋花、刺芋、金锦香、南蛇簕、薯莨、马鬃蛇、褐家鼠、蟒蛇等。

（6）其他民族药

我国民族药的发掘、整理工作虽然取得了很大的成绩，但任务仍然十分艰巨。在中药资源普查中，部分民族地区收集和整理了民族用药情况及用药种类。如四川阿坝地区整理出羌族常用药 100 种；湖南初步查出本省苗族、土家族、瑶族、侗族等习用民族药 361 种，云南德宏自治州收录傣药 330 种、景颇族药 123 种；广西《环江县毛难族药名录》收载药物 556 种。广西有瑶族药 555 种、侗族药 298 种、仫佬族药 259 种、苗族药 213 种、京族药 27 种及彝族药 21 种。

（三）按资源属性分类

我国许多常用药材对环境的适应性强，分布范围较广，资源也较为丰富，但进入 20世纪 90 年代以后，随人口增加，市场需要量的加大，资源不断被破坏，数量不断减少，越来越多品种需要保护或通过栽培，否则难以满足临床需要。

国际自然保护联盟是世界上生物权威保护机构，把在短期内有灭绝风险的物种定为受威胁物种，依受威胁的程度将生物分为极危、濒危、渐危和低危四个等级。

极危物种　指在 10 年或 3 代内（以时间更长的为准）灭绝可能性为 50% 的物种；

濒危物种　指 20 年或 5 代内灭绝可能性为 20% 的物种；

渐危物种　指 100 年灭绝可能性为 10% 的物种。

我国濒危生物资源种类分为濒危、稀有和渐危三级。

濒危（即临危）物种　指在植物整个分布区或分布区处于有绝灭危险中的分类单位。这些植物通常稀少，地理分布有很大的局限性，仅仅存在于有限的、脆弱的生境中。该类植物的冬虫夏草、新疆雪莲、红景天等已经濒临灭绝，人参、霍山石斛、三七等药材野生

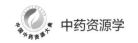

个体已很难发现。

稀有物种　指暂时没有绝灭危险的特有单型科、单型属或少种属的代表种类，它们在分布区内有很少群体，或存在于非常有限的空间，或者虽有较大分布范围，但只有零星存在，可能很快消失的种类，如银杏。

渐危（即脆弱或受威胁）物种　指那些因人为或自然原因所致，在可预见的将来，在它们整个分布区或分布区的重要部分很可能成为濒危的种类，如刺五加。

（四）按地理气候属性分类

根据药用生物对温度、湿度等要求不同，每种生物都有自己的分布范围。药材的质量又与药材的生长环境密切相关，所以不同产地生产相应的道地药材。根据中国药材公司编著的《中国中药区划》所述，我国药材产地分为东北中温带野生家生中药区、华北暖温带野生家生中药区、华北亚热带和中亚热带野生家生中药区、西南亚热带和中亚热带野生家生中药区、华南亚热带和北热带野生家生中药区、内蒙古中温带野生中药区、西北中温带和暖温带野生中药区、青藏高原野生中药区和海洋中药区等9个一级区和其下级分类28个二级区。在这些药材的分布区中常以生产的省份作为药用生物资源的分类依据，如川产药材的川芎、川贝、川乌、川牛膝、川黄柏、川麦冬、川白芷，生产于浙江的"浙八味"，生产于河南的"四大怀药等"。根据地理特点，总体表现为南部药用生物资源种类和资源量多于北部，东部多于西部。

此外，还可以按化学成分（或活性成分）、药理作用、生物资源的生长环境等进行分类。

三、中药资源的特性

（一）地域不均一性

资源的种类以及他们的数量和质量均受地域自然条件的制约。在一个地域内，各物种之间相互适应、相互制约。每一种生物都有其或大或小特定的生长地理范围，有些植物分布范围较广，如马齿苋、萹蓄等，但绝大多属植物表现明显的区域性，甚至分布范围狭窄。如苁蓉仅分布在干旱的沙漠地带；砂仁等热带植物只能在湿热带生长；川贝母、黄连只适应高海拔地区，等等。中药不同于化学药，在适宜的自然条件下才形成传统的道地药材质量特征，从而形成不同药材的主要产区或道地产区。

中药资源分布是不均一的，主要表现南方多于北方，山区多于平原。在我国四川、云南、广西等地药用植物资源种类可达4000种左右，而北方的省份仅为1000余种。由于平原地区生态环境单一，物种相对较少，中药资源种类也不多。

（二）产地可变性

随着社会的不断发展，人类过度或不合理的利用使某些主产区的资源逐渐枯竭甚至消失，野生主产地或栽培主产地不断发生变化。如人参古代产于太行，目前仅在东北。东北地区现有的道地药材基本是产地变迁而至。

（三）资源的有限性与可再生性

除矿物资源外，在自然和人为条件下，生物所具有的不断自然更新和人为繁殖的能力可为人类提供无穷无尽的各种产品，即可再生性。但野生的中药资源容易遭到破坏，它的开发利用都是有限的，在有限时间内并不是取之不尽的，即有限性。这就需要保护药用资源，形成可持续的良性循环。野生生物资源也可以通过人为的引种驯化而成为家养生物。生物的引种驯化，不仅可以解决野生生物资源获取的困难，而且可以拯救、保护濒危物种，扩大分布区，提高产量。

（四）时间性

在不同的采收期采收的药材，即使具有药用价值，其疗效也会存在较大的差异，如龙胆在花期采集其有效成分含量最高。

（五）人文性

不同民族对同一药物的认识不同。

（六）复杂性

现在中药资源中，同名异物、异物同名的有很多种，区分的难度越来越大，这充分展现了中药的复杂性，如豆科米口袋在黑龙江省称为地丁，而中药中的紫花地丁为堇菜科植物。即使同一种也存在遗传和生态环境多样性，同样影响药材的质量，出现同种药材内质量变异，如荆芥、百部、蛇床子不同产地的同一物种不仅生长发育存在差异，而且化学成分也存在很大差异。由于不同种药材化学成分相似，同样也存在化学成分趋同。

（七）需求的可变性

中药新功能的发现可使某一中药材的需求量迅速增加，如穿龙薯蓣的传统功效为祛风湿、止痛、舒筋活血、止咳平喘、祛痰。1959 年前苏联证明其在治疗脑血管硬化和其他动脉粥样硬化症具有很好疗效。此外穿山龙的根状茎含有薯蓣皂苷元，由于其结构与甾体激素类药物相近，为合成各种类型的避孕药品和甾体激素类药物的重要原料。两种新功用的开发使该中药的需要量升高十几倍。与此相反，其他药物功能的开发也可能导致某一中药资源需要量减少。金银花、板蓝根等具有很强的抗菌抗病的功效，一些病害的流行会导致资源量需求的很大改变。

四、中药资源学

（一）中药资源学的概念

中药资源学是中药学科与资源学科之间的一门交叉学科，它是随着中药学、生物学、生态学、生物化学、地理信息系统、资源学科的发展，以及现代资源管理、医药和保健事业的需求而发展起来的，是指在中医理论指导下，研究生物圈中对人类具有一定医疗保健

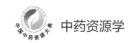

价值的动物、植物、微生物（主要为真菌类）及矿物的地理分布、蕴藏量和质量变化及它们的可持续开发与利用、资源管理的一门新兴学科。广义的中药资源包括以中医理论为指导的中药资源、民间药资源和民族药资源。

中药资源学研究的核心是药材的资源量（或产量）和质量。中药资源不同于其他生物资源，它的利用价值主要通过含量很低的次生代谢产物来实现，而这些产物存在很大的变异，直接关系到它的应用开发价值。

中药资源学研究的重点是动物和植物。药用动物、药用植物、药用微生物，约占中药的99%，对人类具有现实和潜在的价值。作为生物资源来讲，其数量和质量很容易受到环境和人为干扰，波动较大，导致供需矛盾。

中药资源学研究的目的是掌握我国中药资源现状，合理开发使用优质的中药材，实现中药材的可持续发展。中药资源研究合理开发的途径就是保护与开发。保护就是保护野生的物种资源，保护生物的多样性，做到可持续发展。但是，对于目前野生资源远远不能满足需要的情况下，越是实行保护，供需矛盾就会越突出。种植开发、寻找新的替代资源和利用生物技术是解决中药资源紧张的重要途径。

（二）中药资源学的形成与发展

我国中药资源开发利用的历程大体可分为四个时期，即起源时期、古代时期、近代时期和中华人民共和国建立以后。

1. 起源时期（公元前221年以前）

随着文明的发展，人们在长期与自然打交道的过程中，偶然发现了一些动、植物具有治疗某些疾病的作用，经过无数次的口尝身受，逐步认识到哪些植物可以食用，哪些植物可以治疗疾病，初步积累了一些关于植物药的知识，形成了原始的食物疗法和药物疗法。早在3000年前的《诗经》和《尔雅》中就分别记载了200~300种植物，其中不少为药用植物，公元1世纪到2世纪的《神农本草经》收载药物365种，"神农尝百草始有医药"和"药食同源"的传说，是关于医药起源的概括。

周代是我国奴隶社会的全盛时期，药物知识以及人们对药物的需求量与日俱增，如：《尚书》有"若药弗瞑眩，厥疾弗瘳"；《易经》有"无忘之疾，勿药有喜"；《礼记》有"医不三世，不服其药"；《周礼》有"医师掌医之政，聚毒药以供医事"以及"五毒"（石胆、丹砂、雄黄、礜石和磁石5种矿物药烧炼的升华物）等的记载。药物的来源已由植物、动物发展到矿物及人工制品。春秋时期，药物扩大到100多种。战国时期，我国进入封建社会，《山海经》记载药物已多达124种，其中植物药51种、动物药66种、矿物药3种和其他4种，内容涉及药物的产地、形状、特点及用法等，并把药物分成补益、生育、美容、预防、毒类、杀虫、兴奋、兽用等10类。公元前3世纪末，先秦时期的医药专著《黄帝内经》《五十二病方》及其他典籍，如《书经》《管子》等，常把医和药融为一体，在阐述医理的同时，对药物性质也有初步的归纳，如有毒、无毒及五味，依稀可见君臣佐使配伍原则，为中药理论的形成奠定了基础。

2. 古代时期（公元前 221~ 公元 1840 年）

秦汉时期，国家统一，经济发达，为汇集整理先秦时期大量蕴积的药物开发利用经验创造了良好的条件。南北朝时期《神农本草经》记载药物 365 种，并按中药的养命、养性、治病等 3 种功效归并为上、中、下三品、这些药物至今仍有 200 余种沿用不衰。

魏晋时期，药物品种增加到 730 种，《名医别录》新增 365 种，后又经《本草经集注》增补、完善，初步形成了一套独特的理论体系。至此，我国中药理论体系初步形成。

唐代，656~660 年编修了《新修本草》（又名《唐本草》），它是世界上第一部由政府编修并颁布实施的具药典性质的药学专著。在已有的本草学基础上，精选民间新药 114 种，使药物种数达到 850 种。此药学专著以较多的药物基原考证和较丰富临床用药经验赢得了中外医药工作者的尊崇。70 多年后，陈藏器又收集《唐本草》未载之药 692 种，撰成《本草拾遗》，唐代开发利用的中药资源已达 1500 多种。

宋代官方代表本草有《开宝本草》《嘉祐本草》和《本草图经》。宋代唐慎微集前人之大成，收集《开宝本草》《嘉祐本草》筛选遗余药物 554 种，又自增 8 种，辑成《经史证类备急本草》（又名《证类本草》）。至此，我国古代开发利用的药物资源已达 1748 种，极大地丰富了中医药宝库。

明代是我国古代史上中药资源开发利用和本草理论发展的鼎盛时期，特别是明代中叶，随着生产水平的提高及国内外市场的开拓，医药界人文荟萃，名著迭起。《本草品汇精要》收载药物 1815 种，增补 46 种，尤以文字简洁精要、彩色实物绘图名闻于世。《滇南本草》收载药材 448 种，是一部记载高原地区药物（包括民族药物）的珍贵著作。举世闻名的《本草纲目》收载药物 1892 种，把古代中药资源开发利用推向了顶峰。

清代，商品经济进一步发展，不仅中药行、药店林立，还形成了一些全国性的药材集散市场。著录和存世的本草著作近 400 部，其中，学术价值较高的著作有《本草纲目拾遗》《植物名实图考》。前者收载《本草纲目》未收载的药物 716 种；后者收载植物 1714 种，虽名为《植物名实图考》，实际也是一部宝贵的药物专著。

3. 近代时期（1840~1949 年）

鸦片战争（1840 年）前，虽然西医药日渐传入中国，中药独撑门户的局面被逐步打破，但晚清时期，中药材生产和资源开发利用仍有较大的发展，我国北方地区中药资源仍保持快速开发，在这个时期国内药品销售仍以中药为主，经营的药材仍达 500 多种，而且很多中药材供给我国的香港、澳门和出口泰国、朝鲜、日本等国家。鸦片战争后，中药资源的开发利用受到很大影响。中药材年产量持续下降，药材经营惨淡，药店纷纷倒闭。以

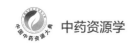

北方药材集散地祁州（安国）为例，当地原有中药店 1500 多家，抗战期间仅剩 70 家。这一时期，中药产业处于停滞不前的状态。

4. 中华人民共和国成立以后

中药资源学作为中药学科的分支学科形成于 20 世纪后半叶，其形成和发展是中医药事业和中药产业发展的需要，是中药学发展的必然结果。我国丰富的天然药物资源和悠久的历史，以及中医药的独到理论体系和丰富的实践经验，为中药资源学科的形成和建立奠定了丰富的理论和实践基础。

中华人民共和国成立后，特别是随着人口的急剧增加和社会的进步，越来越多的中药资源被发现，同时也有越来越多的中药资源走向枯竭。从 20 世纪 60 年代开始，国家投入了大量的人力、物力和财力，先后组织开展了三次中药资源普查，原中国药材公司等国家相关部门，以及多个地区也相继开展了多方面中药资源调查工作，编撰出版了《中药志》《全国中草药汇编》《中国经济动物志》《中国民族药志》《中华本草》《中国中药资源丛书》（包括《中国中药资源》《中国中药资源志要》《中国中药区划》《中国常用中药材》《中国药材资源地图集》《中国民间单验方》等）的巨作，此外科技期刊也迅猛发展，发表了大量有关中药资源方面的成果。

1987 年，国家正式批准部分高校试办中药资源专业。经过几十年的发展，我国中药学科体系基本完成，并成为中药研究领域的一个新热点，不断融合了新的科技成分，植物学、生态学、动物学、生物化学、地理学和统计学等学科的发展为中药资源研究提供了有力的工具和手段，使中药资源的理论体系更加丰富和完善，编辑出版了《中药资源生态学》《中药资源研究》《中药资源可持续利用导论》和《中国药材产地生态适宜性区划》等著作。

第二节　中药资源对中药和社会发展的作用

中医的发展离不开中药，没有了中药，传统医学也就成了无米之炊。目前野生药材资源的破坏和中药需求的数量为中国历史之最，对资源的研究对中医药发展的意义越来越重要。

一、中药资源是中医药发展的物质保障

人口迅速增长，中药材需求量不断增加，同时中药资源赖以生存的生态环境不断遭到破坏，依靠野生资源已远远不能满足中医药大发展需要。如 2006 年五味子价格约 180 元 / 千克，价格居高不下，商品短缺，导致很多以五味子为原料的中成药制造企业无法生产。冬虫夏草的生长要求较苛刻的环境，但在 20 世纪 60 年代野生资源较为丰富，甚至一包香烟可交

换 1 千克冬虫夏草，然而 2000 年以后价格迅速上涨，到 2012 年达到（10~20）万元／千克，这种价格无疑会制约中医药的发展。作为绝大多数中药材来说，就是通过其医疗保健价值体现它的社会作用，多了是"草"，少了才是"宝"，也正是由于中药材应用领域的局限性导致了供需的不稳定性，最终导致了很多种药材价格的大幅度波动，使其在一两年内价格升高几倍，甚至十几倍。价格大幅度上涨的背后反映的却是中药材资源的严重紧缺，没有了充足的中药材，中医就成了"无米之炊"，再好的医术也难以发挥。

二、中药资源是提高和保证中医疗效的基础工作

狭义讲，优质中药材就是活性成分含量高、疗效高的中药材。但是便于科学规范地使用，除疗效高，还必须保证临床的疗效稳定及较小的毒副作用，这也是中药现代化、国际化对中药材质量所提出的必然要求。因此，广义上优质中药材为活性成分含量高而稳定，无农药、重金属污染，毒副作用成分的含量低的中药材。药材质量低劣或药材的质量不稳定直接影响中医疗效，"药要搞不好，医也好不了"。然而中药材多来自植物和动物，其质量与产地、多基原药材的不同物种（或同一物种的变种、生态型、品种等）、生态环境、栽培技术、采收期、加工技术等有着密切的关系，从而导致药材质量的不均一性。目前越来越多的中药材依靠栽培，而在栽培的过程中，受产地、种质、生产技术、采收加工等影响，药材质量会出现很大的波动。没有优质药材，我国传统医学难以发扬光大。因此，中药资源不但要解决社会的需要，更要保证药材的质量，更大发挥中医在理疗领域的潜力。

三、中药资源开发是促进地方经济发展的需要

药材的"道地"性是客观存在的事实，被广泛称誉的地理产品，其经济价值、市场信誉及产品的号召力都已使它成为一个货真价实的"优质"产品。道地药材产业的发展可以充分利用天然优势，成为地方经济主导产业，如作为地域的名片，人参产业已成为抚松的主导产业。2010 年全县人参总产值 40.83 亿元，实现增加值约 12 亿元，约占全县 GDP(102 亿元) 的 11.76%；平邑县栽培金银花历史悠久，质量上乘，是中国最大的金银花集散地，有效成分数量和含量高于其他地区产品，产量占全中国总产量的 1/2 以上，年交易额 4 亿元以上。甘肃岷县当归种植面积近 10 万亩以上，全县中药材总纯收入 2.9 亿元，占全县农民人均纯收入的近 50%。种植道地药材带动当地农业和经济的发展。

四、中药资源是生态环境保护的重要组成部分

环境与发展是当今社会的两大主题。生态环境是人类赖以生存的重要条件，也是经济发展的基础，因此，保护生态环境，就是保护生产力。中药资源是生态环境的重要组成部分，中药材资源的开发利用与生态环境保护息息相关。因而，解决好中药材资源开发利用与生态环境保护之间的关系问题，已成为当前的突出矛盾。从历史和现实情况看，保护中药资源起到了保护生态环境的作用；保护生态环境起到了保护中药资源的作用。二者是相

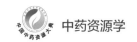

互依存、相互制约、相互促进的。生态环境一旦遭到破坏，中药材资源必将受到灭顶之灾。新中国成立以来，全国进行了三次中药材资源普查，基本查清了我国中药材资源的种类、分布、蕴藏量，为合理开发利用，做好保护管理和制定长远发展规划提供了详实资料，也为保护生态环境提供了依据，在此基础上，还要进一步弄清资源减少的原因，寻找切实可行的解决办法。

近年来，一些地区无限度采集发菜、滥挖甘草和麻黄草的现象十分严重，导致草场退化和沙化，严重破坏了生态环境，国务院 2000 年 6 月下发了《关于禁止采集和销售发菜，制止滥挖甘草和麻黄草有关问题的通知》《关于保护甘草和麻黄草药用资源，组织实施专营和许可证管理制度的通知》，使发菜、甘草、麻黄草等药材资源得到了保护，也防止了对生态环境的破坏。国家从抓保护生态环境入手，保护动、植物资源等方面颁布一系列法律法规，如《中华人民共和国药品管理法》《中华人民共和国森林法》《中华人民共和国野生动物保护法》《中华人民共和国草原管理法》等。特别是 1987 年 10 月国务院颁布了第一部保护管理野生药材资源的法规《野生药材资源保护管理条例》，规定了保护管理的物种和法律责任，使野生药材资源保护管理工作走上了依法管理的轨道。

在当前市场经济条件下，一项重要战略任务就是树立生态观念，增强环境保护意识，促进生态环境与经济建设协调发展。在中药材资源开发利用中要树立"资源有限、利用有度"的新观念，做到保护与利用相结合，发展与利用相结合，当前与长远相结合，使中药材资源永续利用，实现生态效益、社会效益和经济效益高度的统一，为人类健康长寿服务。

第三节　中药资源学的内容与任务

中药资源学研究的核心是药材的产量和质量，以此为核心，中药资源学的内容与任务主要有以下五个方面。

一、中药资源调查

中药是我国中医药事业发展最重要的战略资源，是中药产业、中医药事业存亡和发展的基础，资源依赖型的中医药的快速发展，离不开中药资源持续稳定供应。没有稳定而充足的中药资源，中医防治疾病也成了无本之木，无源之水，即使疗效再好也是纸上谈兵。改革开放以来，我国中药产业持续快速发展，特别是随着我国推动中药现代化，使我国中药工业产业产值平均以 20% 的速度在增长，高于医药行业平均水平，形成近千亿元产业。中药材年用量 25 年以来从 40 万吨发展到了 120 万吨，至少增加了 2 倍。随着对中药材需求的急剧增加，野生中药资源，尤其是道地药材资源受到严重破坏，严重制约了我国中医药的可持续发展。不断扩张的中药开发与应用给中药资源保护带来了越来越大的压力，一些重要的珍稀动植物资源已经灭绝或处于濒临灭绝的边缘。我国已列入中国珍惜濒危保护植物名录的药用植物有 168 种，其中稀有种 38 种，渐危种 84 种，濒危种 46 种。人工种植是解决一些野生资源紧张的最有效办法。但由于一些药农对全国中药材资源状况缺乏了解，造成某些人工种植的药材生产过剩，损伤了药农种植的积极性。

对全国野生、栽培或养殖的中药资源现状和利用程度进行调查分析，可摸清我国中药资源的家底，制订科学规划，以利于合理地利用与保护中药资源，保持生态的平衡发展。对我国中药资源的家底的分析，还可以充分发掘有待于开发的潜力资源，为人类做出更大的贡献。同时借助中药资源监测和信息网络建设，指导药材种植生产，稳定市场供应，促进中药资源可持续发展。

由于生态环境不均一性，导致动物和植物的分布也不是均一的。在山区，不同海拔高度分布不同的生物种群，即使在同一海拔高度也会存在坡度、坡向、地形等问题，如南坡和北坡、山腰和山脚等；在平原地区生态环境较为单一，但也有"岗地"和"洼地"的区别。另外，药材开发利用的程度也不同，靠近居民地或地势平坦地带，资源容易采挖，破坏的程度较大，即使相同的生态环境其蕴藏的资源量也会产生很大的差别，因此中药资源的数量很难做出实时准确跟踪，中药资源调查只能定期进行。

二、中药资源量的动态变化及原因

中药材的年需求量很不稳定，其市场供需的变化可从价格中得到体现。传统农作物一般年变化幅度仅为 10% 以内，而中药材价格的变化可达到几倍，如 20 世纪末太子参的价格最高时可达到 100 余元 / 千克，由于市场供需矛盾突出，便开始大量种植，21 世纪初太子参的价格不足 10 元 / 千克；2006~2009 年五味子最高价格达 200 元 / 千克，2010 年前后降至 20 元 / 千克。中药材资源量变化的最根本动力是市场的需求量和潜在的资源情况。需求量受人口增加、中药新功效的开发应用及某些疾病的流行状况等因素影响，而资源情况受野生资源的过度采挖、生态环境的破坏和中药材栽培面积的影响。

中药材资源量变化原因主要有以下几个方面：

（一）过度采挖和生态环境的破坏

新中国成立以后，人口迅速增多。人口增多对野生中药材资源的影响主要有两个方面：①人口增加导致的中药材需要量的大大增加，对野生中药材的开发力度也不断加大，药材产量也逐年增多。但对于很多中药材来说，这种状况不能长期维持下去，随之而来的是由于过度采挖导致的资源枯竭，难以保证中药材的可持续发展的需要，产量急剧下降。②人口增加也加大了人们活动的空间范围，需要扩充大量的土地维持人们的生活，大量草原和林地被开垦，野生药材资源面积逐年减少，野生中药材资源量更加减少。另外，改革开放以来我国的经济得到了迅猛发展，人们生活水平迅速提高，促进了牧业的快速发展，中药材赖以生存的野生生态环境遭到了破坏。

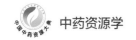

（二）物种的生物特性

一般有利于形成入侵物种的生活史特征包括以下几个方面：①种子的萌发在很多环境中均可得到满足；②生长、发育和成熟都很迅速；③具有很高的表型可塑性，只要条件许可就能不断地进行繁殖；④非特化的传粉机制，保证大量结实；⑤非单亲的繁殖系统和较高的繁殖潜力；⑥具有短距离和长距离的扩散机制。对于难以形成入侵物种，一旦过度采挖或生态环境的破坏，种群数量难以恢复，甚至成为濒危物种，依靠野生资源就会出现市场持久的严重短缺。

有些物种虽然可具有较高的繁殖效率，但由于人为的干扰也使其遭到严重的破坏种群难以恢复，如条叶龙胆、防风等草原植物。草原是发展牧业的重要基础，药材资源的开发仅是草原的附属产业，因此，草原的开发一直是以牧业为主。根据牧草的质量和合理安排农事，草原一般在8月中下旬开始割草，而条叶龙胆此时刚刚进入花期或绿果期，割草时不能形成成熟的种子，在人为干扰的条件下切断了种子的有性繁殖途径，致使条叶龙胆种群难以更新。因此，牧草与药材开发难以兼顾，两者之间的开发矛盾成为导致资源破坏的根本矛盾。野生资源扩增只能依靠偶尔遗落的植株或地势低洼积水处植株，然而遗落的概率是很小的。

（三）市场需要量的波动

一旦野生资源不能满足市场需要，最佳的解决途径就是栽培。但是，受新产品开发、疾病流行程度等影响，某些中药材的年需要量都会发生很大的变化，因其价格大幅度波动，价格高时推动栽培产业的发展，当市场回归正常水平时就会出现市场供应过剩。

为了更好地保护野生资源，就要对资源变化的原因、速度、解决途径、方法进行研究和探讨，制定出合理措施。掌握野生中药材资源动态变化，还要对物种的生物学特性进行了解，特别是那些对生态环境要求较为严格的中药材种类，以期更好监测中药资源的变化和合理地保护。

三、中药材质量形成理论

我国古代劳动人民就认识到了中药材质量与环境的关系，历史上唐贞观元年孙思邈的《千金翼方》、元代汤显祖的《牡丹亭》、明代刘文泰的《本草品汇精要》、明代陈嘉谟的《本草蒙筌》、苏颂的《图经本草》、李时珍的《本草纲目》、清代汪昂《本草备要》等著作均阐述药材质量和产地的关系，然而限于当时的视野，这种认识是非常朴素的。

次生代谢产物是由次生代谢产生的一类小分子有机化合物，它们虽然对正常细胞生命活动或植物生长发育正常运行是非必需的，但当植物面临环境胁迫时，能提高植物自身保护和生存竞争能力，而恰恰是这类成分通常具有重要的医疗保健作用。大量研究证明道地产区在空间上并非是最适生长区域，而是位于物种整个分布的边缘，这个区域通常就是道地药材的道地产区。其中道地药材的主要药效成分与干旱、光照、温度等生态因子等密切相关。

许多药材的质量是在生态胁迫（也称"逆境"）条件下形成的，然而环境影响次生代谢的本质一直是研究领域的一项空白。20 世纪 90 年代后随分子生药学的发展，阐明了种质对药材质量形成的作用，作为同一物种，其遗传物质也存在较大的差异，导致药材质量的不同，道地性越明显，基因特化也越明显；明确了一些道地药材环境与基因表达和代谢的关系，阐明了药材质量形成的机制。中药材的质量变异较大，据研究道地地黄与非道地地黄的药效可相差十几倍，药材质量劣，就不能保证传统医药的疗效，失去应有的价值，因此中药材的质量问题是中药资源研究的重要组成部分。对中药材质量形成理论的研究，可有利于保证中药材的质量，合理规划药材生产，进一步指导中药材栽培。

四、中药材产区区划

科技的发展和社会生产力的提高，使社会分工越来越细。中药材产区区划目的和任务就是因地制宜，充分发挥各地区的自然资源优势，合理配置布局，使其得到科学、协调、全面发展。

掌握了解不同地域的自然环境和物种的生物学特性，根据药材质量和产量形成规律，确定药材的适宜产区。从生物学角度对野生资源和栽培资源进行合理科学分析和规划，依据地域优势挖掘药材的产量优势和质量优势，通过产区的规划实施，确保中药材资源稳定可持续发展，满足临床需要。

五、中药资源的管理

中国是植物资源丰富的国家之一，仅次于马来西亚和巴西，居世界第三位。但是，目前全世界物种正以惊人的速度减少，国际自然保护联盟（IUCN）2004 年公布的《濒危物种红色名录》表明，现在物种灭绝速度和恐龙大量灭绝时代的速度相近，并且指出现在的灭绝速度是自然情况下的 1000 倍。在我国也存在同样情况，一些药用植物种质正在消失或解体，部分种类衰退，甚至濒临灭绝，如冬虫夏草、新疆雪莲等因乱采乱挖已经濒危，人参、霍山石斛等药材野生个体很难发现，野生三七几十年未曾发现。

开发利用要与物种种群的恢复增殖相协调，利用生物资源的强度不能超出生物资源的生态耐受能力，以免破坏生物资源的复原和再生特性。对于已经出现衰退的生物资源或退化的生态系统，要通过科学的管理，采取重建或恢复的种种措施，使其结构与功能得到恢复，重现旺盛的再生能力。因此，要建立相应法律法规，并加强实施管理；应加快药用种质资源保存体系建设，实施有效抢救和保护，同时采用生物技术生产繁育濒危药材，特别是具有重大新药开发价值的野生濒危药用资源及有良好药材生产价值的基因资源，防止药用基因资源的大量灭绝；建立紧缺野生药材栽培繁育基地，加强濒危药材人工栽培和替代工作，促进资源修复和增长。

第二章 药用植物资源与生态环境的关系

药用植物生长需要一定的生态环境，每种生态环境都是由特定的光照、温度、水分、风等综合条件而形成的，各种因子间存在着相互促进和制约的关系，共同影响某一物种的生存、分布和数量，最常见的是温度、光照、水分、土壤以及它们之间的关系。蒲公英分布在我国东北、华北、华东、华中、西北、西南各地，适应性较强。尽管在自然条件下受某些生态因素的影响甚至难以形成群落的优势种群，但如果生态条件适合，一株就可以在5年左右的时间遍布整个中国，可见生态胁迫对其也会有很大的影响。

第一节　光

植物最基本的特征是光合作用，光合作用就是绿色植物利用太阳能，把二氧化碳和水变成有机物，并释放氧气的过程。这些有机物不仅供给植物自身的需要，而且还维持着人类和食物链中所有成员的食物量及生命过程。植物干物质中除少量的物质来自于土壤中的矿物质外，90%~95%来自于光合作用，因此光对产量的构成起着非常重要的作用。在农业生产中，可以说各种农业措施都是直接或间接围绕光合作用这一核心进行的。没有光也就没有了植物，除苁蓉等个别寄生植物外，植物对光是一种完全的直接依存关系。寄生植物实际上它也间接依靠寄主的光合作用生存，如果寄主（如梭梭）不能很好进行光合作用，寄生植物也不能生存。

一、光对植物的影响

植物一般都需要在充足光照条件下完成生长发育，但不同物种对光照强度的适应范围是不同的，有些植物能适应较弱的光照，另一些植物需在较强光照条件下才能正常生长发育。植物的光合作用产物主要两个方面作用：一是通过呼吸作用产生能量，供植物体自身生理代谢能量的需要。这一部分产物是首要的，如果该部分不能满足，植物就不能生长，甚至死亡。二是供植物体生长发育的营养物质。

植物不仅需要光，还必须达到一定的强度。如果光照强度较低，同样会影响植物的生长发育的需求。在一定的条件和光强范围内，植物生长速度与光照强度呈正相关。光合作用随着光照强度的减弱，光合作用强度不断下降。当植物光合作用的同化产物与呼吸作用所消耗的物质达到平衡时所接受的光照强度就是光补偿点。光照强度超过光补偿点后，随着光照强度增强，光合作用强度逐渐提高，但达到一定值后，再增加光照强度，光合作用强度却不再增加，此即光饱和现象。达到光饱和时的光照强度，即光饱和点，过度强度的光照也会对植物造成伤害。

不同植物需光不同，一种植物光合作用的能力以及它对环境条件的反应取决于植物的遗传性。不同植物对光照强度的需求不同，一般而言，可将植物分为阳性植物、阴性植物以及介于二者之间的中性植物。

（一）阳性植物

阳性植物在较强的光照强度下才能生存。

阳生植物需要全日照才能发育较好，而且在水分、温度等生态因子适合的情况下，通常不存在光照过度的现象，但是它们通常具有较高的光补偿点，光补偿点（需光的最下限量）是全日照的 1/10~1/5。在荫蔽和弱光条件下所形成的光合作用的产物不能维持本身生长发育的需要，发育不良甚至不能生存，所以这类植物多生长在旷野、路边等地。如蓟、甘草、桔梗、当归等，旱生植物、草原植物和大多数农作物也属于阳性植物。这类植物的形态特征是叶子排列稀疏，角质层较发达，栅栏组织和海绵组织分化明显，机械组织发达，其叶内细胞间隙大，形成明显的海绵组织。单位面积上的气孔数多。叶脉很密，叶绿素含量高，类胡萝卜素含量相对较高。阳性植物叶绿素 a 与叶绿素 b 的比值较大，叶绿素 a 与叶绿素 b 的吸收光谱略有不同，叶绿素 a 在红光部分的最大吸收光谱较宽，而叶绿素 b 在蓝紫光部分的吸收带较宽，所以阳性植物能在直射光下较高效地利用红光。

（二）阴性植物

阴性植物的特点是光补偿点低，可低于全日照的 1/50，由于它们的呼吸和蒸腾作用均较弱，使其在较弱光照条件下也能积累光合产物。但是阴性植物光饱和点也低，在强光下会对植物造成伤害而死亡，所以阴生植物多生长在潮湿、背阴的地方或生于密林内，如林下蕨类植物、苔藓植物以及人参、三七、半夏等。这类植物枝叶茂盛，没有角质层或角质层很薄，栅栏组织不发达，有的甚至栅栏组织与海绵组织很难区别。气孔与叶绿体较少，叶绿体大，有利于吸收散射光。由于单位面积内叶绿素含量少，因此它能在低光强度下吸收较多的光线，以提高其光合效能。阴性植物叶绿素 a 与叶绿素 b 的比值小，叶绿素 b 在蓝紫光部分的吸收带较宽，它能在散射光下高效地利用蓝紫光。

这里也应明确指出，阴性植物喜阴不耐强光，但是并不意味着越阴越好，当光照强度低于光补偿点时也会死亡，所以对于阴性植物来说合理调解光照，使光照强度达到饱和点是高产栽培的重要措施。

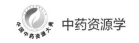

（三）中性植物（耐阴植物）

中性植物是介于上述两者之间的植物，是两者之间连续的过渡植物。在全日照下生长最好，但也能忍耐适度的荫蔽，所需最小光量为全日照的 1/50~1/10，如麦冬 *Ophiopogon japonicus*、玉竹 *Polygonatum odoratum*、党参 *Codonopsis pilosum*、侧柏 *Platycladus orientalis* 等。

藤本植物在幼苗阶段通常具有阴性植物的特点，不耐强的光照，但植株长大后表现出中性甚至阳性植物的特点，需要较强的光照，通常攀援到其他植株之上获取更多光照，但此时也有较低的光补偿点，也就是说，藤本植物光照较弱的条件能够生存，光照较强生长则更加旺盛。

二、光照与产量

呼吸作用是与光合作用密切相关的一对既矛盾又依存的概念。呼吸作用是在植物活细胞内经过某些代谢使有机物分解，并释放供植物生长发育能量的过程。光合作用为呼吸作用提供原料，呼吸作用为光合作用提供动力，光合作用产物通过呼吸消耗后，剩余的一部分物质才是植物的生物学产量。因此光照强度与植物生存、生长状态（产量）有下列关系：①植物长时间在光补偿点以下便会产生"自疏"现象，也就是说，光照强度未达到光补偿点，呼吸作用消耗的养分多于光合作用产生的产物，CO_2 不仅不能被固定，而且不断放出，营养处于负积累，最终导致植物体死亡。②只有当光照强度超过光补偿点时，植物才有有机物积累，在光补偿点和光饱和点之间随光照的加强，光合作用产物也不断增多，植物生长加快，生物量（或产量）并随光照强度的增加而增加。对阳性植物而言，光照强度没有大到可以阻碍生命活动的地步。但是，强光引起的温度升高，水分损失，对植物生命活动有重大影响。③对喜光的植物来说，光照强度超过光饱和点，光合作用产物也不再增加，而且严重情况下光合作用过程的超负荷反而会导致光量子的利用率降低，光合作用产量下降。因此在栽培生产中要注意光合作用与呼吸作用的协调和均衡，呼吸作用弱则不能充分满足光合作用的需要，呼吸作用强则消耗过多的光合作用产物而影响生长。在适宜温度的自然条件下，产量与净光合速率是正相关的，因此可用光照强度与净光合速率之间的关系反应光照强度与产量的关系。图 2-1 显示，A 点光照强度条件下的净光合速率是 B 点光照强度条件下净光合速率的 2~3 倍。

目前，我国广大林区也进行农村产业结构调整，实行退耕还林和天然林保护工程，有些林场实行林药间作或林下种药，这种办法从生物学的角度讲很难保证中药材种植的高产。林下种植药材，光照条件很不均一，光饱和点以上的地方会对植物产生生理伤害，生长缓慢或死亡，光补偿点与光饱和点之间随光照减弱，光合产物积累明显减少，补偿点以下则产生负积累，不能生存，所以对药用植物适宜的光照区域可能很少。在林下区域内光照强度也有较大的日波动，因此林下种药保苗率一般较低，即使有较高的保苗率，也难以取得高产，经济效益不会显著。人参是喜阴植物，据研究其光补偿点为 400~450 勒克斯以上，由于光合作用只存在白天，呼吸作用在昼夜进行，所以生产实践中光照强度达到 450 勒克斯时，只能在白天达到呼吸与光合作用平衡，再加上夜晚的呼吸作用，难以维持最基本的生命活动。人参从光补偿点至 10 千勒克斯植物光合速率直线上升，然后缓慢上升至光饱和点（15~25）千勒克斯，但林中某一点的光照强度具有很大的日波动，受高纬度的影响也存在较大的月波动，随周围植物的生长变大也有较大的年波动，很难保证人参处于理想的光照强度，难以发挥最大光合作用。据调查，10~15 年的山参多为二甲子（相当二年生栽培人参）；参令在 20~39 之间（平均 27 令）单株参重 39 克（相当 5 年生栽培人参），其中光照是野山参产量低的一个最主要的因素。因此，绿色植物都是喜光的，不存在真正的"喜荫作物"。

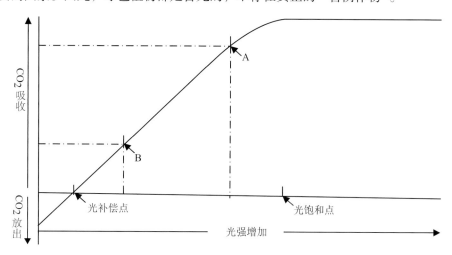

图 2-1　光照强度与光合速率的关系

三、光与生长发育

可见光的波长范围是 400~760 纳米，光波由长到短分别由赤、橙、黄、绿、青、蓝、紫组成。植物光合作用所需要的光就是可见光。植物叶绿体对可见光的吸收也是具有选择性的，其中对 400~470 纳米的紫光区和 630~680 纳米的红光区有较强的吸收，也就是说，植物光合作用所需的光主要是红光和蓝紫光，而对绿色光吸收很少，故植物一般呈绿色，因此，不同光质对植物有不同的影响。一般地来说，在两个主要吸收区域中，红光促进茎的生长，蓝紫光使茎增粗，紫外光对生长有抑制作用。人参栽培试验表明，浅绿色光使人参生育强健，光合作用强度高，干物质积累快，使人参增重显著，深绿色光对人参发育有不良影响。红光可激活淀粉酶的活性，光合产物的积累也要比蓝光多得多，林冠层下部红光少而蓝光多，所以生长在林冠下的植物生长较慢。

光对某些植物的生长发育具有调控作用，光照时间长有助于法尼基焦磷酸向赤霉素转化合成，促进生长，而秋季日照短有利于促进法尼基焦磷酸向休眠作用的脱落酸的形成，以适应寒冷等不利的外界环境。

药用植物有许多小的种子为光敏种子，必须在有光的条件下才能发芽，如蒲公英、紫菀等，龙胆种子若不经化学物质处理在黑暗条件下不能发芽。需光种子一般是千粒重较小植物。

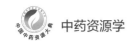

光照强度对植物生长发育和形态结构的建成有重要作用。植物许多器官的形成以及各器官和组织的比例都与光照强度有直接关系。栽培密度过大导致根冠比下降，对于许多根类药材应合理密植。

光照不足可引起植物体内养分供应出现障碍，导致已经形成的花芽、果实发育不良或早期死亡，也会影响果实的品质。再如五味子雌雄同株异花植物，但是雌花和雄花的发育与光照有着密切的关系，光照强有助于雌花的发育，雌花比例增大，产量增高。

地球上不同地理位置日照时间是不同的。在夏季的北半球，纬度越高，日照时间越长；在冬季，纬度越高，日照时间越短；春分和秋分，各地日照时间基本相同，均为12小时。不同纬度日照时间见图2-2。在不同的光照条件下，形成了不同的植物生态类型。根据植物开花过程对日照长度的要求，可将植物分为以下四个生态类型：①短日照植物，是指在较短日照条件下促进开花的植物，日照超过一定长度时便不开花或明显推迟开花，如大麻、牵牛、菊花等。②长日照植物，是指在较长日照条件下促进开花的植物，日照短于一定长度便不能开花或推迟开花时间，如蚕豆、萝卜、菠菜、天仙子等。③中日照植物，这类植物在日照时间过长或过短时都不能开花，赤道附近、热带、亚热带的很多植物为中日照植物，如甘蔗。④日中性植物，对日照长短要求不严，在长短不同的任何日照条件下都能开花的植物，一年四季都可以生产（在北方，冬季可在温室中种植）。光周期现象的生态效应是多方面的，除了与植物生殖生长有密切相关外，还与营养生长有关。从植物种子的萌发、茎的生长和分枝到叶的脱落和休眠，都与光周期有关。如果把短日照植物北移，由于日照时间增加，会延迟休眠的起始时间，易使植物受到冻害，其开花也可能因为长光周期而受到限制；如果长日照植物南移，会由于日照条件不足，致使不能开花。

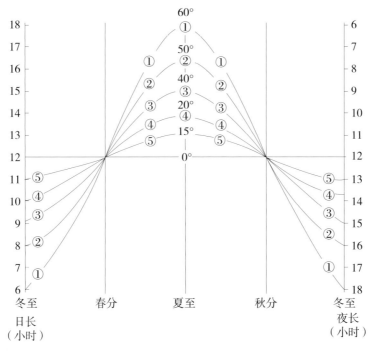

图 2-2　北半球不同纬度地区昼夜长度的季节变化

四、光与有效成分

植物的代谢分初生代谢和次生代谢，初生代谢是次生代谢的基础，植物次生代谢产生的有效成分主要是在初生代谢基础上通过乙酰 - 丙二酸途径、乙酰 - 甲戊二羟酸途径、莽草酸途径、氨基酸途径和综合途径产生，它们的起始物均由初生代谢物的乙酰辅酶 A、4-磷酸赤藓糖、氨基酸等所提供，初生代谢物越充足，次生代谢物以及蛋白质、脂肪、核酸等代谢相关的中间产物越充足，许多实验证明植物的初生代谢有助于加强植物的次生代谢。苷类是药用植物的最大一类活性成分，其化学组成有两部分：苷元和糖类。仅从糖的角度考虑，糖类多为药用植物初生代谢产物，糖类的增多，则有助于苷类的形成。研究证明，人参在光强（9~12）千勒克斯条件下，比光强 5 千勒克斯皂苷含量高 35%，防风有效成分为四种色原酮，其中栽培防风由于生长条件好，积累较多的糖类，其升麻素苷的含量明显高于野生防风，而升麻素含量又明显低于野生防风。颠茄中生物碱、薄荷中的油脑等均在强光下形成积累。但是，也要注意到，光合产物并非是促进苷类形成的惟一元素，苷的合成还受苷元合成的影响，在一定的逆境条件下才有利于次生代谢物含量的提高。

光照对不同类化学成分也有不同的影响。一般长日照可提高许多植物酚酸和萜的含量。

第二节　温度

在保证光照条件下，温度对药用植物的生长期起着非常重要的作用。适宜的温度是生命活动的必要条件之一。

一、植物生长发育所需的温度

植物的生长发育与温度的关系存在着三个基点，即最低温度、最适温度和最高温度。

（一）最低温度

药用植物生长在最低温度下，就可能发生冷害或冻害。

温度降低，即使是在 0℃以上，也会使热带起源的植物因生理代谢失调而受到伤害。这种伤害称为冷害。当温度降到 0℃以下而使植物发生的伤害称为冻害或霜害。植物发生冷害其生理表现为氧化酶活性下降，羟自由基（HO⁻）积累对植物产生伤害；水解酶活性增加，蛋白质水解成氨基酸，多糖水解成单糖；呼吸大起大落；有氧呼吸被抑制，无氧呼吸加强消耗大量的养分；光合作用受阻；膜由液相向固相转变，从而影响植物正常的生理活动。冻害或霜害表现为植物细胞间隙和细胞壁上自由水结冰，由此引起细胞内水外渗，细胞失水、萎缩；或冰晶压迫细胞造成机械性伤害。如果低温后迅速升温，更易造成细胞膜损伤而死亡。冷害或冻害外部表现为生长发育迟缓，种子或果实成熟程度不够等，农业上提高作物的抗冷性一般采用以下途径：

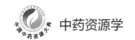
1. 低温锻炼

冻害是冰点以下的低温使组织内结冰而引起的伤害。冻害的机制一般是细胞间结冰，原生质过度脱水，导致蛋白质变性、凝胶化，或由于结冰造成对细胞机械性损害以及冰晶融化细胞壁细胞质恢复速度不同，撕破质膜。如果细胞内结冰，破坏生物膜，对植物造成的损害更为严重，因此一般来说，植物受冻害的程度与植物本身状态、降温幅度、持续的时间、化冻速度有关，因此，冻害的发生程度具有显著的年差异。降温幅度大，冰冻时间长、化冻速度快，植物受害则严重；如果缓慢结冻或解冻，冻害则轻。植物冻害的一般症状是：叶片犹如烫伤、细胞失去膨压、组织疲软、叶色变褐，最终干枯死亡。人参和西洋参在春季发生缓阳冻与上述原因及人参、西洋参休眠解除后的抗寒性降低有关。在生产中，要加强越冬锻炼，以增加不饱和脂肪酸含量，同时加强田间管理，增加光合作用积累。

植物对低温的抵抗完全是一个适应锻炼的过程，许多植物如预先给与适当的低温处理，尔后可以经受更低温度而不致伤害，否则以一旦遇到突然的低温就将受到严重的损害。我国东北地区，许多有条件地方采用大棚培育龙胆幼苗，由于育苗早，条件适合，一年生龙胆幼苗接近室外露地二年生龙胆苗，但是，如果秋季不重视锻炼，有的甚至覆膜保温延长生长期，结果保苗率低，移栽后长势也不旺。人参和西洋参不耐寒，我国北方种植人参和西洋参加强低温锻炼也是非常必要的。

2. 合理施肥

适当增施磷钾肥，不过量使用氮肥，有助于抗冷性的提高。

（二）最适温度

在植物生长的最低温度与最适温度之间，随温度的增加，植物的增长速度越快。植物生长是细胞内多个化学反应的结果，有些化学反应是酶促反应，酶充分发挥作用必须有适当的特定温度。不需要酶参加的反应也需要一定温度，根据热力学第一定律，温度一般每提高10℃，化学反应速度提高1.3~5倍，化学反应速度在适宜条件下是呈几何基数增长的，可见温度对植物的生长的影响是多么巨大。在中药材栽培生产中，一些珍贵的或不易种植的中药材往往采用温室或大棚育苗，促进其生长，如北方的龙胆育苗。

（三）最高温度

植物最适呼吸作用所需要的温度往往高于光合作用。随温度升高，植物代谢和呼吸速率增大，其增加速率远远高于光合作用增加的速率。当温度达到一定程度，呼吸消耗的能量就会超过光合作用积累，植物将"入不敷出"，长期下去，植物将发生"饥饿"，直至死亡。温度高于50℃时，大多数蛋白质将发生变性，即使是30~50℃的温度持续一段时间，也会干扰蛋白质的正常功能。但有少数植物，如一些沙漠植物在气温达58℃时仍能正常生长。温度过高可破坏大分子的氢键、生物膜和蛋白质使酶变性，导致代谢紊乱，引起植物脱水、干枯，呼吸作用大增又进一步消耗光合作用积累。

阴性植物及大棚内植物可通过遮荫、通风降低温度。

二、温度对植物生长发育的影响

（一）温度对生长的影响

温度变化具有年周期和日周期。在日周期中，白天随光照的增强气温逐渐升高，到达某一时刻后，随光照的减弱温度逐渐降低，出现明显的温周期现象。植物的生物学产量是由光合作用的产物减去呼吸作用消耗所剩余的产物。不同温度条件下植物光合作用和呼吸作用的关系见图2-3，由图可见温度过高或过低均不利于植物生长。正常的日夜或季节性温度变化对当地植物生长是有利的。白天高温有利于光合作用，夜间低温使呼吸作用减弱，从而使光合产物消耗减少，净积累多，在这种条件下种植药材往往会获得较高的产量。山区具有较大的土地表面积，吸收的光能较多，随光照增强，温度很快上升；当缺少光照时，由于较大的土地表面积有利于温度的散失，导致急剧降温，所以山区昼夜温度变化较大，许多根类药材的主产区位于山区或半山区地带。但是高山地区由于无霜期变短，有时也不利于药材生产。但也需要明确指出，并非日周期变化幅度越大越好，有时温度过低会造成植物生理上的伤害。

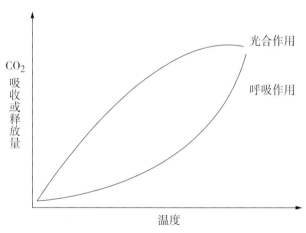

图 2-3　温度对光合作用和呼吸作用的影响

（二）温度对发育的影响

植物的生理活动都需在适宜温度下进行。种子萌发需要适宜温度，如条叶龙胆种子在25~30℃的范围内萌发良好，低于25℃或高于30℃都将影响到萌发率，低于5℃或高于40℃都不会萌发。一些植物的种子萌发前必须经过低温处理，如一些树木种子播种前在潮湿砂土中进行低温层积处理（0~5℃）可提高其萌发率。还有一些植物的种子需要在变温条件下才能萌发良好，经变温处理后，在暗处也能萌发良好。植物根的生长也需要一定温度，但通常低于茎所需的温度。如温带木本植物根生长的最低温度为0~5℃（茎要高于10℃），

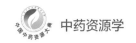

热带、亚热带木本植物的根生长至少要高于 10℃。一些植物开花需要一段时间的低温才能在次年开花。

植物在不同生长发育阶段所需要的最适温度是不同的，植物在春季展叶后，若湿度保持一定情况下，需要较高的温度，在我国北方一般在 25~30℃，低温往往影响授粉，从而影响结实绿果期，低温引起果实成熟程度差。在果熟以后的秋季，则需要较低的温度（尤其是夜晚）。秋季降温一是降低呼吸作用，促进光合作用积累，二是促进植物休眠，使植物安全越冬。植物不仅在生长发育的季节周期内有不同的温度需要，而且日变化中也有不同的温度需要，白天适宜的高温有利于光合作用，晚间适宜的低温则抑制呼吸作用，一般昼夜温差在 15℃ 左右为宜，因此，大棚或温室生产中要注意加强温度的调节，并非昼夜温度一致为最佳。

药用植物种子显著地不同于农作物的种子，许多种子存在着形态后熟和生理后熟，发芽的时间一般较长，对温度也有较高的要求。适宜的温度能加快种子的休眠解除，人参、西洋参、刺五加前期需要较高的温度达到形态后熟，然后再经过 0~5℃ 的低温完成生理后熟，五味子则与上述相反，先期需要 5~10℃ 的低温，后期需要 20℃ 左右的高温，温度不适宜，可造成发芽所需要的时间延长，温度严重不适宜也可能使种子失去发芽能力。适宜的温度能提高种子的发芽率和发芽势，据试验，15~25℃ 条件下，东北龙胆的发芽率为 40%~45%，而在 28℃ 条件下发芽率则达到 70%，北柴胡 25℃ 发芽率达到 50% 的天数为 42 天，在 15~20℃ 需 17 天。

三、温度对植物分布的影响

植物对温度适应范围的大小不一。有些植物具有较宽的温度适应范围，被称为广温植物。很多陆生植物属于此类，如桔梗、蒿蓄。这些植物有的能在 -5~55℃ 范围内生存，但只有在 5~40℃ 范围内才有有机物的积累和生长；有些植物则只能在温度很窄的范围内生存，被称为窄温植物。许多水生植物、极地植物以及不少热带植物属于此类，如荔枝、槟榔等。

温度对植物分布的影响，一方面取决于环境中的最高和最低温度，另一方面取决于有效积温。如冬季低温决定了森林水平分布的北界和垂直分布的上界；夏季高温限制了高纬度植物向低纬度或高海拔向低海拔的扩散。对于那些需要低温才能打破休眠或诱导开花的高纬度分布的植物，因低纬度冬季低温时间短或温度较高而限制了其扩散，如防风等只能在北方地区才能诱导开花。每种植物的生长发育，特别是开花结实都需要一定的有效积温，达不到其生理需要的积温，植物则无法进行有性繁殖，因而也就限制了植物的分布。影响植物分布的主要因素有：

（一）纬度、经度和海拔高度

它们是影响气候的重要因素，三者对植物分布起决定性作用。一般温度随纬度增加而降低；同一个地方海拔每升高 100 米，温度下降 0.6℃。

（二）年平均温度

最冷、最热月平均温度值是影响生物分布的重要指标之一。物种根据其生活的温度最适或耐受的范围而分布在适宜的温度区域内。

（三）平均温度累计值

日平均温度累积值可用积温表示，积温既可表示各地的热量条件，又能说明植物各个生长发育阶段和整个生育期所需要的热量条件。积温分为有效积温和活动积温。有效积温以生物学零度为起点温度，生物学零度在温带地区常用 5℃；亚热带地区常用 10℃作为生物学零度。活动积温以物理学零度为起点温度。植物在整个生长发育期内，要求不同的积温总量。根据植物需要的积温量，结合各地的温度条件，初步可知这一地区能栽种或引种哪些物种；或某些物种引种到什么地方为宜。积温指标对于以种子或果实类作物引种栽培具有非常重要的指导意义。不能满足植物生长发育的积温条件，种子或果实就不能充分成熟而严重影响产量，但对于根类药材来说，虽然不存在成熟问题，但对产量的影响也较大。此外，还可根据各植物对积温的需要量，推测或预报各发育阶段到来的时间，以便及时安排生产活动。积温还常用作气候和农、林业区划的主要指标，尤其是大于或等于10℃的积温，是一个比较重要的农、林业界限温度。我国气候带的划分常用大于或等于10℃的天数和积温值作为指标。

北种南移（或高海拔引种到低海拔）要比南种北移（或低海拔引种到高海拔）容易成功。作为园艺引种，其成功标志是能否正常生长发育、完成生活史。但作为药材生产来说，引种成功的主要标志是对药材产量和质量的影响，如菘蓝（板蓝根），为二年生植物，在黑龙江省通常不能越冬，因此无法结实，从园艺角度讲可谓不成功，而其药用部位是一年生植物的根和叶，其产量和质量较佳，从药材生产的角度讲是成功的。

四、温度与药材质量

温度对药用植物有效成分的种类与含量具有一定的差异。一般说来，适宜的温度有利于植物体内无氮物质，如糖、淀粉等的合成，而较高的温度有助于生物碱、蛋白质等含氮物质及挥发油的合成。生长在南方一些药用植物生物碱的含量丰富，而当它们生长在北方生物碱含量则会很少，如藏红花的 A 藏红花素、秋水仙碱等。

温度与光照之间具有密不可分的关系，二者相辅相成。自然条件下光照越强，温度越高；反之光照越弱，温度越低。自然条件下的温度年周期和日周期的变化就是由于光照引起。然而在植物生长过程中光强对植物的危害实质上通常是由于温度过高引起的，或是高温加剧了光强作用。如通常认为五味子的幼苗不耐强光，育苗室需要遮阴，但在全光照下通过喷雾降温，可使其生长更加旺盛，一年可达到二年的生长量。

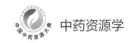

<h1 style="text-align:center">第三节　水</h1>

哪里有水，哪里才有生命。只有在一定的水分条件下，才可能有植物的分布和生长，即水分是影响植物分布的另一个主要因子。

一、水的生理作用

俗话说："有收无收在于水"，水是药用植物栽培生产中经常遇到的问题，也是影响植物分布的重要因素。水在植物生命活动中具有重要的作用。主要表现在：①水是原生质的重要组成部分，原生质只有在溶胶状态下才能完成各种生理生化反应，才能正常地进行生理活动；②水是植物体内代谢过程的反应物质，水是光合作用的直接原料，参与呼吸作用、有机质合成、分解等过程；③水是吸收并运转物质的溶剂，物质只有溶解在水中才能被吸收、运转，并把植物体各部分联系起来；④通过膨压使植物体维持一定形态，有利于叶片进行光合作用，进行气体交换；⑤水有很高的汽化热，通过蒸腾作用降低叶片温度；⑥水的内聚力很强，便于长距离运输，并能使水合蛋白大分子溶于其中发挥生理作用；⑦水可透过可见光和紫外光，吸收红外光进行光合作用，植物缺水时幼嫩的茎叶发生萎蔫，茎叶的颜色转为暗绿或变红，生长速度下降。总之，植物形态结构、生长繁殖、分布、产量等方面无不深受水分条件和体内水分状况的强烈影响。

二、植物的生态类型

从海洋到内陆，经过潮湿→半干旱→干旱的过渡性变化，在陆地上可分出森林、草原、荒漠等生物气候带，因此水分直接影响植物的分布。不同的生态条件形成了植物的不同生态类型。

（一）水生植物

水生植物又可分为沉水植物、浮水植物和挺水植物。

沉水植物　沉没在水下，与大气完全隔绝的植物，如眼子菜科、金鱼藻科、水鳖科、茨藻科、水马齿科及小二仙科的狐尾藻属等。沉水植物的表皮细胞无角质层和蜡质层，能直接吸收水分、矿质营养和水中的气体。叶片无栅栏组织和海绵组织分化，细胞间隙大，无气孔，机械组织不发达，全部细胞进行光合作用。叶片多呈条带状、线状或细裂呈狭条状，沉水植物因适应水中氧的缺乏而形成了一整套的通气组织。

浮水植物　植物体浮悬水上或仅叶片浮生水面的植物，主要有睡莲科的芡属及睡莲属等植物。浮水植物的气孔常分布在叶上表面，表皮有蜡质，栅栏组织发达。

挺水植物　茎叶大部分挺伸在水面以上的植物，如芦苇、香蒲等。挺水植物在外部形态上很像中生植物。但由于根部长期生活在水中，所以，有非常发达的通气组织。

（二）湿生植物

湿生植物是指在潮湿环境中生长，不能忍受较长时间水分不足，是抗旱能力最弱的一类陆生植物。根据湿生植物生存的环境特点又可将其分为两类：

阴生湿生植物　生长在空气潮湿的林中树上（附生），常由薄叶或气生根直接吸入水汽，如石斛等。

阳生湿生植物　生长在阳光充沛，土壤水分经常饱和的生境中，如菖蒲、泽泻等。

这类植物虽然经常生长在土壤潮湿的条件下，但也能经得起短期性缺水，因而其湿生形态结构不很显著，其根系一般很浅，叶片常有角质层，输导组织较发达。

（三）旱生植物

旱生植物是指能够忍受较长时间干旱并在干旱条件下能正常生长发育的一类植物，它们构成草原、稀树草原及荒漠植被的主体，在我国广泛分布于西北地区，种类较多。这类植物具有典型的旱生结构，如叶片缩小变厚，栅栏组织发达，角质层、蜡质层发达，表皮毛密生，气孔凹陷，叶片向内反卷包藏气孔等。旱生植物还具有强吸水和贮水能力的生理功能，如提高细胞液浓度，降低叶细胞水势，扩展根系，提高原生质水合程度等。根据旱生植物的形态、生理特征和适应干旱的方式，可将其分为两种生态类型：

多浆液植物　这类植物在体内薄壁组织里储存大量水分，肉质化程度高，以减少蒸腾失水来适应干旱环境，如龙舌兰、芦荟、仙人掌类植物等。

少浆液植物　这类植物体内含水极少，即使失水50%仍不死亡（湿、中生植物失水1%~20%时就有萎蔫）。其特点是叶面积极度缩小或叶退化以减少蒸腾失水，根系发达，增加吸收水分面积；细胞内原生质渗透压高，保证这类植物能从含水量很少的土壤中吸取水分，如卷柏。

（四）中生植物

中生植物生长在水湿条件适中的土壤上，为介于旱生植物和湿生植物之间的类型，生长在水分、温度、营养和通气条件均适中的生境中的一类植物。大多数药用植物等都属于此类。

中生植物的需水程度也不相同，有些偏干旱，有的喜湿润。甘草、防风、柴胡、黄芪等均是典型的偏旱生植物，在干旱的条件下能够很好地生长。但是也应该强调一点，偏旱生植物不是喜旱植物，而在湿润条件下在没有其他植物干扰情况下生长更好。如甘草在干旱条件下可以生存，在水分适宜条件下田间，当土壤持水量由40%提高到60%时偏旱生植物的生长和产量明显增加。人参等阴性植物对水分有较高的要求，严重干旱和积水不利于生存。

三、水在中药材生产中的应用

在生产中可根据植物的形态、土壤情况进行适时浇灌。药用植物栽培过程中要注意几个关键的干旱时间，药用植物种子一般发芽势较低，在播种后必须进行一定时期水分管理

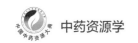

才能保证较高出苗率。出苗后，适当的干旱则有利于根系深扎。但龙胆幼苗较小时，一般在出苗 20 天后再开始降低水分。柴胡种子成熟后，营养物质向种子运输已经结束，茎叶衰老，若此时土壤水分过大，老茎基部越冬芽生长速度加快消耗养分降低产量。

不同植物种类对水分的需求是不同的。防风为典型的直根系植物，根系深，极为耐旱。若生长在低洼地块，积水两天，则叶片就会失绿，这也可能是其广泛分布西部半干旱大草原的原因之一，因此对于防风来说切不可选择低洼易涝的地块。龙胆等中药材具有一定的抗涝性，但水分过大也会影响其生长，表现在根冠比下降。人参、西洋参、细辛、平贝等喜湿又怕涝，生产中要根据药用植物的特点选择适宜的土地。

水分与肥力的发挥也有着直接的关系，肥料在适宜的土壤湿度条件下才能充分发挥效力，土壤干旱时肥力高则会加剧旱情，生长期追肥后立即灌溉，使肥料溶解，有助于肥力发挥。

对于药用植物来讲，生长环境中过多的水分对其有效成分合成与积累是不利的，如麻黄在雨季生物碱含量急剧下降而在干燥秋季又上升到最高值。

第四节　土壤

土壤是陆生植物生活的基质，土壤肥力是土壤供给植物生长所需的水分、养分、空气和温度等生活条件的能力。土壤是由固体、液体和气体三类物质组成的一个整体。固体物质包括有大小不同的矿质土粒和有机质；液体主要指土壤水分，其中溶有各种可溶性有机物和无机盐类，实际上是土壤溶液；在土壤固体和液体间孔隙中都充满空气。除此之外，每种土壤都有其特定的生物区系，如土壤微生物、原生动物、软体动物及节肢动物等。这些生物有机体的集合，对土壤中有机物质的分解、转化以及元素的生物循环具有重要作用，并能影响、改变土壤理化性质。由于植物根系和土壤之间具有极大的接触面积，发生着频繁的物质交换，彼此强烈影响，因而土壤是一个影响植物生长发育的重要生态因子。

一、土壤对植物分布和生长发育的影响

每种植物生长都需要一个适宜的酸碱环境条件，这个条件也是由土壤决定的。土壤的酸碱度决定着植物生长过程中所需要的各种微量元素的含量，酸碱度变化就会影响土壤中多种元素的比例，可能会造成某些元素的缺乏。在不适宜 pH 的土壤中，一些盐离子与植物体中的相应的盐离子可能会产生较大的浓度差，土壤中的盐离子以被动方式进入植物体（不需要消耗能量），植物为了更好地生活，就要通过主动运输的形式，不断地运出这些多余的盐离子，消耗许多能量，导致该植物叶片失绿、生长缓慢、抗病能力差、生长发育不良或不能生长发育。根据植物对土壤 pH 的反应，可分为：①酸性土植物（pH<6.5）；②碱性土植物（pH>7.5）；③中性土植物（pH6.5~7.5）。酸性土植物也称为嫌钙植物，只

能生长在酸性或强酸性土壤上，它们在碱性土或钙质土上不能生长或生长不良，如柑橘、竹类等。碱性土植物也叫喜钙植物或钙质土植物，适合生长在高含量 Ca^{2+}、Mg^{2+} 而缺乏 H^+ 的钙质土或石灰性土壤上。它们不能在酸性土壤上生长。如甘草是较典型的喜钙植物或钙土植物。中性土植物是指生长在中性土壤里的植物。这类植物种类多、数量大、分布广，多数维管植物及农作物均属此类。另外有些植物虽然在强酸或强碱环境中生长最好，但也能忍耐一定程度的弱碱性或弱酸性条件，款冬在中性或碱性范围内表现最适，但在 pH 为 4 时也能忍耐，称这类植物为"嗜碱耐酸植物"。还有少数植物，表现为对酸碱适应的二重性，既能分布于酸性土壤上，也能分布于碱性土壤上，而在中性土壤上通常却较少，称之为"耐酸碱植物"。

药用植物的多样性，也决定着药用植物对环境要求的多样性。我国北方栽培的药用植物大部分是以根作为收获对象，植物只有在合适的土壤环境中才能够良好地生长。在东北地区西部，降水量较少，根具有向水性，植物根系只有扎入较深的土壤中才能较好的生活。而植物的根系又具有向氧性，因此土壤通气良好是根系生长的必要条件。土壤透气不好，缺氧条件刺激 ACC（1- 氨基环丙烷 1- 羧酸）合成酶的合成作用，ACC 是乙烯的前体，乙烯含量的增加，降低了根尖产生的 GA（赤霉素）、CTK（细胞分裂素）含量，使植物易产生侧根，且分布较浅。在通气性良好的土壤中，可以保证有充足的氧气供应，同时能够较快地排除有害作用的二氧化碳，对于防风、甘草等深根系的药用植物来说要选择较疏松土壤。对于东部山区，富含有机质，这样的土壤通气性也较好。长期的自然选择，也要求栽培的土壤具有良好的通气性才能够很好的生长。俗话说"根强才能苗壮"，从而获得较高的产量。

二、我国主要土壤类型

我国幅员辽阔，可分为从寒温带到南亚热带的 9 个气候带，温度差异较大，而且地形复杂，土壤资源十分丰富，包括世界上所分布的主要土壤类型。根据土壤的成土条件、成土过程以及剖面结构，我国的土壤可以归纳为以下主要类型（见表 2-1）：

表 2-1　我国土壤的主要类型及分布

土壤类型		分布
森林土壤	棕色针叶林土	大兴安岭的北段和中段山地、青藏高原东缘的高山和亚高山垂直带谱中
	暗棕壤	东北地区面积最大的土壤类型，主要分布于大兴安岭东麓、小兴安岭、张广才岭及长白山，其次是青藏高原东缘的高山地带及亚热带山地垂直带结构中
	棕壤	纵跨辽东与山东半岛。另外，在半湿润半干旱地区的燕山、太行山、嵩山、秦岭、伏牛山、吕梁山和中条山山地的褐土或淋溶土之上以及南部黄棕壤地区的山地上部也有分布
	褐土	北起燕山、太行山，东抵泰山、沂山山地的西北部和西南部的山前低丘，西至晋东南和陕西关中盆地，南抵秦岭北麓及黄河一线，一般分布在海拔 500 米以下

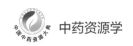

中药资源学

续 表

土壤类型		分布
森林土壤	黄壤	分布于四川、贵州两省以及云南、福建、广西、广东、湖南、湖北、浙江、安徽、台湾等地，是中国南方山区的主要土壤类型之一
	红壤	分布于长江以南的低山丘陵区，包括：江西、湖南两省的大部分，云南、湖北的东南部，广东、福建北部及贵州、四川、浙江、安徽、江苏等的一部分，以及西藏南部等地
	砖红壤	最南端热带雨林或季雨林地区的地带性土壤，主要分布在海南岛和广东省雷州半岛北岸以及湛江市郊、云南南部低丘谷地和台湾省最南部的热带雨林
草原土壤	黑土	分布在吉林省和黑龙江省中东部广大平原
	黑钙土	主要分布在黑土区的西侧，即松嫩平原、大兴安岭两侧以及新疆山地垂直带
	栗钙土	钙层土的典型性土类，似板栗的外壳。分布于内蒙古自治区，草原土壤的主体，包括黄河后套以东的广大草原地区；在新疆西北部的天山、婆罗科奴山、塔尔巴哈台山、阿尔泰山等山地中上部分布较多；在青海、甘肃两省的阿尔金山、祁连山、哈梅尔达坂、库库诺尔岭、日月山、西倾山等山地中上部较多。在相邻关系上，它的东面或上边均连接黑钙土；在西北面或下边则与棕钙土相连
	棕钙土	内蒙古高原中西部、新疆准噶尔盆地北部
	灰钙土	黄土高原西北部、银川平原、河西走廊东段及伊犁河谷等
荒漠土壤	灰漠土	漠境边缘地带内蒙古河套平原、宁夏银川平原的西北角，新疆准噶尔盆地到沙漠的南北两边山前倾斜平原、古老冲积平原和剥蚀高原地区，甘肃河西走廊的西段也有一部分
	棕漠土（棕漠钙土和棕色荒漠土）	新疆天山山脉、甘肃的北山一线以南，嘉峪关以西，昆仑山以北的广大戈壁平原地区。以河西走廊的西半段，新疆东部的吐鲁番、哈密盆地和噶顺戈壁地区最为集中
高山土壤	高山草甸土	青藏高原东部的高原表面和高山，以及帕米尔高原、天山和祁连山等亚洲中部3200~5200米的高山区
	亚高山草甸土	青藏高原、阿尔泰山、准噶尔盆地及天山山脉
	高山草原土	羌塘高原东南部、冈底斯山和以西喜马拉雅山北侧的前山带及长江河源准平原化高原面上
	亚高山草原土	藏南喜马拉雅山北侧。此外，在帕米尔高原、昆仑山、阿尔金山、祁连山西部等处也有分布
	高山荒漠土	羌塘高原北缘、帕米尔高原及昆仑山内部山脉
水成土壤	草甸土	世界各地平原地区。中国南方草甸土由于长期耕种，大部分已发展成水稻土和其他耕种类型土壤；北方主要分布在东北三江平原、松嫩平原、辽河平原及其河缘地区
	沼泽土	广布于世界各地。在中国沼泽土主要分布于寒湿的东北地区、青藏高原和新疆北部山地，而以三江平原、川西北高原的松潘草地较为集中
	白浆土	吉林省和黑龙江省的东部和北部，即小兴安岭、完达山、长白山地两侧，以东侧为多；大兴安岭东坡的山间盆地、谷地、山前台地及部分熔岩台地也有分布
	潮土	黄河中、下游的冲积平原及其以南江苏、安徽的平原地区和长江流域中、下游的三角洲地区
其他土壤	盐成土壤	干旱半干旱地区的低平洼地及滨海地区低地
	水稻土	在我国分布很广，占全国耕地面积的1/5，主要分布在秦岭-淮河一线以南的平原、河谷之中，尤以长江中下游平原最为集中

　　土壤除地带性分布规律外，由于中小地形的变化、区域性水、热条件的变化以及人类的活动等影响，在一定范围内土壤的分布也表现一定的规律性。如在我国黄土高原地区，

受沟谷和水系发育的作用及人为的耕作作用，由高原向谷底有规律分布着黑焦土→黑垆土→黄绵土。又如一些湖泊周围，随地势逐渐升高，受地下水影响逐渐减少，由沼泽土逐渐过渡到草甸土。

第五节　风

风加强了地面和大气圈的热量和水分交换，促进土壤水分蒸发和植物蒸腾作用，引起田间小气候的变化，干旱季节又会使干旱加剧。阴性植物一般喜欢较大湿度，对于细辛等阴性植物来说，由于山区风力小，能够保持一定的空气湿度，林区种植一般要比平原地区种植好一些。在我国北方春季干旱多风，大风可以使植物气孔关闭，从而影响光合作用气体交换。风还可以引起植物倒伏，从而影响叶片空间分布，降低光合作用的效率。

目前，人们已认可风是一种影响形态发生的机械刺激。风的刺激可以通过周期性植株摇动引起植株形态建成的变化。植物受周期性震动后，茎变短增粗。据报道，震动会诱导幼树持续休眠和玉米茎的高度降低，产量大幅度下降。在木本植物，风引起茎干摇动，使碳水化合物转为茎干，有利于增粗和木质化，从而增加抗摇能力，防止过度摇动损伤嫩枝，有些植物由于受到风的刺激会使碳水化合物用于茎干粗度增加而减少籽粒重量。温室中生长的作物产量比相应的田野中的作物产量高，其原因之一是由于温室中无风的刺激。在生态上，风不断地摇动，可使植物产生较多的机械刺激，抑制植物生长，使植物矮化。细辛一般每簇3~4株，若采用行栽单株，受风的影响，生长较慢。因此，种植基地的选择也要注意风的因素。

在东北地区西部防风主产区，风沙较大，土壤多为风沙土，有些植物生长缓慢，如果播种过早，常常受风沙的侵蚀而死亡，为了避风，采用延迟播种期，这也是一种较好的办法，黑龙江省西部风沙土地区种植防风就存在这种情况。太阳辐射强烈时，微风可降低叶面温度，使二氧化碳能够不断满足光合作用的需要，同时也能够增加二氧化碳的交换，增加植物的蒸腾作用。风也能够传播花粉，有利于果实种子的生产。病原菌的孢子很小，同时也有利于病害的传播。

在自然条件下，影响植物生长发育的温度、光照、水分、风等各因素，并不是独立存在的，而是相互作用的，光照强，温度则高，水分也少。因此在栽培过程中要具体问题具体分析，抓住影响生长问题的本质因素。

第六节　内生菌

内生菌是一个生态学概念，而非分类学单位，是指在其生活史的一定阶段或全部阶段

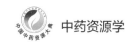

生活于健康植物的各种组织和器官的细胞间隙或细胞内，不引起植物组织明显症状改变的微生物，这些微生物有细菌、真菌、放线菌等，可通过组织学方法或从严格表面消毒的植物组织中分离或从植物组织内直接产生扩增出微生物 DNA 的方法来证明其内生。内生菌几乎存在所有的植物组织中，不仅包括了互惠共利的和中性的共生微生物，也包括了那些潜伏在宿主体内的病原微生物。内生菌大多分布于植物的根、茎、叶、花、果实和种子等器官、组织的细胞或细胞间隙，多存在表皮细胞下、皮层中及维管组织内，种类繁多，生物多样性丰富，并在宿主的科、种及组织水平上存在专一性。这些微生物与植物的关系相当紧密，是植物微生态系统中的天然组成成分。植物在不同器官、相同器官的不同发育阶段的内生菌种类和数量是不同的，在不同的发育阶段可分离出不同的内生菌，一般秋季内生菌的种类和数量较多。

内生真菌主要分布在植物的茎和叶中的细胞间隙或细胞内完成生活周期，这类真菌很少形成孢子，因此很难鉴别。对于现已经分离得到的内生细菌，一般可分为专性内生细菌和兼性内生细菌，前者目前只能在植物体中分离得到，而在根及土壤中不能分离。有的内生的细菌对植物有益，有的有害，有的既无益又无害。有益内生菌与植物在进化过程中两者形成了互惠共生关系，可从寄主中吸取营养供自己生长所需，产生的代谢物能刺激植物的生长发育，提高宿主植物对生物胁迫或非生物胁迫的抵抗能力。

一、促进有效成分的生成或积累

植物内生菌侵入寄主植物后，在特定的环境和生理条件下，可促进寄主体内次生代谢产物的形成和累积，将植物体内和外源的化学物质转化产生另一类小分子的抗菌物质——"植物保卫素"。植物保卫素多是萜类、生物碱、皂苷、黄酮、酚类和多炔类等化合物，基本是重要的中药活性成分。

二、促进生长发育

内生真菌可分泌和刺激寄主植物产生萘乙酸、吲哚乙酸以及激动素等激素类物质，增进宿主植物对氮、磷等营养元素的吸收，两个方面共同促进寄主植物的生长，如青蒿内生菌在体外培养时，能产生植物生长激素 IAA；天麻、猪苓、石斛等植物内生菌中检测到赤霉素、吲哚乙酸、脱落酸、玉米素、玉米素核苷等植物激素。内生真菌也能影响植物体内的物质代谢，提高植物的资源利用效率。大花蕙兰接种内生 GC945 菌能使幼苗吸收氮和钾的量比不接种内生菌的幼苗分别提高了 175.7% 和 97.5%；接种内生真菌 GC943 菌能使幼苗对磷的吸收量比不接种内生菌的幼苗处理提高了 7 倍。

三、提高了对非生物胁迫或生物胁迫的抵抗力和抗病虫害作用

内生菌可促进根系的有机物积累来促进宿主植物的营养生长，并提高其抗旱性。

生物胁迫的抗性主要包括阻抑昆虫和食草动物的采食、抵抗病虫害等。一定数量的内

生菌在细胞间隙产生的酚类、醌类物质往往构成病原菌进入植物体内或在植物体内运转的机械、化学屏障，增强植物抗生物胁迫的能力；产生多种生物碱和真菌毒素，对食草动物和昆虫等具有毒性或能降低宿主植物的适口性。在水分胁迫条件下，感染内生菌的高羊茅植株生产力高于未感染植株，尤其在重度胁迫（–0.5MPa）条件下，当75%的未感染植株死亡时，感染植株全部存活，并且叶卷曲（一种抗旱性状）在感染植株中更为普遍。

自然条件下的植物微生态环境中，大约70%左右的微生物为中性的，大约15%左右的微生物为有害菌，15%左右的微生物为有益菌。但是在人为干扰下，可以改变这种生物种群结构。内生菌侵染植物体后，占据一定的生态位，在适当条件下大量增殖，从而抑制了病原菌的侵入或生长，提高其抗病能力。

四、植物内生菌对药材质量的影响

不同的内生菌可能通过相应的特异性物质作用于宿主植物细胞表面相应的受体，激活宿主植物次生代谢相关的基因，产生生理活性物质（生物碱、激素等），促使宿主植物产生新的次生代谢产物或增强产生某些次生代谢产物的能力，对周围的其他植物产生抑制或促进其生长的他感作用，其中牧草内生菌产生的毒麦碱对邻近植物有较强的他感作用。感染内生细菌的红花车轴草（*Trifolium pratense*）也具有抑制玉米生长的他感作用。对于中药材来说，有些次生代谢产物具有较高的药效活性，如内生真菌能促进血龙树中血竭的形成。黄花蒿内生炭疽菌（*Colletotrichum sp.*）B501细胞壁寡聚糖提取物可以诱导黄花蒿发根细胞中 Ca^{2+} 的增加，从而促进发根青蒿素的合成。在金钗石斛离体培养条件下，内生真菌与金钗石斛共培养能提高金钗石斛的生物碱和多糖含量。

一般来说，热带、亚热带地区的植物与生长在较干燥、寒冷环境条件下植物相比，其内生菌种类和数目多；生长迅速的植物组织中的内生菌数量较多；生长时间长的植株比生长时间短的植株内生菌数量多，因此内生菌的分布受地理位置、气候条件等诸多环境因子的影响，其对植物的影响不能完全处于主动地位，在自然条件下，更可能在某些环境因子的作用下发挥作用。

第七节　生态因子作用特点

影响植物的生态因子多种多样，植物的生长发育是在各种生态因子的共同作用下进行的。各生态因子的作用具有如下特点：

一、综合性

每一个生态因子都是在与其他因子的相互影响、相互制约中起作用的，任何因子的变化都会在不同程度上引起其他因子的变化。例如光照强度的增加必然会引起大气和土壤

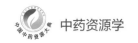

温度升高，湿度降低；湿度的增加也会影响温度的升高；降雨量的多少也会影响土壤的类型，等等。

二、非等价性

对生物起作用的诸多因子是非等价的，其中有1~2个是起主要作用的主导因子。主导因子的改变常会引起其他生态因子发生明显变化或使生物的生长发育发生明显变化，如低温和湿度是影响刺五加分布的主导因子。

三、不可替代性和可调剂性

各生态因子都是不可缺少的，一个因子的缺失不能由另一个因子来代替，例如在缺少光照的条件下，其他条件均得到充分满足植物也无法生存。但某一因子的数量不足，有时可以由其他因子来补偿，例如植物营养不足所引起的生长缓慢可通过增加水分得到补偿，但这种补偿是有限度的。

四、阶段性和限制性

生物在生长发育的不同阶段对生态因子的要求也不尽相同。例如自然条件下的条叶龙胆有性繁殖长期得需要水分，一旦幼苗长成，过多的水分又会不利于其生长发育。那些对生物的生长、发育、繁殖、数量和分布起限制作用的关键性因子叫限制因子，每种生物对每个生态因子都有一个耐受范围，不同生物对不同生态因子的耐受范围不同。

第三章 ┃ 植物种群生态

种群指在一定时间内占据一定空间的同种生物的所有个体。种群中的个体并不是机械地集合在一起，而是彼此可以通过有性繁殖将各自的基因传给后代。种群是进化的基本单位，同一种群的所有生物共用一个基因库。对种群的研究主要是其数量变化与种内个体间的相互关系，种间关系的内容已属于生物群落的研究范畴。

第一节　种群的一般特征

一、种群的年龄结构

任何种群都是由老、中、青、少不同年龄个体组成的，这就形成了特定的年龄结构。种群的年龄结构就是各个年龄级的个体数目与种群个体总体的比例。种群的年龄结构与出生率、死亡率密切相关。通常，如果其他条件相等，种群中具有繁殖能力年龄的成体比例较大，种群个体的出生率就越高；而种群中缺乏繁殖能力的年老个体比例越大，种群的死亡率就越高。因此，研究种群动态和对种群数量进行预测预报都离不开对种群年龄分布或年龄结构的研究。植物界中被子植物中有959种属雌雄异株现象，占被子植物6%左右，同样种群的性比或性别结构也是种群统计学的主要研究内容之一。

分析一个种群的年龄结构可以间接判定出该种群的发展趋势。研究种群的年龄结构，对于了解种群的密度、预测未来发展趋势和采取相应管理措施等具有很重要的意义。按从小龄到大龄级比例绘图，即是年龄金字塔，它表示种群的年龄结构分布。利用年龄分布图（年龄金字塔）能预测未来种群的动态。种群年龄结构的三种类型，见图3-1。

（一）增长型

图3-1a是增长型种群，其年龄结构呈典型的"金字塔型"，基部宽阔而顶部狭窄，表示种群中有大量的幼体，而年老的个体很少。这样的种群出生率大于死亡率，种内个体越来越多，种群密度将不断增长，是迅速增长的种群。增长型种群最常见的是生物入侵，一旦一个新的物种侵入较为适宜的生态环境，就会大量繁殖，呈现增长型增长。此外，野生中药资源过度开采是一个较为普遍的现象，如果得到有效保护，在初期就会呈现增长型。

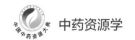

（二）稳定型

图 3-1b 是稳定种群，其年龄锥体大致呈"钟型"，说明种群中幼年个体较多，而老年个体量较少，出生率和死亡率也大致平衡，种群数量稳定。稳定型种群中各年龄结构适中，是一个数量稳定的种群。在自然状态下绝大部分种群是稳定型种群。如果自然状态下适度采挖，也不会破坏其种群的稳定。

（三）衰老型

图 3-1c 是下降种群，其年龄结构呈"壶型"，基部比较狭窄而顶部较宽，表示种群中幼体所占比例很小，而老年个体的比例较大，种群死亡率大于出生率，是一种数量趋于下降的种群。衰老型种群多见于濒危物种，此类种群幼年个体数目少，老年个体数目多，死亡率大于出生率，这种情况往往导致恶性循环，种群最终灭绝，但也不排除生存环境突然好转、大量新个体迁入或人工繁殖等一些根本扭转发展趋势的情况。目前很多种野生中药资源开发过度，在野生种群中也呈现衰老型。特别是草原地区，由于牧业发展，防风、龙胆等一些药材种子尚未成熟就开始收割牧草，影响种群数量扩大，是典型的该种类型。

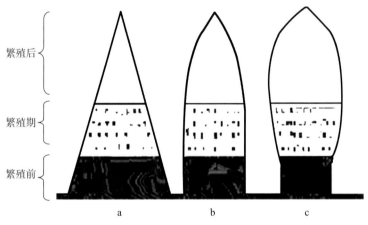

图 3-1　年龄锥体的三种类型

a.增长型种群　b.稳定性种群　c.下降型种群

二、种群的空间分布格局

生态环境的多样性导致了种群分布的不同格局。组成种群的个体在其空间中的位置状态或布局，称为种群空间格局。不同物种经常栖息在相同的生境中，为能量、营养、生存空间和其他资源而竞争，如捕食者、猎物或寄生物之间的竞争。种间的相互作用影响种群的密度和分布格局，理论上种群有三种空间分布格局，即随机分布、均匀分布（规则分布）和团块分布（集群分布），种群的个体就是以这种分布格局扩散在生境中（图 3-2）。

（一）随机分布

随机型分布，是指每一个体在种群领域中各个点上出现的机会是相等的，并且某一个体的存在不影响其他个体的分布。随机分布仅仅在环境条件近于均一，可利用资源较稳定，种群内的个体既不相互攻击，也不彼此回避的情况下出现，因此这种扩散方式在自然界是很少见的。

（二）均匀分布（规则分布）

均匀型分布，指种群在空间按一定间距均匀分布产生的空间格局。个体的空间分布均匀，即每单位面积中个体数几乎相等。自然界中亦有均匀型分布，例如，森林中某些乔木的均匀分布，但这种情况是不多见的，很多种群的均匀型分布是人为所致，例如，在农田生态系统中，水稻的均匀分布。

（三）团块分布

多数种群的个体在生境的某一特定地段形成聚集分布。为什么聚集分布是最普遍分布的原因主要有：①光照、温度、水分、营养等生态环境分布不均匀，富饶与贫乏相嵌；②植物传播种子方式使其以母株为扩散中心或很多物种的种子或新一代未成熟的个体不能长距离扩散。在东北地区，一般方圆几十公里范围内可能无刺五加分布，可刺五加一旦定植，就会形成一个的种群。

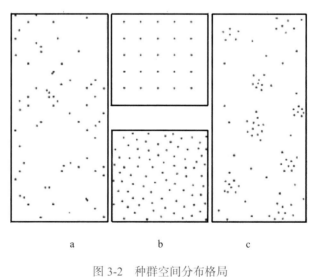

图 3-2　种群空间分布格局

a.随机分布　b.均匀分布　c.聚集分布

三、邻接效应

邻接效应是指在一定空间内随植物种群个体数目或密度的增加，在邻接的个体间出现的相互影响作用，最明显的表现是对形态、产量、死亡率的影响。在植物群落形成过程中，

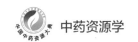

种群的邻接效应较突出的是分枝减少、繁殖率低、自然稀疏等。当植物种群密度太高时，部分个体死亡现象称为"自疏现象"。自疏现象通常是由个体对光资源竞争、有利病害传播等因素所引起的。

第二节　植物种间的竞争与结合

生物与环境是一个不可分割的整体。一方面，生物的生命活动依靠环境得到物质和能量，得到信息和栖所，即生物离不开环境；另一方面，生物的生命活动又不断地改变着环境的存在状况，影响着环境的发展变化，即生物改造着环境。

生物群落中的各个物种之间的相互作用或相互关系，称谓种间关系。生物种间关系通常是围绕物质、能量、信息和栖所等方面来展开的，其中尤为重要的是光照和食物联系。生物种间关系十分复杂，按性质可归并为两类。一是种间互助关系，如原始合作、共栖、共生等；二是种间对抗关系，如寄生、捕食、竞争等。种间竞争的生态学研究工作很多，几乎涉及每一类生物。

一、植物间的竞争

（一）竞争的概念和原因

环境分为非生物因素和生物因素两部分。非生物因素指的是非生命的物质、能量、信息和栖所，诸如阳光、温度、水分、空气、气象和土壤等；生物因素则指与本生物构成环境关系的所有其他生物，也就是通常所讲的种内关系和种间关系。当简单生活史的单种种群在无限环境中时，其种群数量应呈指数式增长。然而，我们所拥有的地球可供生物的资源是有限的，因此，各种生物为了自身的生存，在长期的进化中积累了大量适应特殊环境对策，依靠这些对策与其他个体进行资源竞争。所谓"竞争"，是指种内或种间的两个或更多个体间，由于它们共同资源的需求超过了环境的供应而产生的一种生存斗争现象，轻者表现为个体增加速率、体重和生育力的下降，严重者表现为存活率下降，甚至灭绝，而其总的效应则表现为种群增殖率随密度增长而下降。从达尔文时代的"生存竞争，优胜劣汰"的理论产生到现在，生态学家在关于生物竞争方面进行了广泛而深入的研究。

植物间竞争是指两种或更多种植物对光照、水分、空间等同一资源而产生的相互争夺作用。竞争有种内和种间两种竞争方式。这里竞争是指两种共居一起，为争夺有限的营养、空间和其他共同需要而发生斗争的种间关系。光是植物生存的最重要资源，一般情况下是争夺光资源。在有限的空间内，植物密度过大，就会由很多叶片处于光补偿点以下，植物体得不到充足的光照，产生的营养物质不能满足自身的需要，最终"饥饿"而死，如阳性植物甘草和树木共同生长，由于树木生长较快，个体较大，可以得到充分的光照，而甘草受树木遮挡，随着树木的增长，光照资源越来越少，生长缓慢，甚至死亡。其次是在缺水、缺肥、高温胁迫下，植物通过释放化感物质（植物产生并释放到环境中的对其他植物直接或间接有害作用的化学物质）抑制周围植物的生长，从而增加对养分、水分的竞争能力。胡桃能分泌一些有害化学物质，阻止别种植物种子的萌发或在其周围生长。番茄不仅有自毒作用，而且植株的分泌物和根系分泌物均对黄瓜生长有明显的抑制作用。

（二）竞争的特点

1. 种间竞争是资源的竞争

以植物间竞争为例，在许多密度较大的乔木林下几乎无灌木类植物生存，草本植物也相对较少；而相对稀疏的乔木林中，仍有部分剩余光照资源，则在林下混有大量灌木丛，草本植物也相对发达。

2. 种间竞争具有不对称性

对竞争各方影响的大小和后果不同。竞争的结果可能对竞争双方都有抑制作用，但大多数的情况是对一方有利，另一方被淘汰。例如在水肥较为充足的地方，杂草生长较为旺盛，防风营养生长期仅有基生叶，难以获取充足的光照，制约了其生长发育，最终在群落中消失，但在干旱的地带，由于其具有发达而长的直根系，具有良好的抗旱性，绝大多数植物不具备这种特性而表现出防风生长的更大优势。

3. 竞争具有空间性

从物种关系来考虑，竞争则分为种内竞争和种间竞争。通常在同一地区，物种越丰富，种间竞争越激烈，而在干旱荒漠地带，物种较少，甚至仅几个物种稀疏分布，不存在竞争。同样在同一空间范围内，同一物种的个体越多，种内竞争也越激烈。植物间的竞争不仅仅存在于种间，而且种内也明显存在着竞争。在高密度栽培时，个体间竞争有限的资源（光、水、营养物等），植物的生长率降低，个体变小，产生"自疏现象"，有些小的个体最终被淘汰，种群密度变小；而在低密度时光、水、营养物等可基本满足植物生长的需要，生长率较高，个体较大。结果在一定范围内，当条件相同时，最后产量差不多总是相同的，这就是最后产量衡值法则。也就是说，对于某些多年生植物来说，高密度栽培可在短时间内，可获得较高的产量，一定的低密度条件下，延长栽培年限同样可以达到相同的产量。

二、种间的结合

种间结合是指两种或多种植物经常紧密生长在一起，在相似环境下会同时重复出现的植物组合现象。种间的结合不如共生关系那样紧密，也并非存在相互间的严重依存关系，但紧密在一起生长会使双方（或一方更明显）得到某些好处，彼此互相兼容，形成有一定规律性的组合。不同生活型的植物常可结合在一起，如阴性植物都会与一些高大乔木结合，以获得相对较弱的光照条件和潮湿的环境；具匍匐茎的禾草与一般杂草结合在一起，前者

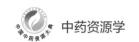

耐放牧与践踏，对一般杂草具有保护作用。禾草常与豆科植物结合在一起，禾草对豆科有支持、保护和荫蔽作用。而豆科植物可为禾草提供土壤氮素。如黑麦草与白车轴草结合时，两者都提高了产量。松林下蕨类生长较好，而落叶松下黑莓占优势。土壤性质、地形因素、有机物分解产生的霉素等都会影响植物的种间结合。植物本身分泌的他感作用物质以及自毒和抗生物质，如萜烯、乙醇、有机酸、醚、醛、酮等，也会影响种间的结合。

三、生态位

生态位是 1924 年由格林内尔（J.Gri-nell）首创，强调动物空间概念和区域上的意义。生态平衡时，各个生物的生态位原则上不重合。若有重合，那么必然是不稳定的，它必然会通过物种间的竞争或生态位分化削减生态位的重叠，直到平衡为止。竞争，比如需要相似生态位的入侵物种的进入，会导致土著物种存在区域减少。如果存在区域太小，会导致一个物种的灭绝，这就是竞争排除原则。生态位越接近，重叠越多，种间竞争也就越激烈，以至于同一完全的生态位不能存在两个物种。生态位概念完全应用于植物虽然尚有一定困难，但植物间也同样存在竞争，对植物种间关系的研究仍具有重要意义。

生态位又称小生境或是生态龛位，是指一个种群在生态系统中，在时间空间上所占据的"位置"，是指物种在生物群落或生态系统中的地位和角色。植物在进化中产生了时间位置是指不同植物生长发育的季节变化，如在我国北方存在一些"早春植物"，如侧金盏（福寿草）在零度以下顶冰出土开花，平贝母在土地解冻后立即生长，60 天左右其他植物开始迅速生长时，它们的地上部分已经死亡，避免种间的竞争。空间位置是指不同环境，环境包含若干个生态因子，如果两个物种仅对其中一个生态因子的适应性存在微小差异也会导致它们的生态位差异，如果这两个物种对此生态因子适应范围没有交叉，就会占据完全不同的生态位。影响生物分布的主要生态因子是温度、湿度、土壤、光照、食物等，因此，生态位是一种 n 维的组合，是一个物种为求生存而所需的广义"资源"。在这种组合作用下存在物种的多样性。

生态位分为基本生态位和现实生态位两个层次：基本生态位是生物群落中，某一物种所栖息理论上的最大空间，是由物种的变异和适应能力决定的，而并非其地理因素。或者说基本生态位是实验室条件下的生态位，里面不存在捕食者和竞争。现实生态位是基本生态位的一部分，是生物群落中物种实际占有的生态位空间，考虑到生物因素和它们之间的相互作用。因种间竞争，一种生物不可能利用其全部原始生态位，所占据的只是现实生态位。

在自然界中，绝大部分种群处于一个相对稳定状态。由于各种因素的作用，种群在生物群落中，与其他生物成比例地维持在某一特定密度水平上，这被称为种群的自然平衡，而这个密度水平则叫作平衡密度。由于各种因素对自然种群的制约，种群不可能无限制地增长，最终趋向于相对平衡，而密度因素是调节其平衡的重要因素。种群离开其平衡密度后又返回到这一平衡密度的过程称为种群调节。能使种群回到原来平衡密度的因素称为调节因素。世界上的生物种群大多已达到平衡的稳定期，但这种平衡是动态的平衡。

第四章 | 植物的次生代谢

第一节　初生代谢与次生代谢产物的关系

植物的代谢分为初生代谢和次生代谢。初生代谢是次生代谢的基础，植物次生代谢起始于初生代谢物的乙酰辅酶 A、4- 磷酸赤藓糖、氨基酸等，初生代谢物越充足，次生代谢物以及蛋白质、脂肪、核酸等代谢相关的中间产物越充足，越有助于加强植物的次生代谢。产生的有效成分主要是在初生代谢基础上通过乙酰 - 丙二酸途径、乙酰 - 甲戊二羟酸途径、莽草酸途径、氨基酸途径和综合途径产生。目前已知的植物的次生代谢产物约有20 万种以上，而且每年均有很多新的化合物不断被发现，主要为苯丙素类、醌类、黄酮类、单宁类、类萜、甾体、生物碱等。尽管植物的次生代谢产物繁多，但植物所产生的次生代谢产物具有种属差异，不同种植物所含的次生代谢产物种类差异很大。同种植物一般含有相同的次生代谢产物，但不同的器官、组织以及生长发育时期在含量上也存在很大差异，即使是同一器官，次生代谢产物的含量也因环境的不同而不同。根据其生物合成的起始分子不同，分为萜类、生物碱类、苯丙烷类及其衍生物等三个主要类型，它们与初生代谢的关系如下（见图 4-1）。

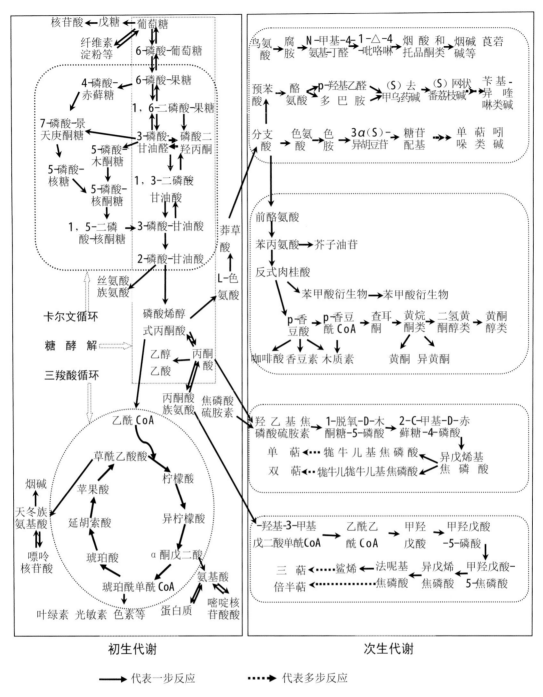

图 4-1　植物初生代谢与次生代谢路径

第二节　环境与次生代谢的关系

　　植物对外界的适应是多方面的，阳性植物通过叶片结构的改变（角质层、海绵组织、机械组织）、通过叶片卷曲等形态结构改变适应高强度光照；通过增加体内可溶性糖类、蛋白质、脯氨酸等含量等生理途径适应干旱条件；一些以营养繁殖为主（如五味子、刺五加等）的植物通过地下茎等行为途径寻找适宜环境。但是，植物的这种能力毕竟是有限的，更重要的是通过次生代谢来适应更复杂的环境。植物生理生态学从环境与次生代谢的关系和机制进行了较为深入地研究，通过环境对次生代谢产物形成的影响研究，提出了多种假说。

碳素 / 营养平衡假说（carbon/nutrient balance，CNB）　植物体内以碳为基础的次生代谢物质（如酚类、萜烯类和其他一些仅以 C、H、O 为主要结构的化合物）与植物体内的 C/N（碳素 / 营养）比呈正相关，而以 N 为基础的次生代谢物质（如生物碱等含 N 化合物）与植物体内 C/N 比呈负相关。该假说建立在植物营养对植物生长的影响大于其对光合作用影响的理论基础之上。在营养胁迫时，植物生长的速度减慢，与之相比，光合作用变化不大，植物会积累较多 C、H、O 元素，体内 C/N 比增大，因此，酚类、萜烯类等以碳为基础的次生代谢物质就会增多。然而，在遮阴条件，光合作用降低，植物体内 C/N 比例降低，导致酚类、萜烯类等不含 N 次生代谢物质数量降低。

生长 / 分化平衡假说（growth/differentiation balance，GDB）　任何对植物生长影响超过对植物光合作用影响的环境因子，都会导致次生代谢产物的增多（如营养匮乏、低温、CO_2 浓度升高等）。该假说与 CNB 假说具有相同的理论基础，但它比 CNB 假说的内容更为广泛，而且许多研究结果都支持这一假说。两种假说认为次生代谢物质的产生是不会以减少植物的生长为代价的，其不足之处是不能说明次生代谢的成本问题，与逆境条件下植物生长缓慢现象相矛盾。

最佳防御假说（optimum defense，OD）　植物只有在其生产的次生代谢物质所获得的防御收益大于其生长所获得的收益时，才产生次生代谢物质。在环境胁迫条件下，植物生长减慢，此时，产生次生代谢物质的成本较低。同时，植物受损害的补偿能力较差，次生代谢物质的防御收益增加。因此，在环境胁迫条件下，植物会产生较多的次生代谢物质。该假说能从次生代谢物质的成本方面来考虑其随环境条件变化，有其合理之处。但是，它只考虑了次生代谢物质所具有的防御性作用，而没有考虑其还有一些其他的功能。如环境胁迫条件下，植物通过物理手段进行竞争的能力受到限制。它通过释放次生代谢物质（化感物质）来增强自身的生存竞争能力，也会降低产生次生代谢物质的"机会成本"。

资源获得假说（resource availability，RA）　由于自然选择的结果，在环境恶劣的自然条件下生长的植物，具有生长慢而次生代谢产物多的特点，而在良好的自然条件下生长的植物，具有生长较快且次生代谢产物少的特点。即植物生长速度降低，植物产生的用于防御的次生代谢产物的数量就会增加。这一假说的理论依据是：环境胁迫条件下，植物生长的潜在速度较慢，受到损害时，其损害的相对成本较高。

Herms 和 Mattson 丰富了原有的环境影响植物次生代谢的碳素 / 营养平衡假说和生长 / 分化平衡的假说　认为任何限制生长的因素大于光合作用影响，都会促进次生代谢产物的

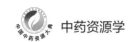

形成。植物体产生的各种次生代谢产物在对其他生物防御、抗紫外线、抗寒、抗干旱等方面发挥重要的作用，这些次生代谢产物的合成也同样需要大量的能量，产生萜类、酚类、生物碱、其他含氮化合物所需要的能量分别是葡萄糖的 3.18 倍、2.11 倍、3.24 倍和 2.27 倍，所以植物生长较为缓慢。当可供植物生长的资源利用率相对较高时，快速生长的物种在形成次生代谢产物方面投入的碳低于缓慢生长的物种，许多研究也证明了这一点。因此生长在胁迫条件下的植物生长较为缓慢，各种假说也都认为快速生长与次生代谢存在矛盾，对药用植物来说也是质量和产量的矛盾。

活性氧促进道地药材质量形成假说　植物在不利的生长条件下，环境胁迫可以破坏植物正常生理代谢，产生大量活性氧。活性氧可以启动相关基因表达、激活 Ca^{2+} 通道。活性氧可以活化质膜 Ca^{2+} 通道、修饰蛋白结构、直接或间接作用于转录子。这些生理生化的变化均可导致一些新的代谢过程的发生，活性氧是改变次生代谢的基础。道地药材质量形成活性氧机制的假说认为，生态胁迫通过活性氧的作用导致植物次生代谢发生改变，活性氧是道地药材质量形成的本质因素之一。该假说丰富了道地药材形成的理论基础，从理论上说明了次生代谢产物合成积累环境诱导作用机制，为中药资源生态学提供一个新的研究领域。

第三节　同物种次生代谢产物变化的生物学基础

道地中药材质量形成的生物学理论基础就是遗传学中经典公式：表型＝基因型＋环境，在中药材中则具体表现为：优质道地中药材＝特殊的种质＋产地。

一、遗传物质的差异

种质是可代代相传的遗传物质。物种是生物分类学的基本单位，是相同生物互交繁殖形成的自然群体，与其他相似群体在生殖上相互隔离，并在自然界占据一定的生态位。不同的物种其遗传物质存在较大的差异。然而，在自然界中，同一种群的个体也是形形色色的，如根的形状、茎的颜色、分枝状况、花的颜色、花的数量、叶片的大小形状、种子或果实大小和颜色、等等，导致形态上的多样性最根本的原因是种内遗传的多样性。因此，即使是同一物种，其遗传物质也会存在差异，只不过是差异较小，未能形成生殖隔离，这种现象是达尔文生物进化论的科学体现。

植物的性状是由基因决定的，基因突变是自然、随机形成的，没有确定的方向。对于分布范围较广的物种，不同产地的生态环境也会不同，而环境对变异具有选择作用，如在南方，更耐高温的基因可能会得以保留，而北方保留的则是更耐低温的基因，最终导致了同一物种不同产地的种群之间遗传物质的差异。另外，物种的迁入也会导致种群间遗传物质的差异，如一个物种到一个新的生态环境或地区，并形成一个较大的种群，其种群的遗传结构与最先迁入的个体有关。从以上论述中可以看出，对于野生药材，不同产地的药材质量差异不仅仅是环境造成的，其中种质差异的因素也会同样起着重要的作用，如对黄芩、蛇床子等药材系统也证明了不同产地种质对药材质量的影响。然而，对 1989~2009 年间 20 年的相关医药卫生数据库进行检索，得到 1000 余篇关于不同产地对药材质量的影响文章，基本是通过对不同产地药材的质量进行分析比较来确定了药材的最佳产地，忽略了种质在道地药材形成的作用，除此以外也忽略了采收期、生产技术、样品的代表性以及地形、土地差异等小生态环境对质量的影响。

二、环境因子的作用

植物环境胁迫因素分为物理、化学和生物三大类。其中物理因素包括干旱、水涝、热害、冻害、辐射、电损伤、风害等；化学因素包括营养缺乏、元素过剩、毒素、重金属毒害、pH 过高或过低、盐碱、污染等；生物因素包括竞争、抑制、化感作用、病虫草害有害微生物等。在这些环境胁迫的条件下，加剧了植物次生代谢。

基因表达是指基因通过转录和翻译而产生其蛋白质产物，或者转录后直接产生其 RNA 产物的过程。在不同的时期和不同的条件下，基因表达的开启或关闭以及基因活性的增加或减弱等是受到调节控制的，这种控制被称为基因表达的调控。调控可以发生在基因表达的任何阶段：①启动基因表达。通过蛋白激酶核蛋白磷酸酶对靶蛋白酶磷酸化和脱磷酸化，启动相关基因表达，是生物体对外界刺激反应最普遍的信号转导通路。②激活 Ca^{2+} 通道。活性氧（ROS）可以活化质膜 Ca^{2+} 通道，引起胞内 Ca^{2+} 水平升高，启动 Ca^{2+} 信号传递途径。Ca^{2+} 信号在介导蛋白酶磷酸化和脱磷酸化、诱导有关基因表达方面，已在植物对低温、干旱和盐胁迫的适应反应中有许多可信的证据。③修饰蛋白结构，产生特异反应，如活性氧可以通过二硫键的形成和裂解而改变蛋白的结构和功能，细胞内的活性氧水平的升高引起某些酶的活性升高。④直接或间接作用于转录子。这些生理生化的变化均可导致一些新的代谢过程的发生。药材在不同环境不同时期下，基因表达受到调控，导致次生代谢发生改变，从而产生了药材质量的差异，见图 4-2。植物不同于动物，能够非常有效躲避不良的环境，但在长期的进化过程中形成了通过代谢适应不利环境的一种特殊的方式。

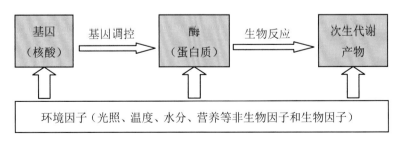

图 4-2　植物次生代谢与环境的关系

环境因子通常是物理因子，而代谢活动是化学变化，它们是如何进行转换的是阐述药

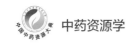

材质量形成的重要环节。活性氧是生物体内有氧代谢产生的一类活性较高的含氧化合物，特别是在逆境条件下，含量迅速升高。活性氧主要包括：超氧阴离子（O_2^-）、羟自由基（·OH）、过氧化氢（H_2O_2）、单线态氧（O_2）、一氧化氮（NO）等，化学性质活泼，可从细胞活动的基因表达、酶的合成和活性、各种酶促反应等不同层次影响次生代谢过程，因此，生态胁迫通过活性氧（ROS）的作用导致植物次生代谢发生改变，活性氧（ROS）是道地药材质量形成的本质因素之一。

第四节 次生代谢产物的生态学意义

从植物的次生代谢与环境的关系看，次生代谢产物的产生可分为两种类型，即组成型和诱导型。组成型的次生代谢产物与发育阶段有一定关系，与环境无关，无论在何种环境下都不断地合成与积累。诱导性的次生代谢产物不仅与发育阶段有一定关系，而且其种类和数量与植物的生存环境和发育状态密切相关。次生代谢与初生代谢一样是植物体内重要的生理代谢，次生物质是在长期进化过程中植物与生物和非生物因素相互作用的结果，在协调与环境的关系上充当着重要角色。

一、生物竞争（化感）

"化感作用"是指植物通过向环境释放特定的次生物质从而对邻近其他植物（含微生物及其自身）生长发育产生的有益或有害的影响。植物通常会通过茎、叶、根向空气或土壤中挥发化学物质，一些腐烂的枝叶也不断向环境释放化学物质，这些物质对周围植物有促进或抑制作用。植物化感物质主要包括酚类、醌类、香豆素类、黄酮类、萜类、糖和糖苷类、生物碱和非蛋白氨基酸等次生代谢物质。

化感作用是植物争夺土壤中的养分、空间及竞争生态位而形成的对外界环境的一种适应机制。在栽培的药用植物中，根类药材占70%左右，在生产中绝大多数根类药材会产生连作障碍，连作障碍已成为制约我国中药材可持续发展的重大问题。药用植物连作障碍与其产生的化感物质密切相关，药用植物化感作用是其发生连作障碍的重要因素之一。植物产生和释放化感物质，如醌类（胡桃醌、二氢醌）、香豆素、羟基肟酸类化合物等，在特定的土壤环境下，不仅能抑制杂草和影响同种或异种植物的种子萌发、植株生长等，而且对微生物的分布、营养元素的活化以及增强植物对金属毒性的抗性等方面具有重要作用。

二、防御动物和微生物的侵害

次生代谢还与环境中其他生物有着密切的关系迄今为止，已发现几百种次生代谢产物参与植物抗菌、抗虫作用，且感染病害的植株次生代谢产物增加。植物在防御其天敌如昆虫和食草动物的侵食过程中，次生物质通过影响动物体内的激素平衡或自身的毒性、降低植物的适口性或营养价值。酚类衍生物对植物具有杀菌、愈合伤口、防腐败的作用，没有酚类衍生物，植物几乎无法存活。类黄酮类化合物是植物产生杀死各种真菌类病原体的化感物质中常见的有效成分，类黄酮类化合物能使人体提高免疫能力，杀死人体内感染的真菌病害。萜类化合物（萜烯类化合物和甾类化合物等）具有杀昆虫、杀线虫、杀菌、杀病毒类病原体的功能。生物碱具有杀蚜虫、杀细菌性病原体等功能。

三、稳定细胞内环境

植物面临环境胁迫时，次生代谢产物能提高植物自身保护和生存竞争能力。植物在胁迫条件下次生代谢产物增多，这是一种较为普遍的现象，例如，光照条件下才能够产生黄酮类物质，进一步转化为四类黄酮，叶片中大量积累的黄酮类物质可以保护叶片免受过强光照的伤害；在风害的条件下提高檀香和巴戟天活性成分的含量，紫外线 B 辐射可升高酚类物质的含量等。植物在逆境的条件下会产生大量的活性氧自由基，破坏 DNA、蛋白质（酶）、细胞膜，扰乱整个细胞的代谢功能。黄酮等酚类物质虽不能阻止活性氧的产生，但可以消除活性氧，使之稳定在一定水平，从而稳定原有的细胞内环境，保证正常生命活动得以进行。

受干旱影响，植物体内大量积累甜菜碱、脯氨酸等，保持较高的水势，从而减少干旱、冻害、冷害的发生。

四、保护细胞结构

当植物组织受到不良条件，如高温、低温等的影响时，常能伤害原生质的结构而使膜的通透性增大，结果细胞内含物会有不同程度的外渗，使外部溶液的电导度增大，电导度的大小可以用电导仪进行检测（电导仪非常灵敏，各种杂质以及温度都会影响测量结果，从而带来实验误差），透性变化愈大，表示受伤愈重，抗逆性愈弱。对细胞具有保护作用的主要次生代谢产物是皂苷类成分及生物碱类（如精胺等）成分。皂苷的药理活性与皂苷的亲水性和亲脂性密切相关。它的亲脂一端与细胞膜或蛋白质结合，亲水一端游离在细胞质中，可使细胞膜或蛋白质得到较好保护。皂苷聚合在水溶液中，与膜或蛋白质组件的相互作用，形成保护层，保护细胞膜或蛋白质免受自由基伤害，通过自聚或膜上的胆固醇、磷脂发生聚合，改变酰基链的方向、膜活蛋白质的物理状态，进一步改变膜的动力学。如毛地黄皂苷分子特异性结合膜上的胆固醇，通过去掉膜中的胆固醇导致膜表面形成胆固醇 - 毛地黄皂苷复合物。人参皂苷 Rg1 有效抑制细胞内 Ca^{2+} 超载、线粒体膜电位的损失、星形胶质细胞中活性氧（ROS）的产生。

根据药用植物所含的主要活性成分种类可以看出，植物通过遗传突变、自然选择、优胜劣汰等过程形成了独特的次生代谢产物，这些次生代谢产物通过主动进攻（化感、防御动物和微生物的侵害）、对抗（稳定细胞内环境）和防御（保护细胞结构）三个层次适应

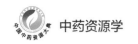

外界不良环境，维持正常生命活动。

第五节　次生代谢物与药效的关系

从无机到有机，从单细胞到多细胞，经过无数年的进化，地球上出现了形形色色的生物，其中动植物是进化产生的两个最高级的生物类群。作为生命体，植物和动物的基本新陈代谢是相同或相似的，但也存在很多差异。遗传信息的保存和传递都通过核酸进行，体内的各种生化反应都通过蛋白质完成，能量贮存都通过糖类、蛋白质和脂类实现，生命存在的基本新陈代谢过程也均相同，但在与环境协调方面动物和植物存在很多不同，植物具有次生代谢，产物种类繁多，从而也导致了植物成为中药的主要来源。由于存在动植物新陈代谢的相同或相似性，植物中产生的次生代谢产物不仅对植物生命活动有影响，也同样会对动物产生相似的影响。植物的次生代谢产物主要分为萜类、生物碱类、苯丙烷类三个主要类型及其衍生物等，它们在医药领域中作用机制与生物学中的生态作用也密切相关。

一、生物碱的生态作用及药用机制

1. 生物碱的生态作用

生物碱是一类含氮碱性的复杂环状结构，已知的达 12000 种以上。对植物自身来说，目前比较公认的观点为生物碱生态作用是化学防御功能。首先，生物碱苦涩，昆虫或植食动物拒食或趋避在植物的组织中的生物碱，从而使植物得到保护。其次，生物碱对病毒、细菌或真菌等病原微生物具有抑制、阻断或毒杀作用，从而对植物起到保护作用。另外，某些植物的生物碱合成代谢可对外界非生物胁迫产生响应，从而增强植物的抗逆性，例如含高水平双吡咯烷类生物碱的高羊茅比低水平生物碱含量的高羊茅具有更强的耐旱性；在高温、干旱、遮荫以及水淹条件下，喜树中喜树碱的含量会升高 23 倍，表明喜树碱可能参与了植物抵御外界环境胁迫的过程。原因可能是在逆境条件下，植物体内的自由氨基酸含量升高，从而为生物碱的合成提供了原料。但生物碱在植物响应逆境反应的过程还不是很清楚。也有研究指出多胺、千金藤素、小檗碱等多种双苄基异喹啉类生物碱可抑制膜脂质过氧化作用，具有膜稳定性作用，说明生物碱可能参与了植物复杂的抗逆反应。

2. 生物碱的药理作用

心血管系统　苦参碱类生物碱是以苦参碱为代表化学结构相似的一类生物碱，在强心和抗心律失常功能方面具有显著而肯定的作用。小檗碱引起血压下降，降压机制可能是直接兴奋毒蕈碱样受体。普洛托品对中枢性心肌缺血再灌注引起的心律失常有保护作用。贝母素丙可导致猫的血压缓慢降低，湖北贝母总碱对猫血压也有短时中等程度的降压作用，与阿托品作用相似。二氢石蒜碱可阻止儿茶酚胺的释放，减弱肾上腺素的升压作用；石蒜科植物生物碱加兰他敏及力克拉敏为可逆性胆碱酯酶抑制剂。

中枢神经系统　胡椒中的胡椒碱有明显的对抗戊四唑惊厥作用。附子生物碱有较强的镇痛作用。粪箕笃生物碱有镇静作用和明显的镇痛作用。苦参生物碱具有镇静镇痛、解热降温作用等。

炎症　黄连小檗碱用于治疗流行性脑脊髓炎、大叶肺炎、肺脓肿、滴虫性阴道炎、皮肤感染性炎症等。石蒜碱静脉或皮下注射对兔甲醛性及大鼠蛋清性脚肿胀有明显对抗作用。切除肾上腺后作用消失，说明其可能与兴奋垂体 - 肾上腺皮质功能有关。

抗菌、抗病毒、抗癌等　苦参总碱具有独特的抗柯萨基 B 组病毒（CVB）作用。川贝母醇提物对金黄色葡萄球菌和大肠杆菌有明显抑制作用。

3. 生物碱生态作用与药理作用的关系

生物碱生态作用和药用机制的生物学本质是相通的，主要体现在以下三个方面：

（1）生物碱对动物神经系统的作用。对于动物来讲，生物碱对生物机体有强烈的生理作用，通过对神经系统的毒性，干扰动物的生理代谢，伤害动物。在长期的进化中，出现了个别对生物碱极为敏感的动物个体（主要表现厌恶生物碱的苦涩味道），而这些个体在以后的生活中常常可以避免生物碱的危害，增加了它们的生存能力，使后代可以更好地生存，这就是生物碱生态防御功能。对于药用功效来讲，适量的生物碱也会对人体产生相应的生理作用，根据生物碱对神经系统的调节，恢复某些正常生理，达到治疗疾病的目的，主要表现在心血管系统、中枢神经系统等疾病。研究证明，苦参碱可能是通过对心脏的直接作用及通过神经系统对心脏的间接作用，也可能与激活钙通道有关；小檗碱降压机制可能是直接兴奋毒蕈碱样受体；粪箕笃生物碱主要是通过阿片及钙机制，部分是通过肾上腺素机制；苦参碱具有镇静镇痛、解热、降温等抑制中枢发挥作用。

（2）生物碱通过独特的分子极性发挥生理作用。生物碱分子中含有氮原子，氮原子上有一孤对电子，能接受质子，带正电性，可稳定分子结构，调节 DNA 的转录和翻译，因此能够作用于核酸、蛋白，调节基因表达和调节酶的活性。青藤碱对环氧酶 -2（COX2）活性具有一定的选择性抑制作用，可能主要通过对环氧酶（COX）酶活性的直接作用来实现抗炎作用。金钗石斛生物碱能有效抑制一氧化氮合成酶（iNOS）基因的表达，乌头类生物碱能上调超氧化物歧化酶（Cu-Zn-SOD）基因的表达，苦参碱能增加 α - 肌球蛋白基因表达，减少 β - 肌球蛋白基因表达。植物通过此方面作用对病毒、细菌或真菌等病原微生物具有抑制、阻断或毒杀作用，对人体表现为治疗炎症和抗菌、抗病毒、抗癌等多方面的药理活性。研究证明，黄连小檗碱用于治疗炎症等可能与其降低细胞内钙水平，抑制炎症介质的生成有关。苦参碱能明显对抗组胺、乙酰胆碱对气管平滑肌兴奋能达到平喘作用，机制与钙离子有关。

（3）游离多胺不仅能够稳定细胞膜的结构，而且多带正电荷，可与蛋白质结合，从而发挥抗炎作用。

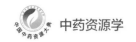 中药资源学

二、酚类和黄酮类化合物对植物的生物学作用及药用机制

1. 黄酮的生态作用

广义的酚类包括黄酮类、简单酚类及醌类。黄酮类是植物界中分布最为广泛的一大类以苯色酮环为基本结构的化合物。多项研究证明含有大量黄酮的器官和组织与植物体的紫外线辐射保护有关。其作用机制可能有两种：一是黄酮类化合物具有紫外线吸收作用，以减少对核酸、蛋白质等大分子的破坏作用，保护植物器官尤其是光合系统免受辐射伤害；二是黄酮类化合物具有自由基清除的功能，体外研究表明黄酮类化合物可以直接清除活性氧。活性氧自由基对膜稳定性的伤害是植物遭遇逆境胁迫时生理代谢紊乱导致细胞功能丧失的主要原因，很多黄酮类物质表现出较强的自由基清除功能，如槲皮素、儿茶素等有利于植物抵御外界逆境的胁迫。此外，黄酮类化合物的酚羟基与植物的抗病性关系密切，参与组织和病原微生物的相互作用及防御反应，具有抗病毒、抗细菌活性作用，可作为植保素在植物体内积累，以使植物免受微生物的侵染，阻止植株真菌孢子发芽生长。某些酚类或黄酮类物质可以对体内某些酶活性以及膜的透性产生影响，从而影响植物体的新陈代谢。

2. 黄酮的药理作用

心血管疾病　淫羊藿总黄酮能对肾上腺素受体起阻断的作用，发现淫羊藿总黄酮（TFE）选择性阻断离体及整体动物心肌 β_1 受体，对气管 β_2 受体和血管平滑肌 α 受体无阻断作用。此研究为临床应用淫羊藿治疗冠心病、心绞痛提供了理论依据。银杏叶总黄酮能减轻家兔急性心肌梗死心肌缺血性损伤，缩小心肌梗死面积，减少大鼠离体心脏再灌流冠脉流出液中的高密度脂蛋白（DLH），同时能提高心肌组织中的超氧化物歧化酶（SOD）活力，减少心肌中的丙二醛（MDA）。

抗氧化　甘草总黄酮对芬顿反应生成的［OH］具有较强的直接清除作用，该作用明显优于甘露醇。

抗肿瘤　三羟异黄酮可明显抑制结肠癌的癌前病变发展过程，对乳腺癌、胃癌、肝癌、白血病及其他一些癌细胞的生长、增殖具有抑制作用。黄芩黄酮 A 抑制肝癌细胞 BEL7402 的增殖，抗癌活性可能与其黄酮 A 环上甲氧基有关。

抗炎　银杏叶总黄酮可显著减少小鼠扭体数。银杏总黄酮能明显保护大鼠不发生肺炎反应。

黄酮类化合物对抗衰老及美容也有较好的作用。

3. 黄酮生态作用与药理作用的关系

黄酮生态作用和药理作用具有相似的生物学本质，主要体现在两个方面：

（1）黄酮对自由基的消除作用。植物不能移动，植物主要通过次生代谢产物预防或消除外界不利因素对生物体的伤害。外界环境因素对植物正常代谢产生影响，促使有害

物质活性氧的生成，黄酮等多酚类物质可消除植物在不利环境条件下产生的活性氧，从而使植物得以生存。动物及人类虽然可以寻找适宜的环境，但在某种条件下也会产生活性氧，影响正常代谢，产生疾病。多酚是很强的抗氧化剂，不仅可以消除植物体内的活性氧自由基，也可以消灭动物及人体体内的活性氧自由基，对疾病起到治疗和预防作用。对家兔失血性休克 / 再灌注模型给予黄芪黄酮，可在一定程度上阻断血浆 NO 的减少，且对维持体内酸碱平衡有一定作用。对结扎大鼠左心室冠状动脉前降支造成心肌缺血 / 再灌注损伤模型，能使缺血心肌组织中 Na^+、K^+-ATP 酶活性降低，还能降低缺丙二醛的含量。其机制是通过抑制自由基的生成和清除氧自由基作用发挥正性肌力作用。银杏叶总黄酮能减轻家兔急性心肌梗死心肌缺血性损伤，缩小心肌梗死面积，减少大鼠离体心脏再灌流冠脉流出液中的 DLH，同时能提高心肌组织中的 SOD 活力，减少心肌中的 MDA。作用机制与清除自由基、抑制脂质过氧化有关，也可能与稳定 SOD 活性或促进 SOD 酶蛋白合成有关。水飞蓟宾可消除自由基，显著抑制肝匀浆中 MDA 的产生，起到护肝作用。肿瘤是某些基因启动或异常表达，其本质原因与自由基有着密切的关系，黄酮类物质可消除自由基。异黄酮化合物为一种天然存在的植物雌激素，具有广谱抗肿瘤生长、分化诱导和化学预防作用。异黄酮的 4′ 位 -OH 为其分化诱导作用所必须，增加 OH 数目可增加细胞的生长抑制作用。

（2）抗菌作用。多酚类物质具有显著的抗细菌和抗真菌活性，减小或避免外界病原微生物对植物体的损害，人类以此借助多酚物质的临床抗菌抗病毒。

三、萜类化合物对植物的生物学作用及药用机制

萜类化合物是由异戊二烯单元组成的复杂化合物，多数以各种含氧衍生物如醇、酮、酯类及糖甙的形式存在，现已知萜类已超过 3 万种，其中半数以上是在植物中发现的。许多萜类化合物具有很好的药理作用，如抗癌抗肿瘤的紫杉醇，抗疟疾的青蒿素，镇痛解毒的甘草酸，等等。

1. 萜类的生态作用

萜类化合物对植物的生物学功能主要表现为对生物胁迫或非生物胁迫的适应性生理生化反应。印度楝中的四环三萜类抗菌化合物可以增强植物的抗病性，阻断病原微生物继续向其他部位感染或具有直接的杀菌作用。有些植物在受到伤害（如虫害）时产生的某些萜类物质具有防御、趋避害虫的作用。植物所产生的香气化学成分中有很多属于萜酚类化合物，具有刺激昆虫取食或起昆虫性信息素的作用，可引诱昆虫前来取食从而实现授粉，繁衍种群。通过分泌、挥发或淋溶到外界环境中的萜类化合物具有强烈的化感作用，可对周围其他植物产生相生或相克作用。如一些萜类能抑制种子萌发和幼苗生长，从而增强环境竞争力，维护种群的稳定。关于萜类化合物在非生物胁迫环境条件下的作用研究还较少，有研究指出在一定干旱条件下，薄荷、银杏以及甘草中的萜类化合物含量会上升。异戊二

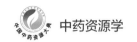

烯及某些萜类化合物具有清除氧自由基活性，可稳定内囊体膜作用。

2. 萜类的药理作用

抗菌、抗炎　牡荆 *Vitex pinnata* Linn. 中的环烯醚萜苷对白色念珠菌有抑制作用；龙胆中龙胆苦苷、獐牙菜苷和獐牙菜苦苷对蜡样芽孢杆菌、枯草芽孢杆菌、弗氏枸橼酸杆菌和大肠杆菌均有抑制作用。

神经保护　单萜苷中的芍药苷可抑制一氧化氮诱导神经细胞（PC12）凋亡，活化腺苷 A1 受体，保护神经细胞，增加神经细胞存活数量，对兴奋性氨基酸海人藻酸所致的兴奋性神经损伤有保护作用。芍药苷还能阻断脑海马 CA_1 区细胞钠通道，减轻脑缺氧损伤。

保肝　草苁蓉 *Boschniakia rossica*（Chamisso et Schlechtendal）B. Fedtschenko 中的环烯醚萜苷肉苁蓉苷和 8- 表去氧马钱子苷酸对 CCl_4 引起的肝损伤有修复作用，主要通过减少氧化应激反应，逆转所有肝功能参数的改变，恢复肝功能。五乙酰栀子苷可以抑制黄曲霉毒素 B1（AFB1）诱导的雄性大鼠肝毒性损害，并能减少由（AFB1）诱导的 γ 谷氨酰转肽酶阳性灶的数量。桃叶珊瑚苷能显著抑制血清中由 CCl_4 所致肝损伤而产生的谷草转氨酶（ALT）和谷丙转氨酶（AST）水平的升高，并能阻止由 α - 鹅膏菌素引起的肝脏核糖核酸（RNA）合成水平下降。

抗氧化、延缓衰老　梓醇通过增强内源性抗氧化酶活性及调节能量代谢紊乱而具有抗衰老作用。京尼平苷酸能有效促进胶原蛋白合成，防止衰老。女贞子苷和女贞子苷 G13 均能清除 1，1- 二苯基 -2- 三硝基苯肼（DPpH）自由基，具有显著的抗氧化活性。

3. 萜类的生态作用与药理作用的关系

有关萜类成分对植物体的作用与药效之间关系的认识相对较少，一般认为其活性与分子结构的双亲性有关。皂苷具有溶血（红细胞破裂，血红蛋白逸出称红细胞溶解，简称溶血）作用，其溶血作用与双亲性作用于红细胞胞膜有关。麦冬皂苷 D 的治疗作用是通过抗氧化效应保护线粒体膜而发挥作用。植物薄荷、银杏以及甘草中的萜类成分具有保肝、神经保护、抗氧化、延缓衰老等作用可能与双亲性保护细胞膜有关。

第五章 ▎动物药资源

第一节 动物药的特点

无论是生物体的结构，还是生活习性，动物与植物都有着明显的区别，因此动物药也有自身的特点。

一、质量无明显地域性

对植物药研究证明环境和种质是影响药材质量的重要因素，环境往往可通过具体产地表现出来，也就出现了"道地药材"的概念。道地药材是集地理、质量、经济、文化概念于一身，在自然或人文的作用下，以适宜的环境、优良的种质或成熟的生产技术和加工方法为前提，在一定的生产区域内所生产的能够长期稳定地影响市场需求，并经临床或现代科学技术验证的优质常用中药材，其中环境对药材质量的影响我国古代就已有明确的认识，目前仍是中药资源的重要研究内容。然而，对动物药来说，环境对药材的质量影响并不十分明显，道地性主要体现资源量的方面。

从生物学角度分析，地域环境对药材质量不会产生很大影响主要有以下几方面原因：

1. 动物的生活环境相对稳定

植物不能移动，对强光、干旱等逆境只能是被动"适应"，依靠正常生理代谢以外的次生代谢产物使生活空间得以扩大，而这些次生代谢产物通常为中药的药效成分，所以植物药的质量与环境关系密切。

动物常常可以移动，无论是高等动物还是低等动物，都能够寻找适宜的温度、湿度等环境暂短栖息，从而可以避免不利环境对动物造成的危害，因此，可以说动物是通过"躲避"逆境而在相对稳定的环境下生活。即使在不利的环境条件下，恒温动物通过调节体温、变温动物通过降低代谢维持生命活动，不需要产生特异的次生代谢物质（通常是植物的药效成分）适应环境。

动物的生态位明显，"生态位"一词最早源于动物学。由于动物种间竞争更激烈，以至于两种动物不可能占据相同的生态位，所以对野生动物来说生态位是十分明显和独特的，不同动物占有各自的空间，在群落中具有各自的功能和营养位置，是由温度、湿度、

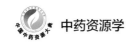

土壤等环境变化梯度所决定的，环境的差异必然导致种群内个体密度的改变。主产地区种群密度较大，不仅说明该地区温度、湿度、光照、水分等生态条件适宜该物种生存，也说明该地区具有适宜食物和天敌生存的生态条件，从生态位的角度考虑，种群个体密度较大的地区肯定具有相似的生态环境。从动物生态学角度分析，主产区内的地域差异不会造成同一药材质量的差异。

这里也应明确指出，影响药材质量的因素是复杂的，动物药质量也同样如此，也是不均一的。相对植物药而言，产地对绝大多数动物药质量的影响并不占主导地位。对于养殖的动物，由于将动物拘于一定的环境中，如果环境条件不甚适合，尽管能够生存，但其正常的生理代谢可能受到一定影响，也会影响药材的质量。另外，养殖的动物其食物来源可能与野生状态不同，也会影响正常的生理代谢。因此，上述内容对于野生动物或生态养殖具有更明显的生物学基础，对养殖动物可能会存在一定差异。还有，一些肉食性动物为了避免天敌的捕食或捕食其他动物，在长期的进化过程中产生了一些适应地域性食物的特殊物质，这些物质可能与环境和物种等因素有关，如蛇毒等。

2. 种群内遗传差异对药材质量的影响相对较小

由于植物长期在固定的地方生长，基因的交流常常在局部有限的空间范围（种群内）和时间范围（花期）内进行，也就是说，很多种植物传粉距离较短，甚至自花授粉，花期在整个发育周期内的时间也通常较短，即使在不同的种群范围内都可能存在遗传物质的差异。而动物能够移动，所形成生殖隔离的种群相对较大，种群区域较广。虽然动物繁殖也具有一定季节性，但非繁殖季节的移动也会使动物种群的个体组成发生改变，动物具有性别分化，所以在一个种群内遗传信息可进行较广泛交流，所以种质对动物药质量的差异也会在某种程度上小于植物药。但是，在药用动物整个分布区内，由于局部环境的差异肯定会产生生殖隔离，也会导致不同种群遗传上的差异。由于动物药多为非次生代谢物质，这种种内差异不会对药材质量产生明显的影响。从目前动物药的基原来看，绝大多数动物药均来自不同属、不同种的一类动物，说明亲缘关系较近种间差异对药材质量的影响也是很小的（详见下文"动物药基原多样性"部分）。

影响药材质量的因素有生态环境、种质、栽培技术、采收与加工以及包装、贮藏和运输，其中生态环境和种质与产地的动物药质量有关，因此，从生物学角度分析环境和种质对动物药材质量的影响较小，不会出现明显的地域性。

3. 产地与动物药质量的关系的研究现状

动物药质量也缺少明显的地域性，它们的道地产区基本是主产区。如地龙的道地产区为上海、广东和广西，三地温暖潮湿，是蚯蚓生活的最佳环境，出现了"沪地龙"和"广地龙"。目前不同产地动物药质量差异的研究很少，初步对相关数据库检索得到论文不足10篇（篇名检索词：不同产地；全文检索词：动物）。不同产地地龙（参环毛蚓15份样品）

中尿嘧啶、次黄嘌呤、尿苷、肌苷的含量差异的确较大，广西玉林的四个剖腹去内脏的广地龙的样品也同样表现出很大的差异，表现出质量与地理距离的相关性不大，同样，四个省 8 份不同产地壁虎药材的蛋白质含量和蛋白质电泳图谱、四省 10 份不同产地哈蟆油所含的营养成分、四省 5 份不同产地蟾酥样品的高效液相（HPLC）色谱图差别也同样表现出了同一地区内药材质量存在较大差异的现象，这种现象也难以用产地差异来解释。

不同产地动物药质量差异的文献较少，现有文献中的大多数药材样品来自市场，其质量可能受贮藏时间、贮藏条件、加工方式、扑捉季节、较大个体药材的取样代表性等因素的影响，未必由产地因素造成。

二、基原多样性

植物药也存在多基原现象，但在中国药典收载的品种中同一种药材来源于不同科的药用植物仅见马勃、小通草和板蓝根，绝大多数多基原药材基本来自同属植物中的部分种类。同属植物在生理上会存在很大相似性，但植物在次生代谢方面可能会存在较大差异。植物药中很多同属植物为多种药材，如木兰属（Magnolia）的厚朴和辛夷；蓼属（Polygonum）的何首乌、水红花子、青黛、萹蓄、虎杖、杠板归等，甚至同属的相同药用部位的功效也存在很大区别，如龙胆属（Gentiana）根和根茎为秦艽和龙胆药材；人参属（Panax）的根和根茎为人参、西洋参、三七、竹节参、珠子参；薯蓣属（Dioscorea）的根茎为山药、穿山龙、绵萆薢、粉萆薢、黄药子等。生物的性状是由基因决定的，基因突变是自然、随机形成的，而环境对这种随机变异进行选择决定取舍。对于分布范围较广的物种，不同产地的生态环境也会不同，最终导致了同一物种不同产地的种群之间遗传物质的差异，如蛇床子、薄荷、百部等出现不同的生态型。这种同属种间和种内的差异在植物药中较为普遍，而在动物药中是极少见。

影响药材质量的因素主要有环境、种质、生产技术和加工方法。由于动物能够形成生殖隔离的范围较大，动物药的主要活性成分并不是抵御不良环境的次生代谢产物，种质和环境对动物药的影响要远远小于对植物药的影响，所以动物的正常生理代谢是关系药材质量的关键。亲缘关系相近的动物其正常的生理代谢也会相近，导致动物药基原种类较复杂。在《中国药典》2010 年版收载动物药来源于不同科的一类动物、同科不同属的动物非常多，如蛇蜕、蛇胆等来源于蛇亚目不同科，金钱白花蛇、蕲蛇、乌梢蛇等的干燥体的功效均为祛风、通络、止痉，且性味、归经相同，虽不为同一药材但胜似同一药材，珍珠来源于珍珠贝科和蚌科动物；蜂胶、蛤壳、水蛭、桑螵蛸、海螵蛸、海龙、僵蚕等来源于同科的不同属。动物药来源于同属动物则更多，如地龙（参环毛蚓、通俗环毛蚓、威廉环毛蚓或栉盲环毛蚓）、斑蝥（南方大斑蝥或黄黑小斑蝥）、牡蛎（长牡蛎、大连湾牡蛎或近江牡蛎）、石决明（杂色鲍、皱纹盘鲍、羊鲍、澳洲鲍、耳鲍或白鲍）、瓦楞子（毛蚶、泥蚶或魁蚶）、海马（线纹海马、刺海马、大海马、三斑海马或小海马）、蟾酥（中华大蟾蜍或黑眶蟾蜍）、

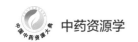

麝香（林麝、马麝或原麝）、鹿茸（梅花鹿或马鹿）、熊胆（黑熊和棕熊）等。蜈蚣、全蝎、蝉蜕、鳖甲、龟甲、哈蟆油、蛤蚧、穿山甲、阿胶、羚羊角、牛黄、水牛角虽为单种，但少棘巨蜈蚣（蜈蚣）、东亚钳蝎（全蝎）、乌龟（龟甲）、蛤蚧、穿山甲、赛加羚羊（羚羊角）等为单属单种或在我国为单属单种的动物，仅哈蟆油、鳖甲、蝉蜕等少数种类存在一属多种。可以说，动物药的基原基本是以科和属为单位的。

三、野生资源相对紧缺

在我国常用动物药材中，有不少属濒危动物，国家中医药管理局提出的140种紧缺药材中，动物药材就占60%。一些名贵动物药材如犀角、虎骨、麝香、羚羊角等奇缺，1993年我国已明令禁止犀角和虎骨的使用。我国于1981年成为《濒危野生动植物种国际贸易公约》的签约国，目前常用动物药如犀角、虎骨、麝香、熊胆、豹骨、象皮等均属"公约"附录一类，禁止国际一切商业性贸易。

1. 生态系统的地位

食物链是贮存于有机物中的化学能在生态系统中层层传导的过程。通俗地讲，是各种生物通过一系列捕食与被捕食的关系彼此之间紧密地联系起来，形成了"食物链"。自然界中食物链错综复杂，在物种较为丰富的生态系统中又有无数条食物链的存在，为更清晰阐明食物链中物种关系，以简单食物链加以说明。在绿色植物→昆虫→蟾蜍→蛇→猫头鹰这样一条食物链中（见图5-1），绿色植物是极为丰富的，理论上昆虫会大量繁殖，形成一个庞大的种群，但事实上并非如此，原因是昆虫的数量还受蟾蜍数量的限制。对于蟾蜍，它的数量不仅受食物昆虫的制约，同时还受天敌蛇的制约，所以该食物链的存在必须以昆虫的生物量大于蟾蜍的生物量为前提条件，以此类推，越是位于食物链顶端的生物，其生物量或个体数量就越少。即使猫头鹰位于食物链的最顶端，虽然没有天敌，但由于受食物的限制，种群数量不仅不会多，而且会更少。在这一食物链中，影响昆虫、蟾蜍、蛇的一切生态环境都会影响蟾蜍的种群数量。相对植物来说，动物药资源相对较为缺乏。

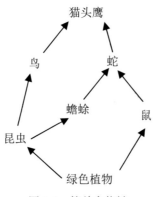

图 5-1　简单食物链

2.药用部位经济产量较低

除小型动物（全蝎、蜈蚣、海马、地龙、水蛭、蛇等）外，动物药多来自动物的组织器官（如鸡内金、海狗肾、乌贼骨、羚羊角等）；分泌物、衍生物（如麝香、蜂王浆、蟾酥等）；生理的、病理的产物（如紫河车、蛇蜕、牛黄、马宝等）。这些药用部位产量较小，养殖成本很高，很难满足临床需要。

四、活性成分独特

植物药的活性成分通常为苷类、黄酮类、生物碱、香豆素、挥发油、多糖类等。动物药成分较为复杂，而且分离较困难，很多成分紫外吸收能力弱，检测手段不灵敏，很多种动物药的药用物质基础尚不明确，与植物药相比动物药的研究相对落后。目前动物药分离的主要活性成分种类如下：

（一）蛋白质、多肽及氨基酸类

蛋白质、多肽及氨基酸类作为动物药中的主要成分，在疾病的治疗中有其独特的功用。如蚯蚓中蚓激酶能降解纤维蛋白原，某些蛋白组分有抗肿瘤活性；蛇毒蛋白酶、蛇毒酶等蛋白质治疗血栓具有较好效果；糖蛋白普遍存在动物体内，也同样具有较多的活性，如具有抗肿瘤、抗病毒的蛤素；具有强心利尿作用蟾蜍糖蛋白；具有抗脑血栓及血栓闭塞性动脉炎的蝮蛇精氨酸酶，等等。

多肽是应用范围广、活性较强的一类成分，如具有强溶血作用并能阻碍肌肉神经间传导的蜂毒肽；具有抗凝血和溶血栓的水蛭素；海绵动物、软体动物、昆虫及两栖动物的抗生肽均有一定的抗细菌和病毒作用；目前临床应用的各种生长因子基本为多肽。

动物药含有人体必需氨基酸，对疾病也有一定的作用。如地龙的氨基酸含量与解热作用成正比；牛黄的牛磺酸能够促进胆汁分泌和降眼压。蛤壳、珍珠、石决明、瓦楞子、海螵蛸、鳖甲、龟甲等药材的主要成分为碳酸钙或磷酸钙，但它们不同于矿物药，其差异主要是该类药材除矿物质外，还含有蛋白质、多肽及氨基酸类成分。

蛋白质、多肽及氨基酸类在人体的生长、发育、免疫调节和新陈代谢中发挥重要的作用，垂体、下丘脑、胰岛分泌的激素均为蛋白质类或肽类成分，甲状腺和肾上腺匀为氨基酸衍生物类激素。动物界内部成员同源性较大，所以这类物质对于动物界来说具有较强的活性。植物也有激素和生物信号分子，如生长素、赤霉素、细胞分裂素、乙烯、水杨酸等，均不属于蛋白类物质，仅发现谷胱甘肽等一些小肽分子，它们的作用也仅是起到氧化还原平衡的作用。但是植物药也含蛋白质、多肽及氨基酸类成分，参与代谢调节作用的主要是酶类蛋白质，离开所处的环境很快失活。

（二）生物碱类

动物药生物碱类类型较多。如能防止室性心律不齐的蛤蚧及全蝎中的肉毒碱；能强烈

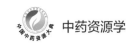

阻断柱突传导、松弛肌肉痉挛、减轻癌痛的胍类衍生物河豚毒素；能促进红细胞新生、治疗肝硬变、血清抗炎的吡咯衍生物胆红素；具有麻痹骨骼肌的哌啶类生物碱；具有止血作用乌贼黑色素；具有抗平喘、降压作用地龙次黄嘌呤等。而植物药所含的生物碱多为有机胺类、吡咯烷类、吡啶类、异喹啉类、吲哚类、莨菪烷类、咪唑类、喹唑酮类、嘌呤类、甾体类、二萜类等，与动物药明显不同。

（三）多糖类

植物多糖的主要作用是提高机体免疫力、抗肿瘤等作用。动物多糖主要为甲壳素（壳寡糖）、糖原、肝素和硫酸软骨素等与植物药不同。广泛分布于动物各种组织中的肝素用于抗凝；甲壳动物和昆虫的甲壳素用于抗菌抗辐射；棘皮动物黏多糖具抗癌和抗凝血酶活性；鲨鱼及深海软骨鱼骨骼所含杂多糖，具有显著的肿瘤抑制作用；珍珠母原动物三角帆蚌等软体动物中所含葡聚糖被证实具有较好的抗肿瘤活性作用。

（四）甾体类

甾体类化合物在药用动物中广泛分布，化学结构不固定，生物活性多样，如性激素、胆汁酸、蟾毒、蜕皮素及甾体皂苷等。属于性激素或性信息素的有紫河车中的黄体酮、鹿茸中的雌酮、海狗肾中的雄甾酮等。动物胆汁中发现的胆汁酸有近百种，常见的有胆酸、去氧胆酸、猪去氧胆酸、鹅去氧胆酸等。去氧胆酸解痉作用明显；熊去氧胆酸、鹅去氧胆酸能溶解胆结石，已用于临床。昆虫蜕皮激素以促蜕皮激素为代表，甲壳蜕皮激素以蜕皮甾酮为代表，这些昆虫蜕皮激素有促进人体蛋白质合成、排除体内胆甾醇、降低血脂和抑制血糖上升等作用。蟾毒甾体有强心作用。

（五）萜类

萜类在动物中的分布广泛。斑蝥素为芫菁科昆虫分泌的单萜类防御物质，具抗癌、抗病毒、抗真菌作用；鲨鱼肝所含鲨烯是杀菌剂，并具有抗癌活性；海绵属动物含有的环烯醚萜类成分有抗白色黏球菌作用等。

（六）酚、酮、酸类

麝香中的麝香酮有强心、抗炎、兴奋呼吸和中枢神经作用；地龙中的花生四烯酸有解热作用；胆汁酸有利胆、溶解胆结石、镇咳祛痰、解热、抗菌抑癌等作用；蜂王浆中的王浆酸有抗菌、抗肿瘤作用。

（七）无机盐类

主要是 $CaCO_3$ 等成分，鹿角、海螵蛸、瓦楞子、石决明、牡蛎等。

上述成分中，蛋白质（酶）、多肽及氨基酸类、生物碱类、多糖类和甾体类为动物药的主要成分，各种成分并非环境诱导的次生代谢产物，几乎不存在于植物中；蛋白质、多肽及氨基酸类也通常不是植物药的主要活性成分。这些特点显示出了动物药成分的独特性。

第二节 动物药资源与生态条件的关系

动物种类较多，既有单细胞，又有多细胞；既有变温动物，又有恒温动物；既有水生，又有陆生，因此其生长的生态习性也更加复杂。对动物的生态学研究，有助于了解资源的变化。本章仅侧重药用资源种类较多的软体动物、节肢动物和脊椎动物的生活习性进行概括。

一、温度

（一）温度对动物地理分布及种群数量的影响

一般来说，温暖地区的生物种类多；反之，寒冷地区生物的种类较少。例如，我国的两栖类动物，广西有 57 种，福建有 41 种，浙江有 40 种，江苏有 21 种，山东、河北各有 9 种，内蒙古只有 8 种。

变温动物体内的生化过程必须在一定的温度范围内才能正常进行，温度影响动物的新陈代谢。一般说来，动物体内的生理生化反应随温度的升高而加快，因此适宜的温度对变温动物生长发育速度影响很大。当环境温度高于或低于动物所能忍受的温度范围时，其生长发育就会受阻，甚至死亡，最终决定种群的分布，特别是变温动物对环境温度的依赖性比恒温动物更加显著。根据有效积温法则，一种动物分布区的全年有效总积温必须满足其完成一个世代所需要，否则该动物就不会分布于此，同样，在温度最适地区动物种群的数量最大，在最适地区以外随温度升高或降低，种群数量逐渐减少。但是，温度对恒温动物分布的直接限制较小，但也常通过影响其他生态因子（如食物）而间接影响其分布。例如许多蝙蝠分布的北界与一年中霜冻期日数等值线吻合，这种关联可能与蝙蝠以捕虫为食有关，由于温度关系到昆虫的生存和分布，从而间接影响到蝙蝠的分布；很多鸟类秋冬季节不能在高纬地区生活，不是因为温度太低而是因为食物不足和白昼取食时间短。

温度作为动物分布的限制因子，一般是指极限温度。例如，喜热的珊瑚和管水母只分布在热带水域，它们无法在水温低于 20℃ 的海域生存；大西洋和太平洋 12℃ 等温线阻止了冷水鱼的南下和温水鱼的北上。就变温动物的分布而言，温度往往起直接的限制作用。各种昆虫的发育需要一定的有效积温才能完成生活史。

（二）温度对动物的生态作用

温度条件在动物生命活动中起着尤为重要的作用，它直接或间接的影响着动物的生长、发育、繁殖、形态、生活状态、行为、数量及分布状况。同时，动物对环境温度及其变化又有着很好的适应性，从而确立了温度与动物的辩证关系。

1. 温度与动物生态类型

根据动物所需要的热量和热能代谢特征，可分为恒温动物（鸟类和哺乳类）和变温动

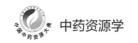
物两大类。

恒温动物和变温动物在维持体温的程度上不同。在一定的温度范围内（热中性区），恒温动物在基础代谢水平上消耗能量，当环境温度离这一区域越来越远时，恒温动物维持体温消耗的能量越来越多。恒温动物的产热速率由脑控制，通常保持35~40℃的体温，趋向于向环境散热。这种散热又会被隔热物质（毛皮、脂肪或羽毛）所调节，也能通过控制皮肤表面的血流来调节。

与恒温动物相比，变温动物新陈代谢水平低，体温不定并且缺乏体温调节机制，因而其体温与外界环境温度相差无几，并且随环境温度的变化而变化。

2. 温度对动物生长发育的影响

变温动物的生长发育要求在一定的温度范围，低于某一温度，动物会停止生长发育，高于这一温度，动物才开始生长发育，这一温度阈值被称为发育起点温度或生物学零度。如大马哈鱼5.6℃，青蛙0℃，蟾蜍6℃等。恒温动物具有调节体温的机制，低温可以延缓恒温动物的性成熟，因而寿命可以更长，同时身体可以长得更大一些。

温度影响动物的生长发育与动物体内的生理过程密切相关。酶催化反应的速度是随温度而增加的。当环境温度在最低和最适温度之间时，变温动物体内的生理生化反应会随着温度的升高而加快，代谢活动加强，从而加快生长发育速度；当温度高于最适温度后，参与生理生化反应的酶系统受到影响，代谢活动受阻，势必影响到动物正常的生长发育。对于昆虫和一些鱼类来说，在有效温度范围内，外界温度与发育速度成正比，与完成发育期所需要的时间成反比。一般来说，胚胎发育后期比前期对温度要敏感一些，温度升高，后期所需时间缩短的幅度比前期要大。在耐性限度内，超出适温范围，温度升高将不再加速发育，甚至起抑制作用。

另外，有研究表明，变温对一些动物的生长发育起促进作用，甚至优于恒定的适温条件。例如，加拿大黑蝗的卵胚在35℃恒温下要5天才能完成发育，但若在每天16小时、12℃与8小时、32℃交替的温度条件下，只需3天就能完成发育。又如鸟卵在不变的温度下发育，胚胎的死亡率增加，而在波动的温度下孵化，其孵出率就会提高。

3. 温度对动物繁殖的影响

对变温动物而言，温度除影响其性成熟和交配活动外，还影响其产卵数目、速率以及卵的孵化率以及性别等。如孵化时的温度决定龟鳖"新生儿"的性别：一般孵化温度小于或等于30℃时，新生儿全为雌性；孵化温度大于或等于34℃时，新生儿全为雄性。

对恒温动物而言，温度对其影响也不容忽视，温度常与光照同时起作用。如鸟类生殖腺体积和精子形成过程随环境温度增高和白昼的延长而变得更旺盛。若六月上旬平均气温低于5℃、平均最低温低于1℃，松鸡就不能繁殖；而在六月平均气温为8~10℃，平均最低温为3~5℃的年份里，松鸡的繁殖量最大。

二、光照

（一）动物的光照生态类型

光照强度与很多动物的行为有着密切的关系。有些动物适应于在白天的强光下活动，如灵长类、蹄类等，称为昼行性动物；另一些动物则适应于在夜晚或早晨黄昏的弱光下活动，如蝙蝠、蛙、水蛭、蚯蚓等，称为夜行性动物或晨昏性动物，如一场大雨使蚯蚓爬到土壤表面，但只要在短时间暴露在太阳光下就会死亡；还有一些动物既能适应于弱光也能适应于强光，白天黑夜都能活动，如田鼠等。昼行性动物只有当光照强度上升到一定水平时，才开始一天的活动，因此这些动物将随着每天日出日落时间的季节性变化而改变其开始活动的时间，夜行性动物则相反。

（二）光照对动物行为的影响

有许多活动都与光线有关。鸟类醒来和鸣叫与光照强度有直接的关系，因此在不同季节便有鸣叫时间的不同变化；而幼小的鳗鱼在白天溯流而上，但在夜间就停止回游并且隐藏起来；蝗虫迁飞时如果遇到太阳被云遮住，立即停止飞行，金龟子在日落后五六分钟出现。这些都说明光照对动物行为的作用。

动物的季节性活动虽然有很多种原因，但光是最主要的因素。在一年之中随着季节的变化，光对动物的形态、生理、生态都会发生作用。例如，鸟类、哺乳类（海豹、鲸、鹿等）、爬行类（如海龟）、鱼类都有季节性迁移的习性，其中候鸟的迁移最引人注意，它们定期、定向，保持严格的季节周期，都与日光照射时间的长短有关。当它们的生殖腺受长时间日照后就朝北方飞行，而在秋季短时间日照下，生殖腺萎缩就向南方飞行。鸟类更换羽毛、动物脱毛都与日光照射时间的长短有关。根据试验，将生活在雪地中的雪兔一整年都放在由人工控制短时间日光照射下，尽管温度保持夏季的21℃，结果毛色仍保持冬季的白色，而不呈现夏季的棕黄色。

动物是经由身体的表面接受光的热能的，许多变温动物（蛇、鳄鱼等）在活动之前必须先晒太阳取暖，然后才开始活动。鸟类和哺乳类动物也常进行日光浴利用阳光取暖，以维持热能代谢的平衡，另外还能促进体内维生素D的合成。动物的身体表面都有一定的颜色和结构，就是为了有利于从日光照射中吸取热能，例如高山地区昆虫大多是黑色，因此可以吸收较多的太阳能，同时还可防止紫外线的伤害。

三、湿度

（一）湿度影响动物的分布

湿度是限制许多动物（例如两栖类）分布的重要因子，青蛙、水禽、蚯蚓等喜湿动物，而在江南分布广泛。环境湿度高，又影响蒸发散热，动物极易发生热衰竭死亡。

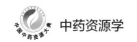

（二）湿度对动物行为的影响

干旱是多种动物进入夏眠的主要原因。在沙漠中，白天干燥而炎热，故许多动物躲在洞中，日落后出洞活动。随环境湿度改变，一些动物从干燥地区向潮湿地区转移。蚊虫活动随大气湿度升高而加强，在相对湿度 85% 时叮咬人和动物的活动加强，但达到饱和湿度时，则离开人和动物。库蚊在相对湿度 50% 时较活跃，降到 40% 以下时，停止觅食。蚯蚓在潮湿温暖季节到土壤表层活动，干燥或寒冷时深入到土壤深层。湿润环境也可改变动物繁殖行为，湿度可影响昆虫性腺发育，相对湿度 20% 时，粉螟能产卵 16 枚，40%~50% 时为 28 枚，90%~100% 时达到 177 枚。湿度也同样影响牛等哺乳动物的繁殖。

（三）湿度与病害

一般情况下，高湿度环境中动物抵抗力较弱，对传染病流行有利。在高温高湿度下，霉菌大量增殖，霉菌性疾病增多，甚至暴发流行。干燥对任何发育阶段的寄生虫胚胎都有致死作用，当粪便含水 60% 以上时，粪中寄生虫卵才能保持其活力，低于 50% 时，停止发育。

四、生物因子

生物因子在动物有机体的存活和数量方面具有重要影响，食物关系是这种影响的主要形式，这在狭食性种类尤为显著。食物不足则引起种内和种间竞争激烈。特别在种群密度较高的情况下，个体之间对于食物和栖息地竞争的加剧，可导致生殖力下降、死亡率增高以及动物的外迁，从而使种群数量（密度）降低，构成一种与密度有关的反馈调节机制，称密度制约或密度依赖性影响。由于植物是动物的食料（直接的或间接的）、居住地和隐蔽所，所以与动物的关系十分密切，甚至可以根据植被类型来推断出当地的主要动物类群。

第三节 种群个体数量变化的动态

影响种群数量变动的基本因素包括内部与外部因素：

一、内部因素

内部因素主要指决定种群繁殖特性的因素，如出生率、死亡率、迁入率、迁出率、年龄结构和性比等特征，是种群统计学的重要特征，它们影响着种群的动态。但是，每一个单独的特征都不能说明种群整体动态问题。

自然界的环境条件在不断地变化着，不可能对种群始终有利或始终不利，而是在两个极端情况之间变动着。当条件有利时，种群的增长能力是正值，种群数量增加；当条件不利时，种群增长能力是负值，种群数量下降。因此，在自然界我们看到的种群实际增长率是不断变化着的。但是，在实验室条件下排除不利的天气条件，提供理想的食物条件，排除捕食者和疾病。这种在"不受限制"的条件下，就可以观察到种群最大的内禀增长率。内禀增长率是指具有稳定年龄结构的种群，在食物与空间不受限制、同种其他个体的密度维持在最适水平、环境中没有天敌、并在某一特定的温度、湿度、光照和食物性质的环境条件组配下，种群的最大瞬时增长率。

种群内禀增长率是种群增殖能力的一个综合指标，它不仅考虑到生物的出生率、死亡率，同时还将年龄结构、发育速率、世代时间等因素也包括在内；它是物种固有的，由遗传性所决定，因此是种群增长固有能力的惟一指标；它可以敏感地反映出环境的细微变化，人们可以视之为特定种群对环境质量的反应的一个优良指标。

内禀增长率的大小，与种群本身的繁殖生物学特点有关，决定于该种生物的生育力、寿命和发育速率。一般来说，种群内禀增长率的大小与物种是稀有的还是优势种之间没有什么联系。内禀增长率高的物种，并不始终是普通常见的，而内禀增长率低的，也不一定是稀有种。例如，蝉、非洲象等的内禀增长率值都是很低的，但它们是很普通的种，而许多寄生生物和无脊椎动物，虽然内禀增长率值很高，但数量不多。

二、外部因素

外部影响种群动态的因素包括：食物（或自然资源）、天敌、气候等。

（一）食物

食物对种群的生育力和死亡率有着直接或间接的影响，主要通过种内竞争的形式体现。在食物短缺的时候，种群内部必然会发生激烈的竞争，并使种群中的很多个体不能存活或生殖。如果食物的数量和质量都很高，种群的生殖力就会达到最大，但当种群增长达到高密度时，食物的数量和质量就会下降，结果又会导致种群数量下降。在艰难时期（如寒冬），常常会发生饥荒。肉食动物对于食物短缺比草食动物更加敏感，当猎物种群密度很低时，猛禽常常孵窝失败。例如，在雪兔数量很少的年份，长耳鸮只有20%的孵窝率；而在雪兔数量多的年份，100%的长耳鸮都能孵窝。同样，当雪兔的种群密度很低时，生活在同一地区的猞狸虽然能够继续繁殖，但幼兽大都死于饥饿。

（二）天敌

从理论上讲，天敌的数量和捕食效率如果能够随着猎物种群数量的增减而增减，那么，天敌就能够调节或控制猎物的种群大小。换句话说，就是只有当每个猎物的平均被捕概率随着猎物种群密度增加而加大的情况下，天敌才能发挥调节作用。例如，旅鼠种群数量的增减，受着它的天敌（如北极狐）数量的影响。当北极狐数量增加时，旅鼠会因被过度捕食而数量大减；反过来，北极狐又会因饥饿和疾病导致种群数量下降，当北极狐的种

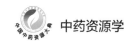
群数量下降到一定程度时，旅鼠数量会因天敌数量的减少而随即增加。

对于植物来说，蝗虫、松毛虫等虫害的流行同样影响植物的生长，在很大程度上会改变群落的种群数量。

（三）气候

对种群影响最强烈的外部因素莫过于气候，特别是极端的温度和湿度条件。超出种群忍受范围的环境条件可能对种群产生灾难性的影响，因为它会影响种群内个体的生长、发育、生殖、迁移和散布，甚至会导致局部种群的毁灭。一般说来，气候对种群的影响是不规律的和不可预测的。种群数量的急剧变化常常直接同温度、湿度的变化有关。例如，鹿种群在其分布区的北部对严寒的冬季气候极为敏感，如果连续出现几个严冬天气，鹿种群就会急剧下降。在沙漠地区，某些啮齿动物和鸟类的种群数量与降雨量有着直接关系。更格芦鼠只栖居在 Mojave 沙漠的低地处，虽然它们具有贮存水分和长期忍受干旱的生理适应能力，但它们栖居的环境中必须保持一定的湿度。如果雨量不足，食料植物的生长发育就会受到影响，更格芦鼠的生殖力就会很低。对生活在沙漠中的其他啮齿类动物来说，在季节降水量和食料植物的生长之间也存在着同样密切的关系。

（四）人类活动

目前人类活动成为种群个体数量变化的最主要因子。

1. 栖息地破坏与丧失

人类为发展经济砍伐森林、围湖围海造田、过度放牧等，直接造成了野生动物栖息地丧失，生态失衡间接导致了野生动物的濒危。森林和草原是野生动物，特别是兽类、鸟类、爬行类以及昆虫最主要的栖息地之一。森林的砍伐和紧随其后的开荒种地以及草原过度放牧，既占据了野生动物固有的家园，又将野生动物人为地分割成许多孤岛状的小种群，使得它们的生存繁衍遭到极大的影响。围湖造田和占用滩涂是导致水禽、两栖和爬行动物以及鱼类濒危的主要原因。湿地、湖泊以及沿海滩涂被大量开发成工农业用地后，使依赖于此的动物丧失了栖息地、繁殖地而濒于灭绝。如扬子鳄，在地球上已经生活了上亿年，由于栖息地的丧失，野生种群极为罕见，如果没有适宜的栖息地，利用人工繁殖的个体实施再引进工程也同样不能阻止扬子鳄野生种群灭绝。

动物位于食物链的中层或顶层，栖息地破坏还会导致食物链的断裂，造成某些兽类、鸟类、爬行类因食物缺乏而使种群数量逐渐减少。

2. 环境污染

20 世纪以来，由于农药、鼠药、化肥、煤炭、石油的广泛使用，产生了大量工业"三废"和有毒物质，严重污染了大气、土壤和水体，野生动物健康受到损害，繁殖力日渐低下，许多江河湖泊已不再适于水生野生动物的生存繁衍。某些生态位较高的野生动物因为食物链的关系也受到了不同程度的影响。

3. 乱捕滥猎

乱捕滥猎是造成许多物种濒危的直接原因。龟鳖类、蛇类、鹰隼类、藏羚羊、观赏鸟类和蛙类是目前猎捕最为严重的几类动物。龟鳖肉、蛇肉和田鸡腿的美味，为上述动物招来了捕杀之祸，致使其野外资源量锐减，不少已处于濒危或极度濒危状态。

第六章 | 道地药材

第一节 道地药材的概念和特点

从古代到现代，对道地药材认识的不断发展，其概念也不断发展和完善。中药材的成分是复杂的，难以用一种成分或一类成分评价药材的质量，中药材的质量评价也成为中药研究的重点和难点，质量和产量是道地药材形成的核心，有了质量才能保障疗效，有了产量才能保障医疗上的传统地位。在古代，科学技术欠发达，药材质量的评价及产区的适应性评价就是通过实践这一检验真理的标准来完成的，需要较长的周期。通过长期的疗效实践证明药材的优质，通过持久的产量和质量证明生态环境的适宜，低产量会被经济规律所淘汰，缺少质量必然会被临床应用所淘汰，因此每种道地药材均是经过历史的千锤百炼，"用进废退，去伪存真，优胜劣汰"，以长期的实践作为客观标准才使之得以形成。

一、道地药材的概念和特点

道地药材是集地理、质量、经济、文化概念于一身，在自然或人文的作用下，以适宜的环境、优良的种质、成熟的生产技术和加工方法为前提，在一定的生产区域内所生产，能够长期稳定地影响市场需求，并经临床或现代科学技术验证的优质常用中药材。

道地药材的内涵是复杂和多元的，道地药材应具有以下特点：

（一）优质性

道地药材代表的是品质优良、功效卓著。远在 12 世纪北宋寇宗奭在其所著的《本草衍义》中就说道："凡用药必须择州土所宜者，则药力具，用之有据……若不推究厥理，治病徒费其功，格亦不能活人…"。阐明了"道地药材"的优质性。

（二）稳定的主产性

能够长期供应市场，对整个中医药市场具有较大的影响。如未能长期供应市场需要就说明该药材在产地内不具备主产的条件而不可能被市场接受。如甘草的道地产区为我国北方砂质草原，不仅仅是质量较好，同时在广博的大草原，甘草具有较为适宜的生态位，产量也较大；龙胆药材有四种植物基原，东北龙胆不仅质量佳，而且生长在平原地带，易于采挖，历史上为龙胆药材的主流品种，道地产区为主产条叶龙胆的东北地区松嫩平原。

（三）产地相对稳定性

仅生产于某一特定产区，但由于某些社会原因及更优产地的发现，产地可能会发生改变。

（四）基原的独特性

药材的优质性来源于不同的物种、亚种、变种、品种、生态型或变型等特定的种质。

（五）生产的技术性

有些药材具有一整套独具特色的种植、采收、加工技术，从而影响和决定着药材的质量。道地药材的各个特点均以产量和质量作保证，这也是认定道地药材的重要依据，因此，道地药材是集地理、质量、经济、文化概念于一身，在自然或人文的作用下，以适宜的环境、优良的种质或成熟的生产技术和加工方法为前提，在一定的生产区域内所生产的能够长期稳定地影响市场需求，并经临床或现代科学技术验证的优质常用中药材。

二、道地药材概念的应用范围

道地药材的优质性是一个公认的事实，道地药材产地时有变迁，其形成有其绝对性和相对性，而且产量和质量均是一个量变的评价标准，因而评价界定这个量变也存在很多困难。鉴于道地药材评价复杂性，很难确定一个统一的标准，导致很多产地均称当地为道地产区，将所生产的药材称为道地药材，致使道地药材的概念使用泛滥。根据道地药材的概念和形成模式，以质量和产量的综合指标进行评价，应从以下方面规范道地药材所指范围：

（一）主产药材不等同于道地药材

道地药材通常都是主产药材，尽管具有优质含义的道地药材十分有限，但主产药材不等同于道地药材。甚至有些地区将野生分布药材统称为本地道地药材，更不可取。道地药材概念的使用应依靠现代的科学理论和市场来加以规范，建立和规范道地药材与非道地药材、道地产区与非道地产区的鉴定和评价体系。道地药材是一个地理学的概念，产地必须有稳定的主产性，没有稳定的主产性社会就不会认可它的整个医疗价值。与传统农产品相比，药材的市场供应具有较大的不稳定性，农产品价格一般提高一倍或降低为原价格一半是比较少见的情况，而药材提高一倍或降低为原价的一半是很常见的，有时甚至提高十几倍或降低为原价格几十分之一。在市场供应紧缺的情况下，一些产区药材的种植面积会迅速上升，这种上升通常都是暂时的，不能充分表现出该地生产优质药材潜在的局限性。再者，药材的产量与质量也没有必然的联系，在稳定的产量供应情况下，还要以优质为前提才能够称得上为道地药材，否则必定失去道地药材的优质特性。

（二）应当规范多基原药材的道地种质

种质是影响质量和产量的重要因素，每种植物药或动物药，它们的生物来源可以来

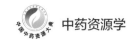

自不同的种质，这些种质包括不同的品种、变型、亚种，也可以包括不同种，它们之间的遗传物质是不同的。而方剂中的最基本单位是药材，而不是某一具体来源物种或变种。同一种药材可能来自较多的物种，不同物种的药材质量也会存在很大的差异，因此，道地药材不应泛指质量存在差异的各来源物种的药材，根据道地药材形成的模式，如果一种药材具有多个物种来源，虽然它们具有相同的功效，但效力可能不会相同，那么只有优质的基原物种才能以道地药材这一名称体现出来。对于一些药材甚至可以规范到变型、化学型等，如杭白芷 *Angelica dahurica* var. *formosana*、元胡 *Corydalis turtschaninovii* f. *yanhusuo* 等。

（三）野生道地药材主产地栽培的药材未必是道地药材

许多药材的道地优质性来源于野生药材，如将野生药材主产地栽培的药材也称之为道地药材，缺乏理论依据。一是除果实和种子以外的任何一种药材，由于生长环境、生长年限的差异，其栽培品和野生品外观性状和化学成分两项传统评价的指标都有明显的差别。二是种质方面差异。野生药材为不同遗传类型的混合体，而栽培过程必然会经过有意识或无意识的筛选，最终产生质量差异。三是野生和栽培在土壤、光照、水分等各个方面生长环境均存在很大的差异。因此，根据药材质量形成的各个因素，野生道地药材产区的栽培药材其质量与传统药材有很大区别，栽培的药材也不应称为道地药材。从另一角度分析，在人为的干扰下，栽培药材的适宜产区也可能发生较大变迁，远离野生主产区的药材质量可能更佳。

道地药材具有稳定性，又具有相对性，不断出现道地药材产区和种质的变迁。主产药材、来源于新种质的药材、野生道地药材主产地栽培的药材能否被称之为道地药材应取决于原道地药材是否从市场中退出为依据。

三、对道地药材认识的误区

对道地药材认识产生误区的原因可归纳为两大方面：一是道地药材本身的复杂性和客观性；二是研究思路和技术水平的局限性。对道地药材认识存在的误区如下。

误区一　认为道地药材的"地"就是指生态环境。道地药材的形成就是由环境因素决定的。其实，除自然因素外，人类活动对道地药材的形成与发展具有不可忽视的作用。特别是药材的种质、种植养殖技术、加工炮制技术对非天然野生道地药材品质的干预作用甚至要大于自然环境因素的影响。

误区二　道地药材就是最好的药材，道地的一定比非道地的好。应当注意，一是同一道地产区，生态环境条件也不尽一致，或者种养殖技术水平不尽一致，药材品质也参差不齐，道地性是优质药材的重要保证条件，道地优质药材才是最好的药材之一。二是由于历史、人文、地理、交通等因素局限，有些优质药材"养在深闺无人知"，它们尽管不是道地，但可能胜似道地。

误区三　药材道地性越强，（指标性）成分含量越高。一方面，有效成分或指标性成分含量是评价中药品质的重要指标，但不是"金标准"。成分指标难以客观全面地反映中药的内在品质。另一方面，非道地药材比道地药材（指标性）成分含量高，药材边角余料比优良规格等级的成分含量还高，这种现象屡见不鲜。如人参叶含人参皂苷可达 10%，人参须含人参皂苷约 5%，正品人参含人参皂苷约 2%。此外，初生代谢产物如糖类、脂类、蛋白类等对道地药材的感官品质指标具有显著的贡献度。

误区四　道地药材是不变的，道地与非道地药材是截然可分的。这是因为：一是某种药材的道地产区不是固定不变的，会随着历史的变化而变迁。地理分布区域，还是外观性状和内在品质，道地与非道地是相对的和连续的，不一定有明显的间断。

四、道地药材的理论价值及实践意义

（一）道地药材理论的学术价值

生产道地药材的产区称"道地产区"，道地产区往往是主产区，但主产区不一定都是道地产区，如黄芩在山西产量最大，但质量却一般，故山西不是黄芩的道地产区。大量研究资料表明，同一种药材由于产区不同，质量也确有差异，如广州产的穿心莲较福建、安徽产的穿心莲抗菌作用强。因此，我国历来研究使用道地药材蕴藏着丰富的科学内涵。深入对道地药材的研究对药材质量地提升及科学地使用具有重要指导意义。

1. 综合中药材物质基础间作用关系，客观评价药材的质量

中药材的成分是复杂的。作为一种中药材往往是多种成分共同作用而发挥疗效。其一，不同类成分之间的相互作用。如防风的活性成分包括色原酮、挥发油、多糖和香豆素类成分等，研究证明防风色原酮与药材的传统功效相一致，目前以色原酮作为药材质量的评价指标，而多糖具有提高机体免疫力、抗肿瘤等活性，与传统功效似乎并不相关。但进一步研究证明防风多糖可提高色原酮的生物利用度，在多糖的作用下色原酮的入血量可提高 60% 左右，表明色原酮对防风药材的质量具有重要的影响。传统上抽薹防风不能药用，研究显示栽培的抽薹防风色原酮含量并不降低，药效降低基本是由于防风抽薹后多糖含量降低造成的。其二，同类活性成份的种类繁多。如防风的色原酮含包括升麻苷、5-O- 甲基维斯阿米醇苷、升麻素、5-O- 甲基维斯阿米醇、亥矛酚苷等，它们均具有相同或相似的活性。其中升麻素活性最高，通常是优质防风的标志，但含量很低；升麻苷、5-O- 甲基维斯阿米醇苷含量最高，但生物利用度很低，尤其是 5-O- 甲基维斯阿米醇苷几乎不能吸收入血，即使吸收进入体内也很快分解，因此目前广泛采用升麻苷和 5-O- 甲基维斯阿米醇苷两种含量较高的成分不能客观反映防风药材的质量。黄芩是我国传统中药材，其主要成分为黄芩苷、汉黄芩苷、黄芩素、汉黄芩素、黄芩新素、木蝴蝶素 A、7- 甲氧基黄芩素、黄芩黄酮、二氢木蝴蝶素 A、白杨素等 40 多种黄酮类化合物。在这些黄酮类成分中，

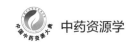

黄芩苷的含量较高，而且有较高的活性，通常以其作为药材的质量标准，然而黄芩素含量虽低，但他的口服生物学利用度几乎是黄芩苷的 10 倍，也就是说，0.5% 的黄芩素相当于 5% 的黄芩苷，然而不同产地黄芩苷汉量的变化范围为 6%~19%，黄芩素的含量变化范围为 0.1%~1.5%，黄芩素也会对药材质量产生明显的影响，因此黄芩苷含量也不能客观反映黄芩药材的质量。

中药材不仅成分种类多，它们的含量和活性差异很大，不同来源药材的比例也不尽相同，而且相互作用，共同发挥疗效，从而表现质量评价的复杂性，用一种或几种药材的标志性成分或主要成分来科学难以科学地评价药材的质量，这就需要从道地药材的角度加以补充完善。道地药材的优质性是中药材在长期临床应用的经验总结，是经医疗实践所证明，具有可靠性。以其为依据，可为药材各物质之间的作用关系的阐明提供研究方向，明确药材质量形成机制，无论对药材质量科学地评价还是指导临床用药都具有重要意义。

2. 探索优质中药材的生产理论，指导中药材生产

从植物生理生态学角度探讨道地药材的质优效佳的原因，可从中药材生长的生态环境角度发展中药材生产，确保对更多更优质的中药材应用。从植物次生代谢与环境因子关系角度研究道地药材质量形成，可阐述道地药材质量形成的生物学机制，从而可使人们从微观角度对次生代谢进行调控，提高目标成分的含量，从而提高药材的质量。根据道地药材形成的模式，应注重以下几方面的工作：①利用 RFLP 和 DNA 指纹等 DNA 分子诊断技术分析不同产地药材遗传物质的多态性，全面系统地评价道地药材的种质；②全面系统地评价道地药材的品质，包括化学成分分析以及用比较的方法追溯道地与非道地药材在形状与化学成分上的差异，建立道地性评判标准；③运用系统科学的观点研究环境因素对道地药材的综合影响；④道地药材的研究涉及众多学科，融合现代科技方法和手段对植物代谢进行调控，减少对环境的依赖性，提高中药材质量。

（二）道地药材理论的文化价值

中医学是在中国古代唯物论和辩证法思想的影响和指导下，不断汲取哲学、文学、历史、地理、天文、军事等多种学科知识的营养，通过长期的医疗实践，不断积累，反复总结而逐渐形成的具有独特风格的传统医学科学。中医离不开中药，道地药材的形成不是纯粹的自然科学概念，与中国的文化紧密相连，它除了具有自然科学的属性还同时具有文化属性和经济属性。道地药材从选种、育苗、栽培、收获到加工成成品，无不是当地人民数百年来辛勤和充满智慧地劳动与自然环境地完美结合，因此，其药材优良品质在很大程度上可以说就是"天、药、人合一的作品"。如果药材质量不能得到保证，就难以支撑传统博大精深的中医理论体系，中国传统中医药文化就不能得到传承与发展。

（三）道地药材的临床实践意义

中药材源于自然，其质量参差不齐，特别是那些生产方式多样（栽培、野生并存）、分布范围广泛、种质混杂的中药材更是如此，因此也就出现了道地与非道地的差别。在这种情况下，难免出现传统中医药疗效的差异。一些患者服用中药后未能达到满意的疗效，是中医不治病？还是中药质量差？这是值得深思的问题。"药要搞不好，医也好不了"，形象地辩证了医与药的关系。

第二节　道地药材形成因素及产地变迁

道地药材是该药材原物种在其产地的种系与区系的发生发展过程中，长期受着孕育该物种的历史环境条件与人类活动影响而形成的特殊产物。居群变异与环境适应是道地药材形成的生态学机制，生态宗、生态型、地方宗、地理宗等是道地药材形成的生物学实质。

一、道地药材形成类型

中药系统演进的基本规律是用进废退，去伪存真，优胜劣汰，择优而立，道地自成。因此道地药材就是中药在其长期复杂的系统演进过程中所形成的最高级，最优化的物质。作为中药系统演进的三大动力，遗传变异、环境饰变和人文作用（含生产技术、临床选择、文化传播、市场交通、社会政治等）对道地药材形成的贡献大小是不一致的。因而道地中药材的形成有六种模式：生境主导型、种质主导型、资源主导型、技术主导型、传媒主导型以及多因子关联决定型，而六种模式需要以质量和产量作为支撑，道地药材形成的核心优质性和主产性是质量和产量，形成的途径是实践。

（一）生境主导型

作为可再生的植物资源，其长产期在一个固定的位置生存，不能像动物那样躲避强烈的阳光、宇宙射线、干旱胁迫、低温和高温胁迫，也不能长距离寻找适宜的光照、养分、水分，因此，植物对外界环境的适应能力远远强于动物。另外，植物的一个显著特点是能够进行光合作用，光合作用的产物是氧气，在逆境条件下产生氧自由基，会对植物的正常生长发育产生不利影响，植物在长期的进化过程中形成了一系列特殊生理代谢以适应不利的外界环境。产生较多次生代谢产物就是植物适应不利环境的生存策略之一，而这些次生代谢产物通常是具有医疗保健作用的药效成分。因此，药材的质量与环境有着密切的关系，通常一定的逆境条件有助于药材质量的提高，如强光照可提高黄芩、穿龙薯蓣等药材的质量，干旱可提高甘草的药材质量。

（二）种质主导型

道地药材生物学居群水平的遗传分化是道地药材形成的遗传基础，遗传分化越明显，道地药材与同种其他居群药材的差异越明显。近十几年来，分子生药学得到了迅速发展，

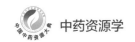

采用 ISSR、RAPD、AFLP、ITS 等技术分析证明许多分布较广的药用植物种群明显存在遗传上的差异，而且有些植物不同地区种群的种质在相同环境下生长习性方面也存在很大的分化，如蛇床子、罗布麻等，而且有些同一物种不同产地种质对药材的质量产生明显的影响，如薄荷、百部、蛇床子等，已明显产生多个化学型。对于种间差异可能更为复杂，而我国目前许多中药材是来自多基原的，不同基原药材其质量也明显不同。在多基原的药材中，阳春砂仁、霍山石斛、条叶龙胆、乌拉尔甘草、杭麦冬、怀山药、宁夏枸杞、茅苍术等药材虽然冠以地名，实质其基原是一个以地名 - 药材结合冠名的物种，他们的药材质量要优于同药材的其他基原。除环境外，在种质方面对药材的质量也具有重要影响。

（三）资源主导型

许多道地药材产地的变迁是资源变化的结果，古今药材产地变化都能充分说明资源对道地产区形成的作用。如人参，《名医别录》："如人形者有神，生上党及辽东"。苏颂曰："今河东诸州（辽东）及泰山皆有之"。明代的李时珍在其所撰的《本草纲目》中云："上党今潞州也，民以人参为地方害，不复采取，今所用皆为辽参"，证明上党人参灭绝是人类活动的结果。如龙胆，陶弘景《名医别录》说："今出近道，以吴兴（今浙江）者为胜"，《救荒本草》曰："龙胆生齐朐山谷及冤句（今山东）、襄州（湖北）、吴兴皆有之，今钧州、新郑（河南）山岗亦有"。20 世纪初，这些产地基本不再生产药材，而后转入吉林洮南，目前该地已基本绝迹，新中国成立后产地转至黑龙江省西部平原。

（四）技术主导型

促进道地药材产区的形成主要是通过采收加工等生产技术提高质量，其中也必须以较高产量作保障。如菊花按产地不同和加工方法不同可分为若干种类，其中"亳菊""滁菊""贡菊"和"杭菊"有"四大名菊"之称。主产于安徽亳洲的"亳菊"是近干时硫黄熏白；主产于安徽滁县的"滁菊"是采后阴干、熏白、晒干；歙县"贡菊"是采后烘焙干燥；浙江桐乡等地"杭菊"是蒸后晒干。不同加工品种具有不同的品质，从而形成传统的不同道地药材，这是技术对药材质量的体现，然而加工技术或生产技术无地域性，这些道地区域的形成无疑还需要产量影响来实现。

（五）传媒主导型

需要具有一定的产量为依托，通过长期宣传等人文作用而得到人们的认可，如人参产于我国东北地区，辽宁省石柱人参质量最佳，吉林与黑龙江人参质量相近。

虽然目前黑龙江产量最大，但仍认为吉林为其道地产区。

（六）多因子关联决定型

事实上，一个道地产区的形成往往是多因子共同作用的结果，所以在形成的类型上冠以"主导"二字。如甘草药材的主产区为内蒙古、甘肃等地，不仅该地降雨量较低导致药材的优质，而且该地广袤的大草原也孕育着丰富的资源，既有种质（乌拉尔甘草）的作用，也有生态环境和资源的作用。

二、资源量对道地产区形成的作用

道地药材形成的核心是质量和产量，途径是实践。

道地中药材的形成有六种模式：生境主导型、种质主导型、资源主导型、技术主导型、传媒主导型以及多因子关联决定型，而六种模式需要以质量和产量作为支撑，优质性和主产性是道地药材的核心。

生境和种质主导型蕴藏着优质和主产两种含义。生境对药材的质量影响具有较多的论述，自古以来已被人们所认知。不同的生态位有不同的生态资源，如甘草的道地产区为我国北方砂质草原，干旱的环境也促进优质药材质量的形成，同是在广博的大草原，甘草具有较为适宜的生态位，产量也较大，因此道地产区的形成不仅仅是质量。龙胆药材有四种植物基原，其中条叶龙胆质量最佳，历史上为龙胆药材的主流品种，道地产区为主产条叶龙胆的东北地区松嫩平原。生态地理环境条件是中药材赖以生存的必要条件，在适宜的环境条件下可获得较高的产量。北柴胡主要分布于北至黑龙江东北部，南至山西、陕西，由于黑龙江无霜期110~130天，而北京无霜期190~195天，所以道地主产区河北、河南和北京具有较高产量。人参是我国东北三区的道地药材，在整个生产区域内，吉林省抚松县、靖宇县、白山市产量最大，最负盛名，这与该地光照时间较长、位于长白山腹地昼夜温差较大有密切关系。

资源主导型与产量密切相关。许多道地药材产地的变迁是由于资源变化的结果，可见资源量决定道地产区的形成。

技术主导促进道地药材产区的形成主要是通过采收加工等生产技术提高质量，其中也必须以较高产量作保障。如"四大名菊"是技术对药材质量的体现，然而加工技术或生产技术是无地域性的，这些道地区域的形成无疑还需要产量影响来实现。

传媒主导型需要具有一定的产量为依托，通过长期宣传等人文作用而得到人们的认可。

质量和产量是道地药材形成的核心，有了产量才能保障医疗上的传统地位，有了质量才能保障疗效。通过持久的产量和质量证明生态环境的适宜，低产量会被经济规律所淘汰，缺少质量必然会被临床应用所淘汰，因此每种道地药材均是经过历史的千锤百炼，"用进废退，去伪存真，优胜劣汰"，以长期的实践做为客观标准才使之得以形成，产量和质量共同作用，道地产区才能得以形成。

三、道地药材的变迁

道地药材是一个地理性概念，仅生产于某一特定产区，但产地具有相对稳定性，在

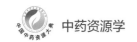

不同的历史时期具有不同的产地。纵观历史，药材产地的变迁似乎存在着普遍性。有人统计《中国道地药材》中记述的植物药131种，其中目前道地产地可追溯至宋代之前的中药只有17种，明清时期形成的道地药材种类10种，总计为27种，只占总数的20%左右。

（一）产地变迁的原因

导致变迁原因主要有以下几个方面：

1. 自然资源的减少

中国在五千年的过程中，人口从几千万增到十几亿，药材需要量骤扩增，使得很多道地产区遭到破坏。当野生资源减少后便相应的产生了栽培主产地。如珍贵药材犀牛角，《名医别录》中记载在汉代川西和滇西生产犀角，《新唐书·地理志》中有11个郡有犀角，至《宋史·地理志》则只有宝庆府、邛部州两处，其余均为国外产地。《本草纲目》中尚云滇南、交州出犀角，延至清末则只依赖进口。苍术主产江苏和安徽，随资源减少，主产地不断北移，现已转至内蒙古北部及黑龙江省。明代的李时珍在其所撰的《本草纲目》中云："上党今潞州也，民以人参为地方害，不复采取，今所用皆为辽参……"，证明上党人参灭绝是人类活动的结果。

2. 发现新的道地药材资源产地

有的中药由于产量较少，原有的道地药材虽然被人们承认，但不能满足临床需要而失去实际意义，于是人们开始寻找药材的新的最佳产地，如新疆紫草。目前，东北地区龙胆、五味子、柴胡、人参、刺五加等主要道地药材都是明清以后发现或开发的新产地。

3. 道地产地优化缩减

有些药材缩小道地产区的范围，保证药物更好的效果。如最初认为陕西、江苏、浙江等多地的地黄为佳品，而明代李时珍则定论为"今人惟以怀庆地黄为上"，一直应用到现在。

4. 野生产地改为栽培产地

生态环境恶化，药材用量增加，野生中药资源加速枯竭，资源逐年减少，最后不能满足需求，人工种植药材逐渐取代野生药材。

5. 新的道地资源产地的发现

在长期实践以及对药材的深入研究中发现原有的道地产地并非最佳，并且发现了新的更佳产区，如丹参的主要产地原在安徽、江苏等地区，而现在山西商洛地区栽培的丹参有效成分的含量比原产地高，其活血调经、祛瘀止痛的作用亦强于原产的品种，已得到广大药学工作者的认可。

6. 道地品种的改变

同属植物之间随着临床实践的总结,逐渐分化出药物的优劣和药性的区别,淘劣择优使道地药材的基原发生了改变,如宋代以前及其以后的正品细辛应该是华细辛,仅梁代本草和部分明清本草认为东北产细辛亦为质优的细辛;近代发现产于新疆的软紫草质量优于传统正品,其紫草萘醌色素含量最高,抑菌种类多,强度也大,新疆软紫草替代原植物紫草;古代刺五加生山东省菏泽、江淮、汉中及其所处的秦巴山区,与现在刺五加基原品种可能存在不同。

7. 异地引种

随着药材发展面积的逐渐扩大,异地引种的现象日益突出,如板蓝根主产于安徽,以亳州、宿县为佳,由于近些年来用量的急剧增加及该物种较大的适应性,板蓝根产地也迅速扩大,几乎遍及全国各省,其中非板蓝根分布区黑龙江省的大庆市已成为全国的最大产地,种植面积达几千公顷。补骨脂由国外引进后,逐步在四川、河南形成道地产区;水飞蓟原产欧洲,生长期仅为 3 个月,适合于高寒地区,在黑龙江省北部每年种植数千公顷以上。在国内,异地引种也改变或出现了不少的道地产区,如从浙江象山引进主产于鄞州及磐安等地的“浙贝母”、从广西引进主产于云南文山的三七、从昆仑及广州(广木香)引入云南丽江及鲁甸等地的“云木香”;等等。

8. 临床选择

随着临床应用范围的扩大,不仅对同一药材品种的产地进行选择,并且对多来源药材的各来源进行选择,使药材的道地产区变更。如以前均认为巴戟天是“川产为佳”,而川巴戟为木兰科植物,而临床应用较多为茜草科植物,故将道地产区变为常用的茜草科植物的产地广东。

(二)变迁的规律

1. 传统道地药材产地区域间的变迁

《名医别录》记载泽泻:“生汝南(属河南)池泽”,《本草图经》记载“山东、陕、江、淮亦有之,汉中者为佳”。《植物名实图考》曰:“临川产泽泻,其根圆如小蒜”。《唐本草》注:“云夸汝南不复采用,惟泾州(甘肃)、华州(陕西)者为善也”,而现代则以福建泽泻为道地药材。茶菊发源于浙江,原产于杭州的白茶菊逐渐北移至桐乡形成现在的杭白菊,原产于德清的德菊被引入安徽歙县形成贡菊,原产于海宁的茶菊被引入江苏射阳形成射阳菊;药菊发源于河南,原产于焦作的怀菊逐渐南移至安徽亳州形成亳菊,亳菊被引入山东嘉祥形成济菊。对著名的“浙八味”的产地考证,其原主产地也并非为浙江。20 世纪初,浙江省笕桥盛产著名的“笕桥十八味”,新时期杭州市江干区笕桥镇产业结构和空间布局

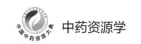

发生了重大转变，仅存薄荷等为数不多的药材品种，面积也不大。

2. 传统道地药材产地向边远的产地变迁

我国东北地区盛产人参、龙胆、防风、五味子、刺五加、细辛、柴胡、黄柏等多种道地药材，产量大，不仅供应全国，而且很多品种出口国外。但由于历史上该分布区人烟稀少，中医药的发展较为落后，基本是药材产地的盲区。对该区目前的道地药材本草进行考证，发现除元胡（延胡索）、细辛等极少量药材品种产自辽宁省南部外，其他所有道地药材基本上是由华中和华北产区变迁而来，而后原产地基本不复存在。如人参古产地为陕西上党，龙胆的古产地为山东的莱州及菏泽、浙江的湖州、湖北的襄樊、河南的开封；防风的古产地为陕西渭南、河北南部、山东、江苏；五味子的古产地为陕西、甘肃、内蒙、浙江、山西、江苏；等等。此外，通过新资源开发，在边远地区出现新的药用资源，因此有些药材产地的变迁也涉及基原的改变。宋代以前及其以后的正品细辛应该是华细辛，仅梁代本草和部分明清本草认为东北产细辛亦为质优的细辛；古代五加生山东省菏泽、江淮、汉中及其所处的秦巴山区，与现在刺五加基原品种可能存在不同；通过资源普查和开发，在新疆发现了比原有紫草药材更优质新疆紫草，等等。

3. 异地引种

补骨脂由国外引进后，逐步在四川、河南形成道地产区；水飞蓟原产欧洲，生长期仅为三个月，适合于高寒地区，在黑龙江省北部每年种植万亩以上。在国内，异地引种也改变或出现了不少的道地产区，如从宁夏引进而主产于天津的"津枸杞"、从浙江象山引进主产于鄞州及磐安等地的"浙贝母"、从广西引进主产于云南文山的三七、从昆仑及广州的广木香引入云南丽江及鲁甸等地的"云木香"，等等。

第三节　道地药材形成的生态因素

药材质量的形成与生态环境密不可分，药材的成分多种多样，而有些成分对药用植物次生代谢影响较小有些成分受环境条件的影响较大。对植物药用成分影响较大的因素又可分为对植物生长有利的因素和不利于植物生长的因素。

一、良好的生态环境

中药资源研究的核心问题是药材的产量和质量。良好的环境对道地产区形成也大致可分为两类：一类是良好的环境促进药材质量和产量的形成，如地黄。焦作市地处中纬度，属于温带大陆性季风气候、冬冷夏热、日照充足、春暖秋凉，昼夜温差较大，四季分明且雨热同季，而地黄喜阳光充足，日夜温差较大的气候，耐寒、耐旱，忌涝，最适合在该地区生长。植物生长健壮，梓醇、毛蕊花糖苷等含量较高。另一类是环境对药材质量影响不大，但对产量有明显影响。在质量不变的情况下，药材的产量决定药材的主产区。众所周知道地药材通常具有优质性，但调查发现很多药材的质量与产地关系不大，产量对主产区形成或对道地产区的形成具有决定的意义。对于环境不影响质量的这类药材来说，主产地就是药材的道地产区。如人参、五味子、柴胡等。

对于该类药材，主要成分通常为皂苷类、多糖类及部分生物碱类成分。

二、逆境生态条件

许多药材的质量是在生态胁迫（也称"逆境"）条件下形成的。植物的次生代谢是植物在长期进化中与环境相互作用的结果，次生代谢产物在植物提高自身保护和生存竞争能力、协调与环境关系上充当着重要的角色，且往往是植物药的主要活性成分。生物在非最适条件的次分布区，个体生长会发育不良或频度较低，植物在胁迫条件下次生代谢产物会增多，这是一种较为普遍的现象，这种现象往往是受某些或某个因子的限制所致，导致其道地产区在空间上位于物种整个分布的边缘，并非最适生长区域，由此产生"边缘效应"。

活性氧（Reactive Oxygen Species，ROS）是生物体内有氧代谢产生的一类活性较高的含氧化合物，主要包括：超氧阴离子（$O_2^{\cdot}$）、羟自由基（$\cdot OH$）、过氧化氢（H_2O_2）、单线态氧（$O_2^{\cdot}$）、一氧化氮（NO）等。细胞中叶绿体、线粒体、过氧化物、细胞壁、质膜等均可产生 ROS，其中叶绿体和线粒体是植物产生 ROS 的主要部位。通过对 ROS 产生机制的深入研究，证明了植物在生态胁迫条件下存在的多种信号分子，如脱落酸、多胺和乙烯等量的改变都与 ROS 变化有密切关系。在干旱脱水、盐害、冷害、热激、重金属污染、紫外线辐射、机械压力、营养缺乏、病原菌侵袭和强光等生态胁迫条件下，植物细胞的叶绿体固定 CO_2 消耗的光能与吸收的光能平衡常常被打破，造成吸收光能过剩，又由于环境胁迫脱落酸导致气孔关闭阻碍了光合作用产生的 O_2 外排，积累的 O_2 被还原成 $O_2^{\cdot}$（即 Mehler 反应），实践证明胁迫下产生 ROS 是植物细胞一个普遍特征，也是主要的特征。在线粒体中，约有 2%~3% 的电子通过呼吸链酶复合体 I 和 III 处漏出，使分子氧发生单电子还原，生成 $O_2^{\cdot}$。$O_2^{\cdot}$ 又可与 $\cdot OH$、H_2O_2、NO 等转化为 ROS，产生各种生理和代谢的变化。因此，目前提出了活性氧促进道地药材质量形成的假说：生态胁迫通过 ROS 的作用导致植物次生代谢发生改变，ROS 是道地药材质量形成的本质因素之一。

该类药材的主要成分通常为黄酮等多酚类成分，如黄芩、防风等。

第七章 | 中药资源的开发

　　如何提高栽培药材的质量，使其与野生药材相近，保证药材的天然性，也备受人们关注。中药资源可持续发展的主要任务是保护生物资源赖以生存的生态环境，保护生物物种资源和生物多样性，通过人工种植、饲养或以生物技术为主要手段减少野生资源消耗，在保持社会、经济、生态环境协调发展为前提下，确保当代人及后代人对中药资源的需求不断地得到满足。中药材资源合理利用和开发主要有栽培、资源保护、组织培养、内生菌培养及生物转化等几个途径。

第一节　中药材栽培

　　古代中药资源的利用主要是采集、猎取自然界可供药用的植物、动物和矿物，很少进行有目的的人工栽培或饲养，随着人类社会的进步和科学技术的发展，中药栽培成为中药资源开发的一项新的内容。

一、中药材栽培的发展趋势

（一）古今中药材栽培

　　我国药用（食用）植物栽培历史悠久，但古代仅限于少数品种在关内栽培，且多为药食同用，如莲、桃、山药以及公元前 123 年从西域引种红花、安石榴、胡桃、胡麻、大蒜等植物。6 世纪 40 年代对地黄、红花、吴茱萸、生姜、栀子、桑、胡麻、大蒜等药用植物已具备较成熟的栽培方法。北宋本草学家苏颂著《本草图经》简单介绍部分药物栽培要点，或在某地多种植。元明及清的农书著作较多，《农桑辑要》列有"药草"门，《群芳谱》则列有"药谱"，表明对药用植物栽培的重视。明代医药学家李时珍，在其巨著《本草纲目》中，也叙述了约 180 种药用植物的栽培方法，中药逐渐由采集野生品进入人工栽培。人口的增加是导致资源匮乏的根本原因之一。1660 年（清代）以前我国人口基本在 0.5 亿至 1 亿之间（不足现河南省人口数量），除极个别品种外，野生资源可以满足，即使有栽培，面积也不会很大，理由有二：①文献记载。赵学敏撰著《本草纲目拾遗》记载：草药为类最广，诸家所传亦不一其说，余终未敢深信。《百草镜》中收之最详，兹集间登一二者，以曾种园圃中试验，说明养素园所栽的多为民间药，其栽种目的乃是小规模种植。据研究，人参有 1600 余年的栽培历史，但较大面积栽培始于 400 年前的明朝万历年间，明代的李时珍在其所撰的《本草纲目》中云："上党今潞州也，民以人参为地方害，不复采取，今所用皆为辽参……"，证明上党人参灭绝是人类活动的结果，当时没有大规模种植，原有种植很可能没有掌握种植的核心技术，而仅仅是采集野生幼苗仿生态栽培，也说明古代人参虽有栽培但产量很小。中药材的栽培虽有千年历史，但也仅限于"浙八味""四大怀药"、党参、当归、川芎、附子等少数的种类。②科技水平限制。药用植物从野生变家种是一个系统的过程，最重要的是解决种子的休眠问题。从广义来讲，种子普遍具有休眠的特性。休眠是植物在漫长历史进化过程中形成的与环境相适应的一种生活方式，通过降低新陈代谢避免冷、热、干、湿等严酷逆境时期。然而，种子休眠十分复杂，古代对生命现象认识肤浅，难以解决种子休眠问题，所以当时栽培药材很可能是休眠程度较浅的物种，如果休眠程度较深，种子处理方法不当，生产效率肯定较低。从野外采集幼苗进行培育也是一种较好的方法，但生产规模也就难以扩大。因此，历史上有些中药材栽培历史虽长，但种植规模未必很大。

清朝以后人口开始迅速增长，1933 年达到 4.4 亿，特别是 1960 年以后增长更为迅速，由当时的 7 亿增至目前 14 亿。杜仲、黄柏、厚朴、栀子、桔梗、川贝母、山茱萸、金银花等都是在野生资源严重减少的情况下进行的人工栽培，并成为商品的主要来源，此外还从国外引进的有颠茄、番红花、西洋参、白豆蔻、儿茶、丁香、檀香、马钱子、古柯、印度萝芙木、毛花洋地黄、狭叶番泻叶、安息香、大风子、南天仙子等 30 余种。亳州中药材发展历史可基本反映中药材栽培发展情况，明代以前亳州道地产药材以野生药材为主，清代栽培药材逐步发展，民国是道地优质栽培药材的奠定时期，20 世纪 80 年代以后栽培药材迅速发展。目前，中药材价格节节攀升，2010 年全国市场 537 种中药材中有 84% 涨价，近 20 年来，由于中药资源在食品、饮料、保健品、其他卫生产品和出口贸易中的扩展利用，导致甘草、羌活、肉苁蓉、三叶半夏、紫草等 100 多种中药资源蕴藏量普遍下降，一些名贵的药材如铁皮石斛、霍山石斛、冬虫夏草等野生资源已很难寻觅。中药材的栽培虽有千年历史，但也仅限于川芎、川乌、"浙八味""四大怀药"、党参、当归等，毕竟是少数的种类，而且这些种类也多是在明代或清代开始较大规模种植，通常仅有几百年的历史。多数中药材真正的规模化栽培的也是在 20 世纪 50 年代以后才开始的，与中药材应用历史来说，中药栽培是一个极为年轻而富有生机的产业。

（二）栽培中药材将成为商品的主要来源

1. 野生资源不能满足人们需要

新中国成立前 150 年，清代著名医学家赵学敏（1719~1805）撰著《本草纲目拾遗》记载："草药为类最广，诸家所传亦不一其说，余终未敢深信。《百草镜》中收之最详，兹集间登一二者，以曾种园圃中试验。"此时的清朝有 2 亿多人口，资源已面临紧缺。学者

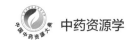

卢先明回顾中药栽培的历史，指出近代时期（1840~1919年），在帝国主义、官僚资本主义的残酷压迫、剥削和掠夺下，民不聊生，中药栽培事业遭到严重的摧残。中药仍以采挖野生品为主，栽培的品种和数量都极为有限。中药栽培的发展基本上呈停滞状态，是中药栽培史的低谷时期，无论是野生变家种、引种驯化，还是良种选育，均较以前大为减少。新中国成立前后，1953年我国人口数量达到6.0亿，1964年达到7.2亿，野生资源更加紧张。20世纪60年代中期，中药引种驯化工作取得了可喜的成绩，其中野生变家种主要有防风、龙胆、柴胡、细辛、甘草、半夏、丹参、天麻、山茱萸、黄芩、知母、何首乌、绞股蓝、钩藤、紫草、猫爪草、雷公藤、杜仲、黄柏、厚朴、栀子、桔梗、川贝母、金银花等200多种大宗常用药材都是在50~70年代野生资源严重减少的情况下进行的人工栽培，并成为商品的主要来源，此期间还从国外引进的有颠茄、番红花、西洋参、白豆蔻、儿茶、丁香、檀香、马钱子、古柯、印度萝芙木、毛花洋地黄、狭叶番泻叶、安息香、大风子、南天仙子等30余种。1986年底，黄连、半夏、秦艽、一支蒿、蔓荆子、槟榔、儿茶、苏木、千年健、胡黄连也都有一定的栽培面积。1982年我国人口达到10.0亿，20世纪90年代中期，全国栽培中药材种类200余种，其中药材市场上全部来自于栽培的有70种左右，大部分来自栽培的有50余种，可见绝大多数中药材栽培种类是在新中国成立后才开始大量出现的。对东北地区道地药材的栽培历史进行考证，除人参外，龙胆、防风、五味子、细辛、刺五加、西洋参、平贝母、苍术、穿山龙等均在新中国成立后才开始栽培。21世纪，近3000种濒危状态的植物中，药用类群占60%~70%，野生资源的短缺与市场需要量的增加形成了一对尖锐的矛盾，栽培是最有效的解决途径。药材种植面积已由20世纪50年代初的40万公顷发展到933万公顷以上。中药材的栽培虽有千年历史，但也仅限于"浙八味""四大怀药"，党参、当归、人参等少数的种类。人口的增加，原有的野生资源不但不能满足需要，而且人类活动还会加剧野生资源的破坏，野生资源供需进入恶性循环，栽培是解决这一矛盾的基本途径。

2. 科学技术和农业现代化为中药栽培提供条件

随着科学技术的发展，特别是新中国成立以后生物学、农学等的发展，除极个别物种外，基本上对各种药用植物的生物学特性都有了深入的了解，掌握了种子休眠的解决方法、栽培中影响药材质量和产量的相关因素，成功引种栽培已不是中药材栽培生产的技术难题。

新中国成立前，农业生产很不发达，农业生产几乎不存在农业机械化，而且当时科技不发达，许多药材种植技术不成熟，难以实现中药材栽培生产的普及和快速发展。目前在很多省份，特别是北方地域开阔的地区几乎普遍实现农业生产机械化，实现耕地、中耕、采收的全程机械化，其中田间管理采用除草剂也使农民从繁重的体力劳动中解脱出来，这样就使农产品的生产效率大大提高，生产成本也大大降低。对于野生采挖则相反，劳动力生产成本越来越高。

3. 采药的原始重体力逐渐被淘汰

从古至今，野生采挖交通不便，劳动强度大，难以实现机械化，难以体现现代科技的进步。科学进步解放了生产力，促进了栽培的发展，依靠野生资源和依靠栽培的平衡点被打破，许多农民宁可外出务工，也不愿从事采药，这种形势下也将会加快促成更多中药材品种走向栽培生产的道路，如目前穿龙薯蓣和威灵仙的野生资源仍较丰富，但是河南、辽宁等地已经开始大面积栽培。中药材栽培将成为解决中药资源供需矛盾的基本途径，越来越多中药依靠栽培。相反，野生中药材的比例将越来越少。

二、栽培药材与野生药材质量差异

栽培中药材将成为中药材商品的主流。除果实和种子以外的任何一种药材，由于生长环境、生长年限的差异，其栽培品和野生品在外观形状上都有明显的差别，从而造成质量的差异，以致在价格上相差几倍。野生和栽培玉竹在性状、显微上区别明显，野生玉竹多糖含量为 9.67%，明显高于栽培玉竹 8.05%；通过对野生和栽培甘草指纹图谱比较，野生甘草共有峰 16 个，栽培品的共有峰 18 个，但野生甘草的化学成分甘草酸的含量明显高于人工栽培甘草；对不同产地野生和栽培天麻的天麻素测试的结果显示，野生天麻的天麻素含量在 1.6%~2.5%，而栽培天麻的天麻素含量在 0.3%~0.7%。而有些栽培中药材的主要活性成分高于野生品，如雷公藤的雷公藤内酯含量高于野生品，等等，其原因主要为种质、环境和生产技术等因素。

（一）种质差异

依范围大小和等级高低，动植物分类的各级单位依次是界、门、纲、目、科、属、种。每个等级内如果种繁多还可细分一个或二个次等级，如亚门、亚纲、亚目、亚科等。中药材来源的基本单位，有的物种分布较广，变异甚大，因此在物种以下，还有亚种、变种、变型、品种等分级单位。

种（Species） 种是具有一定的自然分布区和一定的形态特征和生理特性的生物类群。在同一种中的个体具有相同的遗传性状，彼此交配（传粉受精）可以产生能育的后代。种是生物进化和自然选择的产物。

亚种（Subspecies） 亚种一般认为是一个种内的类群，在形态存在一定变异，它是种内个体在地理上和生殖上充分隔离后，形成不同地理分布区内的一类种群。它是一个种内的地理种群，或生理、生态种群。在动物分类学上多用亚种的名称。

变种（Variety） 变种是一个种在形态上存在一定比较稳定的变异，与原种有一定的区别，通常有一定地理分布，并在特征上与其他变种有共同的分布区，它的分布范围（或地区）比亚种小得多。在植物分类学上多用变种的名称。如绿壳砂 *Amomum. villosum* Lour. var. *xanthioides* T. L. Wu et Senjen. 阳春砂 *A. villosum* Lour.

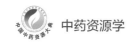

变型（forma） 变型是种内有细小变异，如花冠或果的颜色，毛被情况等，且无一定分布区的个体。如延胡索 *Cordalis turtschaninovii* Bess. f. *yahusuo* Y.H.Chou.et C.C.Hsu。

品种 品种是人类在生产劳动中培养出来的产物，具有经济意义较大的变异，如色、香、味，形状、大小，植株高矮和产量等的不同。药用植物中如柴胡的品种有"中柴1号""中柴2号"等。不同品种的植物通常用做一种药材。

"物种"是动植物分类上的基本单位。物种由进化形成，而且仍然在发展中，但在一定阶段，却又保持了一定的稳定性，即变是绝对的，不变是相对的，通过量变至一定程度时，就可发生质变，形成新物种。同一种群的不同个体其遗传物质也会有一定差异，如三七不同个体间（n=23）皂苷 R_1 含量 0.48% ~3.53%（RSD=62%）、皂苷 Rg_1 为 2.19% ~ 6.93%（RSD=139%）、皂苷 Re 为 0.25% ~0.96%（RSD=19%）、皂苷 Rb_1 为 1.42% ~ 5.14%（RSD=107%）、皂苷 Rd 为 0.20% ~1.10%（RSD=23%），而且不同植株各成分的比例也存在较大差异。因此，中药材进入栽培阶段后，往往就会以家种的种子繁育后代，人为及栽培的特殊环境对个体选育将会逐渐改变野生中药的遗传物质。应用 SDS- 聚丙烯酰胺凝胶电泳法对 20 种贝母药材的蛋白质进行对比分析研究，同种植物栽培品与野生品之间也存在差异。白芍道地产区之间，以及道地与非道地产区之间的栽培品存在遗传差异，并按照地域不同分类，这种差异可能来自不同的野生居群，或对同一野生居群长期人为地进行不同选择的结果。山东平邑县是金银花主产地，经过十几年培育的金银花新品种"九丰一号"，不仅有效成分绿原酸和木犀草苷含量提高，花大易采收，节约生产成本，而且产量提高了 50% 以上。不同的种质在相同环境、相同技术下栽培也会有较大质量的差异。

（二）生境差异

生境是决定中药材质量的外因。栽培植物与野生植物的生长环境存在较大的差异。

土壤方面 栽培中药材一般选择在农田进行，其土壤肥力、各种植物正常生长需要的大量、中量和微量元素及土壤的质地、疏松状况等都会与野生的环境有较大的区别。

光照条件 光照方面对山区植物，尤其是藤本植物的差异表现更加明显，这些也是影响中药材质量的一个重要因素。人参、细辛、刺五加等中药材生长在林下，其变化较大，栽培时其遮荫棚的透光率一般光照强度保持恒定，而栽培条件下适宜光照强度其活性成分含量也较高；穿山龙一般生长在林下，而栽培时变为全光照。

群落、地形等生态因子的差异 野生中药材与多种与其生态位相近的物种共同生存，其种间通过化感作用也存在相生相克现象，影响药用植物的正常生长和代谢。在野生的环境中，高山地区，植物的分布受坡度等因素影响较小，但山的坡向不同则导致温度、光照、水分等生长条件存在很大差异，植物的种群数量则有很大变化。而栽培药用植物的农田防止水土流失坡度一般在 25 度以下，群落物种较为单一，生态环境较为一致。

（三）栽培技术

糖的积累与酚类和萜烯类有一定的关系，适当增加氮肥的施用可以提高生物碱的含量，增加磷、钾肥的供应可适当地提高苷类化合物的含量。对贝母、黄芩、乌拉尔甘草、人参、黄连、毛地黄、茵蒿、白豆蔻、阳春砂仁、圆叶千金藤等的无机肥料的研究证明，在栽培过程中，适当的施用无机肥料在增加产量的基础上，可以提高药物有效成分的含量。如适当比例氮、磷、钾可使祁菊中的黄酮含量由 5.08% 提高到 5.77%。乌拉尔甘草中的甘草酸和二氢黄酮的含量也会因施用适量的氮肥和磷肥而有不同程度的提高。微量元素作为酶的活化剂对植物的生长及有效成分提高起重要的作用。如 0.1% 硫酸锰可以提高益母草产量 43.6%，生物碱含量由 1.77% 提高到 2.15%。锌肥可提高党参多糖含量 15.5%。稀土元素可使 6 年生人参皂苷（主要为二醇型）提高 64.1%。激素也是化学调控的重要内容，如乙烯能够提高安息香的脂产量；赤霉素、增产宝等可使元胡中生物碱由 0.972% 分别提高到 1.213% 和 1.771%；激素连续刺激檀香 2 年，10 年生植株挥发油的含量就可达到 25 年植株的水平，且成分相似；用次生代谢增强剂可使祁白芷中氧化前胡素、异欧前胡素、欧前胡素含量均有提高，且大大提高了产量。

此外，合理确定种植密度、病害防治、水分供应、去除花蕾等生产措施也会影响药材的质量。

（四）采收加工

野生中药材的采收往往在一个相对较长的时间段进行，如防风的采挖可在春季至秋季的整个时间段，但主要在 6~8 月份进行，穿龙薯蓣（穿山龙）、苍术等也都是如此，而栽培药材基本是在秋季较短的时间内进行。龙胆为多年生草本，生长在草丛中，生长期不易发现，而在花期则较易识别，因此野生龙胆通常在花期采挖，而此时恰恰是龙胆苦苷含量最高时期，质量最佳，栽培龙胆则在秋季采收，有效成分含量大大降低。因此，采收季节的差异也常常会导致栽培与野生药材质量的差异。

（五）化肥农药

化学肥料和农药使用对药材质量的影响实质是上述生境和栽培技术的单一因素或两者共同作用所产生的结果。

衡量中药材的质量标准除中药材自身的有效成分外，还包括化学农药和重金属等外来污染物的污染情况。我国中药材的农药残留物及重金属污染，是造成中药材质量下降的主要原因，并成为制约我国中药走向世界的主要障碍。药用植物作为治疗疾病的物质必须要保证其临床疗效的安全性，对其生长的生态环境也有较高的要求。1991~1997 年德国魁茨汀中医院从我国进口 300 种中药材饮片，其中有 66 种主要是因重金属、农药和卫生学等检验而不合格。

野生药材通常是在纯天然条件下生长的，但在栽培条件下，实行集约化管理，常常易

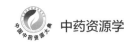

导致农药和重金属等外来污染物的污染情况，影响药材的质量。

三、中药材栽培主产区的形成类型

（一）中药材栽培主产区形成的因素

纵观我国常用中药材较大规模栽培产区的分布，具有规律可循，具体表现为药材的质量、栽培的产量和总体经济效益差异上。特殊的生态造就优质的药材和较高的产量，地区经济状况导致药材栽培生产的经济效益差异，最终以经济效益作评判指标，从而形成不同的地域优势和特色。

1. 生态学因素

在广阔分布区域内的各种药用植物，并非处于最佳的理想生长环境，往往由于受某些生态因子的制约而影响植物的生长，而这种制约是普遍存在的，只不过是遭受生态胁迫的程度不同而已。栽培环境与野生环境的最大区别就是在栽培条件下尽可能地满足植物生长的需要。

水分、温度、光照、土壤、微生物、生物竞争等是影响植物生长发育的最主要的因子，各种因子及其相互作用，决定着植物生存与否以及植株的大小、密度、多度等状况。在植物生长的整个分布区内，尽管宏观环境具有共同之处，但微观上也存在量的差别，因此在分布区内的局部区域种植的效果也不尽相同。在最适区，适宜的生长环境有助于产量的提高，可获得较高的药材产量；在次适宜区和边缘区，产量有所降低，但在一定的逆境条件下不利于植物的生长但有助于质量的提高，产量和质量在某种程度上存在着矛盾（见图 7-1），因此，相同生产技术条件下，分布区域内的各区域具有不同的经济效应。

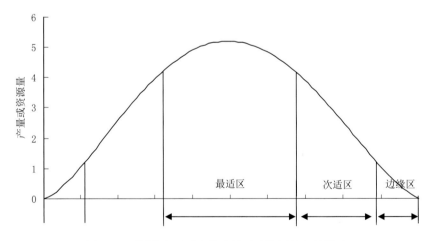

图 7-1　不同分布区对生物产量（或资源量）的影响

2. 经济因素

我国传统道地药材产区形成因素主要有：地理条件改变、过度开采、社会因素、临床选择、交通、产区经济结构等，这与一个国家的生产力发展水平相适应，随着社会条件的改变，交通运输、生产条件的完善，中药材生产适宜区域也发生了改变。在不同区域内药材种植的成本会不同，边远地区土地、人力等成本较低，从总体上表现出药材产区由发达地区向边远贫困地区转变的趋势。

3. 技术因素

有些地方具有多年种植历史和栽培经验或药材加工技术，形成了中药材栽培的集约产区。

提高中药材栽培的经济效益主要有三个途径：提高产量、通过提高质量而提高商品的价格、减少生产成本，所以中药材最适宜栽培生产区形成最终评价标准为区域栽培所带来的经济效益，是生态因素、经济因素和技术因素三者共同作用的结果。效益好，就会加快地区产业的发展，效益差，就不会在进行种植。

（二）中药材栽培区域的形成类型

一个适宜产区的形成往往是许多因素综合作用的结果，根据主要形成主要原因可将中药材生产区划的适宜区分为：产量主导型、质量主导型、效益主导型、人文主导型、特殊环境主导型、综合因素主导型等。

1. 产量主导型

道地药材通常具有优质性，但调查发现真正具有优质性的道地药材并不是很多，道地药材形成的核心是质量和产量，对于一些环境对质量影响较小的中药材来说，产量对主产区形成或对道地产区的形成具有决定的意义，尤其是对于根类药材来说产量对产区的影响尤为明显，并且有一定规律可循，这种规律可用生物学理论加以解释。

中国地域辽阔，有些药材的分布区域较广，对于根类药材来说，其栽培主产区通常位于分布区的南部（如北柴胡主要分布于北至黑龙江东北部，南至山西、陕西，黑龙江无霜期在110~130天的地区，而北京无霜期190~195天，生长期相差60天以上，哈尔滨温度上升晚而下降早，且每个月的温度均低于北京，见图7-2。如果将图7-2哈尔滨3~7月温度前移30天，7~11月温度后移25天，可得到图7-3。从图7-3可以看出北京和哈尔滨两地植物生长时间相差近两个月。），这里需要明确指出的是，对于多年生植物来说，一般在春季植物恢复生长时需要依靠植物贮藏组织中存在的养分进行，由于呼吸作用的存在，此时生物处于负积累状态。随茎叶数量增加和温度的上升，光合作用的产物才开始不断增加。植株形态建成所需的时间通常60~90天（黑龙江省北柴胡4月初萌动，7月上旬进入花期），因此对于北柴胡来说，对产量起决定作用的是形态建成后枝叶繁茂阶段，在黑龙江省为40~50天，北京的旺盛生长期为100~130天，无霜期延长的两个月主要是植株完成形态建成后的时期，光合作用面积大，而且该阶段的月平均温度为20~25℃，为植物快速生长的适宜温度，对产量影响较大。研究证明北柴胡经过4个月的生长根产量仅0.73克，5个月后可达 1.42 克，6 个月后可达 1.98 克，无霜期 6 个月的产量几乎是无霜期 4 个月的 3 倍，可见生育期的延长对产量的影响是巨大的，此结果绝不是偶然的，在我国东北地区采用大棚保护的龙胆和五味子一年生苗均达到 2 年生苗的大小，也证明了延长生长期的作用。因此，许多根类药材栽培主产区通常位于分布区的南部，如黄芩主产河北承德、细辛主产辽宁、知母主产于河北、黄连主产重庆石柱和湖北利川、黄芪主产甘肃陇西和山西浑源、甘草主产甘肃和宁夏宁南、玉竹主产湖北、人参主产吉林、紫菀主产安徽，而它们的自然分布区（除黄连外）基本到达我国的最北端。

对于全草类和种子果实类药材来说，药材质量与基原关系较为密切，主产区的形成主要由产量决定。

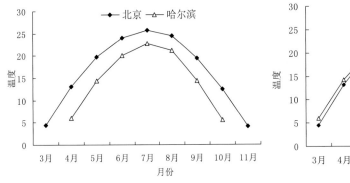

图 7-2　北京和哈尔滨 3~11 月月平均温度图　　　图 7-3　北京和哈尔滨 3~11 月月温度差异图

2. 质量主导型

遗传学中经典公式：表型 = 基因型 + 环境

在中药材中具体表现为：优质地道中药材 = 特殊的种质 + 道地产区

环境对药材质量的影响我国古代就有明确地认识，现代研究证明植物在非最适条件的次分布区，受胁迫影响导致次生代谢产物增多，这种现象往往是受某些或某个因子的限制所致，使道地产区在空间上位于物种整个分布的边缘，并非是最适生长区域，由此产生"边缘效应"，其机制可能与植物在不利条件下代谢平衡发生改变，产生大量活性氧有关。植物面临环境胁迫时，次生代谢产物能提高植物自身保护和生存竞争能力，同时降低了产量，因此该种主产区的形成主要依靠质量。如防风分布在北起黑龙江，南至山东、江苏，种植区域也较广，产自东北的"关防风"，河北省保定、唐山及山东省的称"青防风""黄防风"或"冀防风"，河北承德和张家口一带称"口防风"，山西省西部地区称"西防风"。除关防风外，南部防风的栽培周期通常为一年，质量较差，而关防风生长周期一般 2~5 年，有效成分含量较高，形成独特的栽培产区。干旱条件有助于甘草等药材质量的形成，内蒙古、甘肃、宁夏等成为甘草的传统中药产区。

3. 效益主导型

首先是地区经济发展不平衡导致农业结构的变化。中药材农业生产不同于园林植物，它更注重于产量和质量。在引种栽培上通常以植物能否正常生长发育、完成生活史为标志，但作为中药材生产，笔者认为引种成功的标志应该以经济效益为最终评判指标，特别是在市场经济条件下，产量低或者质量劣的药材生产区必定会被市场所淘汰。在栽培环节上经济效益的取得要通过提高产量、提高价格和降低生产成本等三种途径。生产过程中施肥、灌溉等措施可以进行人为干预加以实现高产和优质，而温度、光照等影响质量的因素具有区域性，因此要选择具生产潜力合适的区域，例如，平贝母分布我国东北地区广大山区，为不耐高温的早春植物，一般在 20℃ 以下生存，地上部分生长时间仅为 60 天，在东北地区的北部，春季日照时间可达 17~18 小时，适宜平贝母的生长，从生物学角度分析，可获得较高产量，另外该地无霜期较短，种植传统的农作物不能成熟，因此土地的价值也较低，所以，东北地区北部的林区更适合平贝母的种植。

我国幅员辽阔，各地自然资源、人力资源、经济条件也不平衡，在不发达的偏远地区，土地资源和人力资源相对充足，无形中会降低药材生产的成本，如产于四川江油的附子移向经济相对不发达的安县，主产浙江的延胡索的产区转向陕西汉中。

其次是地理条件导致农业结构的变化。做为主产区的形成也受经济因素的影响，并非越偏向南方越好。在我国北方地区由于无霜期较短，普通农作物自然条件下不能复种，每年只能种植一茬，经济效益受到限制，该范围内与种植一茬作物相比，生长周期较长，种植中药材具有较高的产量，具有明显经济优势。如果再向南方扩展，无霜期延长，可进行复种，每年可种植两季普通粮食作物，而种植中药材的优势不复存在，由此在我国 35~40 经度间不能复种的一熟区形成了我国北方的药材种植黄金带，该地主要包括山西雁北高原丘陵、豫西山地丘陵、燕山太行山丘陵、山东山区丘陵地区等，形成"四大怀药"、黄芩、知母、黄芪、甘草、柴胡、当归、大黄等近 20 种道地药材主产区。

4. 人文主导型

产区经济结构调整、引种栽培等均属于人文主导型的作用。药材的最初引种栽培，人文发挥至关重要的作用。

药材加工技术促进道地药材产区的形成主要是通过采收加工等生产技术提高质量，如菊花按产地不同和加工方法不同可分为若干种类，其中有"亳菊""滁菊""贡菊"和"杭菊"有"四大名菊"之称。不同加工品种具有不同的品质，从而形成传统的不同道地药材，然而加工技术或生产技术是无地域性，这些道地栽培区域的形成无疑通过人文的作用来实现。

中药材主产区的形成，特别是栽培主产区的形成，人文因素起着先驱作用。一种中药材最适合的种植区并不一定在原有自然分布区，可能超出原有范围。在野生变家植的初期，

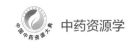

特别是在野生资源发生严重短缺的情况下，最早可能在分布区或原产地出现很多地区种植，后期受各种因素影响，产地发生变迁，形成新的产区。纵观中药材资源变化历史，可以看出中药材产地变迁是具有普遍性的。然而这种最适产区的发现基本是通过人文作用来发挥的。最早将野生贝母从山间取种引入农田栽种传代的是清代象山县的一位农民，以后逐渐扩大，成为一项重要的农副产业，清朝康熙年间，有一木匠随带种子移民到鄞州（原鄞县）樟村，自那时开始，鄞州开始种植贝母。目前，云南省的滇龙胆、宁夏的甘草、浙江的铁皮石斛、河南的穿龙薯蓣，均是通过试种后，在科技带头人的带领下而发展起来的规模化产区。

5. 特殊环境主导型

影响药材的产量、质量等各种因素归根结底是由环境影响的，因此，产量主导型和质量主导型实质是受环境影响的。但是，很多种药材的分布区域是比较窄的，如苁蓉仅分布在沙漠地区，特殊的生态环境使其自然分布区和栽培区均在同一地。我国砂仁、巴戟天、益智、鸡血藤、山豆根、肉桂、广金钱草、桂莪术、三七、广藿香、高良姜、广防己、化橘红、槟榔等许多中药材产自热带，这些窄布种只能在广东、广西南部及海南、台湾等地种植，形成独具特色栽培带。

6. 综合因素主导型

有些主产区的形成原因较多，各种因素都可能发挥重要作用，如黑龙江省伊春市平贝母，既存在产量因素又存在经济因素。

四、药材栽培存在问题

中药材栽培产业的发展需要天时、地利、人和。所谓的天时，就是药材种植发展信息不对称，供需情况不断变化，很多中药材价格在1~2年内就可上涨（或下降）几倍甚至十几倍，在市场紧缺时种植基本均可取得较好经济效益；所谓的地利，就是要选择适宜的栽培区域，适宜的环境可使产量提高一倍或几倍；所谓的人和，就是依靠带头人的引领和先进科学技术提高种植水平，实现高产优质，其中后两者与中药材区划密切。栽培中药材适宜产区的区划可以充分发挥地域条件，提高生产效率，对我国传统中药野生资源保护、资源合理开发利用、满足临床需要、促进经济发展具有重要指导意义，因此，对于中药适宜栽培区的确定选择也应注意以下问题。

（一）加强品种选育工作，推广优质种质

1. 栽培药材种质现状

对于种间差异可能更为复杂，而我国目前许多中药材是来自多基原的，不同基原药材其质量也明显不同。在多基原的药材中，阳春砂仁、霍山石斛、东北龙胆、乌拉尔甘草、杭麦冬、怀山药、宁夏枸杞、茅苍术、辽细辛、辽藁本、川楝子、广藿香、新疆紫草等药

材虽然冠以地名，实质其基原是以"地名 - 药材"冠名的物种，它们的药材质量要优于同药材的其他基原。从目前研究文献看，除了甘草、黄芩、防风、丹参等少数几种药材外，环境对绝大多数药材在质量上并未显现出明显的道地优势，相反，在种质方面表现出的道地优势更为明显，甚至植物种内不同种群和个体对次生代谢产物的影响更大，很多药材道地产区的形成为资源量所主导，质量由种质主导。

不同基原通常存在着质量上的差异，也存在产量差异。历史上中药材用量较少，优质基原的野生资源可以基本满足临床的需要，通常为商品的主流。走向栽培后，人们更倾向于选择高产的物种进行栽培，甚至主流品种发生了改变，导致药材的质量下降。如山药 *Dioscarea opposita* 古代产区为河南，俗称"怀山药"，在广西引种褐苞薯蓣 *D. persimilis* 栽培后，形成了另外一个主产区，"广山药"占据了较大的市场，导致药材质量下降。龙胆有四种植物基原，新中国成立前的主流品种为质量最好产自北方的条叶龙胆 *Gentiana manshurica*，而位于南方的滇龙胆 *G. rigescens* 虽然质量最差，但以其产量优势，占据市场的大部分；同样还有产自浙江的麦冬 *Ophiopogon japonicus* 被产自湖北的湖北麦冬 *Liriope spicata* 所代替，秦艽 *Gentiana macrophylla* 野生资源接近枯竭，秦艽逐渐退出，而现在主要栽培的为质量较差而产量较高的粗茎秦艽 *G. crassicaulis*，霍山石斛 *Dendrobium huoshanense* 被铁皮石斛 *D. officinale* 所代替，茅苍术 *Atractylodes lancea.* 被北苍术 *A. chinensis.* 所代替，等等，这种现象对我国中医药产业的发展将会产生不良影响。道地药材无论是品种还是产地，都只是源于传统或民间的认识和看法，缺少全国统一的和权威的认证认可，致使道地药材正统性和公认度往往受到质疑，优质药材未能体现潜在的价值。一些优质种药材由于产量较低，生产成本也随之上升，商家为降低成本，使劣质基原的药材种类畅销市场，淡化了种质，淡化了道地药材的优质特性。因此，应建立道地优质药材示范基地，开展道地药材种质标记和地理标记的权威认证，树立品牌效应，通过市场经济促进优良的种质普及发展，确保药材质量。

2. 优质种质选育与推广

育种是农业生产最高效的也是最重要途径，育种对产品产量和质量的影响最多的体现是粮食作物和蔬菜，如原始茄科的番茄和马铃薯都含有毒性物质，经过育种在 21 世纪初就为无毒性物质了。药材经过多年种植后，不同环境也会改变其原有的性状，有些还会很大，如川芎从藁本中分化出来，川乌从草乌中分化出来，分别成为一个新的中药。栽培导致药材主流品种发生改变应引起中药材未来发展的重视，通过杂交等措施整合生产优势，选择出优势生产品种。通过田间选育或采用现代高科技进行育种，将会加快中药材的质量提高和产量增加，为生产提供良好服务。

中药材栽培历史相对较短，栽培的面积相对也不大，栽培的药用植物在育种方面起步也较晚，但已经取得了一定的成绩，例如人参、白菊花、红花、地黄、牛膝、薄荷、菘蓝（板蓝根）、黄连、丹参及枸杞等药材已育出了一些新品种，但目前很少药材具有多个品种

第七章

93

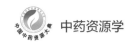

或类型，所以，传统杂交的方法很少应用于中药材的育种。由于自然条件下突变率很低，而且绝大多数的突变是有害的，短期内药用生物育种主要是根据物种现有遗传多样性进行高产和优质类型选择。最近几年，我国已有较多的研究，而且显现出较好的前景。十几年来，分子生药学得到了迅速发展，采用内简单序列重复（inter-simple sequence repeat）、随机扩增多态性 DNA 标记（Random Amplified Polymorphic DNA，RAPD）、扩增片断长度多态性（Amplified Fragment Length Ploymorphism，AFLP）、内转录间隔区（Internal Transcribed Space，ITS）等技术分析证明许多分布较广的药用植物种群都明显存在遗传上的差异，而且有些植物不同地区种群的种质在相同环境下生长习性方面也存在很大的分化，如蛇床子、罗布麻等，而且有些同一物种不同产地的种质对药材的质量产生明显的影响，如薄荷、百部、蛇床子等，已明显产生多个化学型。而且不同植株各成分的比例也存在较大差异，这表明了种质多样性，为优质中药材的育种提供了丰富基础材料。这些研究都为将来药用生物资源的育种和中药材规模化生产种质选择奠定了基础。

（二）栽培药材质量的再评价

对于广大消费者来说，通常认为野生药材具有较高的质量，这也是中药市场上存在的一个误区。许多栽培种药材往往具有更高的质量，如白芷和牛膝野生种的根不能作中药白芷和牛膝用，易县栽培知母主要有效成分的含量与易县野生知母药材比较接近，没有显著差别。栽培西陵知母与野生知母药材具有一致的优良内在质量。

药材质量的评价方法主要有外观性状、活性成分含量、药理药效等。在古代，科学技术不发达，人们在长期的社会实践中总结出了药效与野生药材外观性状的关系，逐渐形成了一套行之有效的评价药材质量的方法。但是作为栽培药材来说，外观性状发生了很大的变异，这种变异是一种新的事物，不可能在用古代外观评价药材质量的评价范围，原有的药材外观性状评价药材质量的手段需要重新审视，这就需要借鉴新的科技手段对栽培药材质量进行合理评价，以便合理开发利用。如防风是 20 世纪 90 年代才开始走向大面积栽培药材，然而在《中国药典》（2010 年版）中药材性状的描述仍以野生药材为对象，而栽培的移栽防风与野生防风药材的特征相差很大，因此市场上通常认为栽培防风，特别是栽培的移栽防风质量低劣，价格不足野生防风的 1/4，经济效益较低，农民种植防风积极性不高，影响产区的种植规模。但现代研究证明，移栽防风主要活性成分含量最高，药理活性最强。山东平邑县经过十几年培育的金银花新品种"九丰一号"，不仅有效成分绿原酸和木犀草苷含量有所提高，而且花大易采收，产量提高 50% 以上，但由于外观性状发生改变，市场销售不畅。经过对其产品鉴定后在全国几个省市迅速推广，目前发展到几万亩。

（三）药材质量形成的调控及提高栽培中药材质量的研究

生态学有两个重点研究方向：一个是宏观，一个是微观。中药资源生态学是生态学的一部分，对生态环境、生态因子等宏观方面已经进行了较为深入的研究，也应重视微观的研究和发展，从分子生药学的角度阐明药材质量形成的机制，阐明宏观生态与植物体内微观代谢的本质，通过人为干预，启动相关基因表达、调节细胞信号传导、修饰蛋白结构、直接或间接作用于转录子等途径调节植物次生代谢，提高药材的质量。在较适宜的环境条件下，可使植物生长旺盛，获得较高的产量。产量的形成是一个漫长的过程，而很多药用成分是植物对环境胁迫的应答，形成较快，是一个短期的过程。在产量的基础上进行调控，从理论分析可实现高产和优质的兼得，促进栽培产业发展。

中药材的有效活性成分通常是植物的次生代谢产物，通过育种、强化生境、改变生产技术等措施均可改变药材的质量，以"道地"为基础的定向栽培，"有效成分"为目标的定向培育使栽培发展的具有较为广阔的前景，而对于野生药材来说，采收期很难达到一致，加工也难以采用最佳加工方法，这些特点与栽培中药是不能相比的。

（四）最佳适宜区的确定要以规范生产的科学技术应用为基础

对于中药材这一特殊的农产品来说，其生产过程也有有别于传统农作物，主要表现为种子具有休眠特性、生长周期较长、病害严重、环境因素对质量影响较大，等等，因此生产技术较为复杂，对于绝大多数中药材来说栽培历史较短，生产技术需要不断完善。特别是栽培历史较短的中药材，各地生产技术不尽相同，先进的生产技术可以提高产量一倍以上，因此新产区的示范引种，应以规范栽培技术的前提做基础，才能证明新产地环境的适宜性。

第二节　组织培养、内生菌培养及生物转化

利用现代生物技术，如细胞工程、基因工程技术生产有效成分，近年来已取得不少新进展，如水蛭素基因工程、羚羊角蛋白质基因工程、等等，为减轻中药对自然资源的依赖，获得有效成分高含量的中药开辟了新途径。

一、组织培养

植物细胞具有全能性，广义植物组织培养（又叫离体培养）是从植物体分离出符合需要的组织、器官或细胞，原生质体等，通过无菌操作，在人工控制条件下进行培养以获得再生的完整植株或生产具有经济价值的其他产品的技术。很多种中草药资源匮乏，产量不足，甚至濒于灭绝。由于植物体内的任何一个细胞都包含整体植物全部的遗传信息，在一定条件下具有发育成一个完整植株和合成次生代谢产物的能力，利用组织和细胞培养的方法在实验室内生产，不再依附于自然环境，不仅可以解决现有困难，而且可以通过筛选高产有效成分的细胞系，来提高其药用价值。利用组织培养的材料作为植物生物反应器大规模培养，直接提取植物细胞制备有用的化合物已有应用，比如利用培养

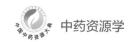

的植物细胞和组织细胞作为生物反应器，通过培养的人参悬浮细胞来生产人参皂苷已在日本等国家形成规模；如日本 Mitsui 石油化学公司用黄连细胞培养生产的小檗碱，细胞培养体系已经到达 400 升规模；紫草细胞生产的紫草宁，也已经达到 750 升规模。通过培养也可以生产某些蛋白质、氨基酸、抗生素、疫苗等，如用生食蔬菜生产乙肝疫苗正在实验中。

二、内生菌培养

内生菌资源可产生与宿主植物相同的活性产物。有关内生真菌产生与宿主相同成分有以下几种学说：①菌与植物形成共生关系后，部分遗传信息由植物体转向菌类；②寄主与宿主长时间生活在相同的环境，在适应相同环境过程中彼此产生了相同的次生代谢产物。

近年来抗真菌、抗肿瘤药物逐渐成为科研的热点，内生菌作为天然产物的资源库，既可以解决药物来源短缺的问题，又可以为新的抗菌、抗肿瘤药物研究提供先导化合物，具有在医药领域大量应用的潜力，作为一个有待开发的天然产物资源，必将越来越受到人们的关注。1993 年，美国科学家在短叶红豆杉 *Taxus brevifolian* Nutt. 的内生真菌 *Taxomyces andreanae* 中发现紫杉醇，国内外掀起对药用植物和濒危植物内生真菌的研究热潮。传统中药青蒿内生菌 *Colletotrichum sp.* 能够产生新的生物活性物质。从来源于传统中药雷公藤内生菌 *Rhinocladiella sp.* 的培养液中分离出 3 种新的生物，它们均是具有细胞毒作用的细胞分裂抑素，结果表明它们对多种人肿瘤细胞有很强的抑制作用。从长春花、桃儿七等植物中分离到抗癌药物长春新碱和鬼臼毒素类似物的内生菌，在美登木叶中分离到 1 株球毛壳菌，从该菌的发酵产物中提取出抗癌活性物质球毛壳甲素 A。

三、生物转化

生物体内存在多种多样的酶，可以进行氧化、酯化、甲基化、糖基化、羟基化、乙酰化等。如植物体内广泛存在的多酚氧化酶可将单酚类化合物转化为邻二羟基酚，进一步转化为邻醌氧化物。在理论上，利用生物体系可以在温和的培养条件下，实现多种结构复杂化合物的结构合成，由此可以扩大自然界天然产物来源，也就是扩大药用资源的来源。通常采用的生物转化体系有以下几种类型：

（一）悬浮细胞进行生物转化反应

在悬浮培养细胞体系中加入适当的化合物来转化合成有效成分，同时还可以通过改变培养条件等实现化学结构的转化。利用具有水解人参皂苷的两个活性菌株疣孢漆斑菌 *myrothecium verrucaria* 或菌核青霉 *Penicillium sclerotiorum*，采用需氧发酵生物转化技术、固定化细胞技术、固定化酶技术以及上述方法联合使用，转化人参三醇皂苷和人参单体皂苷 Rg1，生成人参皂苷 F1；紫苏的悬浮细胞可以把伞形酮糖苷化为伞形酮 - β - 葡萄糖苷；等等。

（二）酶制剂进行的生物转化反应

药材中具有多类组分，每类组分中又往往含有多种成分，这些多种成分的生物利用度、药理活性等都会存在很大的差异。提高这些成分的生物利用度或改变这些成分的比例可能会很大程度提高药效，而且有些药材中含量较低的某一成分对某些疾病却具有很好的疗效，因此，获得大量、高纯度的稀有成分具有重要的科研意义和社会价值。人参皂苷的生物转化就是用微生物产生的酶对人参皂苷的某一部位进行特定的酶催化反应来获得一定结构的产物，从而提高疗效，如皂苷 Rg_1 具有促进 DNA 生物合成和调节血压等功效，通过微生物作用皂苷 Rg_1 可转化为皂苷 Rh。皂苷 Rh 具有较强的提高机体免疫的能力，对黑色素瘤、乳腺癌、卵巢癌、肝癌、肺癌、骨癌、胰腺癌、结肠癌、血癌、喉癌、前列腺癌等具有很好疗效。

（三）固定化细胞进行的生物转化反应

β-甲基毛地黄毒苷被固定化的洋地黄细胞转化为 β-甲基地高辛。

第三节　寻找新的药用资源

"神农尝百草始有医药"和"药食同源"的传说是关于中药开发利用概括。早在远古时期，我们的祖先在采集食物的过程中，经过无数次的口尝身受，初步积累了一些关于植物药的知识，《淮南子·修务训》关于"神农尝百草之滋味、水泉之甘苦，令民之所避就。当此之时，一日而遇七十毒"的记载，即是我们的祖先在与自然和疾病的斗争中，发现药物、认识药物的真实而生动的写照，可见药用生物资源开发利用历史久远。我国药用生物资源种类较为丰富，对资源开发利用是一项重要内容。通过对药用生物资源的开发，发现挖掘出具有生产价值的新资源，生产出不同的医疗保健品、医药或轻工产品的原料、食品添加剂、天然色素、香精、化妆品或饲料等。挖掘新的药用资源的途径：

一、从古代本草中挖掘中药资源

植物的相似性虽然造成了药材品种混乱，但也为寻找新药，新资源提供了线索和依据。对本草著作的挖掘整理，可寻找新的药源。如中药血竭，自古以来靠进口，而我国学者发现的剑叶龙血树 *Dracaena cochinchinensis* 的木质部含有树脂，经考证就是明代《滇南本草》中所记载的木血竭。古代本草五加皮来源较多，基原植物历史变迁较大，根据对本草挖掘，形成了性味不同两种中药，收载于《中国药典》。

二、传统中药、民族药、民间用药相互借鉴，充分挖掘药用生物资源

我国是一个多民族的国家，藏族、蒙族、苗族、傣族等少数民族药中蕴藏着丰富的应

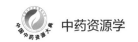
用经验，各民族各有独特的传统医药经验。如民族医药的《四部医典》《蒙医医典》《藏药志》等，其中诃子、山楂、余甘子、蛤蚧、狼舌、雕粪等与中医的用法有明显的不同，其中尚有许多单验方，如沙棘是藏族、蒙古族习用药材，其干燥成熟果实常用于止咳祛痰、消食化滞、活血散瘀。近年来发现沙棘叶含丰富的黄酮类物质及维生素C、胡萝卜素和氨基酸等生理活性成分，颇具开发价值。

三、依据植物的亲缘关系寻找中药资源

药用植物亲缘学是研究药用植物的亲缘关系—化学成分—疗效（药理活性及传统疗效）的相关性的一门新兴边缘学科。该学科的建立对于开发药用植物资源具有重要指导意义。亲缘相近的物种不仅体现在形态上的相似，而且还体现在生理生化上的相似，因而所含的化学成分往往也比较相似。蛇根木是产于国外的降压药利血平的原料，长期依赖进口，根据亲缘学理论在国内找到了与蛇根木相似疗效同属植物萝芙木。依据植物的亲缘关系同样在我国逐渐寻找到白木香代替国外进口的沉香、云南马钱代替了马钱、新疆阿魏代替了阿魏。全国性药源普查中在新疆发现的新疆紫草萘醌色素含量高达6.3%，是同属内蒙紫草和非同属硬紫草含量的2倍以上，抑菌效果也最强，因此被载入《中国药典》。

四、以化学成分为线索寻找中药新资源

中药治疗疾病的药效物质基础是其所含的化学成分，化学成分在体内作用产生相应的疗效，尽管中药成分是复杂的，相同的化学成分通常也会产生相关的作用，因此可以根据化学成分来从植物中寻找新的中药资源。如大环类生物碱、生物碱、木脂素、某些醌类化合物是较有前途的抗癌活性成分，从植物类群来说，卫矛科、鼠李科、苦木科、夹竹桃科等植物类群含较丰富的此类成分，可为缩小筛选资源的规模。传统的用药部位往往药用动、植物的某一部位或某几个部位，而其他部位不作药用，而对于某些药用植物来说这些传统不用药的部位也含有较高的有效成分，对其含量的研究，将会进一步扩大药用资源，如人参的药用部位为地下部分，每年产生的地上茎和叶均弃之不用，对其化学成分研究表明，茎叶中含有较高的皂苷含量，目前已经得到较好的开发。防风用药部位为抽茎的根，但对抽茎过程中主要有效成分四种色原酮含量变化规律进行研究，发现栽培抽茎防风主要有效成分含量并未降低，药理实验表明抽茎防风的解热、镇痛和抗炎作用并未降低，为防风资源利用提供借鉴。

五、在边远地区寻找中药新资源

任何一门科学体系的产生与发展都不是孤立的，中医药学在形成和发展历程中同样受到多种文化影响，如传统集散地的形成与名医、药王的影响以及便利的交通有关。中医药文化起源于中原，并以此为中心进行扩展。纵观我国历代著名医药学家，他们主要生活居住在河南、河北、陕西、湖北、山东一带。通过《名医别录》《唐本草》《蜀本草》《本

草图经》《本草从新》《增订伪药条辨》《本草纲目》《范子计然》《新修本草》《千金翼方》《开宝本草》《本草别说》《本草经集注》《吴普本草》《滇南本草》《本草品汇精要》《本草衍义》《本草蒙筌》《本草别说》《证类本草》等古籍对我国常用中药材产地考证，我国古代药材的产地基本来自于上述地区，说明我国中药的发展与中医文化、社会发展等密切相关。我国传统中医药文化具有几千年的历史，但这种基本局限在历史上人口密集、经济社会发展较发达的地区。

中药资源按其社会属性可分为传统中药、民间药和民族药，其中传统中药经过数代发展逐渐成为一个系统的理论体系。但是受人口密集程度、社会文化等因素的影响，作为中药材的发展也表现出了地区间发展的不均衡性。边远地区中药材资源开发落后，一些独特的资源尚未得到有效开发。以黑龙江为例，300年前左右黑龙江人口数为2.3万、200年前3.6万、100年前27万（不足一个小县城人口），民国期间东北三省人口增至2900万（1934年），而目前3831万。不足百年的民国时期东北地区主要开发地带仅为西部平原地区，在当时生产力及交通运输条件下，很难想象边远地区如何开发中药材。黑龙江的常用中药材资源有龙胆、防风、五味子、柴胡、细辛、穿龙薯蓣、人参、桔梗、黄芩、黄芪、知母、威灵仙等。对中药本草进行考察，它们历史主产地均非东北。在我国传统中药材中，黑龙江省特有分布的药材几乎没有。刺五加、平贝母、满山红等均是在新中国成立后才开发的新资源。根据药材质量的"边缘效应"，逆境条件下更具有生产优质中药材的可能性，特殊的生态环境也会蕴育一些独特的资源。平贝母、刺五加、新疆紫草、桃儿七、天山雪莲、金铁锁、红景天、沙棘等边远地区中药资源的开发就是一个很好的例证。

第七章

99

第八章 | 中药资源的保护

　　生物资源具有再生机能，如利用合理，并进行科学的抚育管理，则可实现可持续发展；若不合理利用，不仅会引起其数量和质量下降，甚至可能导致灭种。长期以来，过度开发导致蕴藏量不断下降，物种濒危速度加快。1987 年 10 月国务院颁布了第一部保护管理野生药材资源的法规，规定了保护管理物种和法律责任，使野生药材资源保护管理工作走上了依法管理的轨道。《野生药材资源保护管理条例》将保护等级分为三级。

　　一级保护物种（4 种）　一级是濒临绝灭状态的稀有珍贵野生药材物种；包括猫科动物虎 *Panthera tigris*、豹 *P. pardus*.；牛科动物赛加羚羊 *Saiga tatarica*. 和鹿科动物梅花鹿 *Cervus nippon*。

　　二级保护物种（42 种）　二级是分布区域缩小、资源处于衰竭状态的重要野生药材物种。包括鹿科动物马鹿 *Cervus elaphus*.、林麝 *M. berezovskii*.、马麝 *M. sifanicus*.、原麝 *M. moschiferus*.；熊科动物黑熊 *Selenarctos thibetanus*.、棕熊 *Ursus arctos*.；鲮鲤科动物穿山甲 *Manis pentadactyla*.；蟾蜍科动物中华大蟾蜍 *Bufo bufo gargarizans*.、黑眶蟾蜍 *B. melanostictus*.；蛙科动物中国林蛙 *Rana temporaria chensinensis*.；眼镜蛇科动物银环蛇 *Bungarus multicinctus*.；游蛇科动物乌梢蛇 *Zaocys dhumnades*；蝰科动物五步蛇 *Agkistrodon acutus*；壁虎科动物蛤蚧 *Gekko gecko*.；豆科植物甘草 *Glycyrrhiza uralensis*.、胀果甘草 *G. inflata*.、光果甘草 *G. glabra*.；毛茛科植物黄连 *Coptis chinensis*.、三角叶黄连 *C. deltoidea*.、云连 *C. teetoides*.；五加科植物人参 *Panax ginseng*.；杜仲科植物杜仲 *Eucommia ulmoides*.；木兰科植物厚朴 *Magnolia officinalis*.、凹叶厚朴 *M. officinalis.var.biloba*.；芸香科植物黄皮树 *Phellodendron chinense*.、黄檗 *P. amurense*.；百合科植物剑叶龙血树 *Dracaena cochinchinensin*.。

　　三级保护物种（76 种）　三级是资源严重减少和主要常用野生药材物种。包括百合科植物川贝母 *Fritillaria cirrhosa*.、暗紫贝母 *F. unibracteata*.、甘肃贝母 *F. przewalskii*、梭砂贝母 *F. delavayi*.、新疆贝母 *F. walujewii*.、伊犁贝母 *F. pallidiflora*.、天门冬 *Asparagus cochinchinensis*.；五加科植物刺五加 *Acanthopanax senticosus*.；唇形科植物黄芩 *Scutellaria baicalensis*.；多孔菌科真菌猪苓 *Polyporus umbellatus*；龙胆科植物条叶龙胆 *Gentiana manshurica*.、龙胆 *G. scabra*.、三花龙胆 *G. triflora*.、坚龙胆 *G. regescens*.、秦艽 *G. macrophylla*.、麻花秦艽 *G. macrophylla*.、粗茎秦艽 *G. crassicaulis*.、小秦艽 *G. dahurica*.；伞形科植物防风 *Saposhnikovia divaricata*.、新疆阿魏 *Ferula sinkiangensis*.、阜康阿魏 *F. fukanensis*.、

羌活 *Notopterygium incisum.*、宽叶羌活 *N. forbesii*；远志科植物远志 *Polygala tenuifolia.*、卵叶远志 *P. sibirica.*；玄参科植物胡黄连 *Picrorhiza scrophulariiflora.*；列当科植物肉苁蓉 *Cistanche deserticola.*；马兜铃科植物北细辛 *Asarum heterotropoides.* var *mandshuricum*、汉城细辛 *A. sieboldii.* var. *seoulense*、细辛 *Asarum sieboldii.*；紫草科植物新疆紫草 *Arnebia euchroma.*；紫草科植物紫草 *Lithospermum erythrorhizon.* 木兰科植物五味子 *Schisandra chinensis.*、华中五味子 *S. sphenanthera.*；马鞭草科植物单叶蔓荆 *Vitex trifolia* var. *simplicifolia.*、蔓荆 *V. trifolia.*；使君子科植物诃子 *Terminalia chebula.*、绒毛诃子 *T. chebula* var. *tomentella.*；山茱萸科植物山茱萸 *Cornus officinalis.*；兰科植物环草石斛 *Dendrobium loddigessii.*、马鞭石斛 *D. fimbriatum* var. *oculatum.*、黄草石斛 *D. chrysanthum.* 铁皮石斛 *D. candidum.*、金钗石斛 *D. nobile.*；木犀科植物连翘 *Forsythia suspensa*。

第一节　新中国成立后中药栽培状况及野生资源减少的原因

中药材栽培发展的历史，可以反映出野生中药材资源状况。造成中药资源减少的因素较多，归结起来主要有以下几个因素：

一、人口增加

尽管我国地大物博，但历史上生产力发展水平很低，医学不发达，人的寿命较短，夏代 18 岁、秦汉 20 岁、东汉 22 岁、唐朝 27 岁、宋朝 30 岁、元代 27 岁、明朝 30 岁、清代 33 岁，而现代达到了 72 岁，所以古代人口数量比较低，纵观我国历史人口，清代以前几千年的历史中基本维持在 0.5 亿左右（仅为现在河南省人口的 1/2），可见稀少的人口，广博的土地所生产的中药基本能满足人们的需求。自 1660 年后的清代人口数量才开始快速增长，新中国成立后增长更加迅速。人口增加及中医药的发展导致中药材的需求量不断增加，市场供求发生矛盾，加大了中药材的采挖力度，很多中药材超出了年允收量，资源越来越少。我国历代人口数量见图 8-1。

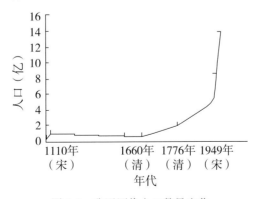

图 8-1　我国历代人口数量变化

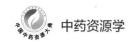

二、生态环境的破坏

人口增加需要更多的耕地面积，农田开垦导致野生种药材面积不断缩小；人们生活水平的提高促进了牧业等快速发展，草原退化严重，特别是打草（割草）等牧业活动使一些药用植物难以获得成熟的种子，影响了种群的更新；林业开采也同样破坏原有的生态环境，植树造林等虽然促进了林业的发展，这种人为改变的生态环境对目标林业物种发展发挥重要作用，但对原生态的其他物种不能起到有效保护和发展。

中药材生长的环境是多样的，但总的来说主要可分为山区和平原两大类。

对于平原，生态环境遭到破坏的主要原因有农田开垦、过度放牧。草原牧区是生态脆弱地带，也是重要的生态屏障，人口增加导致大量开荒种田，加剧草原荒漠化，1958~1976 年内蒙古开垦草原大约 300 万公顷，1986~1996 年内蒙古东部 24 个旗就开垦了 70 余万公顷，并且均是好的草场。内蒙古的锡林和呼伦贝尔等地的 33 个旗县，2000 年人口的数量是 1950 年人口数量的 5 倍，人口的增长超出了自然资源的承载能力，超出了环境容量及生态阈限，使自然资源的恢复和更新能力下降，导致自然生态环境的总体恶化。黑龙江新中国成立初期草原面积 400 万公顷，到 1980 年减少到 240 万公顷，其中严重退化面积 67 万公顷，盐碱化面积 52 万公顷，沙化面积 16.7 万公顷，目前仅剩 22 万公顷。生态环境遭到破坏，草原沙化、土地盐碱化面积逐年扩大，致使"三北草原"地区自然植被中的甘草、麻黄草、防风、肉苁蓉等防风固沙药用植物群落面积也随之缩小，年生产量下降。据调查，同 20 世纪 50 年代比，目前全国野生甘草分布面积减少 70%，蕴藏量减少 80%。以此推算，在华北地区 2~3 年将达到濒危，在西北地区 4~5 年将达到濒危等级。另外，割草过早，牧草产量低；割草过晚，牧草质量下降，草原多在 8 月末至 9 月初农作物采收前割草，而此时很多药用植物的种子尚未成熟，限制了药用植物种群自然更新，如防风、龙胆等中药材的种子通常是在 9 月末才能成熟。

日本森林覆盖率 67%，韩国 64%，挪威 60%左右，瑞典 54%，巴西 50%~60%，加拿大 44%，德国 30%，美国 33%，法国 27%，印度 23%，截止到 2000 年底，中国森林面积只剩下 15.8 亿公顷，森林覆盖率仅 16.55%，全国人均森林面积 0.128 公顷，只相当于世界人均 0.6 公顷的 21.3%。其主要原因有集中砍伐导致消耗量大于生产量；毁地开荒和乱伐现象严重；森林火灾及病虫害等现象发生严重。这种状况无疑会对野生中药资源产生巨大影响。

三、自然更新能力减弱

由于环境条件的破坏导致生物种生活能力的降低，繁殖能力低下，自然更新能力减弱。重要的经济动植物，过度的采集导致种群数量减少，进一步导致自然更新能力减弱，如药农采药大小一起挖；采五味子割藤取果；"竭泽而渔"或"杀鸡取卵"。据调查，安国中药材专业市场 1999 年上市的一二龄小水蛭达 10000 千克，致使 2000 年产量减少 60000

千克，浙江省湖州地区 1995 年开发水蛭资源，1998 年高峰产量达 50000 千克，到 2000 年不足 20000 千克，资源越来越少。

四、对野生药材过度依赖

商业贸易而导致人类对野生动植物资源的掠夺式利用，是造成物种濒危乃至灭绝的重要因素。历史上中药材的主要来源于野生，20 世纪，特别是近 70 年以来越来越多的中药材种类出现了供需矛盾，并且日益突出。栽培可以有效解决或缓解这一矛盾，现在科学技术的发展可使历史上困扰中药材规模化栽培生产的问题得到解决，然而，由于栽培植物生态环境的改变，使药材的性状发生了变化，这种新的变化由于与原有评价药材质量的标准相差较大，通常被认为低劣。如种植的人参价格通常为 100~200 元 / 千克，而野生人参（山参）通常为几十万元 / 千克，导致人们仍对野生资源情有独钟，仍在过度采挖。

第二节　中药资源保护的意义

野生生物不仅是大自然的重要组成部分，也是自然界赋予人类的一项宝贵资源。然而野生生物资源的恢复和更新能力是有限的。过量利用，生物种群就会衰退，严重的甚至会灭绝，因此要加强对生物资源的保护。

一、有利于保护生物的多样性

遗传多样性与种群的大小之间通常呈正相关，较小的遗传多样性容易遭到疾病、恶劣的环境变化、虫害等危害的影响，很难适应多变的环境而生存。根据推断，目前物种灭绝的速率是化石记录灭绝速率 0.5 万倍 ~2.5 万倍，而灭绝的主要对象分布在岛屿，种群较小的物种。然而对于大陆来说，较大的种群的数量也在不断缩小，人类活动通常会将大的栖息地片段化，加剧遗传信息的交流，导致"岛屿"居群产生。较小种群比大种群更容易遭受灭绝。然而，在自然界中一个优良性状的获得是相当不易的。其优良性状难以获得原因如下。

首先，可遗传的突变概率在自然界中发生的很低。植物的性状是由基因决定的，温度剧变、紫外线和化学污染以及生物体内或细胞内部某些新陈代谢异常的产物等均可引起基因突变。基因突变是自然、随机形成的，它可以发生在生物个体发育的任何时期和生物体的任何细胞，而只有发生在生殖细胞中的突变，才能够引起物种的变异，产生生物多样性。在自然状态下，对一种生物来说，基因突变的频率是很低的。据估计，在高等生物中，10 万 ~1 亿个生殖细胞中，才会有一个生殖细胞发生基因突变，突变率是 $1/10^8$~$1/10^5$，因此自然界中突变是一个罕见事件，在短期内是一个非常弱的进化动力。除了多倍种的形成

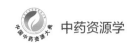

外，物种的形成通常需要百万年。在育种实践中，选择主要是因为物种本来就具有的遗传多样性，而不是突变。

其次，发生的突变绝大多是有害的。基因的突变没有确定的方向。一个基因可以向不同的方向发生突变，产生一个以上的等位基因，这也是物种得以进化的根本动力。由于任何一种生物都是长期进化过程的产物，它们与环境条件已经取得了高度的协调。如果发生基因突变，就有可能破坏这种协调关系。因此，绝大部分基因突变对于生物的生存往往是有害的，少部分是中性的，极少的突变是有利的。在濒危物种的小种群中，近交和遗传多样性的丧失不可避免。对于有害基因，近交会使稀有的等位基因以纯合的形式表现出来，使有害基因更容易固定；对于游离基因，由于亲本的配子体选择是随机的，小居群繁殖时一些有益的等位基因，特别是稀有等位基因可能会在传递子代的过程中消失，减少遗传多样性；此外，由于环境作用，可能会改变大多数动物和少数植物的性别比例。所以，对于小的种群，在短期内它们可降低物种的生殖和生存能力；长远看，将削弱种群对环境变化的进化潜力，进入"灭绝漩涡"。

二、为育种提供基础材料

这是生物科学发展到一定程度后开始利用生物资源的一个高级历史进程。根据遗传学观点，每个物种都有自己的遗传特性，不同的遗传特性均应视为不同的种质。由于自然界中基因的突变频率很低，每个性状都是在漫长的历史长河中形成的，如刺五加目前正处于雌雄同花向雌雄异花的过渡阶段，产生了花丝长度不同的两种类型花（长花丝类型相当于雄性，短花丝类型相当于雌性），这种花丝长度的改变经历了29.9万年~45.5万年历程，现仍在继续，因此每个性状一旦消失难以再次获得，甚至根本无法获得。

一个较大的种群往往含有很多优良的性状，它们都是良种繁育的较好材料，所以收藏、研究这些种质资源，对人类十分有益。国际上很多研究中心、机构都建立了各种相应收藏种质资源的"种子库"或"种子银行"，乃至分子水平的"基因库"，利用不同种质进行杂交，以期获得满足人们不同需求的新品种，获得了成功。

三、保证中药材可持续利用

对野生中药材的认识是当前中药资源的重要组成部分。对于可再生资源，数量应大体上与市场需求量基本一致，资源的利用数量必须与资源的再生、增生、换代、补偿能力相适应，以保持供需平衡，持续发展。可再生资源具有双重属性，若能积极有效的加以保护，并合理有序的开发利用，有限的中药资源可以保持良性发展。反之，若不加以有效保护，乱采滥挖必然导致有限的中药资源、特别是野生资源和不可再生资源濒临枯竭，甚至导致许多珍稀物种濒危灭绝，加剧中药资源供需的矛盾，由此产生的负面影响甚至是无法恢复的。

第三节　中药资源开发的质量评价

随着人口增多和药材需要量的增加，中药材的开发力度也不断加强，人们也越来越意识到过度开发无疑是一种"杀鸡取卵"只顾当前的开发方式，自然资源的保护和可持续发展的重要性也日益显现出来。中药材资源的合理开发利用要求建立各种中药资源合理的经济评价体系，分析药材经济价值，分析目前的开发利用是否合理，能否达到可持续发展的要求，为地区中药材合理开发利用提供科学的量化依据，为中药材产业的建设发展、经营和决策服务。资源开发的质量评价指标：

中药材资源评价既要体现中药材本身的价值和生长规律，还要体现生态、经济和社会环境的影响，因此，中药资源的评价指标包括四个方面：

（一）生产效率

生产效率是反应一个地区野生药材采收的数量是否合理的一项指标，指固定投入量下，实际产出量与最大产出量两者间的比率。可反映出达成最大产出量、预定目标或是最佳开发的程度。其计算公式为：

$$生产效率 = \frac{年实际采收量}{年允采收量}$$

生产效率的理想值是 1。当生产效率等于 1 时，表明在实现该药材可持续利用的情况下中药资源得到了最大程度的开发；当比值大于 1 时，年采收量过大，原有的资源量随着时间的推移将会越来越少，最终导致资源枯竭；当比值小于 1 时，每年采收的数量不会对现有的资源量造成影响，资源可实现永续利用。

（二）经济效率

经济效率是反映采收的药材对市场供应情况，衡量每年的最佳采收量的一项指标，其计算公式为：

$$经济效率 = \frac{年实际采收量}{年总消耗量}$$

经济效率的理想值是 1。当生产效率等于 1 时，表明采收药材的数量与消耗的数量持平，无商品积压；当比值大于 1 时，年采收量过大，出现商品积压，不仅占用资金，而且长期储存还会降低积压的药材质量；当比值小于 1 时，每年采收的数量不能满足市场的需要。

（三）生态效率

生态效率为了保证药用植物野生资源的永续利用和药材的均衡生产、保持自然界的生态平衡，从生态学角度去评价药用植物资源开发利用的指标，其计算公式为：

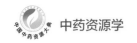

$$生态效率 = \frac{年允收量 - 年实际采收量 + 资源恢复量}{年实际采收量}$$

公式中资源恢复量是指野生药用植物资源自然恢复量和人工更新的资源恢复量。

如果此比值为负值，说明采收量过大，将会造成资源逐渐减少或枯竭。生态效率的比值比较复杂，在目前情况下有两种情况：一是通过计算确定资源恢复的大小，以便保证自然界的生物资源得到保护；二是用资源恢复量来调节年允收量。越是资源恢复工作搞得好的，年允收量越能扩大。

（四）栽培效率

栽培效率是在一定区域内采用常规技术种植中药材所获得的经济效益与种植主要农作物所获得的经济效益的比值。中药材种植产业发展程度是由种植的经济效益决定的，生产成本大于产值，处于亏损状态，产业萎缩或停滞。如果产值略大于成本，虽有一定的利润，但达不到传统农作物的经济效益也不能保证产业的正常发展。因此，中药资源开发的质量评价还要考虑栽培效率。其计算公式为：

$$栽培效率 = \frac{药材种植效益}{农作物所获得的经济效益}$$

栽培效率的理想值是大于 1。当一个地区整体栽培效率小于或等于 1 时，表明该地区不适于种植该种药材。

第四节　中药资源保护的方法

中药资源保护的方法主要有建立保护区、野生抚育、人工栽培（养殖）及替代品研究开发、加强宣传与法制、等等。

一、建立保护区

动、植物种群数量的消长与自然地理环境有着极为密切的关系，自然环境将直接影响着动、植物的生存与发展。因此，应从保护生态环境入手，注意保护中药资源。中药资源的保护离不开自然资源，应该与生态农业、生态林业、生态畜牧业同步发展，需要当地政府在制定经济和社会发展规划时，兼顾局部与整体、近期与长远利益，合理布局，统筹协调。以森林资源为例，森林能够为许多中药品种资源提供赖以生存的环境条件，如中药刺五加通常生长于阴坡的树林下或林缘，金果榄分布于以石灰岩为主的峰林中，生长在林层繁殖茂盛、林冠郁闭、林下阴湿的地方，天麻喜生林下腐殖质较多的土壤中与密环菌共生等，因此中药资源的品种和数量，在很大程度上取决于森林资源、草原资源的生长环境。

从 1982 年开始，中国药材公司在内蒙区建立野生甘草网围栏保护区约 1.3 万公顷，进行人工护管；1998 年，新疆区投资 3000 多万元，由区医药管理局在阿克苏、巴州、喀什等地区建立 5.3 万公顷野生甘草资源围栏保护基地，实行人工护管，避免了滥采乱挖，保护了甘草资源，逐渐恢复了生态平衡。甘肃省文县在自然保护区外围的 8 个乡建立了野麝保护区；黑龙江省根据当地药用植物分布情况，先后在资源集中、有保护价值的地域建立了防风、龙胆草、柴胡、知母、五味子、芡实等 6 个品种的保护区 36 处，保护面积近 4000 公顷。本着"谁建立、谁保护、谁受益"的原则，采取"划片轮采、边采边育、抚育更新"的措施，基本建成了野生与家种相结合的药材生产基地，既开发利用了资源，又保护发展了资源，起到了保护生态环境的作用。

在保护区内，可实行轮采、合理确定采收方法、采收季节和采收数量等方法使资源得到有效利用。

二、野生抚育

野生抚育就是根据动植物药材生长特性及对生态环境条件的要求，在其原生或相类似的环境中，人为或自然增加种群数量，使其资源量达到能为人们采集利用，并能继续保持群落平衡的一种药材生产方式。它是对种群生长的一种调控手段，最大可能地实现药材产量和品质的最佳结合，同时对物种生态多样性保护起到积极的意义。

野生抚育能够提供近乎无污染、不变性的绿色药材，人力参与少，与普通的农业生产差别大，有效解决了药材采集与资源更新的矛盾；缓解了野生药材供应短缺与需求不断增加的矛盾、药材生产与生态环境保护的矛盾、当前利益与长远利益的矛盾，能较好保护珍稀濒危药材，促进中药资源的可持续利用。中药材野生抚育的基本方式有如下几种。

人工管理　在封禁的基础上，对药材种群施加人为管理及改善对所在生物群落的生长环境，创造有利的生长条件，促进中药材种群的增长和繁殖，如改善五味子的自然光照条件，搭设合理的攀援支架等。

人工补种　在封禁的基础上，根据药材植物的特性，在原有的生态环境中栽种种苗或播种，人为增加药材种群数量。

仿野生栽培　在基本没有野生药材分布的原生环境中或类似环境中，完全采用人工种植的方式增加种群数量，但不采用任何的田间管理。

三、人工栽培（养殖）及替代品研究开发

中药材的需求量增加导致野生中药材资源量减少，同时野生资源的破坏使这种矛盾更加突出。如果不对野生资源进行保护，从长远角度考虑供需矛盾将持续加剧，直至资源枯竭，无药可医；如果对野生中药材资源进行保护无疑会加剧目前供需矛盾，使原本紧缺的药材更加紧缺，而且从长远的角度讲也难以彻底满足临床需要。中药材栽培是一最佳解决办法。通过栽培，规模化生产不仅提高了药材的产量，而且降低生产成本，避免了临床对

第八章

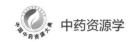

野生药材的依赖，使野生资源得以保护。可以说，中药材栽培（或养殖）是保护野生药材资源最好的解决方法。

麝香、牛黄、犀角、虎骨等濒危动物药材代用品的研究取得成功，既保证了中医临床用药，又有效地保护了珍稀濒危动物资源；刺五加原用药部位是根和根茎，地上茎开发利用，既保证了制药企业的原料需要，又有利于刺五加休养生息，长期开发利用。

四、加强宣传与法制

国家已颁布《中华人民共和国森林法》《中华人民共和国草原管理法》《中华人民共和国植物保护管理条例》《中华人民共和国野生动物保护法》等一系列法律法规，保护生态环境，中药资源的保护要依靠这些法律法规。1989年国家实施天然林保护工程，一些地区减少采伐量，一些地区只育不采，从而加大了森林保护力度，有效的遏制了生态环境恶化，同时也保护和恢复了林区的野生药材资源。

国家中药材主管部门针对野生药材资源紧张的状况，采取了资源管理和商品管理的措施，对国家管理的中药材种类，如甘草、麝香、杜仲、厚朴等以产定销限量收购；禁止虎骨、象皮等药材的贸易，等等。

第九章 ┃ 中药资源调查

中药资源作为一种再生性资源，极易受人为因素及自然力的影响，引起蕴藏量发生变化。自然资源的合理利用首先要求对各种中药资源做出准确的经济评价，弄清中药材的种类、数量、分布及导致量与质变化的原因，做出恰当的综合评价。合理的资源评价体系可以为地区中药材的合理开发利用提供科学的量化依据，对中药产业的规划、建设和管理起总体指导和控制作用。中药资源调查的重要任务就是药用植物生态环境、药用植物生物量和药材储量的调查，调查数据对于充分开发利用和保护中药资源是一个重要的数量指标。但是生态环境非常复杂，加之人为作用，以致至今还缺乏对各种药用资源都适用的蕴藏量调查方法。

第一节　资源调查的准备工作

中药资源调查是一项繁重而艰苦的工作，物资困乏，调查前需要认真准备的工作如下。

一、资料

（1）查阅地方植物志、中草药手册等了解本地区植物区系资料，了解药材的主要分布情况。

（2）了解当地地理情况及资源历史分布概况，自然环境与药材分布产量之间的关系，以及社会发展与药材资源的相关性。

（3）访问有经验的药农、药材收购商，了解当地主要药材的购销种类、数量情况，做到调查工作有的放矢。

（4）了解目标药材的生物学特性、繁殖方式、制约物种分布的主导因子等。

二、标本采集用具

标本夹（包括吸水纸）、铁锹、尺、称量工具、记录本、卫星定位仪、照相机等。

三、野外工作常识

（1）注意森林防火。在防火期内，风干物燥，禁止使用一切明火。

（2）对当地地形有所了解，一旦走失可采用以下方法辨别方向：①根据太阳的方位

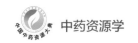

辨别方向；②乔木多分支的一侧为南，少枝一侧为北，且树干南面地衣较多，北面地衣较少；③树墩年轮疏松一侧为南，致密一侧为北；④桦树皮南侧较为光滑，北侧粗糙，有疙瘩或裂纹；⑤蚂蚁窝南坡较陡，北坡较缓。方位辨清后，沿水流向下走，可走出深林。

第二节　药用植物资源调查方法

中药资源调查要把实地调查和走访调查相结合，相互认证，客观评价。实地调查是取得中药资源蕴藏量第一手材料的重要方法，要在充分掌握被调查地区的地形、土壤、气候、植被和农业、林业、牧业等有关资料的基础上进行。访问调查较为方便和全面，但可能存在一定主观性。

一、实地调查

（一）线路调查

对调查地区或区域进行全面概括了解的过程，一般通过在有代表性的调查区中选择地形变化大，植被类型多，植物生长旺盛的地段设置踏查路线，调查地区中药资源的种类、生态环境、多度、植被类型、土壤类型等。这种方法比较粗糙，适宜大面积的药用植物（或动物）产量较小，分布有不均匀的地区。

（二）样地调查

1. 样方的抽样方法

样地调查即在调查范围内按不同方向选择几条具有代表性的线路，沿着线路，在有代表性的区域内选择调查样地，在样地内根据生态环境的不同（包括各种地形、海拔、坡度、坡向等）按一定方式设置正方形或长方形样方，样方的大小可根据调查的目的和对象而定，一般草本植物为1~10平方米，灌木为10~50平方米，乔木为100~10000平方米。

样方的布局也常常会影响调查结果的准确性，常用的抽样调查方法有三种：

主观取样　即在样地内主观地选择有代表性的地块为调查样方。在进行线路调查时，只能作为一般正式样地调查选点使用，这种方法具有较大的偏差，但对野生资源总的供应情况初步了解有一定意义。

系统取样　严格按照一定的规则（方向和距离）确定样方布局，一般是以某一样方为中心点向四周扩大，选取若干样方。系统取样优点是布局均匀，缺点是植物在群落中不规则分布或随机分布会影响调查结果的准确性。

随机取样　大多数药用植物的分布格局是随机型的，其中也涉及到多种生态环境。随机取样具有客观性，获得的数据可用于各种数理统计，但缺点是需要大量样方，工作量很大。

2. 调查内容

在样方内利用样株法或投影盖度法估算出单位面积药材的蕴藏量。在样方内对药用植物的地形、海拔高度、坡向、土壤、覆盖度、伴生植物等生态环境进行记录；对药用植物的种类、株数、高度、多度、频度、盖度（郁密度）、单株产量、繁殖方式及每株鲜重、风干后重量进行测量统计进行记录；对于雌雄异株植物还要对雌雄比例及各自的生态环境进行统计记录。

盖度和郁密度　盖度是指植物对地面的覆盖程度，反映植被的茂密程度和植物进行光合作用面积的大小，是植被或者某个物种的垂直投影占到样方面积的百分比。盖度可以是所有物种的，也可以是群落里某个物种的，是植物群落覆盖地表状况的一个综合量化指标。盖度可分为分盖度（种盖度）、层盖度（种组盖度）和总盖度（群落盖度）。郁密度是指乔木郁闭天空的程度，如果某地树冠盖度为50%，则郁密度为0.5。

繁殖方式　指采用无性繁殖还是有性繁殖。

高度　指所调查植物的生长自然高度，包括生殖枝高（花序、果序等高）和营养枝高。

多度（密度）　是描述群落组成的种中某种个体数量所使用的一个概念，是对物种个体数目多少的一种估测指标。可分为：极少、少、稍多、多、极多等级别。多度的估算具有较大的主观性和经验性，但作为粗略调查具有很大的实用性。

频度　某个物种在调查范围内出现的频率。常按包含该种个体的样方数占全部样方数的百分比来计算，即：频度 = 某物种出现的样方数 / 样方总数 ×100%

单株产量　指一株药用植物资源部位（根、根茎、全草、叶、果实或种子）的平均产量（克 / 株）。

3. 蕴藏量的计算

植物药材蕴藏量调查重点是分布面积和单位面积蕴藏量的测算。分布面积的确定是蕴藏量测算的第一要素。对于一些分布区域比较集中的品种，可采用直接测量法来确定分布面积，这种方法比较易行，误差也较小。对于大多数分布广泛，而又十分零散的种类则采用间接测量法，但要准确计算出某种药用植物在一个地区占有的总面积也绝非易事。目前，尚无一个快速准确的方法，而是采用估算法，了解所调查的药用植物在哪些林型或群落中分布，然后计算这些林型或群落的总面积，即利用大比例植被图、土壤类型图、草场类型图等资料，按照所要调查品种的生态类型来推定分布面积。根据野外样地或样方调查取得的大量原始数据，计算出单位面积的蕴藏量，再按照"蕴藏量 = 分布面积 × 单位面积蕴藏量"的公式，计算出该区域内的总蕴藏量。

单位面积蕴藏量可采用样株法和投影盖度法。样株法是指调查记名样方内药用植物株数和单株药材的平均重量，其乘积即为单位面积上被调查药材的蕴藏量。样株法适用于木本植物（不包括非单株生长的灌木）和大型的或稀疏的草本植物。但对于根茎类药用植

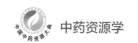

物、丛植的灌木、藤本植物或草本植物（调查种类是群体中占优势的植物），较难分出单株个体，样株法较不实用，宜采用投影盖度法。投影盖度指某一种药用植物在一定的土壤表面所形成覆盖面积的比例，通过调查确定盖度与蕴藏量的关系，估算出样方上植物平均蕴藏量。

药用植物蕴藏量是种群中一个变异很大的数量指标，它受自身的年龄状态、发育情况以及水分、光照、坡向、竞争者等环境因素影响，因此，单位面积蕴藏量也存在较大差异。

由于不同生态环境的温度、水分、光照等条件存在差异，因此中药资源的分布是很不均匀的，在分布区内仅在适宜的环境下才有分布，但分布也是不均匀的。如人参、刺五加在山的南坡无分布，西坡较多；条叶龙胆分布在低洼处，季节性积水地带较多。作为经过多年开发的药材植物，通常已经经历了一定程度的开发，导致资源分布环境地域差异更大，如近村落或容易采挖的地带资源会更少，因此样地调查必须通过大量的样方才能获得可靠的数据，尤其是资源较少的种类更是如此。

二、访问调查

该种方法可结合上述两种方法进行，简单易行。

蕴藏量和产量是正确评价中药资源开发价值的重要因素。只有在明确中药资源种类和质量的基础上摸清资源的蕴藏量和产量，才能有目的、有计划地进行开发利用。多年来，由于对中药资源开发缺乏计划性，以致一些药材的分布范围日趋缩小，蕴藏量减少。20世纪80年代初全国中药材市场供应紧张，脱销品种达100多种，严重影响了人民医疗保健用药的需要，所以，加强对中药资源蕴藏量的调查，正确掌握中国中药资源蕴藏量的现状和变化规律，对于中药资源的开发利用和保护等都有极为重要的意义。

经济量是指药用植物资源在一定时期和区域内具有经济效益的那部分蕴藏量，即可利用蕴藏量。只包括达到采收标准和质量规格要求的那部分量，而不包括幼年的、病株和达不到采收标准和质量规格以及受地势影响未能采挖的那部分量。可以采用下列公式表示：

$$经济量 = 蕴藏量 \times \frac{达到标准而具有经济效益的产量}{蕴藏量}$$

"最大持续产量"是保证在采收某种药用植物资源时，仍能保持其原有资源量，并能正常自然更新时所允许采收的最大产量。年允采量指在一年内允许采收的量，即不影响其自然更新和保证永续利用的采收量。它是作为药用植物资源调查时，通过研究提出可采收的生产数量，是指导人们采收野生药材的一个量化指标。在原有生态环境不被破坏的情况下，如果每年实际野生采挖量少于年允收量，野生资源数量就会基本不变；如果每年实际野生采挖量超出年允收量，资源就会减少。但是，新中国成立后我国中药需求量不断增加，绝大多数野生药材资源均为过度利用。

很多植物并非是无限生长的，它们同动物一样，也会经历出生、生长、开花结实、衰老、死亡的过程，往往具有一定的生命周期。如龙胆、细辛、威灵仙等药材具有一根茎，通常在 1~7 年内，随着生长年限的增加，不定根由下而上，不断生出，数量不断增加，但是主根和不定根的寿命只有 7~9 年左右，此后在根茎上端根茎不断生出，下端老根不断死亡，根的数量趋于平衡。刺五加在自然条件下主要地下根茎向四周扩展，通过无性繁殖的方式扩大种群数量，但一般在 11~13 年后老的植株进入死亡高峰。防风为一稔植物，一旦结实以后便因营养枯竭而死亡，在营养匮乏地带，其生长周期通常为 8~10 年，而营养充足的条件下一般第 2~3 年就完成整个生命周期，因此植物的生长周期通常与具体环境有着密切的关系，要因地制宜，具体分析。同样药材的年允收量与植物生长周期也密切相关。

年允收量的计算方法通常有三种：

（1）年允收量计算的关键是其更新周期。只有了解更新周期，才能准确地计算年允收量。波里索娃（Н А Борисова）提出了年允收量公式如下：

$$年允收量 = 经济量 \times \frac{可采收年限}{可采收年限 + 植物的更新周期}$$

例如：经过调查某地区甘草的经济量为 6000 千克，对于根类药材采收年限通常为 1 年，更新周期为 5 年，则年允收量为 1000 千克。

除叶、花、果实、种子等植物药材可连年收获外，大部分品种为一次性收获，可采收年限通常为 1 年。

（2）更新周期主要通过更新调查获得。由于对绝大多数野生药用植物更新周期尚未进行调查，因此可以使用下列公式计算：

年允收量 = 经济量 × 比率。

比率值的经验数据　茎叶类药材为 0.3~0.4，根和根茎类为 0.1，花果类为 0.5。

（3）年允收量也可采用下列公式计算：

年允收量 = 药材蕴藏量 / 采收周期。

上述公式中，允收量可通过走访，在调查地区访问实践经验丰富的药农、药工，特别是药材收购人员等，了解重点药材购销情况，分析研究药材的历史资料和数据，结合植物的生物学特性进行分析估算，因此，可以通过计算得到经济量。通过野外实际调查，可获得经济量与蕴藏量的关系，从而可以间接获得野生药材的蕴藏量。

第三节　药用动物资源调查方法

野生动物不像植物那样固定生长在同一个地点，而通常是在一个较大的区域进

113

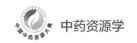
行活动。在不同的温度、光照等条件下也会使其栖居于不同的环境中，此外动物还有保护色、昼伏夜出、逃避行为，等等。如蛇类在温度过高或过低时常会躲入洞穴，不同蛇的颜色常与其栖息场地的周围颜色相近，有些蛇遇周围震动、声音也会慢慢隐蔽躲开，这时很难对某一区域内的种群数量进行准确地统计，特别是具有逃避行为的哺乳动物和鸟类。所以，调查动物资源的数量只能是一个估计值，而且具有较强的时间性。

目前世界上关于野生动物数量的研究方法多种多样，但从总体和原理上加以归纳，不外乎绝对数量调查方法和相对数量调查方法两大类：

一、绝对数量调查方法

绝对数量调查方法是准确计数野生动物在某一特定时间和地点的数量。目前国外常利用卫星拍摄技术和航空摄影技术对野生动物的数量进行调查；或是用直升飞机从空中计数地面动物的数量。绝对数量调查法耗费人力、财力较大，且仅适用于较为开阔的海滩、沙漠、草原沼泽地和裸地生境的较为大型的动物统计，对于栖息于森林中动物的数量统计局限性很大，也难做到绝对准确。绝对数量调查常用方法主要有以下几种。

1. 航天遥感条带动物数量调查法

此法是利用人造卫星在宇宙空间将地球上大范围地区野生动物的电磁波信号记录下来，或利用飞机运载传感器从空中对野生动物进行拍摄，经加工处理监测野生动物的数量变化。

2. 人工直接计数法

由人工直接在野外对所见动物进行计数。人工直接计数法又可分为诱捕计数法，即用可见捕具（盒、箱、网）和隐蔽捕具（猎夹、地坑、索套）有计划地对动物进行诱捕计数；还有区段计数法、哄赶计数法、足迹计数法、样带驱赶计数法和平行线驱赶计数法等。

二、相对数量调查方法

药用动物分类复杂、种类繁多，生活习性多样，最主要是空间变化较大，大多数的野生动物栖息于人迹罕至的崇山峻岭和复杂的大森林中，野生动物的嗅觉和听觉非常敏锐，活动迅速而机警，且多在夜间或晨昏活动。因此为资源调查带来较大的困难，也很难采用统一的方法进行调查。依据调查对象，有不同的调查方法。如鱼类以捕捞量进行统计或以卵数进行统计和利用标志放流进行统计；对两栖类可用固定水域抱配对数统计法、路线统计法和捕尽法等；对鸟类可采用样方统计法、路线统计法、样点统计法和频率指数估计法；对兽类则主要用诱捕、直接计数和多度间接估计等。

相对数量调查方法是采用某种方法来推算某时某地野生动物数量的方法。相对数量调查方法又可分为直接相对数量法和间接相对数量法两种。直接相对数量法是以动物本身为调查对象的方法；间接相对数量法的调查对象非动物本身，而是通过一些与动物相关的标志，如巢穴、足迹、粪便和食物残渣等来调查动物数量的方法。实际工作中往往两种方法并用。通常在大面积调查中只可能调查总面积的一部分（调查的面积不得少于栖息面积的 10%），经数理统计估算动物数量。相对数量调查常用的方法主要有以下几种。

1. 路线法

又称样带法，它是在一定的路线（或样带）上统计野生动物数量的方法。对于体形大，分布范围广的动物，样带调查大大优于样方调查，样带对总体的代表性常优于同样面积的样方。由于样方调查法受动物可见率、野外通视条件、调查行动对动物的惊扰作用等多种原因影响，对鸟类、哺乳类动物较不适用，但对于土壤动物调查是可行的方法。而样带有穿过各种生境的特点，设置比较容易，对于象航空调查这一类的调查而言，在我国也许样带法是惟一可行的抽样方法。

这种方法操作简单、受地形影响小，是我国目前进行动物数量调查时使用得最多的方法。路线法采用随机抽样的方法，在调查区域选定若干条路线（不少于 5 条），路线的长度和宽度可以是固定的，也可以是变化的。此方法现已成为动物数量调查的经典方法之一。基本路线法实际上也是一种样方统计法，只不过样方不是方形而是带状。此法的原理简单的说就是先求出样带（样本）的密度（观测值），再求出样带的平均密度（样本平均值），以平均密度作为被调查动物总体密度的均值，推算出总的数量。可分为 4 步进行：①求样带密度；②求样带密度平均值；③估计总体密度；④推算调查总数。

由于地形条件限制了样带宽度的设定，又受动物特性的影响，许多动物在样带中难以看到，因此在实际调查中又产生了很多变形的路线法。如：实体观测垂距法、截线法、活动痕迹推算路线法、足迹遇见率推算法等。

2. 样地法

估计动物种群密度最基本的方法是在种群分布范围内抽取若干小区构成随机样本，在每一小区内计数动物，然后以各小区的动物平均计数值作为种群密度估计量。

样方是最基本的一种小区，一般说来，小区可以是方形的，这就是样方概念，但也可以是矩形的、圆形的，视具体野外条件和需要而定。

若各小区上的动物计数值为 X_1、X_2、X_3……X_n，则可用下式估计动物密度：

$$\overline{X} \pm ta\frac{S}{\sqrt{n}}$$

其中 $\overline{X}$ 为各小区单位面积上动物数量的均值，S 为相应的标准差，ta 通查正态分布表或 t 分布表获得，但 n 不够大时要求动物在诸小区上的分布近于正态，（在已知动物分布量的泊松分布时可将 S 用 X 代替）这种估计方式大家是熟悉的。

115

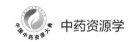

3. 标志重捕法

随机捕捉所研究种群中的部分个体，经标志后放回野外，第 1 次标志的动物记为 M_1，被标志个体放回种群经过一定时间后，再次随机捕捉种群中的部分动物记为 N_1。第 2 次捕捉到的动物中会有一些已经被标记过的动物，记为 M_2，用第 2 次捕捉到的个体中被标记过的个体所占的比例来代表所有被捕捉个体在种群中所占的比例，即 $M_2 : N_1 = M_1 : (N-N_1)$。由式 $N = N_1 \cdot (M_1 + M_2) : M_2$ 推算出种群的数量。近年来此法已发展了采用多次标志，多次重捕的方法，使动物数量调查的准确性大大提高。

4. 相关比率变化法

通过捕捉一个种群中的部分个体，导致该种群内相关的比率如性比、年龄比等的变化来估算动物种群的数量。该方法通常用于狩猎动物的数量调查，也可用于采用日夹法进行小哺乳动物的数量调查。

5. 哄赶法和围赶法

哄赶法和围赶法实质上是一种样方法，此法较为原始，且仅适用于对大型动物的调查。哄赶法和围赶法花费人力物力较大，现仅在确定换算系数时使用。

6. 活动踪迹统计法

对于一些在发情季节常发出规律性吼叫声的动物，如对鹿科动物和一些雉科鸟类的数量调查，可用此法。但进行估算时要注意发出叫声的性成熟雄性动物与种群内其他动物的性比和年龄组成。如通过鸟叫计数、足迹计数和粪堆计数等记录下来，再通过计算，估计动物数目，其中以粪堆技术较为常用。一定时间内动物粪便的积累与群体密度有关。如大脚鹿每 24 小时排出 13 堆粪便，在一定区域的粪便数量可按每天排 13 堆粪便进行统计。

7. 水禽直数法

水禽大多为集群活动，有时一个集群可包括几种不同的鸟类。对于它们的数量调查，通常采用①目数法；②目估法；③分格计数法。

8. 走访调查

通过走访猎人、药材收购部门的年捕猎量或收购量以及所调查动物的资源变化情况，从这些数据中进行具体分析，估计野生种群的数量及变化动态。

第四节　新技术在中药资源调查中的应用

"3S" 技术是遥感技术（Remote sensing，RS）、地理信息系统（Geography information systems，GIS）和全球定位系统（Global positioning systems，GPS）的统称，是空间技术、

传感器技术、卫星定位、导航技术、计算机技术、通讯技术的结合，多学科高度集成的对空间信息进行采集、处理、管理、分析、表达、传播和应用的现代信息技术。"3S"技术在中药资源的调查，实时动态监控，面积、产量估测，病虫害监测方面应用前景广阔。对中药资源动态监测等领域新技术的应用可更好的发挥作用。

一、遥感技术及应用

遥感是指从远距离、高空，以至外层空间的平台上，利用可见光、红光、微波等探测仪器，根据植物不同生长期的光谱特征以及其他特性，选择合适的时间，合适波段的航天遥感或航空遥感资料，通过摄影或扫描、信息感应、传输或处理，对地面实况资料补充修正，从而识别地面物质的性质和运动状态的现代化技术系统。产量或蕴藏量调查是资源定量调查的重要目标，运用遥感技术对人参种植区域的人参种植面积进行调查，对研究区人参进行了面积测算和估产。以遥感技术计算出甘草分布的面积和蕴藏量，判读精度高于90%。

利用地面遥感资料，通过对不同生长期目标植物的野外光谱测定，建立光谱资料与该植物产量间的相互关系，然后利用地面遥感资料与空间遥感资料之间的特定关系，估测出单位面积产量，结合遥感资料所提取的面积，相乘得到总的产量。

二、地理信息系统（GIS）

地理信息系统是以地理空间数据库为基础，在计算机软、硬件的支持下，对有关空间数据按地理坐标或空间位置进行预处理、输入、存储、检索、运算、分析、显示、更新和提供应用、研究，并处理各种空间关系的技术系统，分析局部的生态环境，进行生态环境如土地适宜性，最佳生境的评价。该辅助方法可确定某种药材的适宜分布区域，结合样地调查确定药材的蕴藏量。

三、全球定位系统及应用

全球定位系统（GPS）是以人造卫星组网为基础的无线电导航系统。它通过 GPS 接收机接收来自 6 条轨道上的 24 颗 GPS 卫星组成的卫星网发射的载波，来实现全球实时定位。

第十章 | 我国中药资源产区的划分

第十章

我国幅员辽阔，地形复杂，气候多样，孕育着无比丰富的中药资源。中药及其自然资源横亘于有机界与无机界，跻居于动、植、矿物界和人工制造之间。中药生产与中药资源具有强烈的地域性与继承性。运用生态学观点，以道地药材为主体开展中药区域特征研究，以研究生态与社会经济相结合的方法对中药资源品种适宜区进行分析，合理分区划片，揭示了中药生产与中药资源的地域分异规律，以分区划片手段，研究不同地区或区域的优质增产，并在对区域差异性与相似性深入认识基础上，区别差异性，归纳相似性，以形成符合客观发展规律的区域划分体系，从而达到因地制宜地发展生产、护育与开发资源之目的。

第一节 中药材区划的意义

植物药、动物药的生产离不开具体的生态环境，适宜的生态环境不仅是药材资源量的保证，也是药材质量的保证，因此中药资源不可避免地与产地质量形成牢固的关系。确定良好的生态环境和产区是中药资源高效开发的基础工作。

一、中药农业区划的必要性

农业区划是在农业资源调查的基础上，根据各地不同的自然条件与社会经济条件、农业资源和农业生产特点，按照区内相似性与区间差异性和保持一定行政区界完整性的原则，把全国或一定地域范围划分为若干不同类型和等级的农业区域，并分析研究各农业区的农业生产条件、特点、布局现状和存在的问题，指明各农业区的生产发展方向及其建设途径。农业区划既是对农业空间分布的一种科学分类方法，又是实现农业合理布局和制定农业发展规划的科学手段和依据，是科学地指导农业生产，实现农业现代化的基础工作。农业区划的目的和任务就是因地制宜，发挥自然资源优势，划分为若干农业区，合理配置布局，发展农林牧副渔各业，使其得到科学、协调、全面发展，取得最佳的经济社会与生态效益。借鉴世界及我国农业区划，促进中药资源产业的发展也需要挖掘我国不同区域的自然优势，因地制宜发展扩张相关中药材种类，既可节约经费，避免浪费，又能达到有效保护中药资源的目的。

（一）中药材栽培区划是历史发展的必然趋势

农业区域的形成，不仅是生物对环境的适生要求，也是历经不同的社会经济发展阶段，长期劳动地域分工的结果。一个地区发展什么样的农业，怎样安排农业各部门和各种作物，达到多大规模，采取何种经营方式，往往要取决于一定时期的国民经济需要，以及农业的生产水平。从农业自给性生产到发达的商品性专业化、现代化生产，要有一个长期的发展过程。因此，一个较大地区为了充分开发利用当地的自然和经济资源，就要因地制宜，扬长避短，分类指导，合理布局，分级实施，从而避免农业生产的盲目性。在适宜区域内生产的中药材就会表现出明显的产量优势或质量优势，这种优势在当今发达社会环境条件很容易发挥出来，特别是交通运输的发展促进了商品的流通，为中药材生产区划奠定了重要的物质基础。古代的运输工具通常为牛车、马车，道路不畅，药材的异地运输不足，也无形增加了成本，中药材生产的地域优势难以充分展现；20 世纪初，铁路、公路等机动车开始使用，并不断普及，但运力仍十分有限；进入 21 世纪初，四通八达的交通网络已经形成，运输成本大大降低，加快商品流通，使局部地域产品更快、更经济运输到异地，在这种情况下，农产品生产的适宜性区划的优势凸现出来。

回顾新中国成立后地理学的发展，可发现以下的基本轨迹：资源考察阶段→自然区划阶段→农业区划阶段→经济区划阶段。对于高效益中药材栽培生产，还需要进一步完善农业区划，用经济手段加以规范或指导，将适宜区域又分为若干区域，优中选优，实现高产和优质。

（二）中药栽培区划是合理开发应用中药资源和统筹中药材生产的基础

在中药资源调查研究基础上，通过正确评价影响中药生产与中药资源开发护育的自然条件及社会经济条件，揭示中药生产与中药资源的地域分异规律，明确各区域的优劣势及其区域特征，为因地制宜地调整中药生产结构和布局，正确选建优质药材商品基地，科学指导中药生产与区域开发，逐步实现资源合理配置，实现区域化与专业化提供了依据。中药区划能够强化中药品种质量意识与生态意识的相关性，强化"因地制宜，适地适种"观念。总体布局上药材栽培养殖开发以道地药材产区为主，野生药材开发护育应切实提高资源转化率和建立资源保护区。

中药区划有利于按市场机制配置中药生产与流通、市场预测、分类指导及分级实施，以更好地按照自然规律与经济规律办事，增添与丰富了中药学科的科学内涵。同时，通过中药区划，可以更加了解各区域的中药生产与中药资源特色，更加丰富了道地药材的科学内涵，以生态学与社会经济相结合的方法深入研究道地药材和中药品种，既增强了中药资

第十章

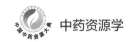

源永续利用的责任感,也丰富与发展了中药品种新理论,更利于提高中药产业的科技水平。

(三)中药材栽培区划是中药材商品的特性需要

中药材栽培既要重质量也要重产量,二者不可偏袒。一种有名的道地药材,其经济效益显著,无论搞基地生产还是各地竞相引种,都存在质量控制和经济合理性的问题。道地药材经济学就是在认同质量的基础上研究经济合理性。中药材与传统农作物不同,其价值通常依靠含量较低的次生代谢产物来实现,其含量受环境影响较大,因此不同产地环境条件下的药材质量具有明显的差异,这一点古今均有明确地认识,近些年来对产地环境和药材质量形成的机制进行了较多的研究和探讨,但是中药材的生产仍需最适宜环境的特定产区来实现。我国 2003 年颁布实施的"中药材生产质量管理规范(GAP)"的核心就是质量,因此,中药材栽培区划是保证中药材质量的一项根本措施,中药材栽培区划的意义远远高于传统农业生产区划。

(四)中药材栽培区划对中药材合理开发护育和引种栽培提供指导作用

中药资源减少时,在分布范围内通常进行大范围栽培,特别是对于分布范围相对较广的药材更是如此,结果导致不同产区药材产量或药材质量的差异,在市场竞争的条件下,低产或劣质中药材难以取得较好的经济效益,甚至对农民造成很大的经济损失,导致栽培面积减少或不再生产,因此,不同产区的生产效率是不同的。我国历史上道地药材产区的形成基本上是遵循"优胜劣汰、择优而立、道地自成"的规律而形成,需要不断地实践,经过漫长历史被实践所证明。根据中药材主产区的形成规律,优化栽培生产区域,根据当地自然条件和经济状况确定适宜的栽培品种,可减少中药材生产的盲目性。

中药区划充分体现了中药生产与中药资源的地域分异规律、道地药材与道地产区特色,是指导中药生产与中药资源开发护育的基础工作。针对行业发展对中药材品质提升和生产的需求,中药材农业生产对中药区划工作提出了新的要求。结合第四次全国中药资源普查(试点)工作,在中国中医科学院中药资源中心前期工作的基础上,中国医学科学院药用植物研究所、中国测绘科学研究院等 20 多家单位,先后开展了马尾松、头花蓼、白术、太子参、羌活、桃儿七、肉苁蓉、冬虫夏草、当归、薄荷、黄连、秦艽、栀子、山豆根、川贝母、甘草、枸杞、五味子、红花、黄精、罗汉果、连翘、厚朴、三七、砂仁、大叶钩藤、姜黄、沉香、地黄等 30 多种药材的品质和生产区划研究。中药材生产受自然生态环境因素、社会经济因素的交互影响,表现出强烈的地域性。中药材生产相关工作的开展,需要把具体事情落实到地理空间上,进行中药区划研究可以辅助确定具体空间范围,指导中药资源保护利用相关基地、保护区和示范区具体位置的选址和空间布局。通过开展区划研究,有助于因地制宜地指导和规划中药材生产实践,明确中药材区域间的差异性和分布规律等,了解和掌握区域内中药材生产中面临的困难、存在的问题和发展潜力,确定中药材产业发展的方向和途径。中药材品质区划和生产区划的开展，是因地制宜地调整中药生产结构和布局，正确选建优质药材原料基地，科学指导中药生产与区域开发的需要，有助于充分发挥各区域资源、经济及技术等优势，实现资源合理配置、区域化与专业化生产，促进决策者从经验决策转变为科学决策，为区域间发展中药材的栽培和生产提供科学依据。

二、栽培中药农业区划注意的问题

适宜的栽培区域与野生分布区并不一定完全重合，栽培适宜区的选择是发展中药材生产重要环节。栽培中药农业区划还应注意以下问题：

（一）栽培药材生产区域扩大

生物的存在和繁殖依赖于各种生态因子的综合作用，其中许多限制因子对植物的分布是具有阶段性的，仅在生物生长发育的不同阶段有影响，在栽培过程的人为调控下可使原有的分布区进一步扩大或提高药材产量，主要体现以下几方面：

（1）温度　菘蓝主产河北安国、江苏南通、浙江等地，在我国北方的黑龙江省多数情况下不能越冬，从而不能结实，而菘蓝药用部位的根（板蓝根）和叶（大青叶）均来自一年生植物，因此作为药材生产，栽培范围远远超于野生分布范围。植物夜间适当低温可使呼吸作用减弱，光合产物消耗减少，净积累增多而提高产量，这在根类药用植物中尤为突出。在森林生态系统内，昼夜变化幅度较大，产量也会较高，平原地区则相反。根据这一理论，对于栽培药用植物，特别是根类药用植物来说，改变栽培环境，昼夜温差大的山区可能会具有更大的高产潜力。

（2）光照　有些草本阳性植物对温度、土壤、水分要求不严格，但对光照要求严格，如防风、知母等生长在光照充足的平原地区，林区几乎没有野生分布，但栽培改善了光照，在山区种植也表现很好的生长能力。

（3）水分　一些植物在较好的生态环境中反而由于存在种间的相互竞争而不能很好生存或不能生存，通过长期不断变异而适应特殊环境，使其占有某一特殊的生态位，如耐干旱、耐瘠薄的甘草、防风等。但是也应该强调一点，耐旱不是喜旱、耐瘠薄不是喜瘠薄，在栽培条件下土壤持水量和肥料的增加更有利于植物的生长和产量的增加。龙胆种子千粒重仅为30毫克左右，一个月的根系长度也仅仅1厘米左右，因此要求长期湿润的条件，所以在东北地区的野生资源只能分布在保水较好的黑土或草甸黑钙土中，但通过人工育苗移栽，在砂质土壤中也能很健壮生长，栽培区域明显扩大。

（4）土壤　在强碱性土壤中钠、钾、钙、镁等元素含量较高，植物通过主动吸收的上述各种元素需要细胞膜被动排除，消耗大量能量，使光合产物不能积累或积累很少，而且强碱性土壤易引起铁、硼、铜、锰、锌等元素的短缺，所以北方分布在微酸性土壤（山区）中的植物通常不能在碱性土壤（平原地区）种植；在 pH 6~7 的微酸条件下，土壤养

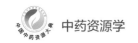

分有效性最高，仅磷、钙、镁等大、中量元素的相对短缺，一般不会造成严重的缺乏，在碱性条件分布的植物也基本能够在该土壤中生存。

（二）药材质量和产量形成的环境因子的异质性

每种植物对温度、光照、水分等均有一个耐受范围，因此每个生态因子的改变都可能影响植物的分布，但是在一定空间分布区域内，不同的生态因子产生的效应也是有差异的，在东南西北不同方向分布边缘影响生长和发育的生态因子是多种多样的，最终决定物种分布或产量。还有一些生态因子影响植物的次生代谢，从而影响药材的质量。然而，影响物种分布和药材质量的这两类生态因子可能是不同的，如刺五加种子的生理后熟需要长时间的低温，南部分布边缘受最低温度限制，在产区内或经度分布的主要生态因子为持续的低温和水分，而影响刺五加药材质量的生态因子为年降水量、七月最高气温、坡向、纬度；淫羊藿需要生长在于阴湿山区，而影响淫羊藿药材质量的因子是土壤 pH，因此，扩大产区与药材质量之间没有必然联系。

许许多多的药材的质量与药材产地的环境有关，现代大量的研究也证明非适宜条件下有助于药材的质量形成，因此，扩大的产区也具有生产优质药材的可能性。通过栽培技术，改变某些生态因子的限制作用，扩大产区导致产量和质量之间的矛盾的表现未必突出。如元胡的原植物产于东北等地，但在浙江栽培多年后，形成了其栽培生产的道地产区，成为著名道地药材"浙八味"之一。近年来陕西试种成功，产量和质量与浙江基本相同，现在陕西汉中的生产量和种植发展面积已经超过了浙江。

（三）栽培的药材质量具有较大的可塑性

影响药材产量和质量的环境是一个较广泛的概念，包括自然的环境和人为的环境两大类。自然环境包括温度、土壤条件、日照长度等，这种宏观的生态环境人们很难进行干预。人为的生长环境包括中耕、灌溉、施肥、调光等生产技术对药材生长环境的影响，在栽培的条件下，这些可塑的环境均可以进行人为干预。植物生长所需要的大量营养元素氮、磷、钾和微量元素的使用以及灌溉、中耕等生产技术对药材质量的影响已有很多报道。通过育种、强化生境、改变生产技术等措施均可改变药材的质量，以"道地"为基础的定向栽培，"有效成分"为目标的定向培育是栽培发展的具有较为广阔的前景。

生态学有两个重点研究方向：一个是宏观，一个是微观。中药资源生态学是生态学的一部分，对生态环境、生态因子等宏观方面的研究已经进行了较为深入的研究，也应重视微观的研究和发展，从分子生药学的角度阐明药材质量形成的机制，阐明宏观生态与植物体内微观代谢的本质，通过人为干预，启动相关基因表达、调节细胞信号传导、修饰蛋白结构、直接或间接作用于转录子等途径调节植物次生代谢，提高药材的质量。在较适宜的环境条件下，可使植物生长旺盛，获得较高的产量。产量的形成是一个漫长的过程，而很多药用成分是植物对环境胁迫的应答，形成较快，是一个短期的过程。在产量的基础上进行调控，从理论分析可实现高产和优质的兼得，促进栽培产业发展。

（四）野生药材与栽培的区划不同

中药材多数为多年生植物，其个体生物量或资源蕴藏量是自然条件长期作用的结果。野生药材主产区的形成主要是由蕴藏量决定的。在物种适宜生长区域内，个体生长较快，个体生物量和地区蕴藏量增长较快。在次适宜地区内，个体虽然生长较慢，但经过多年生长积累后，野生资源仍会具有较大的蕴藏量，该地区仍然会成为野生资源的主要产区。而对于栽培药材来说，更注重经济效益，其栽培药材主产区的形成因素不仅要有量，而且还需要短的生产周期，即年产出量决定的，因此，野生药材的主产区可能存在多个地方，分布范围较广，而栽培药材主产区可能仅局限在一个较小的范围内。所以，中药材野生主产区与栽培主产区是不同的。

在次适宜地区成为野生药材主产区，要求该地必须有较大的分布区域，否则易于采挖过量造成资源枯竭，其次还必须要合理适度开发，做到资源可持续发展。

第二节　中药资源区划

伴随中药栽培产业的兴起，中药材栽培区划也得到了不断地发展。中药区划要综合考虑中药资源量，也要考虑中药的质量和地区经济发展状况。新中国成立后，我国中药资源区划研究取得了较大进展。

一、中药资源区划的类型

由于研究对象、目的和方法等差异，中药区划可划分为不同的类型。就单味药而言，区划工作主要关注中药材的分布、数量和品质等。现阶段对单味药的区划类型主要有分布区划、生长区划、品质区划和生产区划四种类型。

1. 分布区划

主要研究中药基原的空间分布区域范围和差异性规律，这种差异规律主要是物种自身的遗传特性引起的。

2. 生长区划

主要研究区域之间中药材生长指标的差异性分布规律，对野生资源的研究偏重自然生态环境的影响，对栽培药材的研究需同时考虑自然和社会因素的影响。

3. 品质区划

主要研究区域之间中药材药用价值的差异性分布规律，主要依据临床应用和要求。

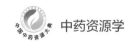

4. 生产区划

主要研究区域之间中药材生长能力的差异性分布规律，需要在分布、生长和品质区划的基础上，综合考虑药材自身、临床应用和生产等方面的因素。

各种类型的区划工作，都需要建立在充分调查的基础上，有大量详实本地数据支撑的区划结果才能客观地反映出区域之间的差异性和规律性，分布区划、生长区划、品质区划和生产区划调查工作量、区划所需数量和工作量依次增加。

二、我国第三次中药资源普查对中药资源区划

我国第三次中药资源普查，将中药资源划分为东北区、华北区、华东区、西南区、华南区、内蒙古区、西北区、青藏区以及海洋区等9个中药区，28个二级区。该区划的主体对象为地理区域，根据不同区域的自然条件进行区划，揭示区域的药材种类。

1. 东北寒温带、中温带野生、家生中药区

（1）大兴安岭北部山地　主要药用植物有赤芍、满山红（兴安杜鹃）、龙胆（包括龙胆、条叶龙胆和三花龙胆）、北苍术、防风、远志、升麻（兴安升麻、大三叶升麻）、紫菀、山丹百合、一轮贝母及金莲花等。

（2）东部山地　本区药用植物有人参、五味子、刺五加、平贝母、党参、辽细辛、穿龙薯蓣（穿山龙）、关黄柏、膜荚黄芪、山楂、龙牙楤木、威灵仙、龙胆、贯众、木贼、关苍术、升麻、白鲜、草乌、槲寄生、败酱、紫菀、东北天南星、藜芦、延胡索、玉竹、轮叶百合和野刺玫等。

（3）中部平原　本区主要药材有防风、狭叶柴胡、甘草、黄芩、桔梗、条叶龙胆、知母、远志、苦参、白头翁、朝鲜白头翁、狼毒、罗布麻、蒺藜、威灵仙（棉团铁线莲）、地榆、仙鹤草、透骨草（野豌豆）、米口袋、茵陈、蒲公英、马勃等。野生药用动物种类不多。

2. 华北暖温带家生、野生中药区

（1）辽东、山东低山丘陵　药用植物有细辛、龙胆、北五味子、铁线莲、半夏、东北天南星、穿龙薯蓣、菝葜、瓜蒌、紫草、丹参、瞿麦、北柴胡、败酱、忍冬及濒临黄海、渤海沿海地带滩涂和近海盐碱地上分布的单叶蔓荆、北沙参、罗布麻、旋覆花、柽柳和杠柳等。

（2）华北平原和冀北山地　平原包括山麓平原、低平原和滨海平原三部分，种植药材历史悠久。河南的四大怀药（地黄、山药、牛膝和菊花）、红花、山茱萸、禹白附、禹白芷、款冬花、茯苓、补骨脂、紫苏、金银花等；河北的紫菀、薏苡、祁白芷、板蓝根、甜杏仁、枸杞子、苦杏仁、槐米、红花、北沙参、知母、黄芩、麻黄、升麻、柴胡、酸枣仁、远志及祁州漏芦等，很多种在国内外享有盛誉。冀北山地药用植物主要为麻黄、黄芪、防风、黄芩、甘草、地榆、柴胡、苦参、玉竹、知母、藁本、秦艽、升麻和北苍术等

等；动物性药材中驴皮阿胶和牛黄最为著名。本区产矿物药材 30 多种，主要有赭石、滑石、硫黄、浮石等。

（3）黄土高原　分布有甘草、木贼麻黄、中麻黄、苦参、北柴胡、宁夏枸杞、银柴胡、款冬、远志、瓜子金、柽柳、蒙古黄芪、紫菀、扁茎黄芪、蒺藜、天仙子等，在黄土高原沟壑区，药用植物主要有侧柏、地榆、仙鹤草、山杏、皂荚、棉团铁线莲、大黄、胡芦巴、苦参、沙棘、酸枣、连翘、秦艽、淫羊藿、桔梗、党参、北苍术、款冬、知母、半夏、地黄、甘遂、京大戟、忍冬、小唐松草和射干等。药用动物主要有麝、鹿、复齿鼯鼠、土鳖、刺猬、蜈蚣、斑蝥、虻虫、蜂和蝉等；矿物药材有龙骨、赭石、朴硝、阳起石、云母石等。

3. 华东亚热带、中亚热带家生、野生中药区

（1）长江中下游平原　主要野生植物药有土茯苓、益母草、明党参、葛根、虎杖、夏枯草、白花前胡、乌药、野菊花、地榆、茵陈、淡竹叶、何首乌、女贞子、南沙参、百部、瓜蒌、桔梗、丹参、牛蒡子、荆芥、淫羊藿、白前、白花蛇舌草、玉竹、夏天无、太子参、鸡血藤、白药子、射干、艾叶、积雪草等草本类，樟树、女贞、冬青、枸骨、枫香、梧桐、合欢、乌梅、南酸枣等乔木类，以及覆盆子、金樱子等灌木类。栽培药材有杜仲、厚朴、山茱萸、半夏、板蓝根、红花、补骨脂、桔梗等。动物性药材有珍珠、蟾酥、地龙、刺猬皮、土鳖虫、鳖甲、龟甲、僵蚕、蝉蜕、水蛭、蜈蚣、牡蛎、蝼蛄和守宫（壁虎）等；山区有蕲蛇、乌梢蛇、白花蛇、猴、鹿、熊及灵猫等动物。矿物药种类不多，主要有萤石、磁石、滑石、紫石英、秋石等。

（2）江南山地丘陵　主要中药材有盛产浙江的浙贝母、麦冬、玄参、白术、白芍、菊花、延胡索、温郁金（习称"浙八味"）；盛产安徽的白芍、菊花、茯苓、牡丹皮（四大皖药）及霍山石斛、宣城木瓜等；盛产江苏的茅苍术、苏薄荷等；盛产福建的泽泻、厚朴、木瓜、黄栀子、黄精、土茯苓等；盛产江西的枳壳、枳实、鸡血藤、荆芥、车前子、茵陈、陈皮、香薷等；盛产湖南的牡丹皮、吴茱萸、莲子、玉竹、黄精、五倍子、金果榄等；盛产湖北的黄连、茯苓、独活、厚朴、木瓜、射干、莲子及蒲黄等。动物性药材主要有蕲蛇、白花蛇、乌梢蛇、蜈蚣、桑螵蛸、蝉蜕、鹿茸、土鳖虫、龟甲、鳖甲、蟾酥、珍珠母、刺猬皮、蚯蚓、蝙蝠、蚂蟥等。药用矿物以雄黄、朱砂、信石、石燕等最为著名，还有自然铜、磁石、石膏、云母石、钟乳石、鹅管石、滑石、炉甘石等。

（3）南岭山地　本区的药用植物种类繁多，代表性的药用植物有钩藤、红大戟、连州黄精、金毛狗脊、巴戟天、五倍子、山姜、独活（重齿毛当归）、槲蕨、广防己、金果榄、毛冬青、广金钱草、越南槐、鸡血藤、两面针、巴豆、使君子、马蓝、巴戟天、罗汉果等；引种栽培的中药材主要有厚朴、乌梅、栀子、穿心莲、郁金、姜黄、莪术、茯苓、白术、泽泻、白芍、黄柏、夏天无以及广西北部（石灰岩山地）的地枫皮、广豆根、千年健、苦楝、木蝴蝶等。野生药用动物资源丰富，有华南虎、梅花鹿、穿山甲、林麝、水鹿；三

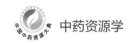

类保护动物的有獐等，此外，还有蕲蛇、白花蛇、蛤蚧、蝎、蜈蚣、地龙，土鳖虫、斑蝥等也可供药用。药用矿物有白石英、禹粮石等。

4. 西南北亚热带、中亚热带野生、家生中药区

（1）秦巴山地　药材有党参、当归、地黄、黄芪、贝母、茯苓、黄连、杜仲、天麻、白芍、菊花、牛膝，山茱萸、枸杞子、大黄、药用大黄、红毛五加、九节菖蒲、枇杷、山豆根、密蒙花、金樱子、武当玉兰、女贞、银杏、杜仲、黄柏、厚朴、半枝莲、乌头、拳参、川牛膝、独角莲、华细辛、秦艽、北柴胡、百合、甘肃贝母、川贝母、常山、鸡血藤、钩藤、凌霄花、青牛胆、华钩藤、木通、三叶木通、大血藤、南五味子、绞股蓝等。民间草药种类丰富，多为本区的代表种和特有种，如桃儿七、红毛七等。本区的栽培药材主要有当归、天麻、杜仲、独活、连翘、黄连、党参、红芪、大黄、厚朴、吴茱萸、云木香、川贝母、附子、山茱萸及栀子等。药用动物种类有林麝、豹、黑熊、鳖、龟、蝎、乌梢蛇、乌骨鸡、土鳖虫等。药用矿物则有朱砂、水银、密陀僧、磁石、自然铜、石膏、雄黄、信石等。

（2）四川盆地　野生药材蕴藏量较大的有天南星、木通、鸡血藤、钩藤、麦冬、天花粉、五倍子、前胡、紫菀、葛根、青葙子、淡竹叶、谷精草、女贞子、紫苏、夏枯草、枳实和桑叶等。主要的栽培种类有川芎、麦冬、附子、郁金、泽泻、白芍、白芷、红花、菊花、桔梗、丹参、川明参、云木香、牡丹皮、白姜、瓜蒌、荆芥、薄荷、薏苡、牛蒡子、补骨脂、枳壳、栀子、陈皮、佛手、使君子、巴豆、木瓜、川楝子、石斛、杜仲、厚朴及黄柏等。盆地周围山地主要植物药材有黄连、当归、党参、云木香、川贝母、川牛膝、白术、金银花、天麻、款冬花、杜仲、厚朴、黄柏、柴胡、独活、钩藤、通草、五味子、辛夷等。动物药材由熊胆、乌蛇、五灵脂、珍珠、僵蚕、水牛角、土鳖虫、水蛭、蛇蜕、虫白蜡、斑蝥约 50 种。矿物药有自然铜、花蕊石、赭石、芒硝、朱砂、石膏、禹粮石、滑石及水银等。

（3）贵州高原　珍贵、稀有的有珠子参、冬虫夏草、麝香、牛黄、熊胆及穿山甲等。大宗道地药材有杜仲、天麻、枇杷叶、山豆根、天花粉、天南星、川牛膝、委陵菜、白茅根、白薇、白蔹、石菖蒲、玄参、石斛、厚朴、吴茱萸、黄柏、何首乌、滇龙胆、天冬、金银花、桔梗、五倍子、半夏、山乌龟、桃仁、雷丸、金果榄、木蝴蝶、南沙参、木瓜、毛慈菇、仙茅、黄精、拳参、白及、续断、重楼、茯苓、灵芝、苏木、安息香、儿茶、芦荟、沉香、木蝴蝶等。本区动物资源主要有穿山甲、蛤蚧、马鹿茸、熊胆、斑蝥、牛黄、马宝。矿物药有朱砂、滑石、炉甘石、硫黄、水银和明雄黄等。

（4）云南高原　本区地形高低相差悬殊，气候的垂直变化显著，可分为高寒层、中暖层和低热层三层。

高寒层　主要药用动植物种类有云木香、当归、天麻、粗茎秦艽、珠子参、雪上一支蒿、卷叶贝母、云黄连、三尖杉、大黄、沙棘、青羊参、羌活、榧子、石菖蒲、雪莲花、胡黄连、冬虫夏草以及豹、熊、鹿、麝等。

中暖层　野生种类有龙胆、黄芩、半夏、杜仲、何首乌、茯苓、金银花、香附；栽培种类主要有三七、党参、黄柏、厚朴、红花、山药、川芎等、猪苓、重楼、金银花、山楂、桔梗、白术、补骨脂、草乌、泽泻、红花，枳壳、木瓜、百合、独活、天南星、仙茅、贯众、草血竭、天冬、黄精、鸡血藤、百部、山药、玉竹、白芍、萆薢、南五味子、红芽大戟、七叶胆（绞股蓝）、砂仁、苏木、千年健等。

低热层　主要有砂仁、肉桂、儿茶、苏木、荜茇、槟榔、龙血树、马钱子、芦荟、诃子、大风子、金铁锁、萝芙木、龙脑香，以及象皮、琥珀、穿山甲、蛤蚧、蕲蛇、乌梢蛇和金钱白花蛇等。

云南高原出产的药用矿物有硼砂、滑石、石膏、硫黄、云母、龙骨、自然铜、朱砂、雄黄等。

5. 华南南亚热带、北亚热带家生、野生中药区

（1）粤桂、闽粤沿海及台湾北部　质优和大宗药材有钩藤、千年健、何首乌、高良姜、石斛、百合、天南星、何首乌、木蝴蝶、金银花、天花粉、女贞子、川楝子、栀子、木通、麦冬、山药、瓜蒌、巴戟天、桔梗、辛夷、蔓荆子、金果榄、玉竹、柏子仁、杜仲、厚朴、牛蒡子及五味子、沉香、广地丁、广陈皮、安息香和剑叶龙血树等。栽培药材有山药、地黄、葛根、茯苓、藿香、肉桂、郁金、莪术、玄参、草果、泽泻、菊花、三七、枳壳、木瓜、佛手、砂仁、益智、高良姜、巴戟天、槟榔、木蝴蝶、桔梗、川楝子和穿心莲等。药用动物有穿山甲、蛤蚧、刺猬、乌梢蛇、蕲蛇、金钱白花蛇、蝉、蜈蚣、斑蝥、参环毛蚓、海龙、海马、乌贼、海蛇、海龟及珍珠蚌等。主要矿物药有硫黄、赭石、赤石脂、信石、朱砂及炉甘石等。

（2）海南岛、南海诸岛、台湾南部　主要野生药用植物有巴戟天、蔓荆子、石斛、青天葵、降香、芦荟、白丁香、龙血树、见血封喉、高良姜、海南萝芙木、海南粗榧、鸡血藤、丁公藤、广狼毒、无患子、钩藤、木蝴蝶、仙茅、相思豆、鸡骨草、木鳖子、毛冬青、余甘子等。栽培药材有槟榔、益智、砂仁、海南马钱子、檀香、丁香、沉香、安息香、白豆蔻、儿茶、大风子、胖大海、肉豆蔻、肉桂、南天仙子、山柰及海南藿香等。

（3）滇南山间谷地　主要品种有砂仁、肉桂、儿茶、苏木、荜茇、槟榔、龙血树、马钱子、芦荟、胖大海、益智、番泻叶、白豆蔻、千年健、诃子、大风子、巴豆、鸦胆子、降香、安息香、丁香、肉豆蔻、胡椒、草果、槟榔及龙脑香等及亚热带和温带类型的药用植物滇龙胆、石斛、鸡血藤、厚朴、紫菀、天冬、蔓荆子、郁金、何首乌、黄精、钩藤、决明子、合欢、重楼、枳椇子、天南星、荜茇、百合、巴豆、山药、牛膝、天花粉、竹节参、姜状三七、天台乌药、黄柏、杜仲、木瓜、马尾连、金果榄、丹参、前胡、木通、女贞子、山乌龟和南板蓝根等。中国热带大陆动物种类有象皮、熊胆、鹿茸、蛤蚧、龟甲、

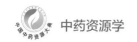

蟒蛇、银环蛇、刺猬皮、穿山甲、蛇蜕等。药用矿物主要有琥珀、雄黄、朱砂、花蕊石和赭石等。

6. 内蒙古中温带野生中药区

（1）松嫩及辽河西平原　药用植物近1000种，主要有甘草、防风、龙胆、麻黄、桔梗、远志、苍术、黄芩、百合、黄芪、地榆、赤芍、苦参、狼毒、漏芦、车前子、茵陈、蒲公英、益母草、威灵仙、紫花地丁、知母、旋覆花等。

（2）阴山山地及坝上高原　主要有甘草、麻黄、柴胡、苍术、苦杏仁、黄芪、郁李仁、远志、赤芍、防风、秦艽、藁本、狼毒、玉竹、黄精、白鲜皮、白头翁、苦参、地榆、萱草、老鹳草、罗布麻等。

（3）内蒙古高原　蒙古黄芪、知母、赤芍、黄芩、柴胡、银柴胡、远志、秦艽、防风、苦杏仁、桔梗、白鲜皮、草乌、苍术、地榆、威灵仙、萱草、茵陈、艾叶、甘草、白头翁等。

山地林区主要动物有熊、蛙类等。药用矿物有石膏、龙骨等。

7. 西北中温带、暖温带野生中药区

（1）干草原　大宗和道地药材有甘草、麻黄、防风、黄芪、柴胡、赤芍，北苍术、玉竹、黄精、辽藁本、黄芩、郁李仁、款冬花、银柴胡、远志、知母、威灵仙、苦参、地榆、茵陈、金莲花、草乌、翻白草、百里香、山杏、细叶百合、苍耳、瓦松、贯众、白鲜皮、龙胆，漏芦、华北大黄、老鹳草、益母草、旋覆花、紫草、牛蒡子、蒲公英、细叶白头翁、瑞香狼毒、蒺藜、秦艽、列当、狭叶米口袋、萹蓄等，栽培的中药材有黄芪、知母、地黄、玄参，白芍、白芷、丹参、款冬花、板蓝根、薏苡、薄荷、枸杞子、党参、牛蒡子和沙棘等。药用动物主要有马鹿、麝、熊、蝎、土鳖、蛇类，家养动物中可供药用的有牛、马、驴、梅花鹿等。药用矿物种类尤以石膏和龙骨为重要品种。

（2）荒漠草原　重要的有伊贝母、秦艽、赤芍、甘草、牛蒡子、阿魏、锁阳、肉苁蓉、新疆紫草、柴胡和款冬花、菟丝子、新疆羌活、新疆独活、罗布麻、白鲜皮等，其中伊贝母、阿魏、锁阳等蕴藏量和产量在国内都占有一定地位。本区内以新疆种植的药材种类多而产量大，重要的有伊贝母、红花、枸杞子等，此外，还有板蓝根、白芍、白芷、紫苏、荆芥、黄芪、地黄、山药、菊花、金银花和牛膝等。药用动物有鹿角、马鹿、棕熊、复齿鼯鼠等。本区药用矿物种类不多，主要有石膏等。

（3）荒漠　享有盛名的道地药材有甘草、麻黄、宁夏枸杞、肉苁蓉、新疆软紫草、银柴胡、锁阳、秦艽、罗布麻、苦豆子、阿魏、龙胆、车前、蒺藜、香青兰、益母草、茵陈、蒲公英、杠柳皮、狼毒、黄芩、旋覆花等。栽培药材以枸杞最为突出，其次为红花、伊贝母、黄芪、甘草和银柴胡。药用动物有马鹿、麝、鼯鼠、刺猬、蝎等。药用矿物有石膏、硫黄、云母、伏龙肝、玉石、阳起石、含水石、炉甘石、玄精石、芒硝、滑石、鹅管石等。

8. 青藏高原野生中药区

（1）川西藏东分割高原　海拔 2250~2700 米的干旱河谷灌木丛和山地草丛上分布有蒲公英、苍耳、千里光、益母草、柔毛石韦、海金沙、商陆、合欢、续断及仙茅等。海拔 2700~3200 米的河谷、中山地带分布的药用植物有羌活、宽叶羌活、匙叶甘松、金铁锁、细辛、川赤芍、独蒜兰、鹿衔草、金钱草、八角莲、石斛、黄连、天麻和仙茅等。海拔 3200~4000 米的阳坡、半阳坡上为落叶阔叶林分布的主要药用植物有麻花秦艽、红毛五加、暗紫贝母、羌活、药用大黄、膜荚黄芪、多花黄芪、云南红景天、川赤芍、甘青青兰、独一味、鹿衔草、仙茅、手掌参、胡黄连、茯苓、石斛、七叶一枝花、软紫草、藏糙苏、天仙子、刺参、多种党参等。海拔 4000~5000 米的地带为高山灌木丛、高山草甸及高山流石滩主要药用植物有冬虫夏草、红景天、雪莲花、棱砂贝母、秦艽、胡黄连、羌活、卷叶贝母和甘肃贝母等。海拔 5000 米的高原寒漠区分布有冬虫夏草、马勃等。本区栽培药材主要有当归、党参、天麻、川贝母、牡丹皮、黄草、川牛膝、膜荚黄芪、秦艽、羌活等。本区分布的药用动物有白唇鹿、麝、野牦牛等。矿物药有龙骨、石膏等。

（2）青东南、川西北高原　本区有鹿茸、麝香、熊胆、豹骨、冬虫夏草、川贝母、黄芪、秦艽、赤芍、龙胆、大黄、丹参、羌活、党参等。藏药有洪连、独一味、山莨菪等。

（3）藏北高原　中药资源种类较少。主要有瑞香狼毒、火绒草、雪莲花等。药用动物主要有藏羚羊、藏绵羊、藏山羊、野牦牛、野驴等。药用矿物有资源丰富的硼砂和大青盐等。

（4）藏南谷地与喜马拉雅山　中药资源有藏党参、枸杞子、各种黄芪、秦艽、远志、黄精、甘松、雪莲花、冬虫夏草、棱砂贝母、沙棘、瑞香狼毒、独一味等。雅鲁藏布江分布着一些热带药用植物，如龙脑香、橄榄、大叶木菠萝、千果榄仁等。

9. 海洋中药区

主要的海洋中药有昆布、海藻、石决明、牡蛎、海马、海龙、海螵蛸、海狗肾等。

三、栽培药材品种适宜性区划

自古以来，道地药材无论是在医家或者是在患者的心目中，都寄以相当高的评价和信誉，药材供应单位也往往以采办"道地药材"为标榜。因此特别是为紧张与脱销的品种找寻货源，弥补道地药材供应上的不足，消除或减少供求间的矛盾，以充分发挥药材的潜力，使其更好的为人民健康事业而服务是非常重要的。"道地药材"由于生产有地区性的限制，因而产量很难满足全国人民的需求，在供应不足的情况下，适当的"就地取材"是必要的措施。20 世纪我国社会发展水平还十分落后，经济不发达，特别是交通极不发达，动力车稀少，道路不畅，边远地区甚至采用"马帮"或"牛帮"，道地产区药材向外地运

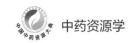

输十分困难，成本很高，"就地取材"也成为当时社会条件下的历史产物。就地取材的一种主要方式就是异地引种，这种异地引种在20世纪50~60年代十分盛行。1957年贵州省从外省引进生地、川芎、白芷、八角、玄参、草果、红花、泽泻、大黄、当归、甘草、人参、三七、贝母、白术、槟榔、广木香、冬花、砂仁、益志、巴戟、玉桂、黄芪、使君子、梅花鹿、蛤蚧、全虫、细辛、五味子、杭菊、元胡、山茱萸、附子、羌活等进行种植。1958年中药大省四川从外地引入云木香、秦艽、人参、三七、延胡索、当归、秦归、浙贝、平贝、草果、黄姜、白芍、白术、潞党参、桔梗、怀牛膝、怀地黄、怀菊花、怀山药等20余种。1959年江苏省引种外省的有牛膝、款冬、白芷、浙贝、白术、白芍、生地、郁金等66种。作为同一种植物，其化学成分仅是"量"的变化，而非"质"的变化，功用相同，疗效降低。通过异地引种对当时人类健康发挥重要的作用。但是由于人们对药用植物的生物学特性及生长发育规律研究不够深入，很多地区的很多种类引种失败，有的是质量低劣，有些根本不成功，也造成了中药材生产的重大损失。

中药材种类繁多，仅我国药典中种子植物就有540余种，每种植物的生物学特性均不相同，因此药材种植区域的选择应根据不同的植物种类确定。21世纪初，陈士林等采用中药材产地适宜性分析地理信息系统（TCMGIS）以具体的药用植物为主体对象，以气候因子数据库、土壤数据库、基础地理信息数据库及第3次全国中药资源普查数据为后台支撑，依据海拔、降水、温度、湿度、土壤、日照等环境因素的综合作用影响植物分布和生长的生态因子为指标，以科学理论为支撑，确定了210种常用中药材的适宜种植区域，建立了中药材产地适宜性区划理论体系框架，较好地指导了中药材生产区域的选择。

四、中药材品种栽培区域的选择

当前，药用植物栽培仍相对落后，主要存在以下几个突出问题：①分散种植，生产无序，造成资源浪费；②种质混杂退化，药材质量与产量不稳定；③对药用植物的生物学特性及生长发育规律研究不够深入，栽培调控措施不到位；④种植模式单一，连作障碍严重。综合以上问题，药用植物栽培的发展方向应尊重药材的道地性，做好引导规划，合理布局，优化产地。

中药材栽培应以具体的药用植物为主体对象，根据其生物学特性和药材质量形成因素确定最适宜生产区域。具体围绕三个方面：

产量 生产者的主要目的是在高产的基础上实现其最大的经济效益，没有较高的产量种植者的经济利益就不能够保障，种植也难以持续稳定发展。

质量 中药种植不但要为中医药临床用药提供充足的药材资源，而且还要保持和提高动植物的药用价值提供支撑。

社会环境条件 区域内社会经济发展水平、交通运输条件、科学技术水平、现有土地利用状况等方面也影响中药材种植的发展。

如果某一地区经济较发达，又有其地区特色农业品种的经济效益显著高于种植药材的经济效益，或者某一区域虽然有较高的产量，受土地或人力等资源的限制，也难以成为最适宜的产区。中药材栽培的产量和质量通常构成一对矛盾，产量高的区域未必质量好，质量好的区域未必产量高。质优价高，质劣价低，最终就需要经济杠杆来平衡。

传统农作物具有多年的种植历史，长期的实践逐渐优化了区域种植结构，形成了大豆主产区、小麦主产区、水稻主产区、玉米主产区等。以小麦为例，几乎全国各地均可种植，黑龙江南部、吉林、辽宁在20世纪80年代大面积种植，而现在这些产地的小麦几乎绝迹，根本原因就是该地种植小麦效益不高，它是在经济杠杆作用下形成自然区划的结果。因此，中药材的种植区划要借鉴传统农作物生产区划经验和成果，结合药材质量、产量和地方经济，确定最适宜产地区域。对于绝大多数中药材来说，只能药用，不能食用或它用。中药材少了是宝，多了是草，存在"刚性消费"。多数中药材分布较广，在广阔的分布区域内，根据自然条件的适宜性分为最适宜区、适宜区和非适宜区。中药材市场需要量较小，容易饱和，在最适宜区内种植的中药材可以满足市场的需要，在次适宜区种植的中药材就很难获得较好的经济效益，因此，中药材种植更要优化产区。

下 篇

各 论

第十一章 | 植物药资源

第一节　藻菌类植物

麦角菌科

冬虫夏草

【基　原】为麦角菌科真菌冬虫夏草菌 *Cordyceps sinensis*（Berk.）Sacc. 寄生在蝙蝠蛾科昆虫幼虫上的子座和幼虫尸体的干燥复合体。

【生态环境】对自然环境要求高，生长在海拔 3000~5000 米的高山草地灌木带雪线附近的草坡上。

【分　布】主要分布于青海、西藏、新疆、四川、云南、甘肃、贵州等省及自治区的

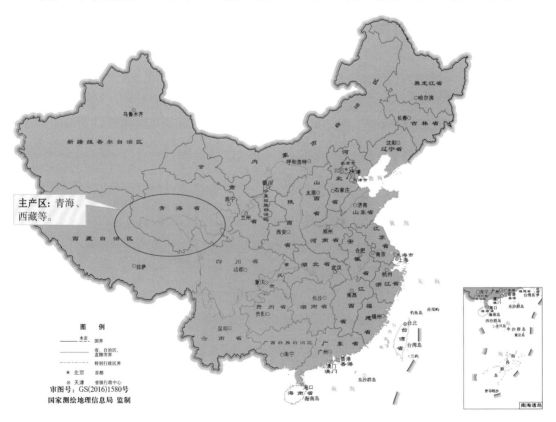

主产区：青海、西藏等。

图例

————　国界
————　省、自治区、
　　　　直辖市界
————　特别行政界
★ 北京　首都
◎ 天津　省级行政中心

审图号：GS(2016)1580号
国家测绘地理信息局 监制

高寒地带和雪山草原。

【产　地】均为野生。冬虫夏草的主产区是青藏高原，青海省的产量占据整个冬虫夏草产量的 70% 以上，其次是西藏和四川。青海玉树和西藏那曲虫草品质最好（藏草），青海果洛和西藏昌都地区次之（川草）。20 世纪 50~80 年代年产量 2 万 ~3 万千克，其中80% 左右出口。

【质量评价】以身干、完整、洁净、虫体条大、色金黄、饱满肥壮、子座短者为佳。

【主要活性成分】含腺苷、虫草素等成分。

多孔菌科

茯　苓

【基　原】为多孔菌科真菌茯苓 *Poria cocos*（Schw.）Wolf 的干燥菌核。

【生态环境】兼性寄生菌，野生于海拔山区干燥、向阳山坡上的马尾松、黄山松、赤松、云南松、黑松等树种的根际深入地下 20~30 厘米。

【生态习性】喜冷凉、阴郁、湿润，怕干旱。土壤含水量 30% ~50% , pH 5~7 腐殖质土、砂壤土为宜。

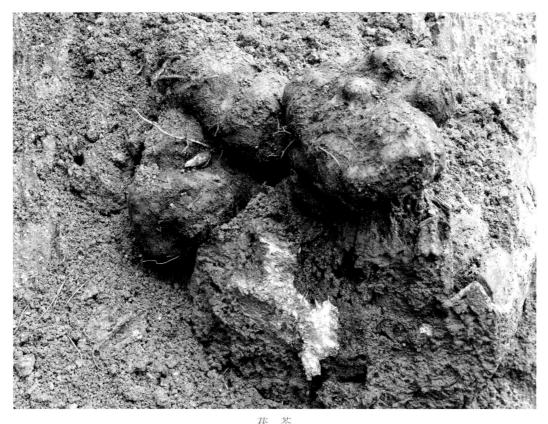

茯　苓

Poria cocos（Schw.）Wolf

第十一章

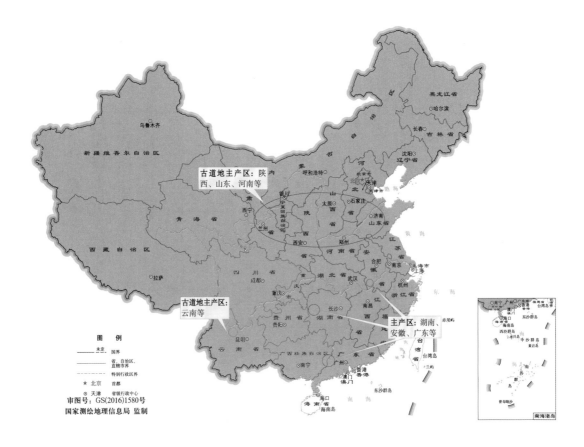

【分　布】分布于河北、河南、山东、安徽、浙江、福建、广东、广西、湖南、湖北、四川、贵州、云南、山西等省。

【产　地】《名医别录》云："生太山山谷大松下"。《唐本草》云："今太山亦有茯苓，白实而块小，而不复采用。第一出华山，形极粗大。雍州南山（陕西省中部北部、甘肃省）亦有，不如华山者"。《蜀本草》云："今所在大松处皆有，惟华山最多"。《本草图经》云："茯苓生泰山山谷，今泰、华、嵩山皆有"。清代本草都认为云南产者佳，《本草从新》云："产云南，色白而坚实者佳。产浙江者色虽白而体轻，其力甚薄"。《增订伪药条辨》云："云南产者，天然生者为多，亦皮薄起皱纹，肉带玉色，体糯质重为佳，惜乎出货不多"。

各省区多有栽培，其中湖南靖州每年生产的茯苓占到全国六成左右，有"中国茯苓之乡"之称，其次为安徽大别山的岳西、金寨、霍山等地，有"安苓"之称，以及广东的信宜、罗定，广西的容县。现以云南所产品质较佳，野生品主产于丽江地区，是云南的道地药材，又称"云苓"。全国年需要量1000万千克左右。

【质量评价】以个大形圆、体重坚实、皮黑光泽、无破裂、断面色白细腻、黏牙力强者佳。

【主要活性成分】含茯苓多糖、茯苓酸等成分。

猪 苓

【基　原】多孔菌科真菌猪苓 *Polyporus umbellatus*（Pers.）Fries 的干燥菌核。根据其形状和大小分为猪屎苓和鸡屎苓。

【生态环境】生于向阳山地树根旁或腐木桩旁的林下富含腐殖质的土壤中。植被多为阔叶次生林，常见树种为柞、槭、橡、榆、杨、柳、竹等。

【生态习性】喜冷凉、阴郁、湿润，怕干旱。土壤含水量 30%~50%，pH 5~7 腐殖质土、砂壤土为宜。

【分　布】《别录》曰："猪苓生衡山山谷，及济阴冤句。"颂曰："今蜀州、眉州亦有之。"分布于黑龙江、吉林、辽宁、河北、山西、陕西、甘肃、河南、湖北、四川、贵州、云南。

【产　地】目前猪苓资源依然以野生供应市场为主，主产于云南、贵州、陕西、四川、山西、河北、吉林等省，以云南、陕西产量最多。

【质量评价】以表面乌黑，块大体实者为佳。

【主要活性成分】含多糖、麦角甾醇等成分。

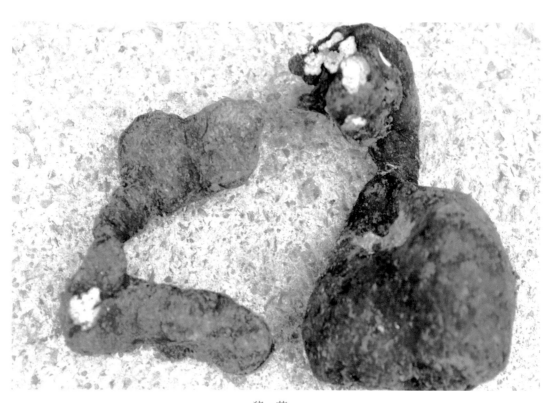

猪 苓

Polyporus umbellatus（Pers.）Fries

第十一章

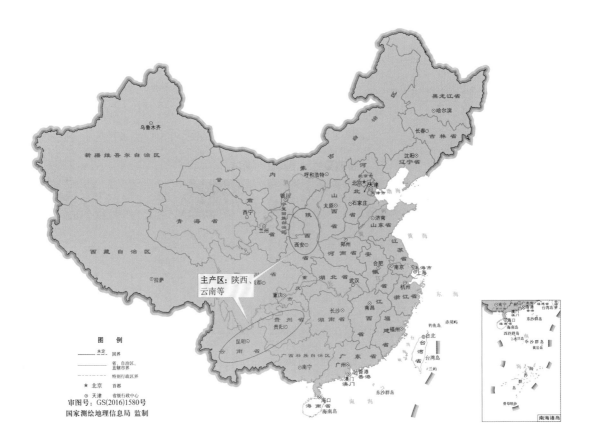

灵 芝

【基 原】为多孔菌科真菌赤芝 *Ganoderma lucidum*（Leyss. Ex Fr.）Karst. 或紫芝 *G. sinense* Zhao Xu et Zhang 的干燥子实体。

【生态环境】

赤芝 夏、秋季多生于林内栎树和阔叶树的木桩旁，立木或倒木上，有时也生于针叶树上。

紫芝 为我国特有种。生于阔叶树或松科松属的树桩上。

【生态习性】主要腐生，也可寄生在活树上，故又称为兼性寄生菌。以 26~28℃最佳。在基质含水量接近 200%，空气相对湿度 90%，pH5~6 的条件下生长良好。子实体培养时应有充足的氧气和散射的光照。

【分 布】

赤芝 我国几乎普遍分布，但以长江以南为多。产于华东、西南及黑龙江、吉林、河北、山西、浙江、江西、广东、广西等地，有人工栽培。

紫芝 分布于长江以南高温多雨地带。产于浙江、江西、湖南、四川、福建、广西、广东等地，也有人工栽培。

【产 地】李时珍《本草纲目》和宋朝唐慎微撰写的《重修政和经书证类备用本草》均对六种灵芝所处地理环境有详细记载。有"赤芝生霍山，青芝生泰山，黄芝生嵩山，白芝生华山，黑芝生常山，紫芝生高山夏峪"的说法。

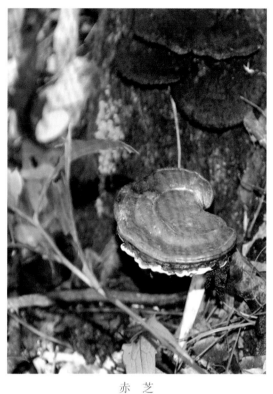

赤 芝

Ganoderma lucidum（Leyss. Ex Fr.）Karst.

紫 芝

G. sinense Zhao Xu et Zhang

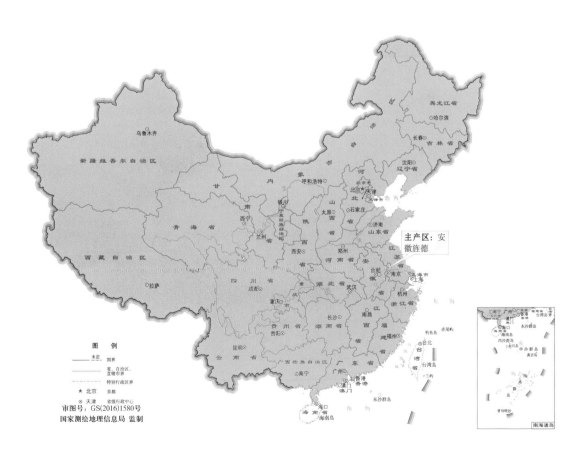

主产区：安徽旌德

图 例

未定 ——— 国界

——— 省，自治区，
直辖市界

——— 特别行政区界

★ 北京 首都

◎ 天津 省级行政中心

审图号：GS(2016)1580号

国家测绘地理信息局 监制

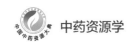中药资源学

一般年产量 100 万千克以上，赤芝为商品主流。

野灵芝产于安徽、河南、湖南、浙江、福建、湖北、四川。安徽省是灵芝的主产区之一，产量占到全国的 1/4 左右，旌德县素有"中国灵芝之乡"之称。

【质量评价】以朵大，形体灵，红或紫色，光泽，无虫蛀者佳。

【主要活性成分】含灵芝酸等三萜类成分、灵芝多糖、麦角甾醇等。

其他藻菌类植物主要药材

药材	基原	生态环境和生态习性	分布和产地	质量评价及主要成分
雷丸	白蘑科真菌雷丸 Omphalia lapidescens Schroet. 的干燥菌核	多寄生于病竹根部	分布于长江流域以南各省及甘肃、陕西、河南等地。主产于四川（峨眉、雅安）、重庆（南川、彭水）、贵州（习水、仁怀）、云南、湖北。年需要量不足 1 万千克，主要为野生	以个大、饱满、质坚、外紫褐色、内白色、无泥砂者为佳。主要成分为雷丸素（蛋白酶）
马勃	灰包科真菌脱皮马勃 Lasiosphaera fenzlii Reich、大马勃 Calvatia gigantean (Batschex Pers.) Lloyd 或紫色马勃 C. lilaciana (Mont. et Berk.) Lloyd 的干燥子实体	夏、秋季见于开阔的草地上	几乎分布于全国各地。主产于内蒙古、四川、甘肃、河北、新疆等地，品质较优	以个大、完整饱满、色深者为佳。主要含甾醇类、三萜类及多糖类成分
海蒿子（海藻）	马尾藻科多年生褐藻植物海蒿子 Sargassum pallidum (Turn.) C. Ag. 或羊栖菜 S. fusiforme (Harv.) Setch. 的干燥藻体。前者习称"大叶海藻"，后者习称"小叶海藻"	生于低潮线下海水激荡处的岩石上	海蒿子分布于辽宁、山东等沿海地区；主产于山东、辽宁等地。羊栖菜分布辽宁、山东、福建、浙江、广东等沿海地区；主产于福建、浙江、广东等地	含脂肪酸、多糖等
昆布	海带科多年生大型褐藻植物海带 Laminaria japonica Aresch. 或翅藻科植物昆布（鹅掌菜）Ecklonia kurome Okam. 的干燥叶状体	海带多附生于大于潮线以下岩礁上。昆布生于低潮线附近的岩礁上	海带分布于山东，辽宁一带沿海地区。人工养殖。昆布分布于福建、浙江等沿海地区	以整齐、质厚、无杂质者为佳。含多糖、碘等成分

第二节　蕨类植物

蕨类植物主要药材

药材	基原	生态环境和生态习性	分布和产地	质量评价及主要成分
伸筋草	石松科多年生草本植物石松 Lycopodium japonicum Thunb. 的全草	生于山坡，林缘或林内。喜温暖湿润，耐荫、耐旱、不抗严寒	分布于东北、华东、华南、西南及内蒙古、河南等地。主产于浙江、湖北、江苏等地	以叶长、黄绿、无杂质者佳。含 α-玉柏碱等生物碱
卷柏	卷柏科多年生草本卷柏 Selaginella tamariscina (Beauv.) Spring 或垫状卷柏 S. pulvinata (HooK et Grev.) Maxim. 的干燥全草	生于向阳山坡或岩石缝内，多生于向阳的干旱岩石缝中。喜光，抗旱	全国大部分地区均产。主产于山东、辽宁、河北	含黄酮类成分

药材	基原	生态环境和生态习性	分布和产地	质量评价及主要成分
木贼	木贼科一年或多年生草本植物木贼 *Equisetum hiemale* L. 的干燥地上部分	喜生于林下阴湿处，多生河岸湿地、溪边，或杂草地	分布于东北、华北、华中、华东、西南等地。主产于东北、内蒙古及华北和长江流域各地	含山奈素、异槲皮素、山奈酚-3芸香糖-7-葡萄糖苷、山奈酚-3,-7-双葡萄糖苷
紫萁	紫萁科多年生草本植物紫萁（大贯众、高脚贯众）*Osmunda japonica* Thunb. 的根茎及叶柄基部	生于林下溪边、山脚路旁。喜阴湿，怕旱，喜肥、耐酸。不耐高温	分布于山东、河南以南各地。主产于河南、安徽、山东、江苏等地	以个大、整匀、须根少、无杂质者为佳。含多糖、鞣质、紫萁酮等成分
海金沙	海金沙科多年生攀援草本植物海金沙 *Lygodium japonicum*（Thunb.）Sw. 的干燥成熟孢子	生于阴湿山坡灌丛中或路边林缘。喜较冷凉阴湿，不耐干旱，不耐涝	主要分布于江苏、陕西、甘肃以南各地。主产于广东、浙江、江苏等地。年销量15万~20万千克	以色棕黄、体轻、手捻光滑者为佳。含黄酮、挥发油等成分
狗脊	蚌壳蕨科多年生树蕨植物金毛狗脊 *Cibotium barometz*（L.）J.Sm. 的干燥根茎	生于山脚沟边，或林下阴处酸性土壤。喜潮湿、耐阴，不耐干旱	分布于我国西南、南部、东南及河南、湖北等地。主产于四川、福建、浙江。主要为野生	含多糖、鞣质、原儿茶酸和原儿茶醛等成分
绵马贯众	鳞毛蕨科多年生草本植物粗茎鳞毛蕨 *Dryopteris crassirhizoma* Nakai 的干燥根茎及叶柄残基	生于林下湿地。喜湿、耐阴，忌干旱	分布于东北林区、河北等地。主产东北。野生	含绵马贯众素等有机酚酸类
骨碎补	水龙骨科蕨类附生草本植物槲蕨 *Drynaria fortunei*（Kunze）J. Sm. 的干燥根茎		分布于浙江以南亚热带湿润地区。主产于浙江、湖北、广东、广西、四川。野生	含柚皮苷等多种黄酮类成分
石韦	蕨类植物水龙骨科植物庐山石韦 *Pyrrosia sheareri*（Bak.）Ching、石韦 *P. lingua*（Thunb.）Farwell 或有柄石韦 *P. petiolosa*（Christ）Ching 的干燥叶	庐山石韦和有柄石韦生于山野岩石上；石韦生于山野岩石或树上。喜阴凉干燥的气候	庐山石韦和石韦分布安徽以南亚热带湿润地区；有柄石韦分布于我国西南、南部、东南及河南、湖北等地。主产于西南各省	以叶大、质厚、背面有孢子囊、整齐、无砂杂、洁净者为佳。含总黄酮、多糖、总皂苷、蒽醌和绿原酸

第三节　裸子植物

麻黄科

麻　黄

【基　原】为麻黄科植物多年生草本状小灌木草麻黄 *Ephedra sinica* Stapf、中麻黄 *E. intermedia* Schrenk et C. A. Mey. 或木贼麻黄 *E. equisetina* Bge. 的干燥草质茎。

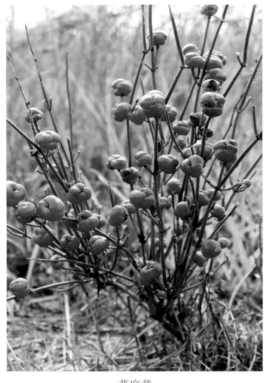
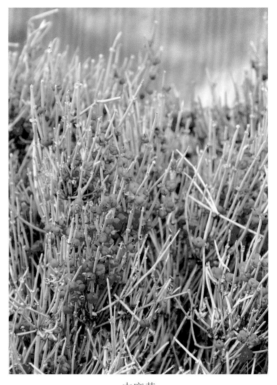

草麻黄

Ephedra sinica Stapf

中麻黄

E. intermedia Schrenk et C. A. Mey.

【生态环境】

草麻黄　生长于干燥高地、山岗、干枯河床或山田中。

中麻黄　生长于多沙地带、沙漠或干燥山地。

木贼麻黄　生长于干燥山地及山壁石缝中。

【生态习性】 喜凉爽较干燥气候，耐严寒，砂质壤土、砂土、壤土均可生长，低洼地和排水不良的黏土不宜栽培。

【分　布】

草麻黄　分布于吉林、辽宁、河北、河南、山西、陕西、内蒙古等地。

中麻黄　分布于吉林、辽宁、河北、山西、内蒙古、陕西、甘肃、新疆、青海、四川等地。

木贼麻黄　主要分布于河北、山西、陕西、内蒙古、甘肃、新疆、四川西部等地。

【产　地】《本经》《名医别录》谓："麻黄生晋地（山西境内）及河东（河北境内）"。《范子计然》云："出汉中三辅（山西、河北、河南、陕西一带）"。陶弘景云："出青州（山东益都）、彭城（江苏铜山）、荥阳（河南荥阳）、中牟（河南中牟、汤阴）者胜，色青而多沫；蜀中亦有"。

唐代《新修本草》云："郑州鹿台及关中沙苑河傍沙洲上太多"，可见初唐麻黄产地集中在河南、陕西两处。令考《千金翼方》《元和郡县图志》《通典》，记载略同。宋代则以河南开封府麻黄最为上品，《开宝本草》云："今用中牟者为胜，开封府岁贡焉。"《本草图经》谓："今近京（指开封）多有之，以荥阳、中牟者为胜"。《本草衍义》云："麻黄出郑州者佳"。明代《本草蒙筌》言："麻黄，青州、彭城俱生，荥阳、中牟独胜。"《山堂肆考》卷16云："狗脊山在开封府中牟县治后，上产麻黄"。《本草品汇精要》载："茂州（四川茂汶）、同州（陕西大荔）、荥阳、中牟者为胜"。《三因方》云："盖中牟之地生麻黄处"。据清代所修方志，产出麻黄的省份除河南外，尚有山东、陕西、云南、北京、内蒙。民国《伪药条辨》云："麻黄，始出晋地，今荥阳、汴州、彭城诸处皆有之"。曹炳章增订云："麻黄，九十月出新。山西大同府、代州、边城出者肥大，外青黄而内赤色为道地，太原陵县及五台山出者次之，陕西出者较细，四川滑州出者黄嫩，皆略次，山东、河南出者亦次。惟关东出者，细硬芦多不入药。"又据民国29年（1940）陕西西京市（西安市）国药商业同业公会《药材行规》之麻黄、麻黄根条产地项皆言："西北各省，大同产佳"。至此，山西完全取代了河南的位置，成为麻黄道地产区。至于今天内蒙古麻黄产出，最早记载见于《钦定热河志》卷94引《元一统志》："（大宁路）大宁、惠和、武平、龙山四县，州、松州土产麻黄"。综上所述，南北朝至明代皆以河南开封、郑州所出者为最优，清末民国开始逐渐以山西大同为道地，晚晋则以内蒙古产出

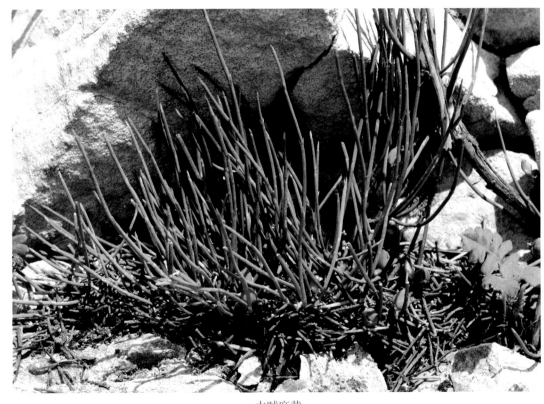

木贼麻黄

E. equisetina Bge.

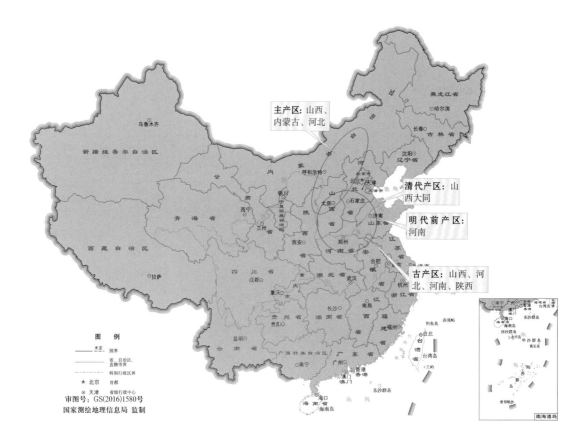

较多。20 世纪 50 年代年销量 10 万 ~20 万千克，50~60 年代年需要量 1000 万千克，主要用于麻黄素的生产。

现全国市场上的主流品种为草麻黄，中麻黄次之，木贼麻黄少见。主产山西（大同、浑源）、内蒙古、河北（怀安、围场）、甘肃、辽宁、新疆、陕西、青海、吉林等地。

【质量评价】以干燥、茎粗、淡绿色、内心充实、味苦涩者为佳。

【主要活性成分】含麻黄碱与伪麻黄碱等生物碱。

银杏科

白果、银杏叶

【基　原】银杏叶为银杏科植物雌雄异株高大乔木银杏 *Ginkgo biloba* L. 的干燥叶。白果为银杏的果实。

【生态环境】生于酸性黄壤、排水良好的天然林中，常与柳杉、榧树、蓝果树等针阔叶树种混生。常栽培于向阳、湿润肥活的壤土及砂壤土地带。

【生态习性】喜光树种，深根，对气候、土壤的适应性较宽，能在高温多雨及雨量稀少、冬季寒冷的地区生长，但生长缓慢或不良；能生于酸性土壤（pH4.5）、石灰性土壤（pH8）及中性土壤上，但不耐盐碱土及过湿的土壤。

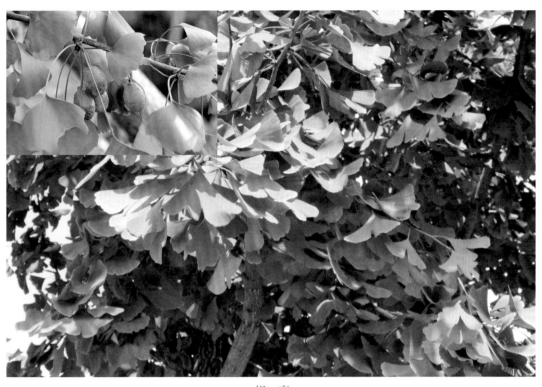

银 杏

Ginkgo biloba L.

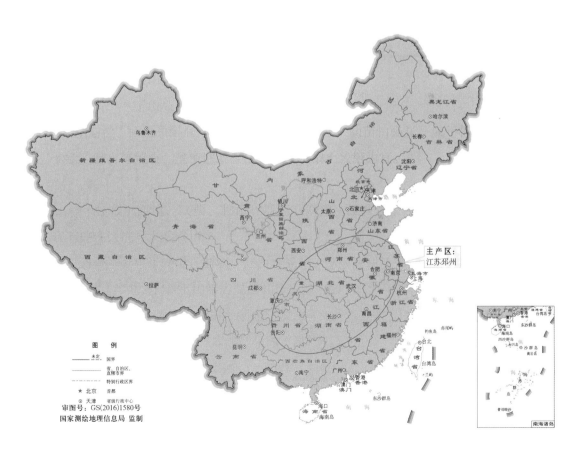

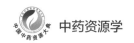

【分　布】栽培区甚广，北自东北沈阳，南达广州，东起华东，西南至贵州、云南西部。以生产种子为目的，或作园林树种。

【产　地】主产江苏（邳州）、山东（郯城）、湖北（宜昌）、四川、湖南、广西等地均有大面积种植。

【质量评价】略

【主要活性成分】

银杏叶　含黄酮类成分及白果内酯成分。

白果　含油脂、黄酮、银杏内酯 A、银杏内酯 B、银杏内酯 C 和白果内酯等成分。

其他裸子植物主要药材

药材	基原	生态环境和生态习性	分布和产地	质量评价及主要成分
油松节松花粉	松科植物常绿乔木马尾松 *Pinus massoniana* Lamb.、油松 *P. tabulaeformis* Carr. 的干燥瘤状节或分枝节；松花粉为松科植物马尾松、油松或同属数种植物的干燥花粉	分布于山岗、林缘，常栽培。 喜光、喜温。喜微酸性土壤，不耐盐碱，忌水涝	分布范围很广。 主产于浙江、江苏、辽宁、吉林、湖北等地	以黄色、细腻、无杂质、流动性较强者为佳
侧柏叶柏子仁	柏科植物常绿乔木侧柏 *Platycladus orientalis*（L.）Franco 的干燥枝梢及叶；柏子仁为侧柏的干燥成熟种仁	生湿润肥沃的山坡。 喜光、喜温暖湿润，耐旱、耐寒，不耐涝，对土壤要求不严	北至东北、华北，南至广东、广西北部，西至陕西、甘肃、西南至云南均有分布。 主产于山东、河北、河南等地	侧柏叶含槲皮素等黄酮类成分及鞣质。 柏子仁含皂苷、多糖、β-谷甾醇等成分
榧子	红豆杉科植物常绿乔木榧 *Torreya grandis* Fort. 的干燥成熟种子	喜凉爽多雾、潮湿的环境。幼喜荫，成株喜光。喜肥	分布于安徽、江苏及长江以南等地。 主产于浙江、安徽、湖北、江苏等地。野生或栽培	主要含脂肪油、多糖类成分

第四节　双子叶植物

木兰科

厚　朴

【基　原】为木兰科植物厚朴（川厚朴）*Magnolia officinalis* Rehd.et Wils. 或凹叶厚朴（庐山厚朴、温朴）*M. officinalis* Rehd.et Wils. var. *biloba* Rehd. et Wils. 的干燥干皮、根皮及枝皮。现为国家Ⅱ级重点保护野生植物。

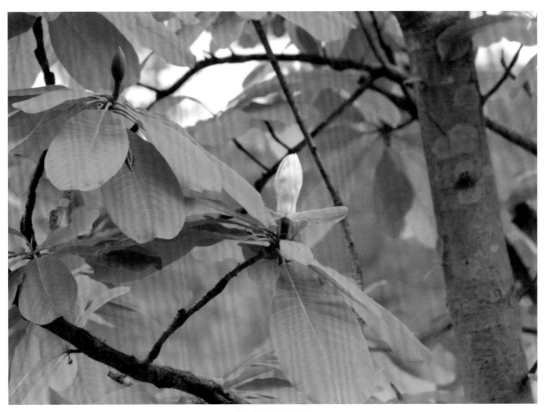

厚朴（川厚朴）

Magnolia officinalis Rehd.et Wils.

【生态环境】

厚朴　生于山坡山麓及路旁溪边的杂木林中。

凹叶厚朴　生于山坡山麓及路旁溪边的杂木林中。

【生态习性】喜温和湿润气候，怕炎热，能耐寒。幼苗怕强光，成年树宜向阳。以选疏松肥沃，富含腐殖质，呈中性或微酸性粉砂质壤土栽培为宜。

【分　布】

厚朴　分布于四川、陕西、甘肃、浙江、安徽、江西、福建、湖北、湖南、贵州等地。现有些地区进行大量栽培。

凹叶厚朴　分布于安徽、浙江、江西、福建、湖南。现已有栽培。

【产　地】20 世纪 50 年代年需要量和产出量一般 70 万~80 万千克，一般年需要量为 100 万~150 万千克。通常将四川、湖北、陕西等地产品称"川朴"，其产量大，质量优，又称"紫油厚朴"；而将浙江、福建产品称"温朴"。

【质量评价】以皮厚、块大肉细、色棕紫、油性足、纤维性小、香气浓、味辣而甜、断面有小结晶者佳，品质较好的药材一般需要 40~50 年的树龄。

【主要活性成分】含厚朴酚等挥发油类成分。

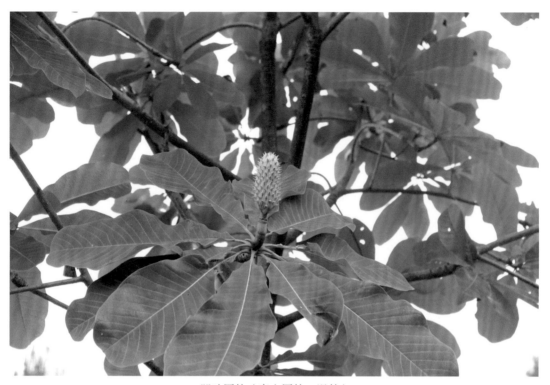

凹叶厚朴（庐山厚朴、温朴）

M. officinalis Rehd.et Wils. var. *biloba* Rehd. et Wils.

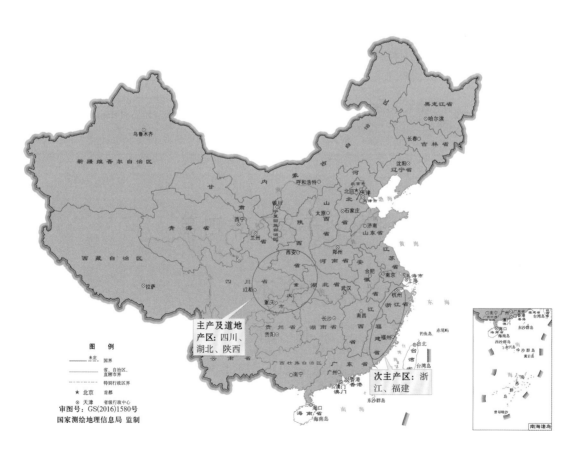

辛 夷

【基　　原】为木兰科植物望春花 *Magnolia biondii* Pamp.、玉兰 *M. denudata* Desr. 或武当玉兰 *M. sprengeri* Pamp. 的干燥花蕾。

【生态环境】

望春花　生于山坡林中。

玉兰　生于落叶阔叶林和常绿阔叶林混交林中。

武当玉兰　生于落叶阔叶林和常绿阔叶林混交林中。

【生态习性】喜温暖湿润气候，较耐寒、耐旱，忌积水。幼苗怕强光和干旱。选阳光充足、肥沃、微酸性的砂质壤土栽培为宜。

【分　　布】

望春花　分布于河南西部、陕西南部、甘肃、湖北西部及四川等地。

玉兰　分布于安徽、浙江、江西、湖南、广东等地。

武当玉兰　分布于河南、陕西、甘肃、湖北、四川等地。

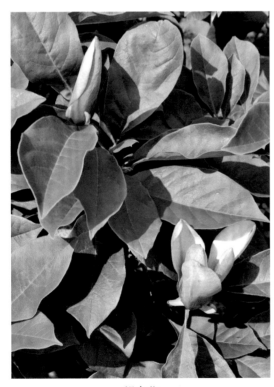

望春花

Magnolia biondii Pamp.

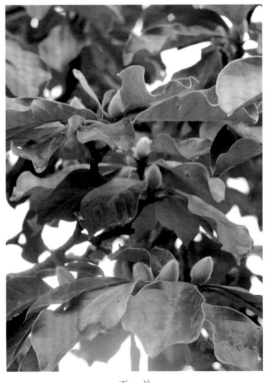

玉 兰

M. denudata Desr.

第十一章

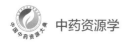

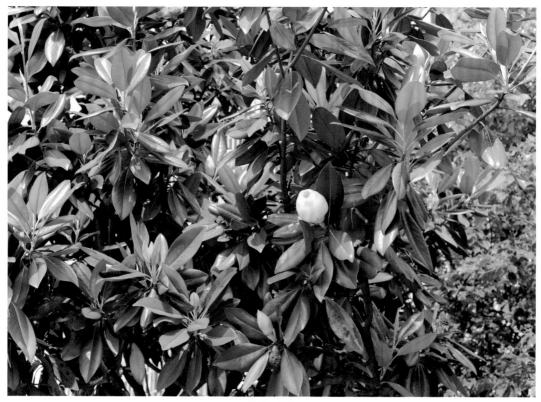

武当玉兰

M. sprengeri Pamp. 的干燥花蕾。

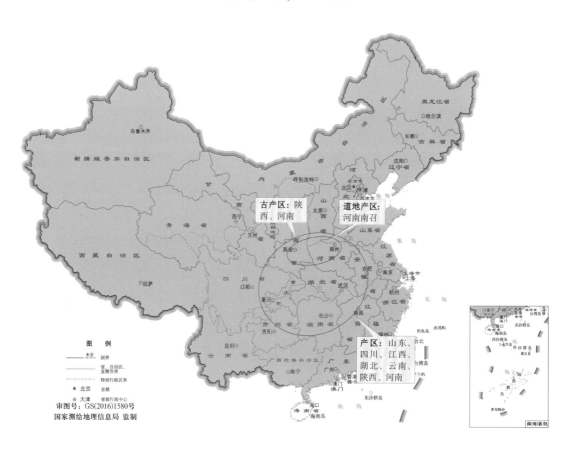

古产区：陕西、河南

道地产区：河南南召

产区：山东、四川、江西、湖北、云南、陕西、河南

图　例

———— 国界

—————— 省、自治区、直辖市界

------- 特别行政区界

★ 北京　首都

◎ 天津　省级行政中心

审图号：GS(2016)1580号

国家测绘地理信息局 监制

南海诸岛

【产　地】从李时珍转载各家本草记述的产地来看："辛夷生汉中、魏兴、梁州川谷"。又说今丹阳近道也有，由上可知古代辛夷主要集中在陕西汉中、安康以及河南丹水以南一带。此外，长江流域以南诸省亦产。现在野生较少。在山东、四川、江西、湖北、云南、陕西南部、河南等地广泛栽培。产于河南（南召）及四川者质量最佳，销往全国并出口。安徽产品集中于安庆，称"安春花"，质量较劣。

【质量评价】以花蕾未开，身干、色绿，无枝梗者佳。

【主要活性成分】含木兰脂素以及挥发油类成分。

五味子

【基　原】为木兰科植物五味子 *Schisandra chinensis*（Turcz.）Baill. 的干燥成熟果实。习称"北五味子"。

【生态环境】多野生于杂木林缘、山沟、溪流两岸的小乔木及灌木丛间。

【生态习性】喜肥、喜湿润、怕强光。宜选土壤肥沃、土层深厚、保水力强的林缘地。

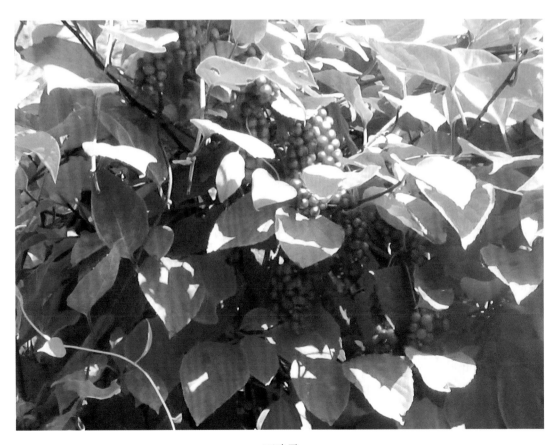

五味子

Schisandra chinensis（Turcz.）Baill.

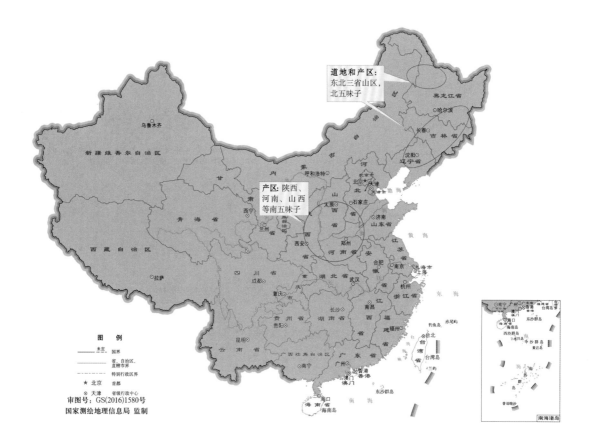

【分　布】分布于中国东北和华北地区。

【产　地】20世纪50年代北五味子和南五味子年产量30万千克左右（以北五味子为主），70年代南五味子为主，21世纪后年需要量月150万千克以上。21世纪初开始大面积栽培，主产区为辽宁、吉林和黑龙江等省，现均有大量分布和栽培。

【质量评价】以粒大、色紫红、皮肉厚、油润光泽、多双核者佳。

【主要活性成分】含五味子甲素、五味子乙素、五味子醇甲等木脂素类成分。

南五味子

【基　原】为木兰科落叶藤本植物华中五味子 Schisandra sphenanthera Rehd. et Wils. 的干燥成熟果实。

【生态环境】生于密林中或溪沟边。

【生态习性】喜阴凉湿润气候，耐寒，不耐水浸，需适度荫蔽，幼苗期尤忌烈日照射。以选疏松、肥沃、富含腐殖质的壤土栽培为宜。

【分　布】分布于山西、陕西、甘肃、江苏、浙江、安徽、江西、河南、湖北、湖南、四川、贵州、云南等地。

【产　地】几乎无栽培。主产于山西、陕西、河南、四川、浙江等地。同北五味子相比，品质较次。主产区图见北五味子。

【主要活性成分】含五味子酯甲、五味子甲素、五味子乙素、五味子醇甲等木脂素类成分。

木兰科植物其他主要药材

药材	基原	生态环境和生态习性	分布和产地	质量评价及主要成分
滇鸡血藤	木兰科常绿木质藤本南五味子（凤庆五味子）*Kadsura interior* A. C. Smith 的干燥藤茎	生于乔灌木林中。喜温暖湿润气候	分布于云南。主产于云南西南部	含五味子醇甲、五味子醇乙、戈米辛G、内南五味子素、五味子酯丁、内南五味子酯乙、五味子甲素等
地枫皮	木兰科植物常绿灌木地枫皮 *Illicium difengpi* K. I. B. et K. I. M. 的干燥树皮	生于石灰岩山地的山顶或石山疏林。喜强光，不耐阴	分布于广西西南部、广东南部地区。主产于广西南部。野生	以质脆，气芬芳者为佳。含香樟醇等挥发油成分

肉豆蔻科

肉豆蔻科植物主要药材

药材	基原	生态环境和生态习性	分布和产地	质量评价及主要成分
肉豆蔻	肉豆蔻科常绿小乔木肉豆蔻 *Myristica fragrans* Houtt. 的干燥种仁。肉豆蔻为著名的香料和药用植物	喜热、不抗寒，忌积水。幼龄树喜阴，成龄树喜光。喜肥沃土壤	主产于马来西亚、印度尼西亚，尤以印度尼西亚和格林纳达产量最大；我国广东、广西、云南亦有栽培	含肉豆蔻醚、α-蒎烯等挥发油类成分

樟 科

乌 药

【基　原】为樟科植物常绿灌木或小乔木乌药 *Lindera aggregata*（Sims）Kosterm. 的干燥块根。

【生态环境】生于向阳坡地、山谷或疏林灌丛中。

【生态习性】喜亚热带气候，适应性强。以阳光充足，土质疏松肥沃的酸性土壤栽培为宜。

【分　布】分布浙江、江西、福建、安徽、湖南、广东、广西、陕西、台湾等地。

【产　地】《开宝本草》中载："生岭南、邕、容州及江南"。《图经本草》载："今台州、窗州、衡州亦有之，以天台者为胜"。

现主产于浙江、安徽、江苏、陕西等地。以浙江天台所产者称"天台乌药"或"台乌药"。

【质量评价】以个大、肥壮、质嫩、折断面香气浓郁者为佳。

【主要活性成分】含乌药醚内酯、去甲异波尔定、呋喃倍半萜及其内酯、异喹啉生物碱等。

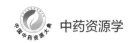中药资源学

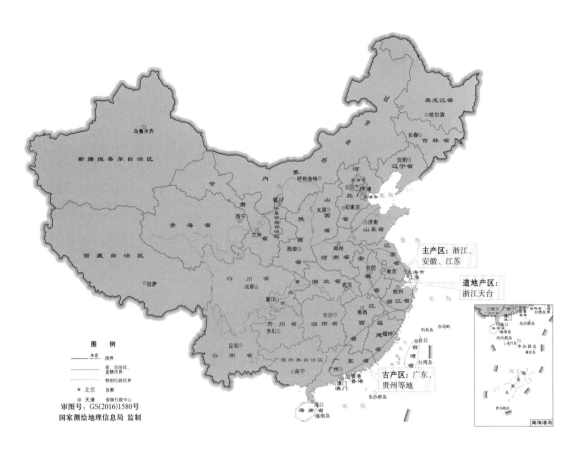

樟科植物其他主要药材

药材	基原	生态环境和生态习性	分布和产地	质量评价及主要成分
肉桂桂枝	樟科常绿乔木植物肉桂 Cinnamomum cassia Presl. 的树皮；桂枝为肉桂的干燥枝	生于常绿阔叶林中，多为栽培。喜温暖湿润、阳光充足环境。忌涝	我国南部热带及亚热带地区均有栽培。主产于广东（信宜、德庆等）、广西（钦州等）、海南、云南（红河州）等地。进口桂皮以越南为主。一般年需要量30万~40万千克	以皮细肉厚、片整体重、色紫油足、气香味浓、嚼之少渣者佳。含香豆素、桂皮醇、桂皮酸、桂皮醛等成分
荜澄茄	樟科常绿攀援性藤本植物山鸡椒 Litsea cubeba（Lour.）Pers. 的干燥成熟果实	生于灌丛、疏林或林中路旁。喜温暖湿润。幼苗需荫，成年喜阳	分布于浙江、江苏以南湿润地区。主产广西、浙江、江苏、安徽	以粒圆、气味浓厚、富油脂者为佳。含黄酮类成分、挥发油类成分及棕榈酸、油酸和亚油酸等

金粟兰科

金粟兰科植物主要药材

药材	基原	生态环境和生态习性	分布和产地	质量评价及主要成分
肿节风（九节茶）	金粟兰科多年生常绿草本或亚灌木植物草珊瑚 Sarcandra glabra（Thunb.）Nakai. 的干燥全株	生于山沟、溪谷阴湿地。喜温暖湿润、忌强光	分布于广西、安徽、浙江各地。主产于广西等南部地区	含异嗪皮啶、反丁烯二酸、黄酮等成分

154

三白草科

三白草科植物主要药材

药材	基原	生态环境和生态习性	分布和产地	质量评价及主要成分
鱼腥草	三白草科多年生草本植物蕺菜 *Houttuynia cordata* Thunb. 的新鲜全草或干燥地上部分	生长于潮湿的疏林下。 喜温暖潮湿，忌干旱和强光	分布于江苏、安徽及长江流域以南各省区。 主产于湖南、四川等地，以湖南怀化市各县最多	含挥发油、黄酮、鱼腥草素等成分
三白草	三白草科多年生草本植物 三白草 *Saururus chinensis* (Lour.) Baill. 的干燥地上部分	生长在沟边、池塘边等近水处。 喜温湿气候，耐荫	我国长江流域以南各省均有分布。 主产于江苏、浙江、湖南、广东	三白草酮、芦丁、槲皮素等黄酮类成分

马兜铃科

细 辛

【基 原】为马兜铃科多年生草本植物北细辛 *Asarum heterotropoides* Fr. Schmidt var. *mandshuricum* (Maxim.) Kitag.、汉城细辛 *A. sieboldii* Miq. var. *seoulense* Nakai 或华细辛 *A. sieboldii* Miq. 的干燥全草，前两种习称"辽细辛"。

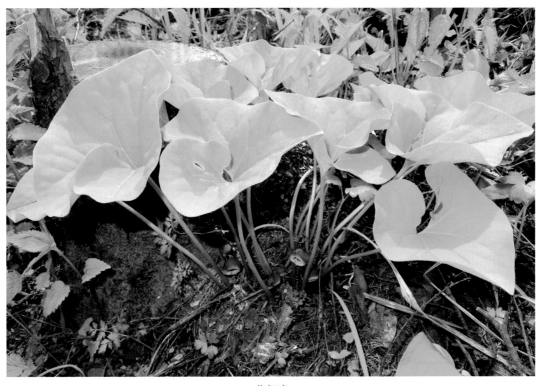

北细辛

Asarum heterotropoides Fr. Schmidt var. *mandshuricum* (Maxim.) Kitag.

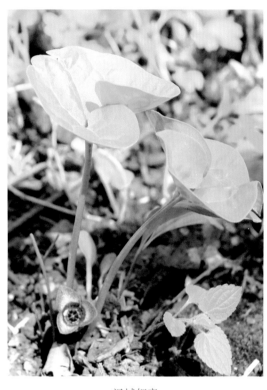

汉城细辛
A. sieboldii Miq. var. *seoulense* Nakai

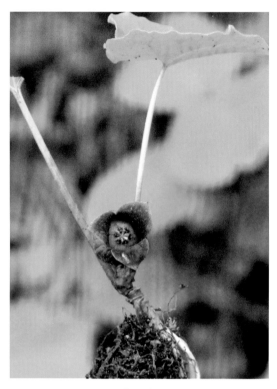

华细辛
A. sieboldii Miq.

【生态环境】

北细辛　生长于林下、灌木丛间、山沟、林缘或山阴湿地。

汉城细辛　生于林下及山沟阴湿地。

华细辛　生长于山谷溪边、林下、岩石旁等阴湿处。

【生态习性】 喜冷凉、阴湿环境，耐严寒，宜在富含腐殖质的疏松肥沃的土壤中生长，忌强光与干旱。易积水的黏重土壤及涝洼地均不宜栽培。

【分　布】

北细辛　分布东北及山东、山西、河南等地。

汉城细辛　分布于辽宁。

华细辛　分布辽宁、山东、浙江、安徽、江西、湖北、四川、陕西、甘肃等地。

【产　地】《名医别录》云："生华阴（陕西华阴）山谷"。《图经本草》云："生华山山谷，今处处有之。然它处所出者，不及华州（陕西省华县）者真"。《本草别说》云："细辛非华阴者，不得为细辛用"。《本草衍义》："细辛用根，今惟华州者佳"。《本草蒙筌》云："华阴独良"。陶隐居云："今用东阳（浙江省金华）临海（浙江省临海）者，形段乃好，而辛烈不及华阴、高丽（辽宁省东部及吉林省南部）者"（《证类本草》）。古产于陕西、浙

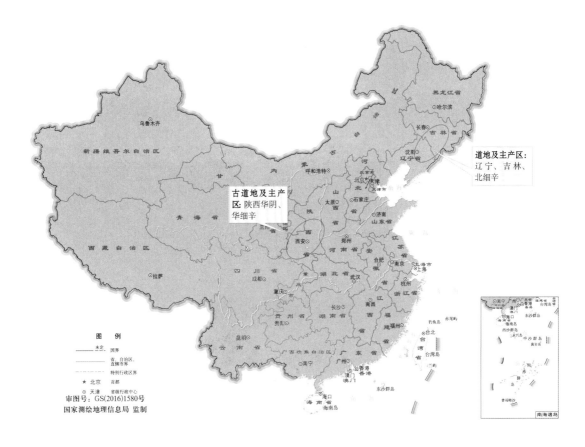

图 例

— 未定 国界
— 省、自治区、直辖市界
— 特别行政区界
★ 北京 首都
⊙ 天津 省级行政中心
审图号：GS(2016)1580号
国家测绘地理信息局 监制

道地及主产区：辽宁、吉林、北细辛

古道地及主产区：陕西华阴、华细辛

江等地的细辛可能为华细辛。梁代和明清两朝代的一些本草书将北细辛和汉城细辛也作为正品细辛。

主要依靠栽培，现北细辛主产辽宁、吉林，为商品主流；汉城细辛主产辽宁，产量很少；华细辛产陕西、四川、湖北，为古代商品主流。20世纪50~60年代产销量为15万千克左右，均为野生，现一般年购销量40万~50万千克。

【质量评价】以根细、质软、色灰黄、气辛香、味辛辣而麻舌者佳。

【主要活性成分】含甲基丁香酚和黄樟醚（毒性成分）等挥发油成分及马兜铃酸（毒性成分）。

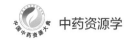

睡莲科

芡 实

【基　原】为睡莲科一年生草本水生植物芡（鸡头米）*Euryale ferox* Salisb. 的干燥成熟种仁。药食两用。

【生态环境】多生长在沼池、湖湾等静水环境中。

【生态习性】喜阳光充足、温暖湿润气候，畏寒冷，怕干旱。

【分　布】我国南北各省区湖、塘、沼泽中均有野生。

【产　地】有南芡、北芡之分。

南芡　又称苏芡，产于江苏太湖地区，多为种植品种。

北芡　产于江苏洪泽湖地区及以北地区，为野生或半野生状态。

【质量评价】

南芡　种子较大、种仁圆整、糯性、煮食不易破碎，品质优良。

北芡　种子和种仁近圆形，外种皮较薄，适应性强。

【主要活性成分】含多糖等成分。

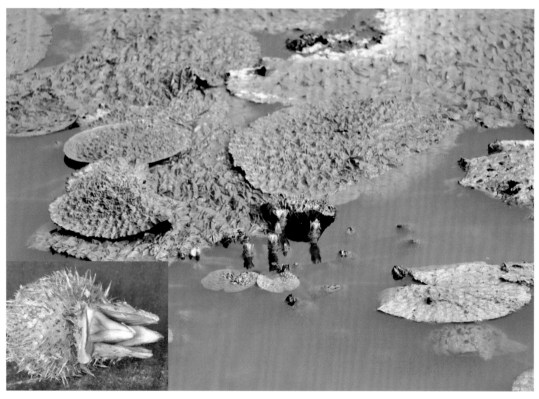

芡（鸡头米）
Euryale ferox Salisb.

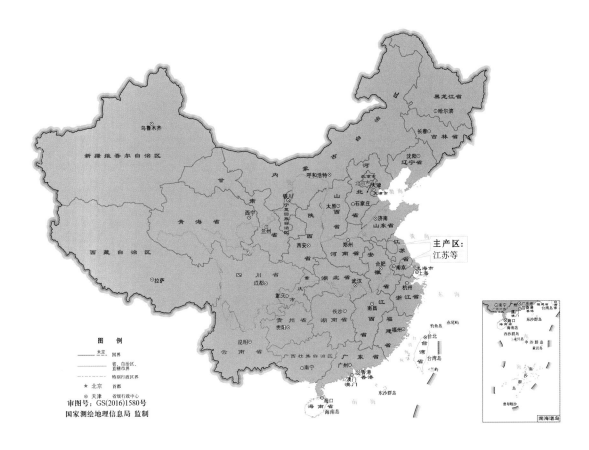

莲 子 莲子心 莲 须 莲 房 荷 叶

【基 原】莲子为睡莲科多年生水生草本植物莲 *Nelumbo nucifera* Gaertn. 的干燥成熟种子；莲子心、莲须、莲房和荷叶分别为成熟种子中间的绿色胚根（莲心）、干燥雄蕊、花托和叶。

【生态环境】生于沼泽、池塘、湖沼或水田内，野生或栽培。

【生态习性】喜温暖湿润气候，选土壤肥沃、保水保肥的水田栽培。

【分 布】我国大部地区均有分布。

【产 地】《本草经集注》《本草崇原集说》等本草记载：生汝南（河南汝南）池泽。也是最早的地道产地。

现主产湖南、湖北、福建、江苏、浙江、江西。以湖南产品最佳，福建产量最大。此外，山东、安徽、山西、河南、辽宁、黑龙江、云南、贵州、陕西等地亦产。

【主要活性成分】

莲子　含多量的淀粉和棉子糖。

莲子心　莲心含季铵碱、莲心碱、异莲心碱、甲基莲心碱等异喹啉生物碱。

莲须　含槲皮素和山柰酚等黄酮成分。

莲房　含金丝桃苷和槲皮素等黄酮类成分。

荷叶　含荷叶碱。

第十一章

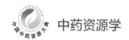
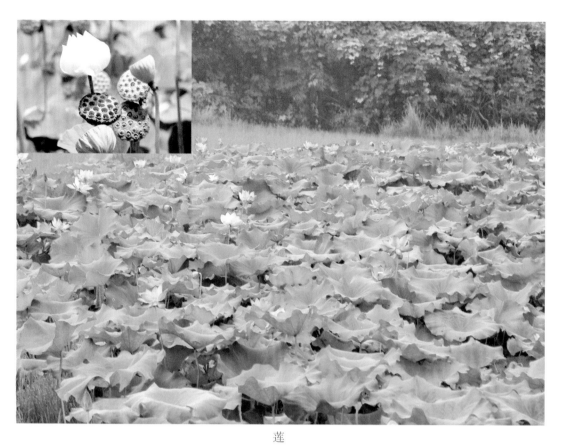

莲

Nelumbo nucifera Gaertn.

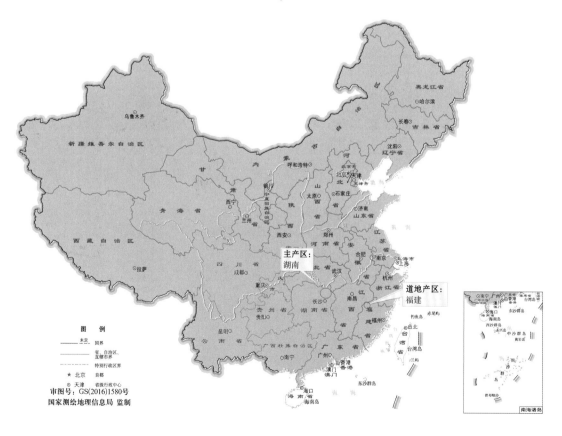

毛茛科

威灵仙

【基　原】为毛茛科植物威灵仙（铁脚威灵仙）*Clermatis chinensis* Osbeck、棉团铁线莲 *C. hexapetala* Pall. 或东北铁线莲 *C. manshurica* Rupr. 的干燥根和根茎。

【生态环境】

威灵仙　生于山坡、山谷或灌丛中。

棉团铁线莲　生于草地、林缘、沟谷。野生于山谷、山坡林边或灌木丛中。

东北铁线莲　生于山野林边、田埂及路旁。

【生态习性】对气候、土壤要求不严，但以凉爽、有一定荫蔽度的环境和富含腐殖质的砂质壤土为佳。

【分　布】

威灵仙　分布于长江流域中、下游及以南各省区。

棉团铁线莲　分布于黑龙江、吉林、辽宁、内蒙古、河北、山西、陕西、甘肃东部、山东。

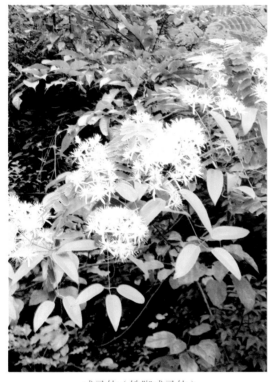

威灵仙（铁脚威灵仙）

Clermatis chinensis Osbeck

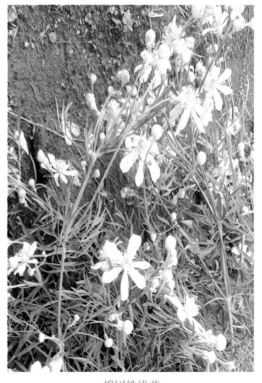

棉团铁线莲

C. hexapetala Pall

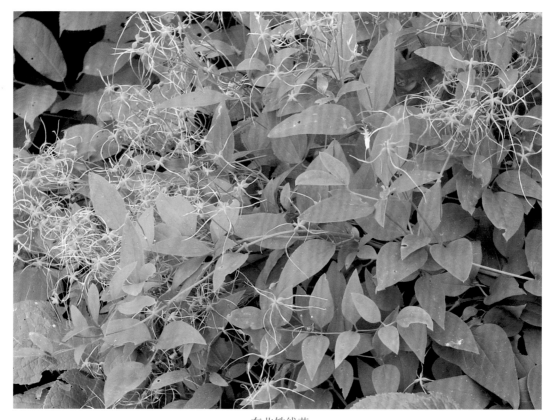

东北铁线莲

C. manshurica Rupr.

东北铁线莲　分布于我国东北，山西、山东、河北、内蒙古东部。

【产　地】历史上药材主要来源于威灵仙，20 世纪 60 年代后主要来源棉团铁线莲和东北铁线莲，全国年销量一般 60 万 ~80 万千克。

威灵仙　产于浙江（淳安、建德等）、江苏（高淳、溧水等）、安徽（黄山、广德、滁县等）等地。

棉团铁线莲　主产于东北和山东。

东北铁线莲　分布于我国东北，为主流产品。辽宁等地有少量栽培。

【质量评价】以带根茎、须根粗长、条匀、质坚实、断面粉性、灰白色、无地上茎、无泥土者佳。三种植物基原中，东北铁线莲质量最佳。

【主要活性成分】含齐墩果酸、常春藤皂苷元，根含白头翁素、白头翁内酯等。主流品种东北铁线莲和棉团铁线莲，东北铁线莲和威灵仙的化学成分有一定的相似性。

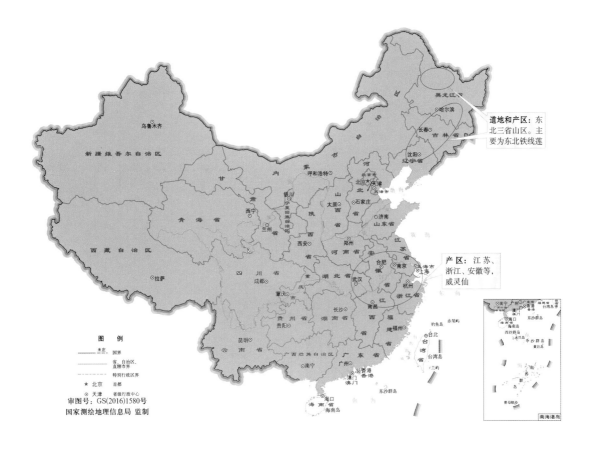

道地和产区：东北三省山区。主要为东北铁线莲

产区：江苏、浙江、安徽等，威灵仙

图 例
———— 未定 国界
———— 省、自治区、直辖市界
———— 特别行政区界
★ 北京 首都
☆ 天津 省级行政中心
审图号：GS(2016)1580号
国家测绘地理信息局 监制

南海诸岛

芍药（赤芍、白芍）

【基　原】赤芍为毛茛科植物芍药（北芍药）*Paeonia lactiflora* Pall. 或川赤芍（西赤芍）*P. veitchii* Lynch. 的干燥根。白芍为栽培的北芍药 *P. lactiflora* Pall. 置沸水中煮后除去外皮或去皮后再煮，晒干而成。

【生态环境】

芍药　生于山坡草地和林下。

川赤芍　生于山坡疏林或林边路旁。

【生态习性】耐寒，适应性强，我国北方大部分可露地越冬，喜阳光，亦耐疏荫，忌夏季酷热，好肥，忌积水，以壤土或砂质壤土栽培为宜，尤喜富含磷质有机肥的土壤，盐碱地和低洼地不能种植。

【分　布】

芍药　分布黑龙江、吉林、辽宁、内蒙古以及河北、宁夏、山西、陕西、甘肃等地。

川赤芍　分布四川以及云南、贵州、山西、甘肃、新疆、青海等地。

【产　地】

赤芍主要源于野生，20世纪50年代年销量60万~70万千克，20世纪90年代后为

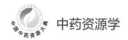
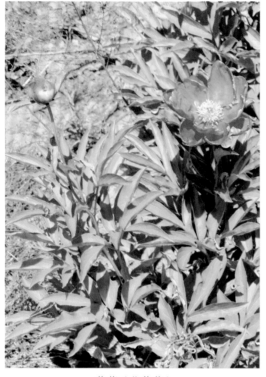

芍药（北芍药）

Paeonia lactiflora Pall.

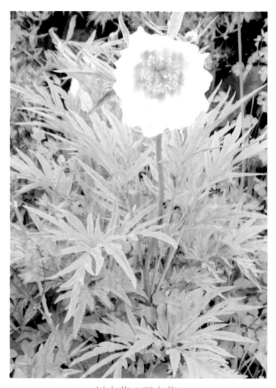

川赤芍（西赤芍）

P. veitchii Lynch.

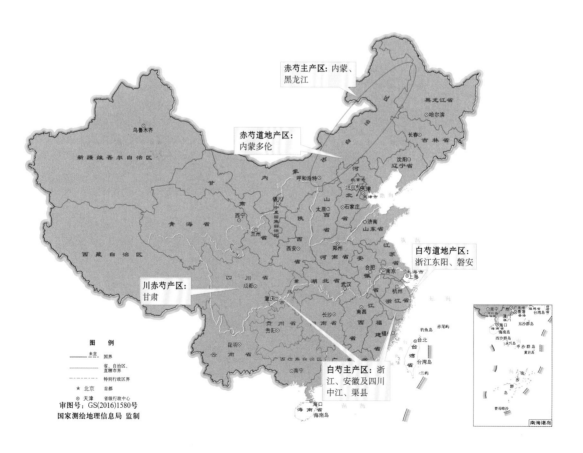

150 万 ~200 万千克。白芍主要源于栽培，20 世纪 50 年代产销量 250 万 ~300 万千克，20 世纪 80 年代后产销量为 400 万 ~600 万千克。

北赤芍　主产于中国东北和内蒙古等地。其中以内蒙古多伦产者品质最优，产量大，品质优，全国销售并且出口。其次为产于北京近郊西山一带。

川赤芍　主产于四川西昌、甘孜等地，云南、贵州亦产。其中以西昌产者为最优。以上商品以根条粗长、质松（俗称糟皮粉渣）者为佳。

白芍　白芍有三大主产区。杭白芍主产于浙江（东阳、磐安），质量最佳；亳白芍主产安徽，产量大；川白芍产于四川（中江、渠县等地）。

【质量评价】

赤芍　以根条粗长、断面粉白色、粉性足者佳；

白芍　以根粗长、匀直、质坚实、皮细光洁、无白心或裂隙者佳。

【主要活性成分】含芍药苷、芍药内酯苷、氧化芍药苷等。

草　乌

【基　原】为毛茛科多年生草本植物北乌头 *Aconitum kusnezoffii* Reichb. 的干燥块根。

【生态环境】野生种多生于山地草坡或灌丛中。

【生态习性】耐寒性较强，喜阳光充足、凉爽湿润的环境。适宜肥沃而排水良好的砂质土壤。

【分　布】分布于东北、内蒙古、河北、山西。

【产　地】草乌均为野生，主产于山西、河北、内蒙古及东北。各地习用品种较多，年需要量 35 万 ~50 万千克。

【质量评价】以个大、质坚实、断面灰白色、粉性足、残茎和须根少者佳。

【主要活性成分】含乌头碱、次乌头碱、新乌头碱（为草乌中的主要生物碱）、去氧乌头碱、异乌头碱、素馨乌头碱和北草乌碱等。

川乌（附子）

【基　原】川乌为毛茛科多年生草本植物乌头 *Aconitum carmichaelii* Debx. 的干燥母根，子根称"附子"。川乌和附子为两种中药。

【生态环境】野生种多生于山地草坡或灌丛中。

【生态习性】耐寒性较强，喜阳光充足、凉爽湿润的环境。对酷暑不甚适应。宜肥沃、排水良好的砂质土壤，黏土不宜种植。

【分　布】分布于长江中下游，北至秦岭和山东东部，南至广西北部。

【产　地】20 世纪 50 年代有野生和栽培，现基本为栽培，主要栽培于四川江油和安县，以及云南和陕西。年需要量 30 万 ~40 万千克。

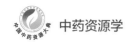

【质量评价】以饱满、大小均匀、质坚实、内色粉白者为佳。

【主要活性成分】含乌头碱、次乌头碱和新乌头碱。

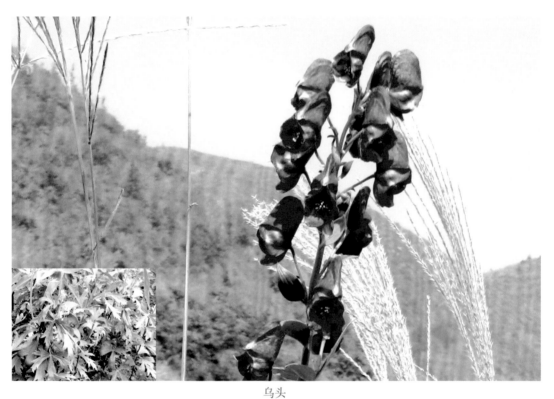

乌头

Aconitum carmichaelii Debx.

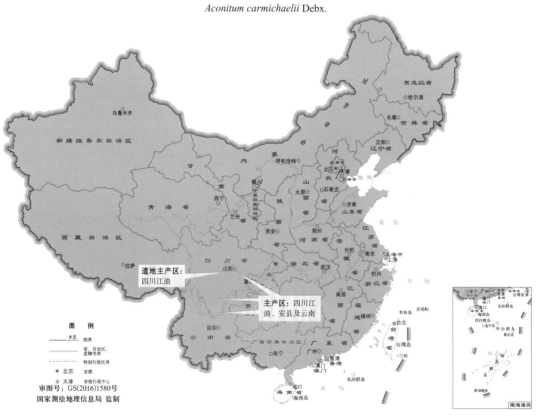

黄 连

【基　原】为毛茛科植物黄连 *Coptis chinensis* Franch.、三角叶黄连 *C. deltoidea* C. Y. Cheng et Hsiao 或云连 *C. teeta* Wall. 的干燥根茎，以上三种分别习称"味连（鸡爪连）""雅连""云连"。

【生态环境】

黄连　生于山地密林中或山谷阴凉处。

三角叶黄连　野生种已不多见，栽培于四川峨眉及洪雅的山地林下。

云连　生于高山寒湿的林荫下，野生或栽培。

【生态习性】黄连为阴地植物，喜冷凉阴湿，忌直射强光，耐肥力很强；土壤"上泡下实"，上层以富含腐殖质肥沃疏松的砂壤土，下层以保水保肥力较强的黏壤土最适宜；酸性至微酸性土，pH5.5 左右。

【分　布】

黄连　分布四川、湖北、云南、陕西、贵州、湖南等地。

三角叶黄连　仅分布于四川峨眉山、洪雅一带，野生种不多见。

云连　分布云南、西藏昌都地区，云南有栽培。

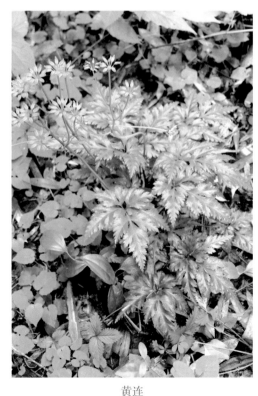

黄连

Coptis chinensis Franch.

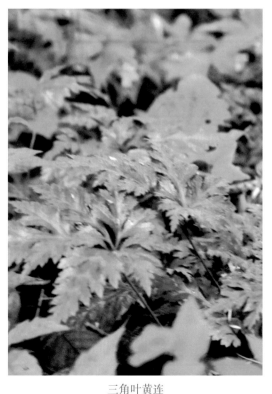

三角叶黄连

C. deltoidea C. Y. Cheng et Hsiao

第十一章

167

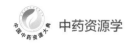

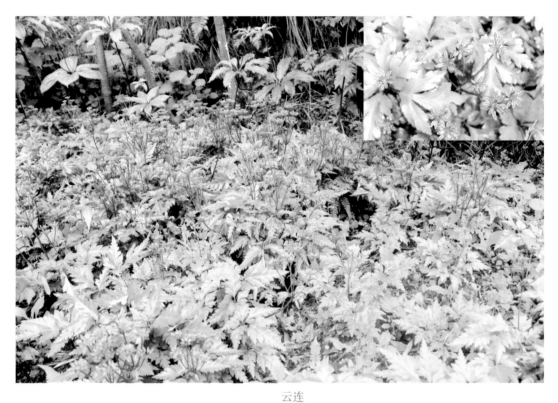

云连
C. teeta Wall.

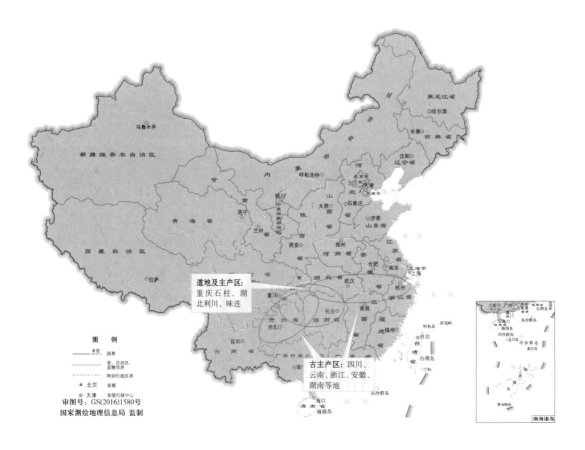

【产　地】《神农本草经》和《吴普本草》："生巫阳（重庆巫山）川谷"。《吴普本草》："生蜀郡（成都、雅安、荥经）、太山（山东泰安）之阳"。《本草经集注》除以上产地外，补充了新产地"今西间者，色浅而虚，不及东阳（浙江金华一带）、新安（浙江淳安）诸县最胜，临海（浙江临海）诸县产者不佳"。唐宋《新修本草》《四声本草》《千金翼方·药出州土》等记载产地为现在的安徽宣城一带、歙州；湖南澧县；浙江丽水、建德、金华、湖州；湖北江陵、恩施；江西鄱阳；福建建瓯；四川马尔康；陕西西安、铜川、宝鸡、咸阳、渭南等地。《滇南本草》："滇连，一名云连，人多不识，生禹山（云南昆明内）"。滇连在明代以前的本草著作中并无记载，明代云南府新增了云连产地。民国时期的《药物出产辨》："产云南者为云连，出古涌县（云南保山）有名西连者"。

这三种黄连之中，尤以味连产量最大，雅连和云连的产量均小。20世纪30~60年代年需要量15万千克左右，现一般年需要量60万~100万千克。

黄连　栽培品为药材的主流品种，主产四川（石柱、北川等）、湖北（利川、咸丰等），陕西（平利）亦产。重庆石柱、湖北利川素有"黄连之乡"之称。

三角叶黄连　栽培品，主产四川（峨眉、洪雅）。

云连　栽培或野生，主产云南（德钦、维西、腾冲、碧江）。

【质量评价】习惯认为雅连、味连体质坚实，质量佳。

【主要活性成分】主含小檗碱，此外含有黄连碱，甲基黄连碱、掌叶防己碱、非洲防己碱等生物碱和黄柏酮、黄柏内酯等。

牡丹皮

【基　原】为毛茛科多年生草本植物牡丹 *Paeonia suffruticosa* Andr. 的干燥根皮。

【生态习性】性喜凉爽，以夏季不酷热，冬季无严寒处为最适宜，耐旱、耐寒，喜排水良好的砂质壤土。

【分　布】原产于中国西部秦岭和大巴山一带山区，现栽培于河北、河南、山东、四川、陕西、甘肃等地。

【产　地】历代曾以巴、蜀、越、滁、丹州出产者为佳，近代则以安徽铜陵凤凰山所产最为驰名，称"凤丹皮"；重庆垫江所产"垫江皮"亦属上品。商品以栽培为主，栽培品优于野生品。20世纪50年代年产量50万千克，一般年需要量200万千克左右。

【质量评价】以条粗长、无木心、皮厚、粉性足、断面粉白色、香气浓郁、结晶多者佳。

【主要活性成分】含芍药苷、氧化芍药苷、苯甲酰芍药苷、牡丹酚、牡丹酚苷等。

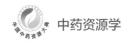
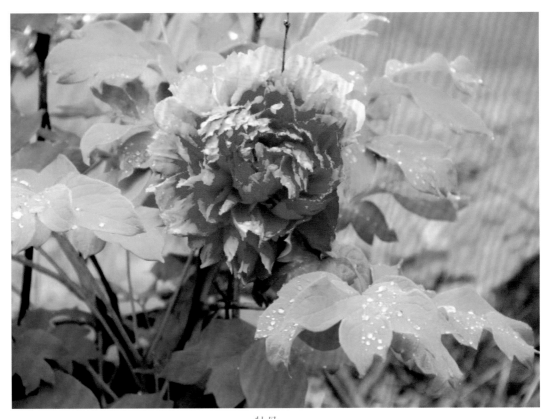

牡丹

Paeonia suffruticosa Andr.

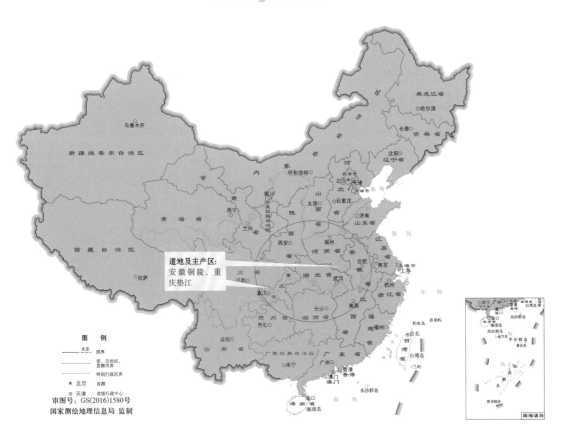

升 麻

【基　原】为毛茛科多年生草本植物升麻（西升麻）*Cimicifuga foetida* L.、兴安升麻（北升麻）*C. dahurica*（Turcz.）Maxim. 和大三叶升麻（关升麻）*C. heracleifolia* Kom. 的干燥根茎。

【生态环境】

升麻　生于山地林缘、林中或路旁草丛中。

兴安升麻　生于山地林缘灌丛以及山坡疏林或草地中。

大三叶升麻　生于山坡草丛或灌木丛中。

【生态习性】喜含腐殖质的半阴半阳山坡地或排水良好的砂质壤土。

【分　布】

升麻　主要分布于四川（阿坝州、凉山州等）、甘肃（礼县、天水等）、陕西、青海、山西、云南等地。

兴安升麻　广泛分布于黑龙江、河北（赤城、承德等地）、吉林、辽宁及内蒙古地区。

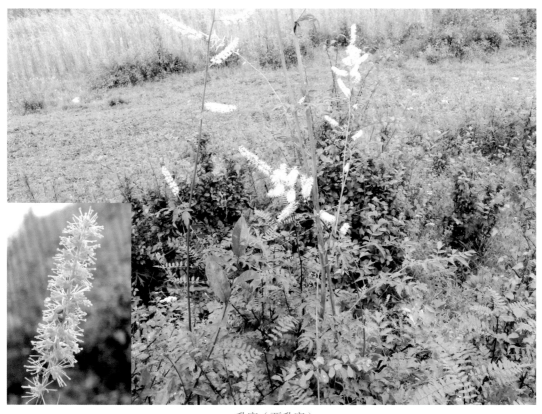

升麻（西升麻）
Cimicifuga foetida L.

第十一章

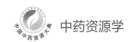

　　大三叶升麻　主产于辽宁（本溪、铁岭和凤城等地）、吉林（永吉、桦甸等地）及黑龙江。

【产　地】20世纪50年代销售量10万~15万千克，主要依靠野生关升麻。20世纪90年代后，主要依靠西升麻，销售量30万~40万千克。

　　升麻　主要分布于甘肃、四川、青海、陕西、山西、云南、河南西部和西藏等地。

　　兴安升麻　主产于河北（承德、张家口等地）、山西（大同）及内蒙古。

　　大三叶升麻　主产于辽宁（本溪、铁岭和凤城等地）、吉林（永吉、桦甸等地）及黑龙江。

【质量评价】以个大、质坚、外皮黑褐色、断面黄绿色、无须根者佳。

【主要活性成分】根茎含升麻碱、阿魏酸、异阿魏酸、升麻苷、升麻素、升麻醇木糖苷等。

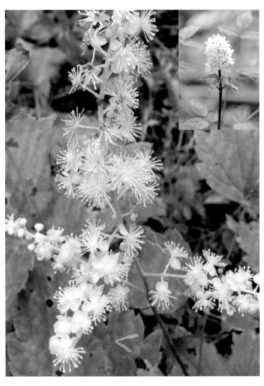

兴安升麻（北升麻）
C. dahurica（Turcz.）Maxim.

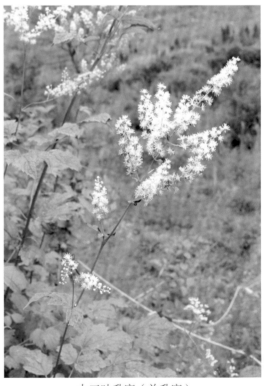

大三叶升麻（关升麻）
C. heracleifolia Kom.

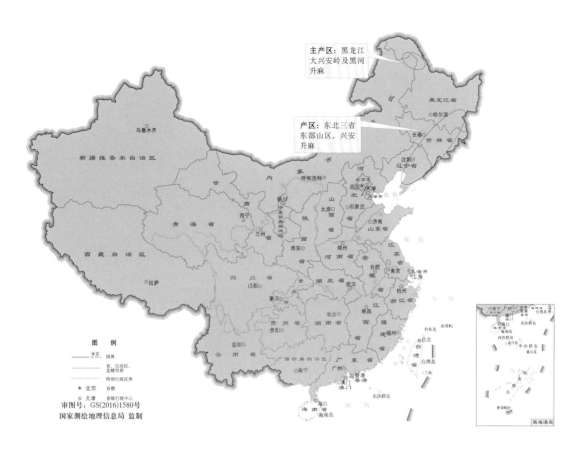

主产区：黑龙江大兴安岭及黑河升麻

产区：东北三省东部山区，兴安升麻

审图号：GS(2016)1580号
国家测绘地理信息局 监制

毛茛科植物其他主要药材

药材	基原	生态环境和生态习性	分布和产地	质量评价及主要成分
猫爪草	毛茛科多年生小草本植物小毛茛 *Ranunculus ternatus* Thunb. 的干燥块根	生于田边、路旁及山坡草丛中，适应性强。 喜温暖湿润	分布于华东、华中及四川、云南、贵州等地。 主产于河南、江苏、浙江、广西等地。野生	以色黄褐、质坚实饱满者为佳。 含总游离酸、多糖以及黄酮类成分
两头尖	毛茛科多年生草本植物多被银莲花 *Anemone raddeana* Regel. 的干燥根茎	生于山地或草地阴处。 喜光、喜湿，较耐寒，忌高温	主要分布于东北三省及山东东北部、河北、山西、贵州等地。 主产于东北三省，以吉林产量最多。均为野生。年需要量不足20万千克	竹节香附素A、两头尖皂苷D等
白头翁	毛茛科多年生草本植物白头翁 *Pulsatilla chinensis* (Bge.) Regel. 的干燥根	生于山坡草地、林缘。 喜凉爽、耐寒，忌积水	分布于东北、华北、华中、华东等地区。 主产于河北、辽宁、内蒙、江苏、河南。少有栽培	原白头翁素、三萜类皂苷等
天葵子	毛茛科多年生草本植物天葵 *Semiaguilegia adoxoides* (DC.) Makino. 的干燥块根	喜温暖，生于丘陵或低山林下、草丛等阴湿处	分布于江苏、安徽以南。 主产于湖南、湖北、江苏	格列风内酯等苯骈呋喃酮型内酯类成分
川木通	毛茛科木质藤本植物小木通 *Clematis armandi* Franch. 或绣球藤 *C. montana* Buch.-Ham. 的干燥藤茎	生于山坡、山谷灌木林中、林边或沟旁。 喜温暖湿润环境和肥沃土壤	分布于陕西、甘肃、宁夏、河南以南地区。小木通为商品主流。 主产于四川，占全国产量的50%以上。来源于野生	以条粗均匀、色黄白、粗皮少、无杂质者佳。 含齐墩果酸、豆甾醇等成分

第十一章

173

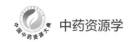

小檗科

淫羊藿

【基　原】为小檗科多年生草本植物淫羊藿 *Epimedium brevicornum* Maxim.、箭叶淫羊藿 *E. sagittatum*（Sieb. et Zucc.）Maxim.、柔毛淫羊藿 *E. pubescens* Maxim.、巫山淫羊藿 *E. wushanense* T. S. Ying 或朝鲜淫羊藿 *E. koreanum* Nakai 的干燥地上部分。

【生态环境】

淫羊藿　生长于多荫蔽的树林及灌丛中。

箭叶淫羊藿　生于山坡竹林下或路旁岩石缝中。

柔毛淫羊藿　生于山坡、林下草丛中，喜阴湿地带。

巫山淫羊藿　生于溪边、沟谷。

朝鲜淫羊藿　生于多明的林下或灌丛间，喜富含腐殖质并较湿润的土壤。

【生态习性】喜生于土壤疏松、土质肥沃。

【分　布】

淫羊藿　分布于辽宁、山东、江苏、江西、湖南、广西、四川、贵州、陕西、甘肃。

箭叶淫羊藿　分布浙江、安徽、江西，湖北、四川、台湾、福建、广东、广西等地。

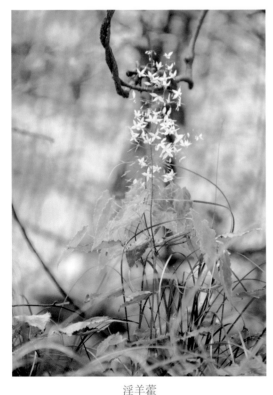

淫羊藿

Epimedium brevicornum Maxim.

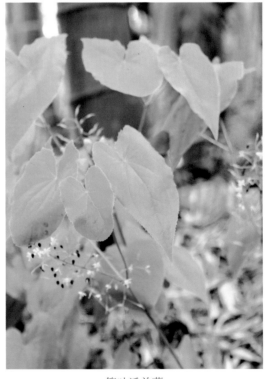

箭叶淫羊藿

E. sagittatum（Sieb. et Zucc.）Maxim.

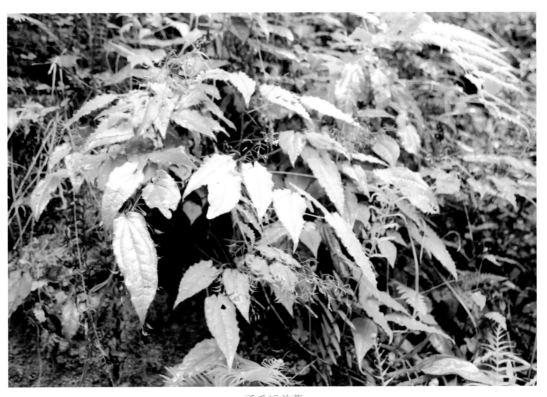

柔毛淫羊藿

E. pubescens Maxim.

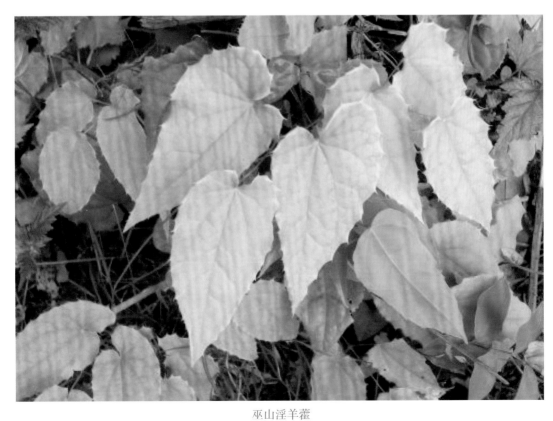

巫山淫羊藿

E. wushanense T. S. Ying

第十一章

175

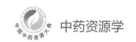

柔毛淫羊藿　分布于内蒙古、河北、陕西、甘肃、安微、浙江、江西、河南、湖北、四川、贵州等地。

巫山淫羊藿　分布于陕西、广西、四川、贵州等地。

朝鲜淫羊藿　分布于内蒙古、吉林、辽宁、河北、陕西、甘肃、安微、浙江、江西、河南、湖北、四川、贵州等地。

【产　地】商品多来源于野生，以甘肃、四川、陕西、湖南、湖北、安徽、辽宁产量较大，通常认为淫羊藿和箭叶淫羊藿质量较佳。

淫羊藿　主产于山西、陕西、宁夏、安徽、河南、湖南、广西、甘肃等地。

箭叶淫羊藿　主产于湖北、湖南、四川、江苏、安徽、浙江、陕西、江西、福建、山东、山西等地。

柔毛淫羊藿　主产于四川、陕西、湖北等地。

巫山淫羊藿　主产于陕西、湖北、四川、贵州、河南等地。

朝鲜淫羊藿　主产于东北。

【质量评价】以色青绿、无枝梗、无根头、整齐不碎者佳。

【主要活性成分】含淫羊藿苷、淫羊藿次苷等黄酮类成分。

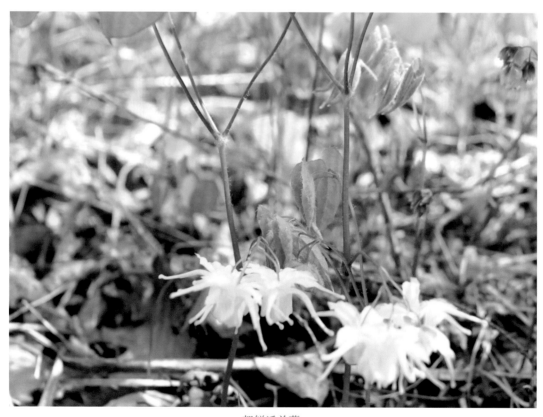

朝鲜淫羊藿

E. koreanum Nakai

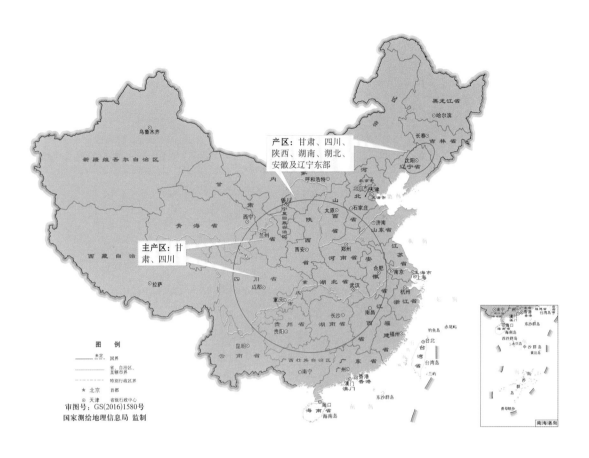

产区：甘肃、四川、陕西、湖南、湖北、安徽及辽宁东部

主产区：甘肃、四川

图 例

——— 国界　　　　　未定

——— 省、自治区、
　　　直辖市界

——— 特别行政区界

★ 北京　首都

◎ 天津　省级行政中心

审图号：GS(2016)1580号
国家测绘地理信息局 监制

小檗科植物其他主要药材

药材	基原	生态环境和生态习性	分布和产地	质量评价及主要成分
三颗针	小檗科多年生草本植物假豪猪刺 Berberis soulieana Schneid.、小刺黄连 B. wilson-ae Hemsl. 细叶小檗 B. poiretii Schneid. 或匙叶小檗 B.vernae Schneid. 的根	豪猪刺生于林下；细叶小檗和匙叶小檗生于山地灌丛、砾质地、草原化荒漠、山沟河岸或林下。喜光、耐阴，喜疏松、肥沃土壤，耐瘠薄	豪猪刺分布和主产于湖北、四川、贵州及陕西、甘肃等地。细叶小檗分布和主产于东北及华北及河北，贵州等地。匙叶小檗分布和主产青海、甘肃、四川等地	含小檗碱、小檗氨、药根碱、巴马亭、生物碱等。
功劳木	小檗科植物常绿灌木阔叶十大功劳 Mahonia bealei（Fort.）Carr. 或细叶十大功劳 M. fortunei（Lindl.）Fedde 的干燥茎	生于向阳山坡灌丛中、路边。也有栽培于庭园。喜凉爽阴湿、不耐寒	分布于陕西、江苏以南。主产于浙江、四川、广西、湖南等地	盐酸小檗碱和盐酸巴马汀等生物碱
小叶莲	小檗科多年生草本植物植物桃儿七（小叶莲）Sinopodophyllum hexandrum（Royle.）Ying 的根及根状茎，为藏族习用药材	生于高海拔较平坦山谷及透光度好的林下、林缘或草灌丛中及高山草丛或疏林。喜低温多湿	分布主产于青海、甘肃、陕西、西藏、四川、云南等省区	含鬼臼毒素、木脂素等成分

第十一章

177

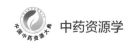

胡椒科

胡椒科植物主要药材

药材	基原	生态环境和生态习性	分布和产地	质量评价及主要成分
胡椒	为胡椒科常绿藤本植物胡椒 *Piper nigrum* L. 的干燥近成熟或成熟果实。当果穗基部的开始变红果实，通称"黑胡椒"。果实均已变红时采收，用水浸渍数天，擦去外果皮，晒干，则表面灰白色，通称"白胡椒"	喜温湿环境，生长于荫蔽林中，成龄喜光。不耐涝	我国福建、台湾、广东、海南、广西、云南等地有栽培。主产于海南，占产量90%	黑胡椒以粒大、饱满、色黑、皮皱、气味强烈者为佳；白胡椒以个大、粒圆、坚实、色白、气味强烈者为佳。含胡椒碱、胡椒油等成分
荜茇	胡椒科多年生草质藤本植物荜茇 *Piper longum* L. 的干燥近成熟或成熟果穗	生于疏林中。喜高温潮湿，幼苗喜荫，花果期喜光	分布和主产于云南、广东等地，国外主产于印度尼西亚、菲律宾及越南等地	以肥大、质坚实、味浓厚者为佳。含胡椒碱和荜茇明宁碱等成分
海风藤	胡椒科雌雄异株常绿攀援藤本植物风藤（细叶青蒌藤）*Piper kadsura*（Choisy）Ohwi. 的干燥藤茎	生于低海拔林中，常攀援于树上或岩石上。喜湿	分布和主产于浙江、福建、台湾、广东等地	主要含海风藤酮、五味子醇甲等

防己科

防己科植物主要药材

药材	基原	生态环境和生态习性	分布和产地	质量评价及主要成分
北豆根	防己科多年生落叶藤本植物蝙蝠葛 *Menispermum dauricum* DC. 的干燥根茎	生于山坡林缘、灌丛中、田边、路旁及石砾滩地，或攀援于岩石上。幼苗喜阴，成株喜光、耐寒、耐旱	分布于东北、华北、华中、华东等地。主产于陕西、江苏、东北、华北	含青藤碱、蝙蝠葛苏林碱、蝙蝠葛碱和粉防己碱等
防己	防己科多年生落叶缠绕藤本植物粉防己（广防己）*Stephania tetrandra* S. Moore. 的干燥根。注：汉防己为马兜铃科植物异叶马兜铃 *Aritolochia heterophyla* 的干燥根，木防己为防己科植物木防己 *Cocculus trilobus* 的干燥根	生于山野丘陵地、草丛或矮林边缘。喜温暖湿润、忌干旱、水涝	分布于浙江、安徽、江西北部、福建、广东、广西等地。主产于江西、浙江、安徽。主要为野生	含粉防己碱和防己诺林碱等
金果榄	防己科常绿缠绕藤本植物青牛胆 *Tinospora sagittata*（Oliv.）Gagnep 或金果榄 *T. capillipes* Gagnep. 的干燥块根	青牛胆生于灌木林下石隙间；金果榄生于疏林下或灌木丛中，有时亦生于山上岩石旁边的红壤地中。喜温、喜湿	青牛胆分布于广西、湖南、湖北、四川、贵州等地。金果榄分布于广东、广西、贵州等地	以块茎个大、干燥、体重、质坚实、色青黄、皮细而有细皱纹者为佳。含咖伦宾、掌叶防己碱（巴马汀）等

续 表

药材	基原	生态环境和生态习性	分布和产地	质量评价及主要成分
青风藤	防己科落叶木质藤本植物青藤 Sinomenium acutum（Thunb.）Rehd. et Wils. 和毛青藤 S. acutum（Thunb.）Rehd. Et wils. var. cinereum Rehd. Et wils. 的干燥藤茎	青藤生于山坡林缘、沟边及灌丛中，攀援于树上或岩石上；毛青藤生于山坡灌丛中或山谷林阴下或沟旁。较喜阴湿	青藤分布于长江流域及其以南各地；主产于湖南、江苏、浙江、湖北等地。毛青藤分布于陕西、甘肃、江苏、安徽、河北、广东、贵州；主产于浙江	以藤茎条粗细均匀、干燥、外皮绿褐色者为佳。含青藤碱、双青藤碱、木兰花碱等
亚乎奴（锡生藤）	防己科多年生草质攀援状藤本植物锡生藤 Cissampelos pareira（Buch. ex DC.）Forman. 的干燥全株。本品系傣族习用药材	生于河谷、小溪旁及河边、沙滩或荒地。喜光、喜湿	分布于云南、广西、贵州等地。主产于云南	含锡生藤碱；根含海牙亭碱、海牙替定碱
黄藤	防己科植物攀援状灌木黄藤 Fibraurea recisa Pierre. 的根或茎	生于山谷密林中或石壁上。不耐涝	分布于云南、广西、广东等地。主产于广西、广东	盐酸巴马汀、雷公藤内酯醇

木通科

木通科植物主要药材

药材	基原	生态环境和生态习性	分布和产地	质量评价及主要成分
木通预知子	木通科落叶木质缠绕藤本植物木通 Akebia quinata（Thunb.）Decne.、三叶木通 A. trifoliata（Thunb）Koidz. 或白木通 A. trifoliata（Thunb.）Koidz. var. australis（Diels）Rehd. 的干燥藤茎。预知子为木通的干燥果实 注：关木通为马兜铃科植物东北马兜铃 Aristolochia manshuriensis Kom. 的干燥藤茎，因有肾毒性已经禁止使用	生于山坡灌木丛中或沟边，缠绕其他植物上。喜阴湿，较耐寒	木通分布于长江流域各省区；主产于华东地区。三叶木通分布于河北、山西、山东、河南、甘肃和长江流域以南；主产于浙江等地。白木通分布江苏、陕西以南等地；主产于四川等地	含木通苯乙醇苷 B、齐墩果酸、长春藤皂苷元等成分
野木瓜	木通科常绿雌雄异株木质藤本植物野木瓜 Stauntonia chinensis DC. 的带叶茎枝和茎叶 注：贴梗海棠也称野木瓜	生丁湿润林中、路边及溪谷。喜温湿、忌严寒	分布于主产于浙江、安徽、江西、福建、湖南、广东、广西、云南等地	含皂苷及多糖类成分

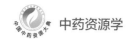

罂粟科

延胡索

【基　原】为罂粟科多年生草本植物延胡索 *Corydalis yanhusuo* W.T. Wang. 的干燥块茎。

【生态环境】野生于山地，稀疏林或树林边缘的草丛中。

【生态习性】喜温暖湿润气候，但能耐寒，怕干旱和强光，生长季节短，对肥料要求较高，大风对其生长不利。

【分　布】分布河北、山东、江苏、浙江等地。

【产　地】主产浙江（东阳、磐安）、陕西（汉中）、河北等地。20 世纪 60 年代只有浙江一地有产，年销量 20 万 ~32 万千克，现一般年需要量 100 万千克左右。

【质量评价】以粒大、饱满、质坚、色黄、断面蜡样光泽者佳。

【主要活性成分】含延胡索乙素、紫堇碱、d_l- 四氢掌叶防己碱、原阿片碱等生物碱类成分。

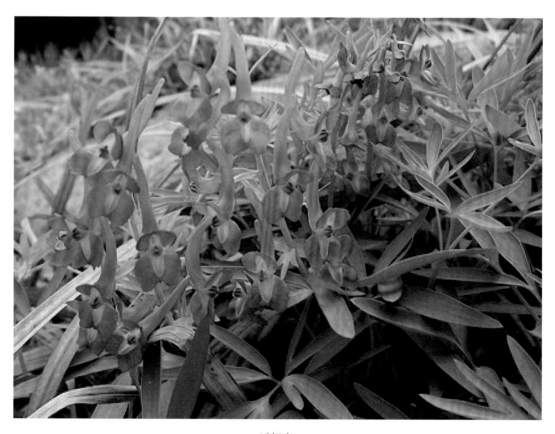

延胡索

Corydalis yanhusuo W.T. Wang.

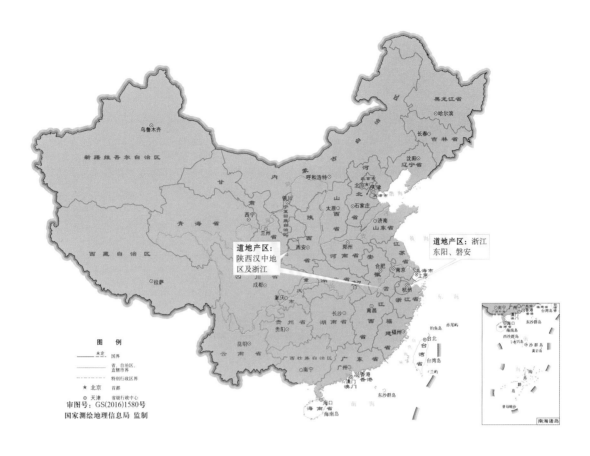

道地产区：
陕西汉中地
区及浙江

道地产区：浙江
东阳、磐安

图 例

——— 国界

——— 省、自治区、
直辖市界

——— 特别行政区界

★ 北京 首都

⊙ 天津 省级行政中心

审图号：GS(2016)1580号

国家测绘地理信息局 监制

罂粟科植物其他主要药材

药材	基原	生态环境和生态习性	分布和产地	质量评价及主要成分
白屈菜	罂粟科多年生草本植物白屈菜 *Chelidonium majus* L.全草	生于山谷湿地、水沟边、绿林草地或草丛中、住宅附近。 喜温暖湿润、耐寒	分布于东北、内蒙古、河北、河南、山东、山西、江苏、江西、浙江等地。 主产于东北、华北	含白屈菜红碱、白屈菜碱、血根碱等生物碱
苦地丁	罂粟科植物多年生草本紫堇 *Corydalis bungeana* Turcz. 的干燥全草	生于山沟、溪流及平原、丘陵草地或疏林下。 喜温暖湿润、耐阴、忌干旱、忌连作	分布于甘肃、陕西、山西、山东、河北、四川东北等地。 主产于河北安国及陕西、河南、河北等地均有产出。栽培或野生	含紫堇灵等生物碱
夏天无	罂粟科多年生草本植物伏生紫堇 *Corydalis decumbens* (Thunb.) Pers. 的干燥块茎	生于丘陵、山坡潮湿草丛及水沟边。 喜凉爽、忌高温干旱	分布于湖南、福建、台湾、浙江、江苏、安徽、江西等地。 主要野生	含阿片碱、盐酸巴马汀、比枯枯灵、四氢巴马汀等多种生物碱

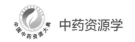

金缕梅科

金缕梅科植物主要药材

药材	基原	生态环境和生态习性	分布和产地	质量评价及主要成分
苏合香	金缕梅科植物乔木苏合香树 *Liquidambar orientalis* Mill. 所分泌的树脂	喜生于肥沃的湿润土壤中	原产土耳其、叙利亚北部等小亚细亚南部。现广西、云南等地区有少量栽培	以黄白色、半透明、有香味者为佳。含桂皮酸等香脂酸
枫香脂 路路通	金缕梅科植物落叶乔木枫香树 *Liquidambar formosana* Hance. 的干燥树脂。枫香树为园林树种	生于村落附近、低山的次生林、山地常绿阔叶林中。喜温暖湿润、喜光，幼树稍耐阴，耐干旱瘠薄土壤，不耐水涝	北起河南、山东，东至台湾，西至四川、云南及西藏，南至广东。主产于浙江、江西、福建、云南等地	枫香脂含树脂类成分。路路通含路路通酸

杜仲科

杜 仲

【基 原】为杜仲科植物落叶乔木杜仲 *Eucommia ulmoides* Oliv. 的干燥树皮。杜仲为我国特有的第三纪孑遗植物（即活化石植物），野生资源已濒临灭绝，被列为国家二级保护植物。

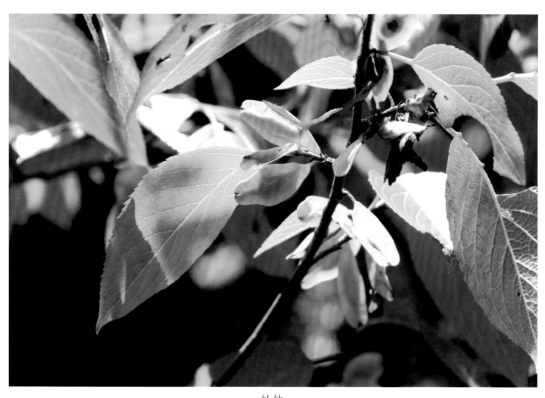

杜仲

Eucommia ulmoides Oliv.

【生态环境】生于低山、谷地或疏林中。

【生态习性】喜温暖湿润气候，耐寒性较强。以阳光充足，土层深厚肥沃、富含腐殖质的砂质壤土、黏质壤土栽培为宜。

【分　布】仅分布中国秦岭以南的陕西、四川、贵州、湖北、湖南等省。河南、陕西，甘肃等地均有栽培。

【产　地】新中国成立以来一直为国家计划管理品种，来源于野生和栽培，一般年需要量150万~200万千克。主产于四川（通江、万源等）、重庆（巫溪）、陕西（宁强等）、湖北、河南、贵州、云南。此外江西、甘肃、湖南、广西等地亦产。

【质量评价】以皮厚而大、粗色刮净、内表面色暗紫、断面银白色橡胶丝多者为佳。

【主要活性成分】含绿原酸、桃叶珊瑚苷和松脂醇二葡萄糖苷等黄酮成分。

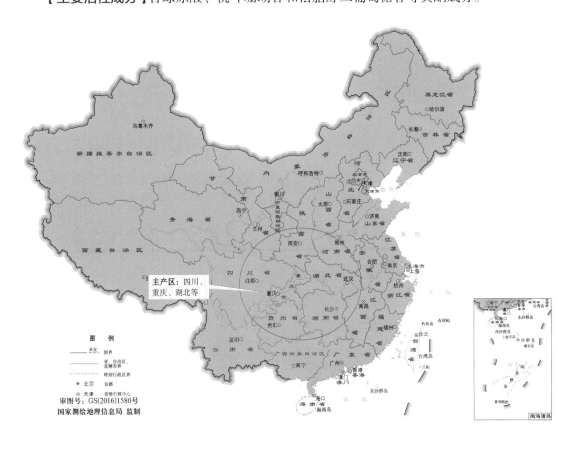

桑　科

桑科植物主要药材

药材	基原	生态环境和生态习性	分布和产地	质量评价及主要成分
桑 桑叶 桑枝 桑白皮 桑椹	桑科植物桑 *Morus alba* L. 的干燥叶、果和根皮可入药	生于丘陵、山坡、村旁、田野等处，多为人工栽培。幼时稍耐阴。 喜光、喜温暖湿润、耐寒、耐干旱、畏积水	全国分布，尤以长江中下游各地为多。主产于安徽（阜阳）、河南（商丘）、浙江、江苏、湖南等地	桑白皮以纯根皮、肉厚色白、质柔韧、无棕色老皮、嚼之有黏性者佳。含桑素、桑色烯等黄酮类成分

183

续　表

药材	基原	生态环境和生态习性	分布和产地	质量评价及主要成分
火麻仁	桑科一年生雌雄异株草本植物大麻 Cannabis sativa L. 的成熟果实	生长迅速，适应性强	我国各地均产。主产于浙江、安徽、山东、河南等省，为栽培品	主要含有四氢大麻酚、大麻酚、植酸钙镁等脂肪油
楮实子	桑科植物落叶乔木构树 Broussonetia papyrifera（L.）Vent. 的果实	生于山坡林缘或村寨道旁。喜温暖湿润、耐干旱、耐湿热	分布于华东、华南、西南及华北等地。主产于河南、湖北、湖南、山西、甘肃。野生或栽培	以色红、饱满者为佳。含皂苷及生物碱类成分

荨麻科

荨麻科植物主要药材

药材	基原	生态环境和生态习性	分布和产地	质量评价及主要成分
苎麻根	荨麻科多年生草本植物苎麻（家苎麻、野麻、白麻）Boehmeria nivea（L.）Gaud. 的根。苎麻也是重要的纺织纤维作物	野生于山坡、山沟、路旁等处。喜温暖湿润	我国中部、南部、西南及山东、江苏、安徽、浙江、陕西、河南等地均有栽培。主产于浙江、江苏、安徽	有大黄素、大黄素甲醚-8-β-葡萄糖苷等、酚类和三萜

胡桃科

胡桃科植物主要药材

药材	基原	生态环境和生态习性	分布和产地	质量评价及主要成分
胡桃仁	胡桃科植物高大乔木胡桃 Juglans regia L. 的干燥成熟种子	喜凉爽干燥、耐干旱、耐寒冷、怕湿热、涝、盐碱。为汉代张骞出使西域带回的植物之一，为栽培品种	我国各地广泛栽培。主产于河北、山西、山东。以河北（平山、正定）产量最大，山西（汾阳、阳泉）所产品质佳	含脂肪油，主成分是亚油酸甘油酯，混有少量亚麻酸及油酸甘油酯

商陆科

商陆科植物主要药材

药材	基原	生态环境和生态习性	分布和产地	主要成分及质量评价
商陆	商陆科多年生草本植物商陆 Phytolacca acinosa Roxb. 或垂序商陆 Ph. americana L. 的干燥根	生于林下、路边及宅旁阴湿处。喜温暖湿润、耐寒、不耐涝	商陆我国大部分地区匀有分布；主产于河南、湖北、安徽等省。垂序商陆分布于陕西、河北、江苏、山东、浙江、江西、湖北、广西、四川等地；主产于山东、浙江、江西等地	含商陆皂苷等皂苷类成分及多糖

藜 科

藜科植物主要药材

药材	基原	生态环境和生态习性	分布和产地	主要成分及质量评价
地肤子	藜科一年生草本植物地肤 *Kochia scoparia*（L.）Schrad. 的果实	生于荒野、田间、路旁。喜温暖湿润、耐旱、喜阳	分布遍及全国。主产于山东、江苏、河南、河北等地	以身干、饱满、不含杂质者为佳。含地肤子皂苷 Ic 等皂苷类成分

苋 科

牛 膝

【基　原】为苋科多年生植物牛膝（怀牛膝）*Achyranthes bidentata* Bl. 的干燥根。

【生态环境】生于屋旁、林缘、山坡草丛中。

【生态习性】喜温暖干燥气候，不耐严寒，在气温 −17℃时植株易冻死。以土层深厚的砂质壤土栽培为宜，黏土及碱性土不宜生长。

【分　布】分布于除东北以外的全国广大地区，在有些地区则大量栽培。

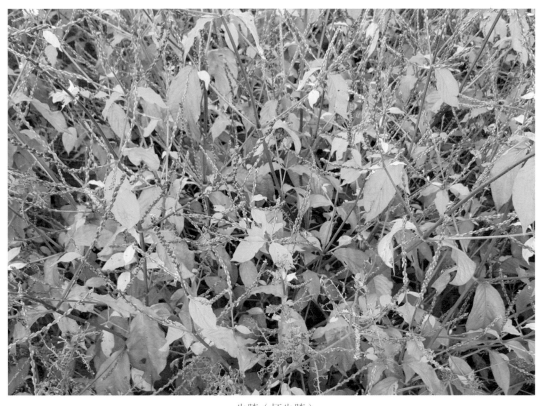

牛膝（怀牛膝）

Achyranthes bidentata Bl.

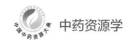
【产　地】主产于河南（武陟、温县、孟县等）、河北（安国），其中河南产量为全国最大，质量最好，为"四大怀药"之一。20世纪60年代年产量和需要量常在25万～40万千克，80年代后需要量常在100万～120万千克，2000年后需要量常在200万千克左右。

【质量评价】以条长、粗壮、皮细、色黄白、肉质肥厚、滋润、味甜者佳。

【主要活性成分】含多糖、甾酮及三萜类物质。

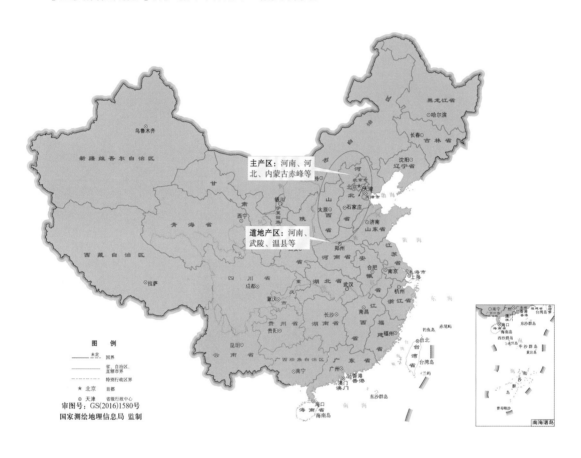

苋科植物其他主要药材

药材	基原	生态环境和生态习性	分布和产地	质量评价及主要成分
川牛膝	苋科多年生草本植物川牛膝 Cyathula officinalis Kuan. 的干燥根 注：同属植物麻牛膝 Cyathula capitata（Wall.）Moq 也做川牛膝使用，主产四川凉山彝族自治州及云南	生于林缘、草丛中。喜寒凉湿润环境	分布于四川、云南、贵州等地。主产于四川的雅山、乐山、西昌	含杯苋甾酮
鸡冠花	苋科一年生草本植物鸡冠花 Celosia cristata L. 的干燥花序。鸡冠花为园林花卉	喜温暖干燥气候，怕干旱，喜阳光，不耐涝	原产印度，分布于温暖地区，栽培。全国大部分地区均产	含槲皮素、木犀草素和山奈酚等黄酮类成分
青葙子	苋科一年生草本植物青葙 Celosia argentea L. 的种子	生于坡地、路边、平原较干燥的向阳处。喜温暖湿润、忌积水	全国大部分地区均有野生或栽培	以粒饱满、色黑、光亮者为佳。含青葙苷 A 和青葙苷 B 等苷类成分

马齿苋科

马齿苋科植物主要药材

药材	基原	生态环境和生态习性	分布和产地	质量评价及主要成分
马齿苋	马齿苋科一年生肉质草本植物马齿苋 *Portulaca oleracea* L. 的干燥地上部分。为药食两用植物	生于田野路边、菜园、农田及庭园废墟等向阳处，为田间常见杂草。耐寒、耐旱、耐涝、耐瘠薄，适应能力极强	产于全国各地	含黄酮、多糖类成分

石竹科

太子参

【基　原】为石竹科多年生草本植物孩儿参（异叶假繁缕）*Pseudostellaria heterophylla*（Miq.）Pax ex Pax et Hoffm. 的干燥块根。

【生态环境】生于山谷林下阴湿处。

【生态习性】喜欢温暖湿润的环境，怕高温和强光暴晒，比较耐寒。喜肥沃疏松、腐

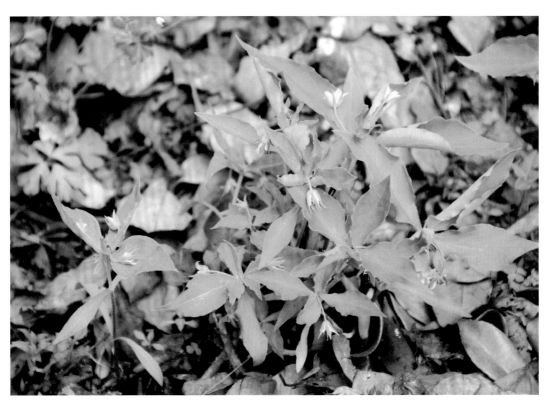

孩儿参（异叶假繁缕）

Pseudostellaria heterophylla（Miq.）Pax ex Pax et Hoffm.

第十一章

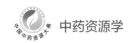
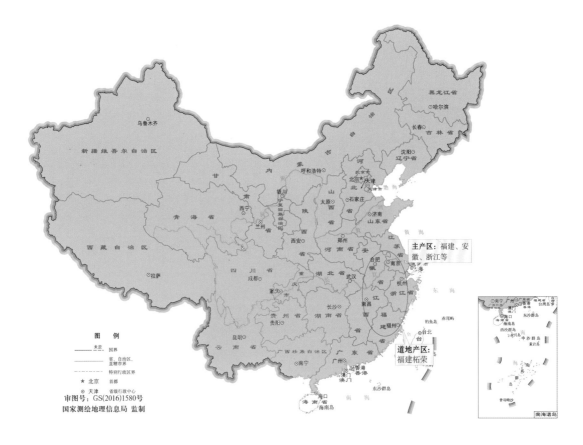

殖质丰富土壤，砂质土壤中生长良好。低涝地、黏壤、土质坚实、排水不良、土壤含腐殖质少生长不良。

【分　布】分布于福建、辽宁、河北、山东、安徽、江苏等地。

【产　地】基本为栽培，主要产于福建（柘荣、福鼎）、江苏（句容、溧水）、山东、安徽等地，其中以福建柘荣县产的太子参最为出名。原为民间药，20世纪50年代前产销量不大，20世纪90年代后产销比较平稳，正常年销量100万千克。

【质量评价】以色泽晶黄、块根肥大、气味浓厚为佳。

【主要活性成分】太子参环肽B、多糖及皂苷类成分。

石竹科植物其他主要药材

药材	基原	生态环境和生态习性	分布和产地	质量评价及主要成分
银柴胡	石竹科多年生草本植物银柴胡 Stellaria dichotoma L. var. lanceolata Bge. 的干燥根	生长于干燥的草原、悬崖的石缝或碎石中。喜温暖或凉爽、耐严寒、忌水浸	分布和主产于宁夏、内蒙古、陕西等地	以条长、外皮淡黄棕色、断面黄白色者为佳
王不留行	石竹科一年生草本植物麦蓝菜 Vaccaria segetalis (neck) Garcker. 的干燥种子	生于山地、路旁及田间。耐干旱、耐瘠薄	广泛分布于除华南以外各地。主产于河北及山东、辽宁、黑龙江等地。少有栽培	王不留行皂苷

药材	基原	生态环境和生态习性	分布和产地	质量评价及主要成分
瞿麦	石竹科多年生草本植物瞿麦 Dianthus superbus L. 或石竹 D. chinensis L. 的干燥地上部分	生于山坡、草地、路旁或林下。 耐寒、喜潮湿、忌干旱	全国大部分地区均有分布。 主产于河北、河南、辽宁、江苏等地	以青绿色、干燥、无杂草、无根及花未开放者为佳。 含黄酮类成分及大黄素等
金铁锁	石竹科多年生平卧蔓生草本植物金铁锁 Psammosilene tunicoides W. C. Wu et C. Y. Wu. 的根	生于松林、山野荒地、山坡、向阳岩石坡地或石缝中。 耐旱、耐强光，不耐低温潮湿，忌连作和土壤瘠薄	分布于云南、四川金沙江流域。云南产量大	以粗壮、质坚、断面粉质，有黄色菊花心者为佳。 含 3-O-6'-O- 甲基 -β-D- 葡萄糖醛酸丝石竹苷等皂苷类成分

蓼 科

何首乌 首乌藤

【基　原】何首乌为蓼科植物何首乌 *Polygonum multiflorum* Thunb. 的干燥块根；首乌藤为何首乌的干燥藤茎。

【生态环境】生于草坡、路边、山坡石隙及灌木丛中。

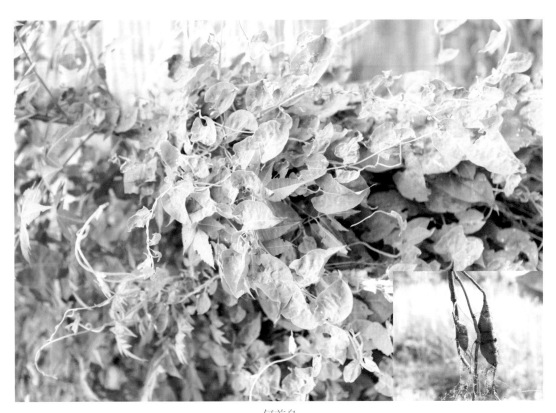

何首乌

Polygonum multiflorum Thunb.

189

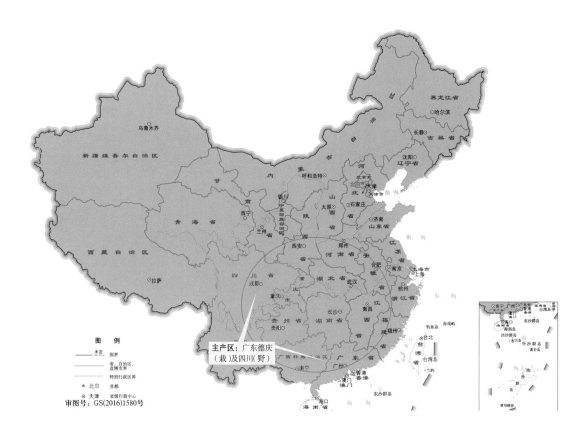

主产区：广东德庆
（栽）及四川（野）

审图号：GS(2016)1580号

【生态习性】喜温暖潮湿气候。忌干燥和积水，宜选上层深厚、疏松肥沃、排水良好、腐殖质丰富的砂质壤土栽培。

【分　布】分布于陕西南部、甘肃南部、华东、华中、华南、四川、云南及贵州。

【产　地】产区较广，主产区为河南（嵩县、卢氏），湖北（恩施、巴东等），广西（南丹、靖西），广东（德庆）等。广东德庆何首乌的种植历史悠久，产量大。20世纪70年代，平均年产量30万~50万千克，20世纪70年代后年需要量100万千克以上。

【质量评价】以个大、体重、质坚实、断面无裂隙、粉性足者佳。

【主要活性成分】

何首乌　含大黄素、大黄酚和大黄素甲醚等结合蒽醌及二苯乙烯苷等成分。

首乌藤　含大黄素、二苯乙烯苷等成分。

大　黄

【基　原】为蓼科多年生草本植物掌叶大黄（葵叶大黄、北大黄、天水大黄）*Rheum palmatum* L.、唐古特大黄（鸡爪大黄）*Rh. tanguticum* Maxim ex Balf.、药用大黄 *Rh.officinale* Baill. 的干燥根及根茎。前两种称"北大黄""西大黄"，后种称"南大黄""马蹄大黄"。

【生态环境】

掌叶大黄　生于林缘、灌丛河谷的山地，生于山地林缘半阴湿的地方。

唐古特大黄　生于灌丛、山坡草地较阴湿的地方。

药用大黄　山地、林缘、灌丛，多生长于排水良好的山地。

【生态习性】喜干旱凉爽气候，耐寒，喜阳光充足。土层深厚中性及微碱性的砂质壤土和石灰质壤土。忌连作、低洼地、重黏土、酸性土。

【分　布】

掌叶大黄　分布四川、甘肃、青海、西藏等地。

唐古特大黄　分布青海、甘肃、四川、西藏等地。

药用大黄　分布湖北、四川、云南、贵州等地。

【产　地】《吴普本草》曰："或生蜀郡北部，或陇西（甘肃临洮南、陇西南）"。《名医别录》云："生河西及陇西"。《新修本草》则载为："今出宕州（甘肃宕昌南阳）、凉州（甘肃武威）、西羌、蜀地（四川）皆有"。亦引陶弘景曰："今采益州北部汶山（四川茂汶羌族自治县）及西山者，虽非河西（甘肃武威）、陇西，好者尤作紫地锦色，味甚苦涩，色至浓黑。"宋代苏颂《本草图经》云："今蜀川、河东、陕西州郡皆有之……"明代李时珍《本草纲目》记载："今以庄浪（陇西）出者为最，庄浪即古泾原陇西地，与《名医别录》相合。"根据以上文献记载的产地，可以看出，道地大黄自古出产于甘肃、四川两地。但大黄道地药材的产地历经着甘肃产者佳→四川产者佳→甘肃出产者质量最佳的转变。"以

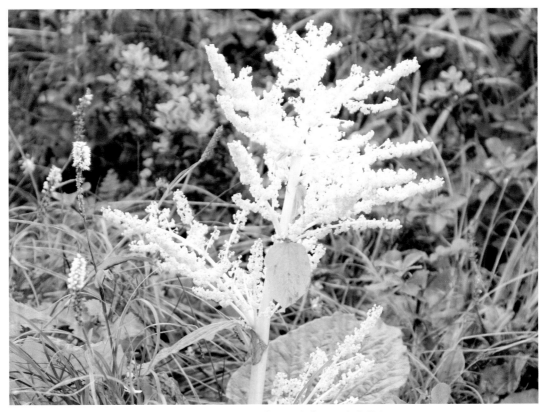

掌叶大黄（葵叶大黄、北大黄、天水大黄）

Rheum palmatum L.

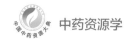

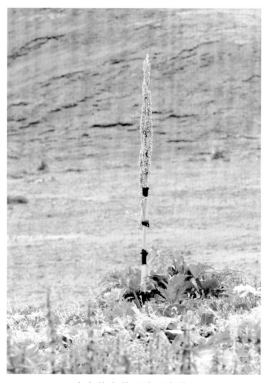

唐古特大黄（鸡爪大黄）

Rh. tanguticum Maxim ex Balf.

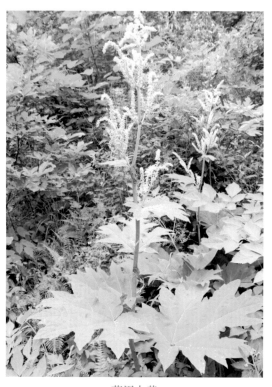

药用大黄

Rh.officinale Baill.

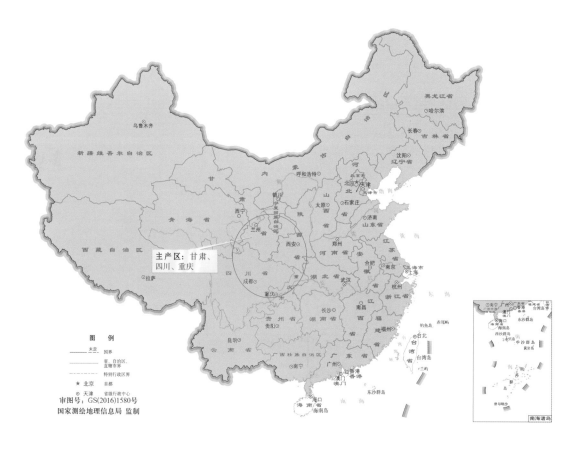

主产区：甘肃、四川、重庆

图例

国界

省、自治区、
直辖市界

特别行政区界

★ 北京　首都

天津　省级行政中心

审图号：GS(2016)1580号

国家测绘地理信息局 监制

蜀大黄为主"则多集中在清代，可能为药用大黄，随着资源的丰盈到枯竭，逐渐以生于海拔较高的掌叶大黄和唐古特大黄为主要的商品，产地又转为甘肃。20世纪50年代，年销量100万千克左右，野生高于栽培，20世纪80~90年代，年购销量一般在300万千克左右。现大黄产地如下：

北大黄　为掌叶大黄及唐古特大黄的干燥根茎。掌叶大黄主产甘肃（岷县、宕昌等）、青海（同德、同仁等）、西藏、云南等地，主要为栽培。唐古特大黄（西大黄）主产甘肃、青海祁连山北部，主要为栽培。

南大黄　又名四川大黄，为药用大黄。主产于四川（阿坝、甘孜、凉山等）、青海（达日、班马等）、甘肃（岷县、文县、礼县等，主要为栽培），栽培或野生。此外，陕西、河南、湖北、贵州、云南、西藏等地亦产。

【质量评价】以个大不糠、轻重适当、质坚实、外表细洁、内色红黄、"锦纹"和"星点"明显、有油性、气清香、味苦微涩、嚼之黏牙、有砂粒感者佳。

【主要活性成分】含大黄素和大黄酚等蒽醌类成分。

蓼科植物其他主要药材

药材	基原	生态环境和生态习性	分布和产地	质量评价及主要成分
水红花子	蓼科一年生草本植物红蓼 *Polygonum orientale* L. 的干燥成熟果实	生于田间、路旁、湿地。 喜光、喜湿、不耐旱	除海南外我国大部分地区均有分布	以粒大、饱满、色棕黑者为佳。 含花旗松素、槲皮素等成分
青黛蓼蓝	蓼科一年生草本植物蓼蓝 *Polygonum tinctorium* Ait. 的叶或茎叶经加工制得的干燥粉末或团块。干燥叶为蓼蓝 注：爵床科多年生草本植物马蓝 *Baphicacanthus cusia*（Nees）Bremek.、十字花科二年生植物菘蓝 *Isatis indigotica* Fort. 的叶或茎叶经加工制得的干燥粉末或团块为青黛	野生于旷野水沟边。 适应性较强、耐寒、喜温暖、怕水涝	分布于江西、辽宁、河北、山东、陕西。 主产于河北、北京、山西等地	青黛和蓼蓝主含靛蓝、靛玉红
萹蓄	蓼科一年生草本植物萹蓄 *Polygonum aviculare* L. 的干燥地上部分	生于田野、荒地和水边湿地，为习见的野草	全国各地均产。 主产于河南、四川、浙江、山东、吉林、河北等地。来自野生	含萹蓄苷、槲皮苷等
金荞麦	蓼科多年生草本植物金荞麦 *Fagopyrum dibotrys*（D.Don）Hara. 的干燥根茎	生于荒地、路旁、河边阴湿地。 喜温暖	分布于河南、陕西、甘肃等省区。 主产于陕西、江苏、浙江、湖北、湖南等省。主要为野生	表儿茶素、原儿茶酸等成分
虎杖	蓼科多年生灌木状草本植物虎杖 *Polygonum cuspidatum* Sielb.et Zucc. 的干燥根茎和根	多生于山谷、溪旁或岸边。 喜温和湿润、耐寒、耐涝	分布于山东、河南、陕西等地区。 主产于浙江、江苏、安徽、广西。野生或栽培	大黄素、大黄素甲醚等蒽醌成分及虎杖苷、原儿茶酸等成分
杠板归	蓼科一年生攀援草本植物杠板归 *Polygonum perfoliatum* L. 的干燥地上部分	生于山谷、灌木丛中或水沟旁。 喜温暖湿润	分布于全国各地。 主产江苏、浙江、福建、江西、广东、广西、四川、湖南、贵州	含槲皮素、咖啡酸、绿原酸等成分

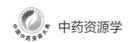

山竹子科（藤黄科 金丝桃科）

山竹子科植物主要药材

药材	基原	生态环境和生态习性	分布和产地	质量评价及主要成分
贯叶金丝桃	藤黄科多年生草本植物贯叶连翘 Hypericum perforatum L. 的全草	生于山坡路旁或杂草丛中。喜温暖湿润、耐寒	分布于陕西、甘肃、新疆、山东、江苏、江西、河南、湖北、湖南、四川、贵州等地。主产于秦岭巴山等地。野生	含金丝桃素、金丝桃苷、芦丁和槲皮素等黄酮类成分

椴树科

椴树科植物主要药材

药材	基原	生态环境和生态习性	分布和产地	质量评价及主要成分
布渣叶	椴树科植物常绿灌木或小乔木破布树 Microcos paniculata. Linn. 的叶	生于丘陵、山坡、林缘等处灌丛中或平地路旁或疏林下，少有栽培	分布于我国广东、海南、广西、云南等地。主产广东省阳西、湛江等地	以叶大、完整、色绿者为佳。含牡荆苷、山柰素、槲皮素等黄酮类成分

锦葵科

锦葵科植物主要药材

药材	基原	生态环境和生态习性	分布和产地	质量评价及主要成分
黄蜀葵花	锦葵科一年生或多年生草本植物黄蜀葵 Abelmoschus manihot（L.）Medic. 的花冠	常生于山谷草丛、田边或沟旁灌丛间。适应性较强，但不耐寒。喜温暖	分布于中南、西南及河北、陕西、山东、浙江、江西、福建等地	金丝桃苷等黄酮类成分
冬葵果	锦葵科一年生草本植物冬葵 Malva verticillata L. 的干燥成熟果实。蒙古族习用药材	生于平原山野等处	几乎遍及全国。主产于内蒙古。湖北、湖南、贵州、四川、江西等地仍作蔬菜种植	含咖啡酸等酚酸类成分
苘麻子	锦葵科一年生亚灌木状草本植物苘麻 Abutilon theophrastii Medic. 的干燥成熟种子	常见于路旁、荒地和田野间。喜温，苗期较耐寒，适应性强	我国除青藏高原不产外，其他各地均产，东北各地也有栽培。主产四川、湖北、河南、江苏和内蒙古东部	含芸香苷及游离脂肪酸

梧桐科

梧桐科植物主要药材

药材	基原	生态环境和生态习性	分布和产地	质量评价及主要成分
胖大海	梧桐科植物落叶乔木胖大海 Sterculia lychnophora Hance. 的干燥成熟种子	梧桐科植物落叶乔木胖大海 Sterculia lychnophora Hance. 的干燥成熟种子	分布于主产越南、印度、马来西亚、泰国和印度尼西亚的苏门答腊等地。我国广东、海南、云南已有引种	含多糖成分

堇菜科

堇菜科植物主要药材

药材	基原	生态环境和生态习性	分布和产地	质量评价及主要成分
紫花地丁	堇菜科多年生草本植物紫花地丁 Viola yedoensis Makino. 的干燥全草	生于草地或山坡。喜温暖或凉爽、忌涝	分布于华北、华中及东北等地，主产江苏、浙江、安徽等地	含秦皮乙素等黄酮类成分

柽柳科

柽柳科植物主要药材

药材	基原	生态环境和生态习性	分布和产地	质量评价及主要成分
西河柳	柽柳科落叶灌木或小乔木柽柳 Tamarix chinensis Lour. 的细嫩枝叶	生于山野湿润砂碱地及河岸冲积地。适应性强、耐碱、耐旱	全国大部分地区均产。野生于辽宁、河北、山东、江苏、安徽、河南等地多栽培。主产于河北、河南	酚类和黄酮类成分为其主要活性成分

旌节花科

旌节花科植物主要药材

药材	基原	生态环境和生态习性	分布和产地	质量评价及主要成分
小通草	旌节花科落叶灌木喜马山旌节花 Stachyurus himalaicus Hook. f. et Thoms.、中国旌节花 S. chinensis Franch. 干燥茎髓。 注：山茱萸科植物雌雄异株落叶灌木青荚叶 Helwingia japonica（Thunb.）Dietr. 的干燥茎髓也同入药。	生于山谷、溪边、杂木林下及灌丛中	分布于西南及陕西、甘肃、安徽、浙江、江西、福建、湖北、湖南、广东、广西等地。主产于四川等西南地区及广西、广东、福建	含多糖、通脱木皂苷等成分

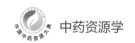

葫芦科

罗汉果

【基 原】为葫芦科雌雄异株草质藤本植物罗汉果 *Siraitia grosvenorii*（Swingle.）C. Jeffrey ex A.M.Lu et Z.Y. Zhang. 的干燥果实。

【生态环境】分布在亚热带中、低山丘陵地，一般生长在山谷、溪边或湿润的山坡上。

【生态习性】喜温度湿润，昼夜温差大的环境，不耐高温，惬霜凉，喜光而不耐强光，对土壤的要求不很严格，除砂土、黏土以外，黄壤、黑壤均宜，特别对含腐殖质深厚的土壤为好。

【分 布】分布在我国南方的广西、广东、江西、湖南等省。

【产 地】主产广西（桂林市、临桂县、永福县），栽培。

【主要活性成分】罗汉果皂苷 V、罗汉果苷 E 等皂苷类成分。

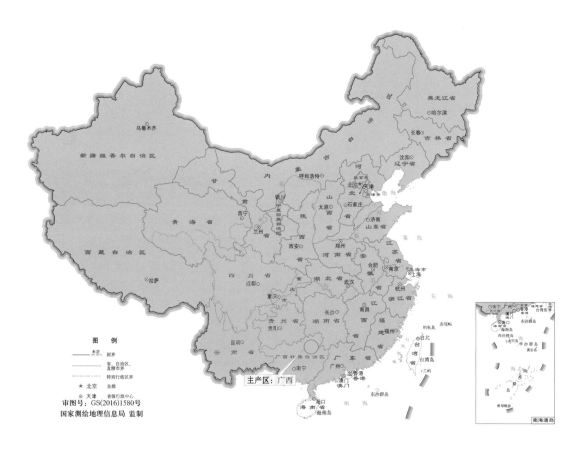

瓜 蒌 天花粉

【基　原】为葫芦科多年生雌雄异株草质藤本植物栝楼 *Trichosanthes kirilowii* Maxim. 或双边栝楼 *T. rosthornii* Harms. 干燥的果实，天花粉为两种栝楼的根。

【生态环境】多生于山坡草丛、林缘、溪旁及路边。

【生态习性】喜温暖、湿润、通风、透光，怕干旱、渍水和霜冻。要求土层深厚，土质肥沃、疏松。

【分　布】主要分布于山东、河南、山西、湖南、四川、河北，北京、天津、江苏、浙江、安徽、福建、广东、云南、陕西亦有分布。

【产　地】主要为栽培，20 世纪 70 年代年产销量 50 万~80 万千克，现在一般年产销量 100 万千克左右。

栝楼　主产于河北（安国）、山东（长清、安丘、莱州）、河南（安阳、淇县、滑县）、山西、陕西、四川。以河南安阳最为著名，河北安国产量较大。

双边栝楼　主产于江西、湖北、湖南、广东、云南、四川西南和华南等地，质量较差。

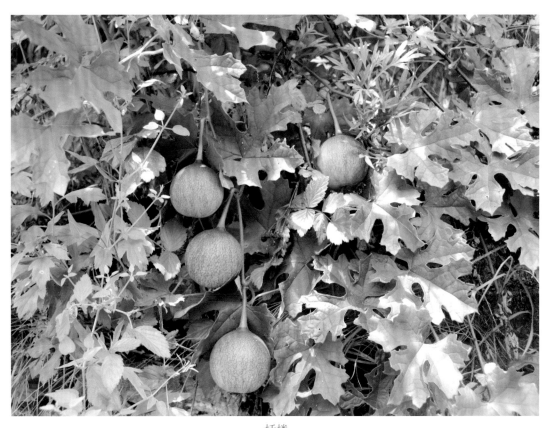

栝楼

Trichosanthes kirilowii Maxim.

第十一章

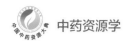

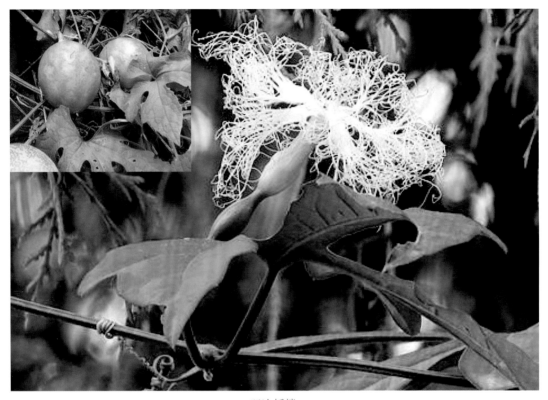

双边栝楼

T. rosthornii Harms.

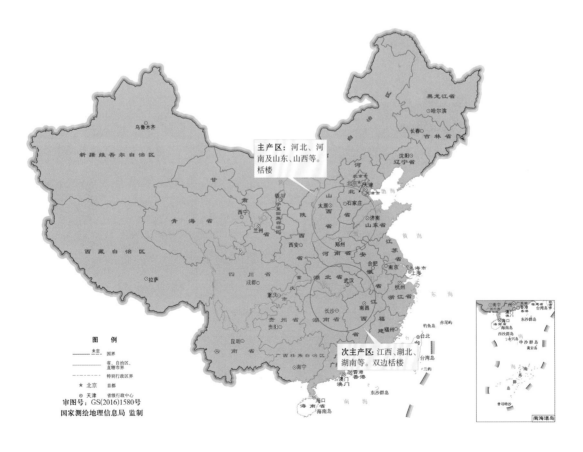

主产区：河北、河南及山东、山西等。栝楼

次主产区：江西、湖北、湖南等。双边栝楼

图　例

———— 未定　国界

———— 省、自治区、
　　　　直辖市界

----------- 特别行政区界

★ 北京　首都

◎ 天津　省级行政中心

审图号：GS(2016)1580号

国家测绘地理信息局 监制

【质量评价】

天花粉　以块均匀、色白、质坚实、粉性足者佳。

瓜蒌　以个大，不破裂，橘红色或黄棕色、糖分多者佳。

【主要活性成分】

瓜蒌　主要含三萜皂苷、菠菜甾醇、葫芦素 B 等成分。

天花粉　含总三萜皂苷、葫芦素 B、多糖等。

木鳖子

【基　原】为葫芦科多年生雌雄异株草质藤本植物木鳖 *Momordica cochinchinensis*（Lour.）Spreng. 的干燥成熟种子。

【生态环境】生长于山坡、林缘，土层较深厚的地方。

【生态习性】喜温暖潮湿的气候和向阳的环境。对土壤条件要求不严，宜选择排水良好、肥沃深厚的砂质壤土栽培。

【分　布】分布于广西、四川、湖北、河南、安徽、浙江、福建、广东、贵州、云南等地。

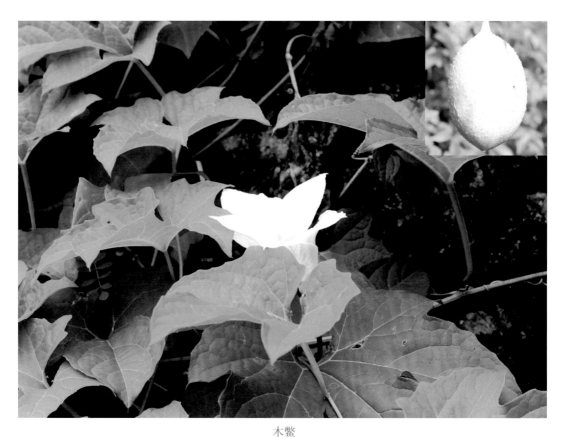

木鳖

Momordica cochinchinensis（Lour.）Spreng.

第十一章

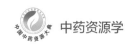
【产　地】《图经本草》曰："木鳖子出朗州（湖南常德）及南中（大渡河以南和云、贵），今湖、广诸州及杭、越、全、岳州亦有之"。《重修政和经史证类备用本草》《嘉佑本草》皆有："出朗州及南中"的记载。《本草衍义》曰："今荆南之南皆有之"。《本草蒙筌》曰："木鳖子朗州属"。《本草品汇精要》称："道地宜州，蜀郡"。《本草述钩元》载："出南中闽广诸郡"。有栽培，主产于广西、四川、湖北。

【质量评价】以籽粒饱满、不破裂、体重、内仁黄白色、不泛油者为佳。

【主要活性成分】主要为皂苷类成分和脂肪油类成分。

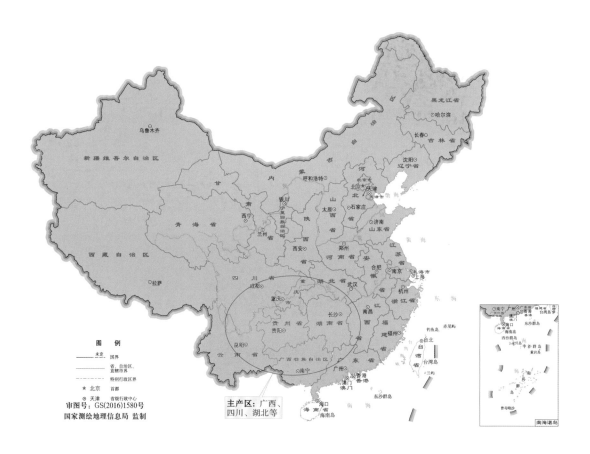

葫芦科植物其他主要药材

药材	基原	生态环境和生态习性	分布和产地	质量评价及主要成分
丝瓜络	葫芦科一年生攀援草本植物丝瓜 Luffa cylindrica（L.）Roem. 果实的维管束	全国各地均有栽培。喜肥、喜光、喜湿润	几乎全国各地，以浙江、江苏所产者质量为好	含多糖

杨柳科

胡桐泪

【基　原】为杨柳科植物落叶乔木胡杨 *Populus diversifolia* Scbrenk. 的树脂在土中留存多年而成。胡杨为第三世纪残余的古老树种，渐危种。

【生态环境】生于盆地、河谷和平原等的盐碱地。

【分　布】《蜀本图经》："凉州（甘肃武威）以西有之"；《图经》："胡桐泪，出肃州（甘肃酒泉）以西平泽及山谷中，今西蕃亦有商人货之者"。《岭表记》："出波斯国"。

分布于内蒙古、甘肃、青海、新疆。

【产　地】中国 90% 以上的胡杨生长在新疆塔里木河流域。目前被誉为世界最古老、面积最大、保存最完整、最原始的胡杨林保护区就在轮台县境内。

【主要活性成分】含黄酮类、树脂和水杨酸。

十字花科

板蓝根　大青叶　青　黛

【基　原】为十字花科一年生或二年生植物菘蓝 *Isatis indigotica* Fort. 的干燥根，称"北板蓝根"，为板蓝根药材的主流品种；叶为"大青叶"。叶或茎叶经加工制得的干燥粉末或团块为中药青黛。

【生态习性】喜湿暖环境，耐寒、怕涝，宜选排水良好、疏松肥沃的砂质壤土。

【分　布】分布于内蒙古、陕西、甘肃、河北、山东、江苏、浙江、安徽、贵州等地，常为栽培。野生主要分布长江以南地区。

【产　地】主产于黑龙江（大庆）、河北（安国、定县）、甘肃（陇西）、江苏、安徽等地。板蓝根 20 世纪 60 年代全国年产销量 60 万 ~70 万千克，20 世纪 80 年代以后，年销量达 1000 万 ~2000 万千克；大青叶年需要量一般 200 万 ~300 万千克。

【质量评价】

板蓝根　以条粗长、休实、内色黄白、粉性足者佳。

大青叶　以干燥、叶完整、青黑色、无黄叶、无烂叶者佳。

【主要活性成分】含（R, S）- 告依春、靛蓝、靛玉红、蒽醌类等成分。

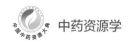

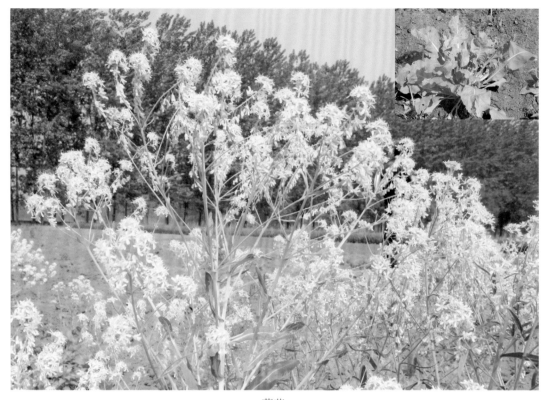

菘蓝

Isatis indigotica Fort.

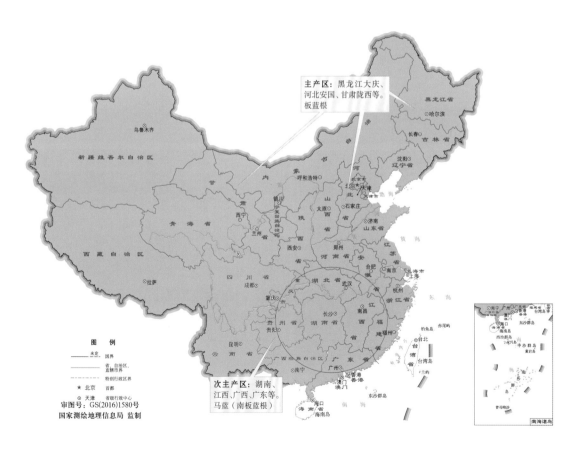

十字花科植物其他主要药材

药材	基原	生态环境和生态习性	分布和产地	质量评价及主要成分
葶苈子	十字花科一年生或二年生草本植物播娘蒿 *Descurainia sophia*（L.）Webb.ex Prantl. 或独行菜 *Lepidium apetalum* Willd. 的干燥成熟种子。前者习称"南葶苈子"，后者习称"北葶苈子"	生于村边、路旁、田间撂荒地，也生于山地、沟谷。喜温暖、湿润、阳光充足的环境	播娘蒿分布于东北、华北、西北、华东、西南等地；主产于江苏、山东、浙江等地。独行菜分布于浙江、安徽、江苏、内蒙古及东北、华北、西南、西北等地；主产于河北、辽宁、吉林等地。均来源于野生	槲皮素 -3-O- β -D- 葡萄糖 -7-O- β -D- 龙胆双糖苷、黑芥子苷、黄酮等成分
菥蓂	十字花科一年生草本植物菥蓂 *Thlaspi arvense* L. 的全草	生于山坡、草地、路旁。喜温暖湿润、耐旱、喜阳	我国大部分地区均有分布。主产于江苏、浙江、湖南等地	含芥子油苷及黑芥子油苷
白芥子	十字花科一年生植物白芥 *Sinapis alba* L. 或 芥 *Brassica juncea*（L.）Czern. et Coss. 的干燥成熟种子。前者习称"白芥子"，后者习称"黄芥子"	适应性较强，路旁、沟旁均有生长。喜向阳温暖湿润、耐寒、耐旱、怕积水	白芥在全国各地均有栽培；主产于安徽、河南等地。黄芥子主产于安徽、河南等地	含白芥子油、白芥子苷等成分

爵床科

南板蓝根

【基　原】为爵床科多年生草本植物马蓝 *Baphicacanthus cusia*（Nees）Brem. 的根茎及根称"南板蓝根"。叶为另一种中药，称为"大青叶"。

【生态环境】生于山地林缘较潮湿的地方。

【生态习性】适应性极广，喜温暖潮湿、阳光充足的气候环境。适宜在水资源丰富、土壤深厚、土质肥沃的地方生长。

【分　布】分布于江苏、浙江、福建、台湾、广东、广西、贵州、云南、四川、湖南、湖北等地。

【产　地】野生或栽培。主产于湖南、江西、广西、广东等地。主产区见板蓝根。

【主要活性成分】含（R,S）- 告依春、靛蓝、靛玉红、蒽醌类等成分。

第十一章

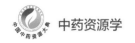

杜鹃花科

杜鹃花科植物主要药材

药材	基原	生态环境和生态习性	分布和产地	质量评价及主要成分
闹羊花	杜鹃花科植物落叶灌木羊踯躅 *Rhododendron molle* G. Don. 的干燥花	常见于山坡、石缝、灌木丛中。 喜空气湿润而冷凉的环境	分布和主产于江苏、浙江、安徽、湖南、江西、福建、湖北、河南、四川、贵州等地	以花灰黄色、不霉、无其他混杂物为佳。 含八厘麻毒素等成分
满山红	杜鹃花科植物多年生半常绿灌木兴安杜鹃 *Rhododendron dauricum* L. 的干燥叶	生于山脊、山坡及林内酸性土壤上。 适应性强	分布于东北及内蒙古等地。 主产于黑龙江、内蒙古东北部	含杜鹃素、金丝桃苷、槲皮素和山柰酚等黄酮类成分

鹿蹄草科

鹿蹄草科植物主要药材

药材	基原	生态环境和生态习性	分布和产地	质量评价及主要成分
鹿衔草	鹿蹄草科多年生常绿草本植物鹿蹄草 *Pyrola calliantha* H. Andres. 或卵叶鹿蹄草 *P. decorata* H. Andres. 的干燥全草	生于山地阔叶林或灌丛下。 喜较冷凉阴湿	鹿蹄草分布于河北、河南、安徽、浙江、江苏、福建、江西、湖南、湖北、四川、贵州、云南、西藏、陕西、青海、甘肃等地；卵叶鹿蹄草分布于东北，新疆、内蒙古等地。 主产于浙江、安徽、贵州、陕西、黑龙江、四川、云南及海南等地。以浙江产量大，浙江、安徽产者质量佳	以茎叶肥壮、无泥土等杂质者佳。 含高熊果酚苷、金丝桃苷等黄酮类成分

报春花科

报春花科植物主要药材

药材	基原	生态环境和生态习性	分布和产地	质量评价及主要成分
金钱草	报春花科多年生草本植物过路黄（小叶金钱草）*Lysimachia christinae* Hance. 的干燥全草	生于低海拔丘陵地带的荒地草丛中及山地林缘、沟边、溪旁。 喜温暖、阴凉、湿润环境，不耐寒	分布于陕西、河南以南等地。 主产于四川盆地内的巴中、广元、南充、宜宾、内江、重庆等地，尤以乐至、安岳、西充三县产量最大，质量最优。系野生	以茎红、叶大色绿、须根少、无杂草者佳，全草含槲皮素、异槲皮苷、山柰酚等黄酮类成分
黄开口	报春花科多年生草本植物轮叶过路黄 *Lysimachia klattiana* Hance. 的干燥全草	生于山坡林缘，溪边灌丛下或路边草丛中。 喜温暖、阴凉、湿润环境，不耐寒	分布于山东、江苏、安徽、河南及长江以南等地。 主产于四川、江苏、广西、浙江、湖南等地，均系野生	槲皮素等黄酮类成分

紫金牛科

紫金牛科植物主要药材

药材	基原	生态环境和生态习性	分布和产地	质量评价及主要成分
矮地茶	紫金牛科植物常绿小灌木紫金牛 Ardisia japonica (Thumb.) Blume. 的干燥全株	林下、谷地、溪谷阴湿处。 喜温暖、湿润、喜荫蔽，忌阳光直射	产于陕西及长江流域以南各省。 主产于湖南省各地，尤以益阳、安北、桃江等县较多	含岩白菜素、槲皮素和山柰酚等
朱砂根	紫金牛科匍匐生根的常绿矮小灌木朱砂根（圆齿紫金牛）Ardisia crenata Sims. 的干燥根	生于山地林下、沟边、路旁。 喜温暖、湿润、阴蔽和通风的环境	分布于浙江、安徽、江西、湖南、湖北、四川、福建、广东、广西等地。 主产于福建、湖南、广西	岩白菜素及百两金皂苷 B 等成分

安息香科

安息香科植物主要药材

药材	基原	生态环境和生态习性	分布和产地	质量评价及主要成分
安息香	安息香科植物乔木白花树（越南安息香）Styrax tonkinensis (Pierre) Craib ex Hart. 的干燥树脂	生于山坡、山谷、疏林或林缘，阳性速生树种。 喜温暖、阳光充足的环境，忌涝	分布于江西、福建、湖南、广东、海南、广西、贵州、云南等地。 主产于越南、老挝、泰国，云南思茅、广西亦产。基本依靠进口，全国年需要量约 1000 千克	以表面橙黄、具蜡样光泽、质脆易碎、香气浓、嚼之有砂粒感者佳。 含总香脂酸

景天科

景天科植物主要药材

药材	基原	生态环境和生态习性	分布和产地	质量评价及主要成分
垂盆草	景天科多年生肉质草本植物垂盆草 Sedum sarmentosum Bunge. 的干燥全草	生于向阳山坡、石隙、沟边及路旁湿润处。 耐干旱、耐高温、耐湿、耐盐碱、耐贫瘠，抗寒性强	除新疆、西藏及热带地区外，几乎分布全国。 主产于江苏、浙江、广西。主要以野生品供应市场	槲皮素、山柰素和异鼠李素等黄酮类成分
红景天	景天科多年生草本植物大花红景天 Rhodiola crenulata (Hook. f. et. Thoms.) H. Ohba. 的干燥根及根茎	生于高山的沟坡草地、灌丛、高山碎石滩及石缝中	分布于主产于西藏、青海、四川西部、云南西北部	红景天苷及挥发油、黄酮、甾醇等
瓦松	景天科多年生肉质草本植物瓦松 Orostachys fimbriata (Turcz.) Berg. 的干燥地上部分	生于石质山坡和岩石上以及瓦房或草房顶上。 耐旱耐寒	全国各地均有分布。主产于我国东北及宁夏等地	以质老、干燥、花穗带红色者为佳。 主要含槲皮素、山柰素及三萜类成分

第十一章

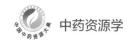

虎耳草科

虎耳草科植物主要药材

药材	基原	生态环境和生态习性	分布和产地	质量评价及主要成分
常山	虎耳草科植物落叶灌木常山 Dichroa febrifuga Lour. 的干燥根	生于林荫湿润山地，或栽培于林下。喜阴凉湿润的气候，忌高温	分布于江西、湖北、湖南、陕西、四川、贵州、云南、广东、广西、福建等地，主产于四川、贵州、湖南	以质坚实而重、形如鸡骨，表面及断面淡黄色、光滑者为佳。含常山碱和异常山碱等生物碱类成分

蔷薇科

木　瓜

【基　原】为蔷薇科植物落叶灌木贴梗海棠（皱皮木瓜）*Chaenomeles speciosa*（Sweet）Nakai. 的干燥近成熟果实。

【生态习性】喜光、较耐寒、不耐水淹，喜肥沃、深厚、排水良好的土壤。

【分　布】原产我国西南地区，现产于陕西、甘肃、河南、山东、安徽、江苏、浙江、

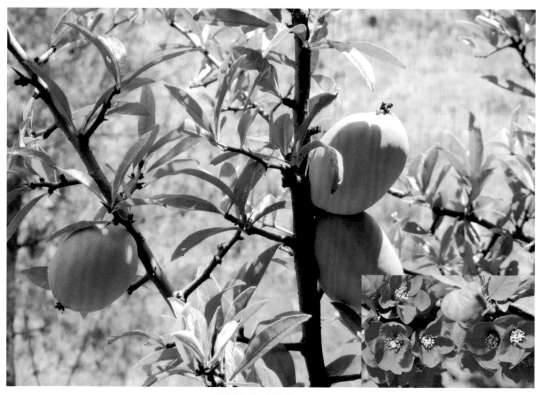

贴梗海棠（皱皮木瓜）

Chaenomeles speciosa（Sweet）Nakai .

江西、湖南、湖北、四川、贵州、云南。

【产　地】主产于安徽宣州、湖北长阳、山东临沂、河南洛阳，其中安徽宣城和湖北长阳、资丘所产木瓜最为著名。一般年需要量 50 万~60 万千克。

【质量评价】以果实均匀、质坚肉厚、皮皱色紫、内心小、味酸涩者佳。

【主要活性成分】含多糖、齐墩果酸等有机酸。

　　注：番木瓜 Carica papaya L. 又称木瓜，是十字花目番木瓜科水果，非木瓜药材。

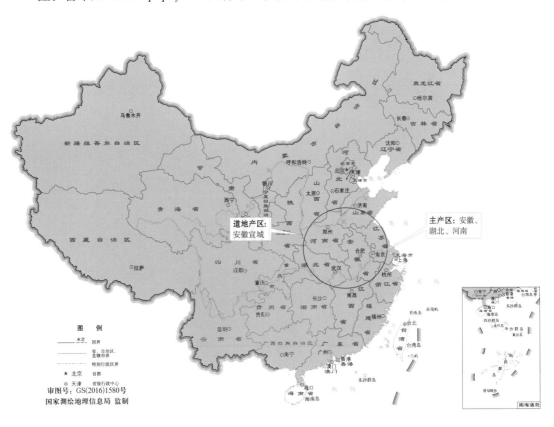

蔷薇科植物其他主要药材

药材	基原	生态环境和生态习性	分布和产地	质量评价及主要成分
仙鹤草	蔷薇科多年生草本植物龙芽草 Agrimonia pilosa Ledeb. 的地上部分	生于山坡林下，路旁、沟边。喜光、耐寒、耐旱，不择土壤	我国大部分地区均有分布。主产于浙江、江苏、湖北	以枝嫩、色青黄、梗棕红、叶片完整且多者佳。含槲皮素等黄酮类成分及仙鹤草酚等酚类成分
郁李仁	蔷薇科植物落叶小乔木欧李 Prunus humilis Bge.、郁李 P. japonica Thunb. 或长柄扁桃 P. pedunculata Maxim. 的干燥成熟种子。前二种习称"小李仁"，后一种习称"大李仁"	生于向阳山坡、路旁或小灌木丛中。喜光、耐旱、喜湿润、忌涝	欧李分布于东北及内蒙古、河北、山东、河南；郁李分布于东北及河北、山东、浙江等地；长柄扁桃分布于内蒙古、宁夏。主产于辽宁、河北、内蒙古等地	含苦杏仁苷、阿福豆苷等成分

第十一章

207

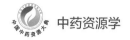
药材	基原	生态环境和生态习性	分布和产地	质量评价及主要成分
苦杏仁	蔷薇科植物落叶乔木山杏 *Prunus armeniaca* L. var. ansu Maxim.、西伯利亚杏 *P. sibirica* L.、东北杏 *P. mandshurica*（Maxim）Koehne. 或杏 *P. armeniaca* L. 的干燥成熟种子	多栽培于低山地或丘陵山地。适应性强、耐旱、耐寒、耐瘠薄、抗盐碱	山杏分布于东北、华北和甘肃等地；西伯利亚杏分布于我国北部地区，栽培或野生，尤其在河北承德、山西等地普遍野生；东北杏分布于吉林、辽宁等地；杏分布除广东、海南等热带区外的全国各地，多系栽培。苦杏仁主产于我国西北部地区甘肃（平凉、庆阳）、河北、内蒙古东部、辽宁西部、山西等地	以颗粒均匀、饱满、整齐不碎者佳。含苦杏仁苷、苦杏仁酶等成分
桃仁	蔷薇科植物落叶乔木桃 *Prunus persica*（L.）Batsch. 或山桃 *P. davidiana*（Carr.）Franch. 的干燥成熟种子	生于山坡、山谷沟底或荒野疏林及灌丛内。喜光和温暖，怕涝。幼树抗寒力弱	桃几乎遍及全国；山桃分布于河北、山西、陕西、甘肃、山东、河南、四川、云南等地。桃仁主产于陕西、山西、河北、山东、四川、云南、河南、新疆、西藏	含苦杏仁苷、苦杏仁酶等成分
枇杷叶	蔷薇科植物长绿小乔木枇杷 *Eriobotrya japonica*（Thunb.）Lindl. 的干燥叶	常栽种于村边、平地或坡边。喜温暖湿润	四川、湖北有野生，分布于中南、华东、西南及陕西、甘肃、台湾等地。多来源于栽培。主产于广东（连县、阳山等）、广西（临桂、平东等）、福建以及江苏、浙江、湖北等地	以完整、色灰绿者为佳。含黄酮类物质及齐墩果酸和熊果酸三萜酸类成分
委陵菜	蔷薇科多年生草本植物委陵菜 *Potentilla chinensis* Ser. 的干燥全草	生于向阳山坡、荒地、路边、田旁、山林草丛中。适应性强	全国大部分地区均有分布。主产于山东、辽宁、安徽。河北、河南、内蒙古等地亦产	含槲皮素等黄酮及熊果酸成分
山楂	蔷薇科植物小乔木山里红 *Crataegus pinnatifida* Bge.var. major N.E.Br. 或山楂 *Cr. pinnatifida* Bge. 的干燥成熟果实	生于山谷或山地灌木丛中。有较强的适应性	分布于东北、华北、华中等地。山楂与山里红均主产河南（林县、辉县）、山东（临朐、沂水）、河北（唐山、保定）、辽宁、山西等地，多为栽培	以皮红、肉厚、核少者佳。含枸橼酸、山楂酸、酒石酸、柠檬酸、绿原酸、咖啡酸等
覆盆子	蔷薇科植物多年生灌木华东覆盆子 *Rubus chingii* Hu. 的干燥果实	生于山坡、路边阳处或阴处灌木丛中。喜温暖湿润	分布于华东、华南等地。主产于安徽宣城、福建福安、浙江磐安	含有机酸、糖类及少量维生素 C
月季花	蔷薇科灌木植物月季 *Rosa chinensis* Jacq. 的干燥花	生于山坡或路旁。耐寒耐旱，但不耐强光	我国各地普遍栽培。主产于江苏、山东、河北、湖北、四川、贵州。河南南阳市、山东省莱州是"月季之乡"，江苏沭阳是华东最大的月季生产基地，上述产地出产的月季驰名中外	含挥发油及黄酮类成分，主要为萜烯类化合物，并含槲皮、鞣质
玫瑰花	蔷薇科灌木植物玫瑰 *Rosa rugosa* Thumb 的干燥花蕾	生于山坡或路旁。耐寒耐旱，但不耐强光	中国各地均有栽培，药材主产于山东平阴，江苏、浙江、福建、山东、河北等地亦产	含挥发油及黄酮类成分，主要为萜烯类化合物，并含槲皮苷、鞣质

药材	基原	生态环境和生态习性	分布和产地	质量评价及主要成分
地榆	蔷薇科多年生草本植物地 榆 Sanguisorba officinalis L. 或长叶地榆 S. officinalis L. var. longifolia（Bert.）Yu et Li 的干燥根。后者习称"绵地榆"	生于草原、草甸、山坡草地、灌丛中或疏林下。喜温暖湿润、耐寒	地榆分布于东北、华北、西北、华东、西南及河南、湖北、湖南、广西等地；主产于东北、华北等地。长叶地榆分布于华东、中南、西南及东北、华北等地；主产于安徽、江苏、浙江、江西等地	含没食子酸、地榆素等多种鞣质成分及三萜皂苷
乌梅梅花	蔷薇科植物落叶乔木梅 Prunus mume（Sieb.）Sieb. et Zucc. 的干燥近成熟果实；梅花为其干燥花蕾	适应性较强，喜温暖湿润的环境，耐寒、耐旱	我国各地多已栽培，以长江流域以南各地最多。主产于四川（达县）、浙江、福建、湖南、贵州	梅花含挥发油，其中主要含苯甲醛、苯甲醇等。乌梅含枸橼酸、苹果酸、草酸、琥珀酸和延胡索酸等有机酸成分
蕤仁	蔷薇科植物落叶灌木蕤核 Prinsepia uniflora Batal. 或齿叶扁核木 Pr. uniflora Batal. var. serrata Rehd. 的干燥成熟果核	生于稀疏灌丛中或干旱沙丘上。喜光、耐寒、耐干旱瘠薄，忌水湿	分布于山西、内蒙古、陕西、甘肃、河南、四川等地。主产于山西、陕西、甘肃等地	以浅棕色、颗粒饱满肥厚、表面纹理清楚者为佳。含脂肪油
翻白草	蔷薇科委陵菜属多年生草本植物翻白草 Potentilla discolor Bunge. 的全草	生长于丘陵山地、路旁和畦埂上。喜温和湿润环境	全国各地均有分布，各地均产。主产于河北、山东、安徽等地	以无花茎、色灰白、无杂质者为佳。含黄酮及有机酸

苏木科

苏木科植物主要药材

药材	基原	生态环境和生态习性	分布和产地	质量评价及主要成分
苏木	苏木科灌木或小乔木苏木 Caesalpinia sappan L. 的干燥心材	生于山谷丛林中或栽培。喜阳、忌阴和积水，耐旱、耐轻霜	分布于云南、福建、台湾、广东、海南、广西、四川、贵州、云南等地。野生或栽培。主产于广西（百色、隆安等）、广东、云南（元阳、个旧等）、台湾等地，以广西的产品为佳。20 世纪 50 年代前，商品均需进口，一般年需要量 15 万 ~20 万千克	以条粗、坚实、色红黄、无白边、经多年生长的老树新材为佳。含巴西苏木素、（±）原苏木素 B 等酚类物质

豆 科

甘 草

【基 原】为豆科甘草属植物甘草 Glycyrrhiza uralensis Fiscn、胀果甘草 G. inflata Bat.

第十一章

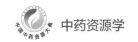

或光果甘草 *G. glabra* L. 的根及根茎入药。

【生态环境】

乌拉尔甘草　生长在草甸和岗子上，形成"甸子草"和"岗子草"，生长区域常伴生有芦苇、沙蒿、苦豆子、罗布麻、胡杨、麻黄等植物。

光果甘草　生于河岸阶地，沟边、田边、路旁，较干旱的盐渍化土壤上亦能生长。

胀果甘草　耐旱能力最强，年降水量多在100毫米以内，甚至有的仅为15毫米也能生长。在盐化草甸土、草甸盐土，甚至结皮盐土上生长。

【生态习性】三种甘草喜光照充足，雨量较少，夏季酷热，冬季严寒，昼夜温差大的生态条件，具有喜光、耐旱、耐热、耐盐碱和耐寒的特性。抗逆性强，对土壤要求不甚严格，多适于腐植质含量高的壤土、砂土条件下生长。

【分　布】

乌拉尔甘草　在我国分布最广，西起新疆北部，东到黑龙江中部整个三北地区都有其踪迹。分布于内蒙古、甘肃、宁夏、新疆、青海、陕西、山西、河北、辽宁、吉林和黑龙江等地的平原地区。

光果甘草　主要分布于新疆、青海及甘肃西部。

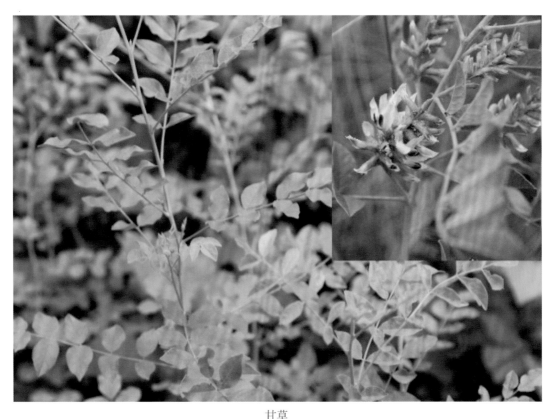

甘草

Glycyrrhiza uralensis Fiscn

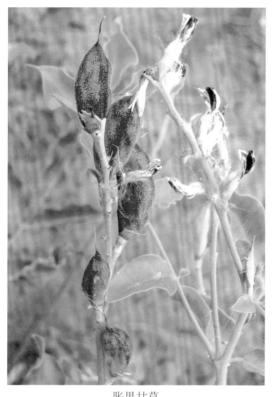

胀果甘草
G. inflata Bat.

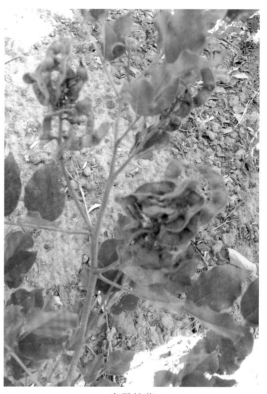

光果甘草
G. glabra L.

胀果甘草　主要分布于新疆南部、东部及甘肃酒泉、金塔一带。

【产　地】商品分东草和西草。

西草　指内蒙古西部及陕西、甘肃、青海等地所产皮细、色红、粉足的优质草。

东草　指内蒙古东部及东北、河北、山西等地所产甘草。

近 40 多年来，甘草产量时高时低，1979 年最高年产量达 3100 万千克，1964 年最低年产量为 400 多万千克。自 20 世纪 70 年代后至 90 年代，甘草销量呈上升趋势，年销量基本保持在 1200 万~1800 万千克。新中国成立后，一直列为国家计划管理品种，全国的购、销和出口，由中国药材公司实行统一计划，统一管理。

甘草　为主流商品，质量佳，现主要依靠栽培。栽培主产区甘肃民勤，酒泉、榆中及宁夏、内蒙古等地栽培面积较大。野生药材主要在内蒙古中西部、新疆北疆一带，如内蒙古杭锦旗，新疆布尔津、巩留等地蕴藏量较大。

光果甘草　主产于新疆（伊宁、博乐等）、青海西北及甘肃西部。

胀果甘草　主产于新疆南部、东部及甘肃酒泉、金塔一带。

内蒙古鄂托克前旗、杭锦旗、阿拉善旗及宁夏陶乐、盐池等地所产为道地药材。

【质量评价】在我国以乌拉尔甘草分布范围最广，人工栽培品种以甘草为主。以条长、皮紧细、色红棕、质坚重、粉性大、味甜者佳。

【主要活性成分】含甘草酸、甘草次酸等黄酮成分。

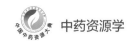

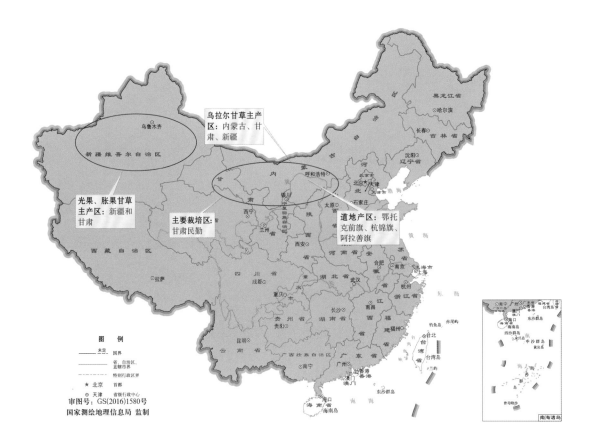

图例
— 未定
——— 国界
——— 省、自治区、
    直辖市界
----- 特别行政区界
★ 北京 首都
◎ 天津 省级行政中心
审图号：GS(2016)1580号
国家测绘地理信息局 监制

黄 芪

【基 原】 为豆科多年生草本植物蒙古黄芪 *Astragalus membranaceus*（Fisch）Bge. var. *mongholicus*（Bge.）Hsiao 或膜荚黄芪 *A. membranaceus*（Fisch.）Bge. 的干燥根。

【生态环境】

蒙古黄芪　生于向阳草地及山坡上。

膜荚黄芪　生于林缘、灌丛或疏林下，亦见于山坡草地或草甸中。

【生态习性】 喜光、耐寒、耐旱、忌涝。喜疏松肥沃土壤。

【分 布】

膜荚黄芪　主要分布于我国东北、华北、甘肃、四川、西藏等地。

蒙古黄芪　主产于内蒙古、山西及黑龙江。

【产 地】 晋代的本草著作《名医别录》："生蜀郡（四川）山谷，白水、汉中（陕西）。"南北朝陶弘景《本草经集注》："第一出陇西、洮阳（甘肃），次用黑水（四川黑水），宕昌（甘肃岷县），宜州、宁州（四川、陕西、甘肃）亦佳"。唐代《新修本草》："今出原州（宁夏固原）及华原（陕西耀县）者最良，蜀汉不复用之"。可见唐代以前，黄芪先产于四川、陕西，尔后则以甘肃产者为道地。宋代陈承《本草别说》："出绵上者为良，故名绵黄者，非谓其柔韧如绵也"。明代陈嘉谟《本草蒙筌》："绵者出山西沁州绵上，此品极佳"。由此可知，宋代以后黄芪则以山西产者为良。黄芪因根长形如箭杆，故又称箭芪。

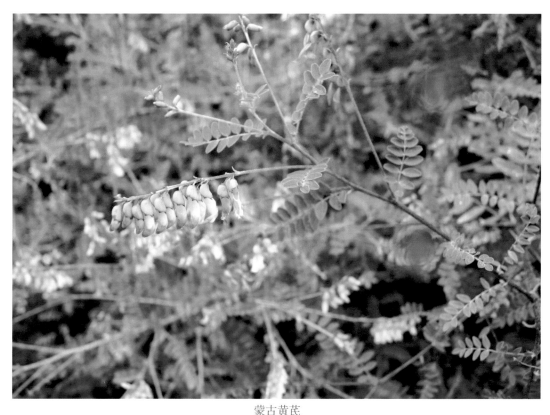

蒙古黄芪

Astragalus membranaceus（Fisch）Bge. var. *mongholicus*（Bge.）Hsiao

清代吴其浚《植物名实图考》说：黄芪"有数种，山西、蒙古产者佳"。此后，除山西之外，又加内蒙古的黄芪为道地药材。民国时期陈仁山著的《药物出产辨》载：正芪产区有三：关东、宁古塔、卜奎。由于黄芪主产于北方，现代中医处方，常常写为"北芪"。

现产品主要来自栽培。蒙古黄芪主产山西、内蒙古、吉林、河北；膜荚黄芪主产黑龙江、内蒙古、山西。野生者能形成商品的主要在黑龙江、吉林、内蒙古、宁夏、甘肃等地。以产地论，一般认为北方产者质量较佳。现在依产地的不同，又分为如下几种。

北芪　主产于黑龙江、内蒙古等地，大部分为膜荚黄芪的根，小部分为内蒙古黄芪的根。

绵黄芪　产于甘肃定西，山西绵山等地，大部分为内蒙古黄芪的根，小部分为膜荚黄芪的根，质佳。因其根长，形似箭杆，故有"箭芪"和"箭黄芪"之称。

西黄芪　又名西芪，指产于山西浑源、山阴、天镇等地，质佳。

库黄芪　指产于内蒙古库伦一带。

20 世纪 50 年代前，黄芪产销量 100 多万千克，70 年代需求量 600 万~700 万千克，21 世纪后，年需要量达到 1000 万千克。

【质量评价】以条粗长、棉性大、质坚实、断面色黄白、粉性足、味甜、豆腥气足者佳。

【主要活性成分】含多糖类成分及黄芪甲苷等。

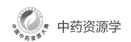中药资源学

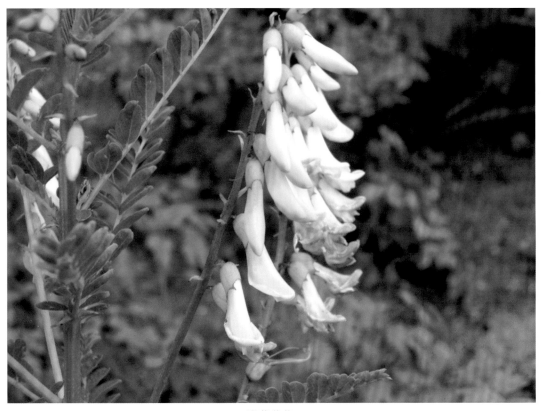

膜荚黄芪

A. membranaceus（Fisch.）Bge.

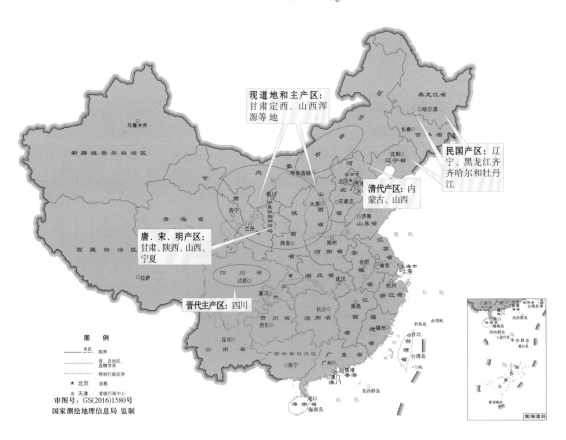

214

决明子

【基　原】为豆科一年生草本植物决明 *Cassia obtusifolia* L. 或小决明 *C. tora* L. 的干燥成熟种子。

【生态环境】生于村边、路旁和旷野等处。

【生态习性】喜温暖湿润气候，不耐寒冷，怕霜冻，对土壤要求不严，砂土、黏土均可种植，在稍碱性、排水良好、疏松肥沃的土壤中种植生长最佳。

【分　布】分布于安徽、广西、四川、浙江、广东等长江以南各省区。

【产　地】《名医别录》云："决明生龙门（山西河津与陕西韩城交界）川泽"。《神农本草经集注》云："龙门乃长安北"。《图经本草》谓："今出广州、桂州（桂林）。"《本草品汇精要》亦载："（道地）广州、桂州"。

现主产安徽、江苏、浙江、四川。

【质量评价】以决明子为主流商品，皆以身干、颗粒均匀、饱满、光滑、黄褐色者为佳。

【主要活性成分】含大黄素、大黄酚、大黄素甲醚、决明素等成分。

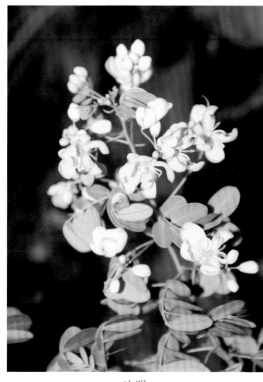

决明

Cassia obtusifolia L.

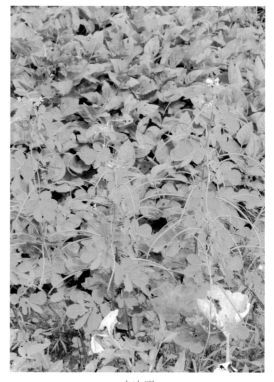

小决明

C. tora L

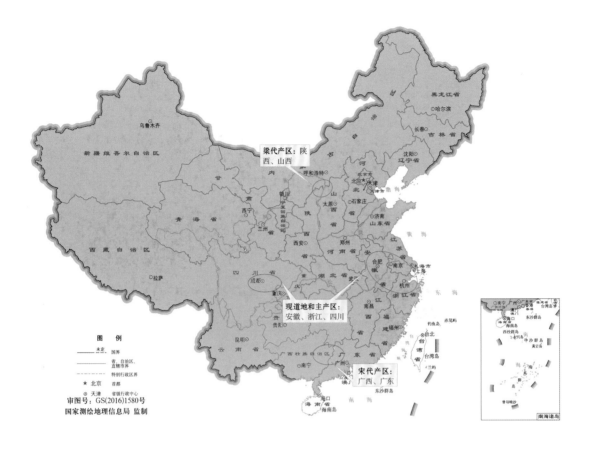

审图号：GS(2016)1580号
国家测绘地理信息局 监制

图中标注：
梁代产区：陕西、山西
现道地和主产区：安徽、浙江、四川
宋代产区：广西、广东

豆科植物其他主要药材

药材	基原	生态环境和生态习性	分布和产地	质量评价及主要成分
葛根	豆科多年生落叶藤本植物 野葛 *Pueraria lobata*（Willd.）Ohwi. 的干燥根	生于丘陵地区的坡地或疏林中。 喜温暖湿润、喜阳	分布于河北、河南以南各地。 主产于河南、湖南、浙江、四川等地。多为野生	葛根素等黄酮类成分
槐花	豆科高大落叶乔木植物槐 *Sophora japonica* L. 的干燥花及花蕾。前者习称"槐花"，后者习称"槐米"	喜光，耐寒，适生于肥沃、湿润而排水良好的土壤	辽宁以南全国大部分可栽培。以黄土高原及华北平原为最常见。 主产于河北、河南、山东	含芦丁等黄酮类成分
沙苑子	豆科多年生草本植物扁茎黄芪 *Astragalus complanatus* R.Br. 的干燥成熟种子	生于山野、路旁。 适应性很强，喜光，耐寒、耐旱、怕涝，忌连作	分布于辽宁、吉林、河北、陕西、甘肃、山西、内蒙古等地。 主产于陕西（大荔）、山西等地。多栽培	以饱满、均匀者为佳。 含沙苑子苷等黄酮类成分
广金钱草	豆科灌木状草本植物广金钱草 *Desmodium styracifolium*（Osb.）Merr. 的干燥地上部分	生荒地草丛中，或经冲刷过的山坡上。 喜温暖、阴凉、湿润环境，不耐寒	分布于福建、广东、广西、湖南等地。 主产于广东	含夏佛塔苷等黄酮类成分及多糖
补骨脂	豆科一年生草本植物补骨脂 *Psoralea corylifolia* L. 的干燥成熟果实	生于山坡、溪边、田边。 喜光合温暖湿润的环境。苗期喜潮湿，但忌水淹	分布于山西、陕西、安徽、浙江、江西、河南、湖北、广东、四川、贵州、云南。 主产于我国河南（怀骨脂）、四川（川骨脂）、安徽、河北、陕西等地。以重庆（合川）所产者最佳。栽培或野生	含补骨脂素和异补骨脂素等成分

药材	基原	生态环境和生态习性	分布和产地	质量评价及主要成分
山豆根	豆科植物灌木越南槐 *Sophora tonkinensis* Gagnep. 的干燥根和根茎	散生于沟谷溪边常绿阔叶林下岩山地或岩石缝中。 喜阴湿、腐殖质丰富的生境	分布于广东、江西、广西、贵州等地。 主产于广西、贵州	以粗壮块大、粉多者为佳。 含苦参碱和氧化苦参碱等生物碱
胡芦巴	豆科一年生草本植物胡芦巴 *Trigonella foenum-graecum* L. 的干燥成熟种子	喜温暖、干燥气候，耐旱力较强	原产地中海地区，我国多栽培。几乎在全国各地均可种植，主产于安徽、四川、河南	槲皮素等黄酮及胡芦巴碱等成分
红芪	豆科多年生草本植物多序岩黄芪 *Hedysarum polybotrys* Hand.-Mazz. 的干燥根。为国家三级保护植物	生于山坡石缝或灌木丛中。 性喜凉爽，有较强的抗旱、耐寒能力，怕热怕涝	分布于内蒙古、宁夏、甘肃及四川西部。 主产于甘肃（武都、宕昌）、内蒙古、山西等地	总黄酮、多糖等成分
苦参	豆科植物落叶半灌木苦参 *Sophora flavescens* Ait. 的干燥根	多生在山坡、砂地、草坡、灌木林中及田野附近。 适应性强	分布于全国各地。全国各地多自产自销，以河北（唐山、秦皇岛）、河南（三门峡、洛阳）、山西、湖北、贵州、陕西产量较大。年产量约30万~60万千克。野生	以条长、均匀、无须根、断面黄白色、味极苦者佳。 含苦参碱、氧化苦参碱等生物碱
皂荚 猪牙皂 皂角刺	豆科雌雄异株落叶乔木或小乔木皂荚 *Gleditsia sinensis* Lain. 的干燥果实；猪牙皂为皂荚因受外伤等影响而结出的畸形小荚果；皂角刺是皂荚树的棘刺	多生于平原、山谷及丘陵地区路边、沟旁、住宅附近。喜光而稍耐荫。 喜温暖湿润	分布于华北、华东、华南以及四川、贵州等地。 主产于河南、江苏、湖北、河北、山西、山东等地	皂荚和猪牙皂均含刺囊酸、皂苷等成分。棘刺含槲皮素等黄酮类成分
刀豆	豆科一年生缠绕性草本植物刀豆 *Canavalia gladiata*（Jacq.）DC. 的干燥成熟种子	喜温暖，不耐寒霜	北京地区及长江以南地区均有栽培。 主产于江苏、安徽、湖北、四川等地	刀豆素A等成分
海桐皮	豆科高大乔木刺桐 *Erythrina indica* Lam. 的树皮或根皮	野生或栽植为行道树。 喜欢阳光，喜温暖、湿润，不耐寒	分布和主产于广西、云南、福建、湖北等地	含皂苷类成分
鸡血藤	豆科植物攀援灌木密花豆（大血藤、血风藤、三叶鸡血藤、九层风）*Spatholobus suberectus* Dunn. 的干燥藤茎	生于林中或灌丛中。 喜温、喜阳，忌阴和积水，耐旱	分布于福建、广东、广西、云南。 主产于广西（平乐、武鸣等）、广东、云南（禄劝、武定等）等地。野生	原儿茶酸、表儿茶素等成分
鸡骨草	豆科植物木质藤本广州相思子 *Abrus cantoniensis* Hance. 的干燥全株	生于山地或旷野灌木林边。 喜温暖、潮湿、怕寒冷，耐旱，忌涝	分布和主产于广东（宝安等地）、广西（南宁）	以根粗、茎叶全者为佳。 主要成分为皂苷和黄酮类

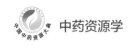

药材	基原	生态环境和生态习性	分布和产地	质量评价及主要成分
降香	豆科植物乔木降香檀 *Dalbergia odorifera* T. Chen. 树干和根的干燥心材	生于山坡疏林中、林边或村旁。喜光、耐高温、耐干旱、耐瘠薄，忌水涝	海南、云南有栽培。主产于海南（东方、昌江等）。20世纪50年代商品均依靠进口，目前有少量种植	以色红、质坚硬、富油性、烧之香气浓、无白木和朽木者佳。含鹰嘴豆芽素A、生松素、麦地卡品和柚皮素等黄酮类成分及挥发油
粉葛	豆科多年生落叶藤本植物甘葛藤 *Pueraria thomsonii* Benth. 的干燥根	栽培或野生于山野灌丛和疏林中。适应性强	分布于广东、广西、四川、云南等地。主产于广东、广西，以广西南平"思旺葛根"质量最佳。多为栽培	以块均匀、质坚实、色白、粉性足、纤维少者佳。含总黄酮和葛根素等成分
番泻叶	豆科植物草本状小灌木狭叶番泻 *Cassia angustifolia* Vahl. 或尖叶番泻 *C. acutifolia* Delile. 的干燥小叶	原产于干热地带	狭叶番泻分布于热带非洲；主产印度。尖叶番泻产于热带非洲尼罗河流域；主产于埃及。现海南、云南已从国外引种栽培	以干燥、叶片大而完整、色绿、枝少、无黄叶、碎叶、杂质少者佳。含番泻苷A、番泻苷B等番泻苷

胡颓子科

胡颓子科植物主要药材

药材	基原	生态环境和生态习性	分布和产地	质量评价及主要成分
沙棘	胡颓子科落叶灌木或乔木植物沙棘（中国沙棘）*Hippophae rhamnoides* L.的果实，药食同源，蒙古族、藏族喜用药材	生于阳坡、沙漠地区河谷阶地、平坦砂地和砾石质山坡。阳性树种，喜光照，郁闭度大的林区不能适应	分布于东北、华北、西北等19个省和自治区。主产于内蒙古、河北等地	富含维生素，含黄酮类成分及异鼠李素等

石榴科

石榴科植物主要药材

药材	基原	生态环境和生态习性	分布和产地	质量评价及主要成分
石榴皮	石榴科植物落叶灌木或乔木石榴 *Punica granatum* L. 的干燥果皮	喜光、耐瘠薄和干旱，怕水涝，主要有园林栽培	除极寒地区外，全国大部分地区均产。主产于江苏、湖南、山东、四川、湖北、云南等地	含酚类、黄酮类等成分

瑞香科

沉 香

【基　原】为瑞香科植物多年生常绿乔木白木香 *Aquilaria sinensis*（Lour.）Gilg. 含有树脂的木材。白木香为国家二级保护野生植物。

【生态环境】生于平地、丘陵的疏林或荒山中，有少量栽培。

【生态习性】喜温暖湿润气候，耐短期霜冻，耐旱。幼龄树耐阴，成龄树喜光，对土壤的适应性较广，可在红壤或山地黄壤上生长，在富含腐殖质、土层深厚的壤土上生长较快，但结香不多。在瘠薄的壤土生长缓慢，长势差，但利于结香。

【分　布】分布于福建、台湾、广东、海南、广西。

【产　地】西晋的《南方草木状》："交趾（越南北部）有蜜香树"。《海药本草》载："生南海山谷"（南海包括今天广东、广西两省区的大部分地区与越南的北部）。宋代《本草图经》："旧不著所出州土，今惟海南诸国及交（广西越南交界地）、广（广州）、崖州（海南三亚）有之"。引《岭表录异》云，"广管罗州（广东省高州市）多栈香"。又引《天香传》云："窦（广东省信宜）、化（广东）、高（广东）、雷（广东），中国出香之地也"。《本

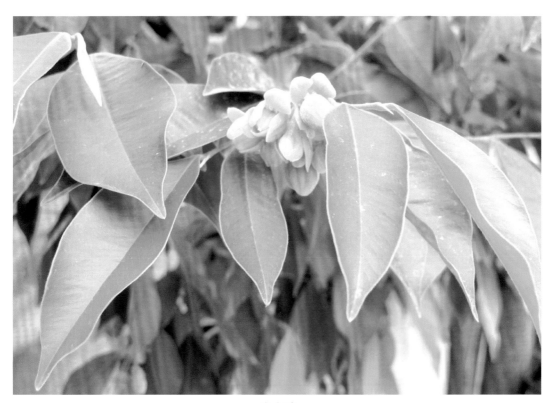

白木香

Aquilaria sinensis（Lour.）Gilg.

第十一章

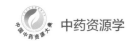

草衍义》曰："岭南诸郡悉有之，旁海诸州尤多。交干连枝，岗岭相接，千里不绝。……今南恩（广东省阳江、恩平）、高、窦等州，惟产生结香"。《证类本草》引《通典》云："海南林邑国（越南）秦象郡林邑县出沉香、沉木"。可见早期沉香产地记载主要在广西越南交界处，后来移植于广东省西南部市县，至明代时在广东省中东部东莞市大量出现，并且由于东莞土质优宜种植而更为闻名。《东莞县志》亦载，由于官府的收购，购不到乃至杀人，至雍正初期莞香又大量减少。明代以后，对于国外的产地名称记载较详。《本草纲目》载："叶廷珪云，出渤泥（文莱）、占城（越南的南部）、真腊（柬埔寨）者，谓之番沉，亦曰舶沉，曰药沉，医家多用之，以真腊为上"。

沉香在我国古代已记载有进口与国产两大类别产地，主产于我国广西、广东（早期多在粤西，明代时移植于广东中东部地区）、海南（白木香为主）及越南等东南亚各国（沉香为主），且广东中东部东莞地区虽然在明代才移植于此，但因地质适宜而更为闻名。

现栽培，主产海南（乐东、保亭等）、广东、云南。

【质量评价】油性足、色黑、体质重而性糯、燃之有油渗出、香气浓郁者佳。

【主要活性成分】主要含油脂。

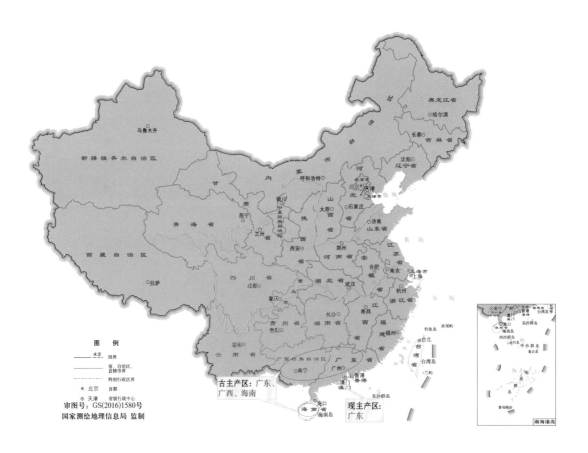

瑞香科植物其他主要药材

药材	基原	生态环境和生态习性	分布和产地	质量评价及主要成分
芫花	瑞香科植物落叶灌木芫花 Daphne genkwa Sieb. et Zucc. 的干燥花蕾	生于山坡路边或疏林中。 喜温暖、耐旱怕涝	分布于华东及河北、陕西、河南、湖北、湖南、四川、贵州等地。 主产于安徽、浙江、四川、山东、江苏等地	以花完整、色淡紫者为佳。 含芫花素、芹菜素、羟基芫花素等成分

桃金娘科

桃金娘科植物主要药材

药材	基原	生态环境和生态习性	分布和产地	质量评价及主要成分
母丁香	桃金娘科植物常绿乔木丁香 Eugenia caryophyllata Thunb. 的近成熟果实。 注：丁香一般指公丁香，为丁香的花蕾；丁香的果实则称为"母丁香"，又称为"鸡舌香"	原产湿热森林低地，较适于海洋性气候。 喜高温，不耐干旱，是属热带低地潮湿森林树种。苗期喜阴，成龄树喜光	主产于坦桑尼亚的桑哈巴尔岛以及马来西亚和印度尼西亚等地区，我国广东、海南及雷州半岛亦有少量出产	含丁香酚和2-羟基-4,6-二甲氧基-5-甲基苯乙酮（母丁香酚）等成分

使君子科

使君子科植物主要药材

药材	基原	生态环境和生态习性	分布和产地	质量评价及主要成分
使君子	使君子科落叶攀援状灌木植物使君子 Quisqualis indica L. 的干燥成熟果实	生于平地、山坡、路旁等向阳灌丛中。 喜温暖	分布于江西、福建、台湾、湖南、广东、广西等地。 主产于四川（容县、井研）、重庆（合川、璧山）、广西（灵川）及广东、福建。	以个大、表面紫褐有光泽、无空壳、仁饱满、油性足、色黄白者佳。 含胡芦巴碱、使君子酸钾、脂肪油
诃子 （藏青果）	使君子科植物高大乔木诃子 Terminalia chebula Retz. 或绒毛诃子 T. chebula Retz. var. tomentella Kurt. 的干燥成熟果实，干燥幼果称藏青果或西青果，为藏、蒙族习用药材	诃子生于温暖、向阳的稀疏林缘或疏林中； 绒毛诃子生于山的阳坡、林缘。 喜高温润、耐旱、耐霜	诃子分布于云南西部和西南部，广东、广西有栽培。 绒毛诃子分布于云南	主要成分为诃子酸、柯黎勒酸、1,3,6,-三没食子酰葡萄糖等鞣质类成分以及三萜类、多元酚酸类等成分
毛诃子	使君子科植物落叶乔木毗黎勒 孔 Terminalia bellirica (Gaertn.) Roxb. 的干燥成熟果实，系藏族习用药材	生于山坡阳处及疏林中，为沟谷及低丘季节性雨林的上层树种	分布于云南，广东、广西等地亦产。 主产于云南	果含单宁、还含脂肪油

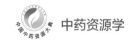
山茱萸科

山茱萸

【基　原】为山茱萸科植物山茱萸 *Cornus officinalis* Sieb. et Zucc. 的干燥成熟果肉。

【生态环境】生于阴湿溪边，林缘或林内。

【生态习性】土层深厚、肥沃、排水良好，呈微酸性的腐殖土或壤土种植为宜。

【分　布】分布于安徽、陕西、河南、山东、四川等地。伏牛山区、天目山区和秦岭分布较集中。

【产　地】《本草经集注》记载："山茱萸生汉中山谷"。《吴普本草》记载："山茱萸或生琅玡（山东诸城），冤句（山东曹县荷泽一带），或生东海（今山东费县一带），承县（今山东峄城）"。《建康记》记载："建康（江苏江宁）出山茱萸"。《范子计然》记载："山茱萸出三辅（陕西西安一带）"。《千金翼方》在"药出州土"项把山茱萸列入关内道华州（陕西华县），《图经本草》记载："山茱萸今海州（江苏东海）、兖州亦有之"。以上典籍对河南、浙江两地却很少提及，只《救荒本草》记载："山茱萸今钧州（河南禹县），密县山谷中亦有之"。

20 世纪 50 年代多为野生，年需要量一般 60 万千克左右，现主要依靠栽培，年需要量一般为 300 万千克左右。过去主产于浙江临安、淳安等地，有杭萸肉、淳萸肉之称。目

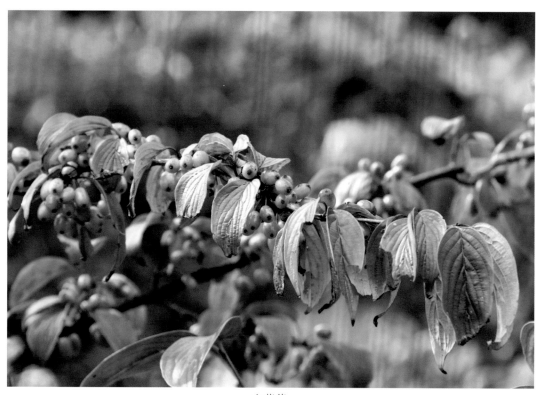

山茱萸

Cornus officinalis Sieb. et Zucc.

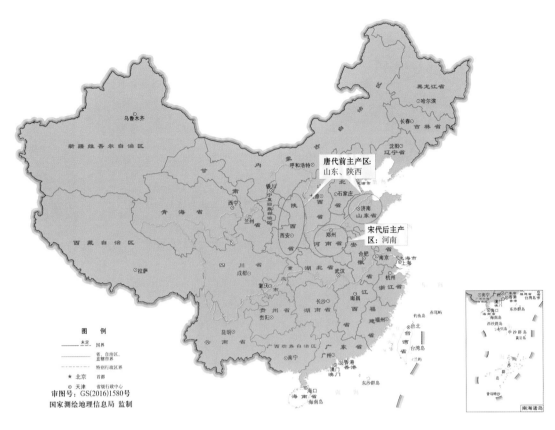

前以河南宛西产量最大，质量优。

【质量评价】以皮肉厚、枣色红、柔软、油润、无白霜、味酸者佳。

【主要活性成分】含环烯醚萜类成分（马钱素、莫诺苷等）、挥发性成分、鞣质和黄酮等4大类成分。

山茱萸科植物其他主要药材

药材	基原	生态环境和生态习性	分布和产地	质量评价及主要成分
小通草	山茱萸科植物雌雄异株落叶灌木青荚叶 *Helwingia japonica*（Thunb.）Dietr. 的干燥茎髓　注：旌节花科落叶灌木喜马山旌节花 *Stachyurus himalaicus* Hook. f. et Thoms.、中国旌节花 *S. chinensis* Franch. 干燥茎髓也同入药	喜阴湿凉爽环境，忌高温、干燥气候	分布于中国河南、陕西及长江流域至华南各地。　主产于四川等西南地区及广西、广东、福建	含多糖、通脱木皂苷等成分

檀香科

檀香科植物主要药材

药材	基原	生态环境和生态习性	分布和产地	质量评价及主要成分
檀香	檀香科植物常绿小乔木檀香 *Santalum album* L. 树干的心材	半寄生性树种，喜热带、亚热带气候。喜光，不耐荫蔽，较耐干旱，忌积水	分布主产于印度、马来西亚、澳大利亚及印度尼西亚等地，我国台湾、广东、海南、云南有引种	以色黄，质坚而致密、油性大，香味浓厚者为佳。含黄酮和挥发油类成分

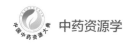

桑寄生科

桑寄生科植物主要药材

药材	基原	生态环境和生态习性	分布和产地	质量评价及主要成分
桑寄生	桑寄生科植物常绿小灌木桑寄生 *Taxillus chinensis* (DC.) Danser. 的干燥带叶茎枝	生于平原或低山常绿阔叶林中，常寄生于桑科、茶科、山毛榉科、芸香科、蔷薇科、豆科等29科50余种植物上	分布主产于福建、台湾、广东、广西、云南、贵州、四川、江西等地	以外皮棕褐色、条匀、叶多、附有桑树干皮者为佳。 含槲皮素和槲皮苷等黄酮类成分
槲寄生	桑寄生科植物多年生寄生灌木槲寄生 *Viscum coloratum* (Komar.) Nakai. 的干燥带叶茎枝	生于阔叶林中，寄生于榆树、柳树、杨树、栎树、梨树、李树、苹果树、枫杨、赤杨、椴树等植物上。 性喜温暖阴湿环境	分布于东北、华北、华东、华中及陕西、宁夏、甘肃、青海、台湾、广西等我国大部分地区。 主产于东北地区、河北及内蒙古等省区	以枝嫩、色黄绿、叶多者为佳。 含紫丁香苷、生物碱、黄酮类成分

锁阳科

锁阳科植物主要药材

药材	基原	生态环境和生态习性	分布和产地	质量评价及主要成分
锁阳	锁阳科多年生肉质寄生草本植物锁阳 *Cynomorium songaricum* Rupr. 的干燥肉质茎	生长于干燥多沙地带，多寄生于白刺的根上	分布于新疆、甘肃、青海、内蒙古、宁夏等地。 主产于甘肃（锁阳城）、新疆（阿勒泰）、内蒙古（阿拉善），甘肃省瓜州县所产质量最佳	含多糖、黄酮、鞣质类成分

冬青科

冬青科植物主要药材

药材	基原	生态环境和生态习性	分布和产地	质量评价及主要成分
四季青	冬青科植物雌雄异株常绿乔木冬青 *Ilex chinensis* Sims. 的叶	常生长于疏林中。 属暖温带树种，喜光，稍耐荫；喜温暖湿润及肥沃的酸性土壤，不耐寒	分布于江苏、安徽及长江以南各地。 主产于江苏、浙江、广西、广东和西南各省	含原儿茶酸、原儿茶醛、咖啡酸、绿原酸等酚酸类成分及槲皮素和山柰酚等成分
枸骨叶	冬青科植物常绿小乔木或灌木枸骨 *Ilex cornuta* Lindl. ex Paxt. 的干燥叶，枸骨的嫩叶也做苦丁茶	生于山坡、谷地、溪边杂木林或灌丛中。 喜阳光充足，耐阴、耐寒	分布于江苏、安徽及长江以南各地。 主要野生，少栽培	以叶大肥厚、色绿不碎者佳。 含冬青苷Ⅱ等皂苷类成分及羽扇豆醇、熊果酸等
救必应	冬青科冬青属植物常绿乔木或灌木铁冬青（跌冬青、熊胆木）*Ilex rotunda* Thunb. 的树皮	生于山下疏林中或溪边。 喜温暖湿润、喜光照，稍耐寒	分布于江苏、安徽及长江以南各地。 主产于广西、广东、贵州、云南等省区	含具栖冬青苷等成分

大戟科

京大戟

【基　原】为大戟科多年生草本植物大戟 *Euphorbia pekinensis* Rupr. 的根。

【生态环境】生于山坡林下或路旁，荒地，草丛。

【生态习性】喜温暖湿润气候，耐旱，耐寒，喜潮湿。对土壤要求不严，以上层深厚、疏松肥沃、排水良好的砂质壤土或黏质壤土栽培为好。

【分　布】广布于全国（除台湾、云南、西藏和新疆），北方尤为普遍。

【产　地】《名医别录》上说"生常山（浙江）"。陶弘景谓："近道（本处指江苏）处处皆有"。宋代《本草图经》亦指"出生常山、淮甸（安徽与江苏交界）、江南亦生"。《证类本草》"之处产于并州（山西太原）、滁州（安徽与江苏交界）、信州（江西信州）和河中府（山西永济）"。明代《本草品汇精要》说道地产区也是上述 4 个地方。《太平寰宇记》载有："河南府、湖北沔阳（湖北仙桃市）土产大戟"。《本草纲目》云："杭州紫大戟为上"。清代乾隆《钦定盛京通志》："色白不及浙产之佳"。《江西通志》"载信州出"。《陕西通志》记载在陕西凤翔、麟游、宜君和延安有产出。说明清代陕西也是本品的产区之一。

　　现来源野生，主产于江苏，四川、江西、广西等地也产。

【质量评价】以根条均匀、肥嫩、质软无须者佳。

【主要活性成分】大戟二烯醇、大戟苷等成分。

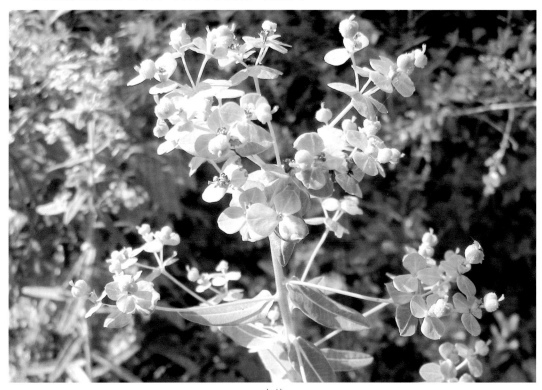

大戟

Euphorbia pekinensis Rupr.

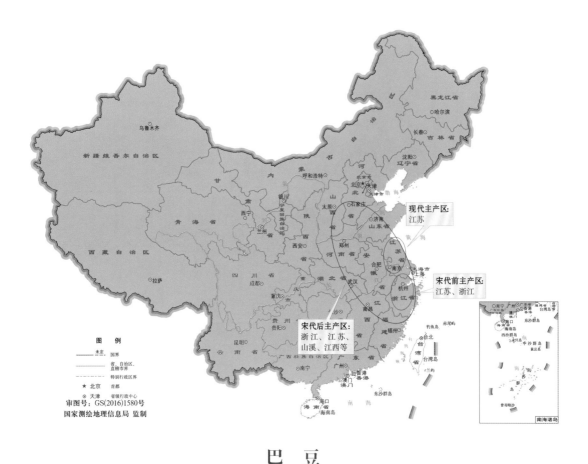

现代主产区:
江苏

宋代前主产区:
江苏、浙江

宋代后主产区:
浙江、江苏、山溪、江西等

图 例
未定 国界
省、自治区、
直辖市界
特别行政区界
★ 北京 首都
◎ 天津 省级行政中心
审图号: GS(2016)1580号
国家测绘地理信息局 监制

巴 豆

【基　原】为大戟科灌木或小乔木巴豆 *Croton tiglium* L. 的干燥成熟果实。

【生态环境】野生于山谷、溪边、旷野,有时亦见于密林中。

【生态习性】喜温暖湿润气候,不耐寒、怕霜冻、喜阳光,以阳光充足、土层深厚、疏松肥沃、排水良好的砂质壤土栽培为宜。

【分　布】分布四川、湖南、湖北、云南、贵州、广西、广东、福建、台湾、浙江、江苏。

【产　地】巴豆因产巴蜀而得名。《范子计然》云:"巴菽出巴郡"。《新修本草》记巴豆产地云:"出眉州、嘉州者良。"《千金翼方》《外台秘要》所载亦同,四川眉山、乐山应该是唐代巴豆的主要产区。宋代巴豆亦以川产为主,产地则在眉州、嘉州外加戎州(今四川宜宾)。《本草图经》"以戎州出者为良"。又云:"戎州出者,壳上有纵文,隐起如线,一道至两、三道。彼土人呼为金线巴豆,最为上等,它处亦稀有。"而据《元丰九域志》卷9记载,"入贡者为眉州巴豆。明清时期,川产巴豆的道地性并无改变。"康熙年间修《四川通志》载"嘉定州、眉州,以及泸州合江县皆出巴豆。"嘉庆《四川通志》亦在叙州府(今四川宜宾)、嘉定府(今四川乐山)、眉州、泸州合江县等处记载有巴豆产出。

多为栽培植物。主产四川、广西、云南、贵州等地,以四川产量最大,质量较佳。全国药用年需要量不足3万千克。

【质量评价】以颗粒饱满、壳色淡黄、含仁率 70% 以上为合格。

【主要活性成分】含巴豆苷、脂肪油等成分。

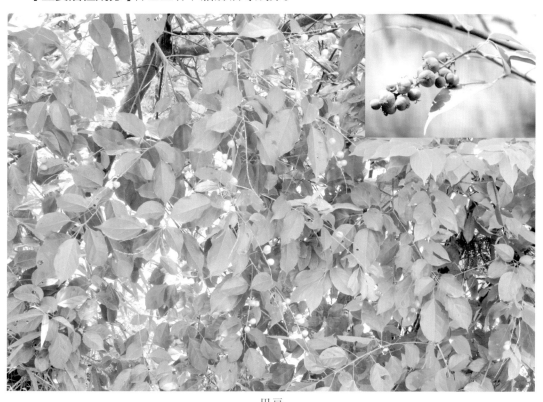

巴豆

Croton tiglium L.

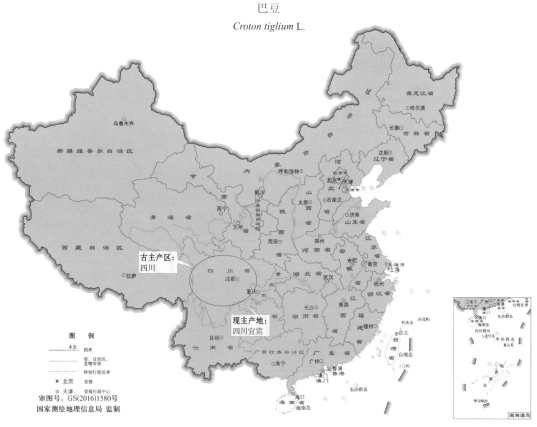

227

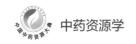

桑大戟科植物其他主要药材

药材	基原	生态环境和生态习性	分布和产地	质量评价及主要成分
蓖麻子	大戟科一年生草本植物蓖麻 *Ricinus communis* L. 的干燥成熟种子	喜温暖湿润气候，耐干旱，耐盐碱及弱酸土壤	全国各地均有栽培。国内蓖麻主要分布于内蒙古通辽、吉林省白城、山东、山西等地，占全国蓖麻种植的80%	含蓖麻油、蓖麻碱等成分
狼毒	大戟科多年生草本植物月腺大戟 *Euphorbia ebracteolata* Hayata 或狼毒大戟 *E. fischeriana* Steud. 的干燥根	生于山坡、草地或林下。喜温暖湿润，耐旱，耐寒，喜潮湿	月腺大戟几乎遍及全国各省。主产于安徽、河南、江苏、华东各省。狼毒大戟分布于东北、华北、华东等省区；主产东北、华北	狼毒甲素、狼毒乙素及岩大戟内酯B等二萜醇类化合物成分
甘遂	大戟科多年生草本植物甘遂 *Euphorbia kansui* Lioumss. 的干燥块根	多生在低山坡、荒坡、砂地、田边和路旁。喜凉爽气候，耐寒	分布于甘肃、山西、陕西、宁夏、河南等地。主产于山西、陕西、河南等地。栽培或野生	大戟二烯醇及表大戟二烯醇等三萜类成分
千金子	大戟科多年生草本植物续随子 *Euphorbia lathyris* L. 的种子	生于向阳山坡。喜温暖、光照充足	分布于全国大部分省区。主产于河南、河北、浙江。多为栽培	含千金二萜醇酯、七叶树苷等成分
地锦草	大戟科一年生匍匐草本植物地锦 *Euphorbia humifusa* willd. 或斑地锦 *E. maculata* L. 的干燥全草	生于平原荒地、路边、田间。喜温暖湿润，稍耐荫蔽，较耐湿	除广东、广西外，全国各地均产。主产于湖南、湖北、四川、江西等地	含没食子酸甲酯、没石子酸、槲皮苷及肌醇等
透骨草	大戟科多年生草本植物地构叶（珍珠透骨草）*Speranskia tuberculata*（Bunge）Baill. 的全草 注：杜鹃花科植物滇白珠 *Gaultheria yunnanensis*（Franch.）Rehd. 及豆科野豌豆也称为透骨草	多生于落叶阔叶林区和森林草原区的石质山坡，也生于草原区的山地。喜生于干燥砂质土壤上	产于东北、华北、华东、华中等地。主产于山东、河南、江苏	含槲皮素等黄酮类成分
余甘子	大戟科植物落叶小乔木或灌木余甘子（滇橄榄、庵摩勒）*Phyllanthus emblica* L. 的干燥成熟果实	长于山地疏林、灌丛、荒地或山沟向阳处	主要分布于南亚热带地区。主产于云南，福建。栽培或野生	没食子酸、槲皮素等成分
龙脷叶	大戟科植物常绿小灌木龙脷叶 *Sauropus spatulifolius* Beille [*S. changianus* S. Y. Hu；*S. rostratus auct. non Miq.*] 的干燥叶	多栽培或生于山谷、山坡湿润肥沃的丛林中。喜温暖湿润	广东及广西、云南、福建、海南等省区均有种植。以两广栽培最多	含挥发油
飞扬草	大戟科植物一年生草本飞扬草 *Euphorbia hirta* L. 的干燥全草	生于向阳山坡、山谷、路旁和灌木丛下。耐高温，不耐寒，适应性较强	分布于广西、云南、湖南、江西、福建、台湾等地区。主产于广西、广东、福建等地区。基本来源于野生	含槲皮苷、没食子酸等黄酮苷、酚类、三萜等成分

鼠李科

鼠李科植物主要药材

药材	基原	生态环境和生态习性	分布和产地	质量评价及主要成分
大枣	鼠李科植物乔木枣 *Ziziphus jujuba* Mill. 的干燥成熟果实	生于山区、丘陵或平原。喜干燥冷凉，喜光、耐寒、耐旱、耐盐碱，耐寒、耐高温	全国大部分地区有产。主产于山西、河北、河南、山东、四川、贵州等地	大枣含有机酸、三萜苷类、生物碱类、黄酮类等成分
酸枣仁	鼠李科植物落叶灌木或小乔木酸枣 *Ziziphus jujuba* Mill. var. spinosa（Bunge）Huex H. F. Chou. 的干燥成熟种子	生长于阳坡或干燥瘠土处，常形成灌木丛。喜温暖干燥，耐旱，耐碱	分布于辽宁、内蒙古、河北、河南、山东、山西、陕西、甘肃、安徽、江苏等地。基本为家种。主产于河北（邢台、内丘等）、陕西、北京、天津、辽宁、河南等省，其中河北南部的邢台地区酸枣仁占全国的90%以上	以粒大饱满、外皮紫红、光滑柔润、种仁黄白、无壳和杂质者佳。含酸枣仁皂苷A、斯皮诺素等
枳椇子	鼠李科植物落叶乔木枳椇 *Hovenia dulcis* Thunb. 的带有肉质果柄的果实或种子	为阳性树种，生向阳沟谷、溪边、路旁或较潮湿的山坡丘陵。喜温暖湿润，不耐空气过于干燥，喜阳光充足，潮湿	分布于江苏、安徽及长江以南等省。主产于陕西、广东、湖北、浙江、江苏、安徽、福建。河南有栽培。野生或栽培	含槲皮素等黄酮类成分

葡萄科

白 蔹

【基　原】为葡萄科落叶攀援木质藤本植物白蔹 *Ampelopsis japonica*（Thunb.）Makino. 的干燥块根。

【生态环境】生于山地、荒坡及灌木林中。

【生态习性】喜凉爽湿润的气候，从亚热带到温带均能栽培，适应性强，耐寒。对土壤要求不严，砂质壤土、壤土、黏壤土均可种植。

【分　布】分布于黑龙江、吉林、辽宁、河北、河南、山东、山西、内蒙古、江苏、安徽、浙江、江西、湖南、湖北、陕西、宁夏、四川等省区。

【产　地】白蔹始载于《神农本草经》，列为下品。陶弘景曰："生衡山山谷，近道处处有之，作屯生"。《蜀本草》载："蔓生、枝端有五叶，所在有之"。苏颂曰："今江淮及荆、襄、怀、孟、商、齐诸州（今江苏、安徽、湖北、河南、山东、陕西一带）皆有之。

基本来源于野生，主产于河南、安徽、湖北、江西。

【质量评价】以肥大、断面粉红色、粉性足者为佳。

【主要活性成分】含大黄素等成分。

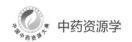

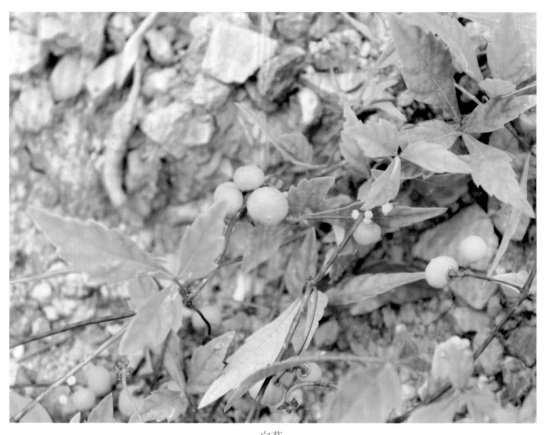

白蔹

Ampelopsis japonica（Thunb.）Makino.

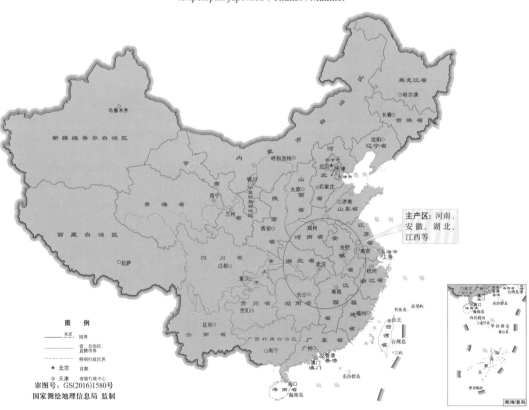

主产区：河南、安徽、湖北、江西等

图例

———— 国界
——— 省、自治区、直辖市界
---- 特别行政区界
★ 北京 首都
◎ 天津 省级行政中心
审图号：GS(2016)1580号
国家测绘地理信息局 监制

亚麻科

亚麻科植物主要药材

药材	基原	生态环境和生态习性	分布和产地	质量评价及主要成分
亚麻子	亚麻科一年生草本植物亚麻 *Linum usitatissimum* L. 的种子	古时汉朝张骞出使传入我国。 喜凉爽湿润，耐寒，怕高温	主产于内蒙古、黑龙江、山西、甘肃、新疆。	亚麻木酚素及脂肪油（亚麻酸、亚油酸、油酸及棕榈酸、硬脂酸、甘油酯等）

远志科

远 志

【基 原】为远志科多年生草本植物远志（细叶远志）*Polygala tenuifolia* Willd. 或卵叶远志 *P. sibirica* L. 的干燥根。

【生态环境】

远志　生于向阳山坡或路旁。

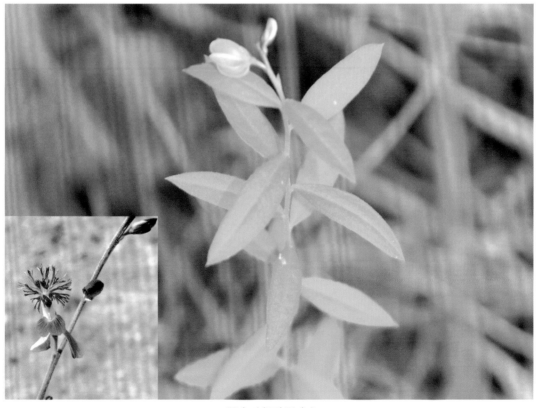

远志（细叶远志）
Polygala tenuifolia Willd.

第十一章

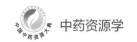

卵叶远志　生于山坡草地。

【生态习性】喜凉爽气候，耐干旱、忌高温。以向阳、排水良好的砂质壤土栽培为好，其次是黏壤土及石灰质壤土，黏土及低湿地区不宜栽种。

【分　布】

远志　分布于东北、华北、西北及山东、江苏、安徽和江西等地。

卵叶远志　分布于我国大部分地区。

【产　地】多野生，少栽培，主产山西（忻州、五台）、陕西（合阳、大荔）、河南、吉林等地。山西产量最大，陕西质量最好（主产渭北旱原）。20 世纪 60 年代前产销量 25 万 ~40 万千克，20 世纪 80 年代为 100 万 ~120 万千克，野生资源破坏严重，年产量下降，列为国家三类保护药材。

【质量评价】以皮细、肉厚者佳。

【主要活性成分】含细叶远志皂苷、远志口山酮Ⅲ和 3,6'- 二芥子酰基蔗糖等。

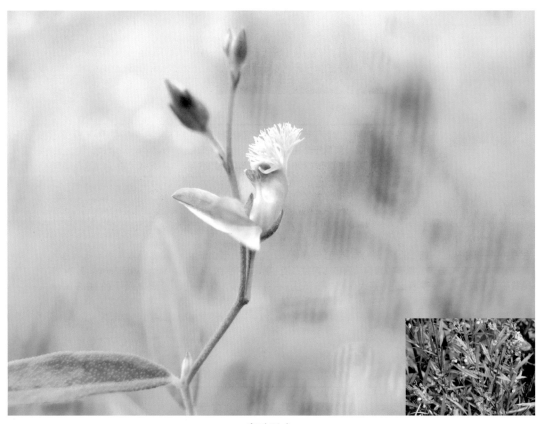

卵叶远志

P. sibirica L.

远志科植物其他主要药材

药材	基原	生态环境和生态习性	分布和产地	质量评价及主要成分
瓜子金	远志科多年生草本植物瓜子金 *Polygala japonica* Houtt. 的全草	生于山坡草丛中，路边。喜温暖湿润，喜阳耐旱	分布于安徽及长江以南各地。主产于安徽、浙江、江苏。基本野生	含瓜子金皂苷己

省沽油科

省沽油科植物主要药材

药材	基原	生态环境和生态习性	分布和产地	质量评价及主要成分
山香圆叶	省沽油科植物落叶灌木山香圆 *Turpinia arguta* Seem. 的干燥叶	生于山坡、谷地林中。喜凉爽湿润，苗期稍能耐阴，成年树喜阳光，稍耐寒	分布于主产于江西、福建、广西、广东、湖南等南方省分	含女贞苷、野漆树苷等黄酮类成分

无患子科

无患子科植物主要药材

药材	基原	生态环境和生态习性	分布和产地	质量评价及主要成分
龙眼肉	无患子科植物常绿乔木龙眼 *Dimocarpus longan* Lour. 的假种皮	一般以果树栽培。野生于山中疏林中。喜温暖湿润，不耐寒，土壤以酸性砂土和黏土生长较好	分布和主产于广西、福建、广东、四川、台湾等地	主要为糖类和核苷类

漆树科

五倍子

【基　原】为漆树科植物盐肤木 *Rhus chinensis* Mill.、青麸杨 *Rh. potaninii* Maxim. 和红麸杨 *Rh. punjabensis* Steward var. *sinica*（Diels）Rehd. et Wils. 等树上寄生倍蚜科昆虫角倍蚜或倍蛋蚜后形成的虫瘿。

【生态环境】

盐肤木　生于沟边或山坡荒地上，对环境适应性较强。

青麸杨　多生于向阳的山坡、山谷，耐旱性强，在贫瘠的土壤也能生长。

红麸杨　生于向阳的石灰岩山地、山谷和溪边。

角倍类蚜虫生活于低中海拔山丘及丘陵地区。年平均温度 16℃左右，年平均降水 1200 毫米左右，年平均相对湿度 80%，年日照时数 1200 小时，无霜期 200 天以上。肚倍

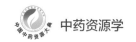

类蚜虫生活于海拔 300~500 米的低山丘陵地区。年平均气温 15℃，年平均降水如 900 毫米左右，年平均相对湿度 73%，年日照时数 1750 小时，无霜期 240 天以上。

【生态习性】喜温暖气候，不耐严寒。对土壤要求不严，砂质壤土和黏壤土均可栽培。

【分　布】

盐肤木　我国除内蒙古、青海、宁夏、吉林、黑龙江外，其他各省区均有分布，而以四川、贵州最多。

青麸杨　分布于陕西、湖北、四川、云南、山西、河南、甘肃及台湾等地。

红麸杨　分布于四川、云南、贵州、湖北、湖南、甘肃及西藏等地。

【产　地】

五倍子产品主要有角倍（角倍蚜寄生于盐肤木上）和肚倍（肚倍蚜虫寄生在青麸杨小叶上）两种，产量最大的是角倍，质量最好的是肚倍。角倍呈菱形或卵圆形，肚倍呈长圆形或纺锤形囊状。

角倍类五倍子　主产于贵州（遵义、道真等）、四川（酉阳、涪陵等）、湖北（利川、恩施等）、湖南（桑植、大庸等）、云南（盐津、彝良）、广西（龙胜、桂林等）。

肚倍类五倍子　主产于湖北（竹山、房县等）、陕西（西乡、洋县等）、江西等地。

【质量评价】以个大、完整、壁厚、色灰褐色者佳，以内壁布满蚜虫者优。

【主要活性成分】含单宁酸、没食子酸和焦性没食子酸等有机酸。

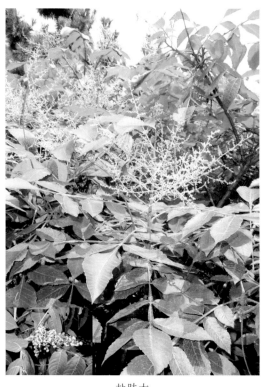

盐肤木

Rhus chinensis Mill.

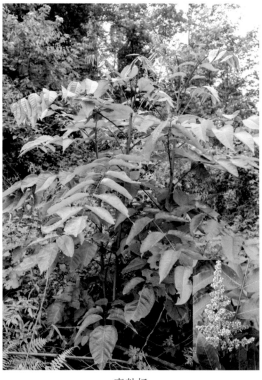

青麸杨

Rh. potaninii Maxim.

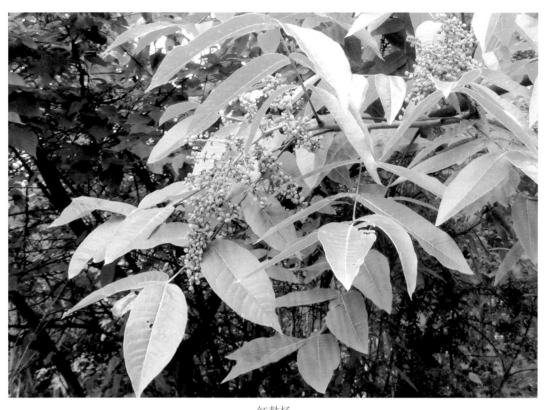

红麸杨

Rh. punjabensis Steward var. *sinica*（Diels）Rehd. et Wils.

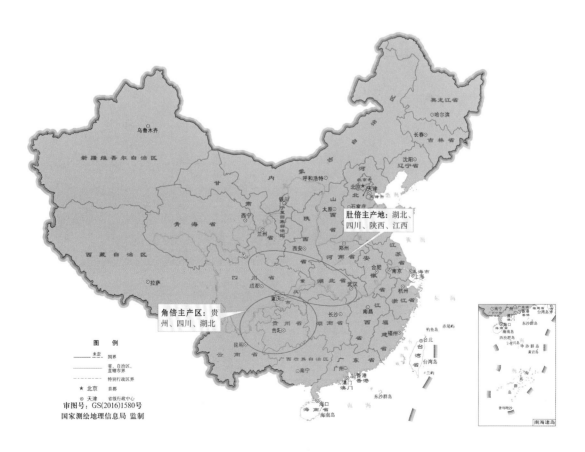

肚倍主产地：湖北、四川、陕西、江西

角倍主产区：贵州、四川、湖北

图　例

————　国界
————　未定国界
————　省、自治区、直辖市界
- - - -　特别行政区界
★　北京　首都
◎　天津　省级行政中心

审图号：GS(2016)1580号
国家测绘地理信息局 监制

235

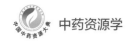

漆树科植物其他主要药材

药材	基原	生态环境和生态习性	分布和产地	质量评价及主要成分
广枣	漆树科植物雌雄异株落叶乔木南酸枣 *Choerospondia saxillaris*（Roxb.）Burtt et Hill. 的干燥成熟果实	生于山坡、丘陵或沟谷林中。喜光，速生，适应性强	分布于安徽、江苏及长江以南各地。主产于安徽、江苏、浙江、江西等地	含没食子酸、黄酮类成分等

楝 科

苦楝皮　川楝子

【基　原】为楝科植物落叶乔木川楝 *Melia toosendan* Sieb. Et Zucc. 或楝 *M. azedarach* L. 的干燥树皮及根皮。川楝子为川楝的干燥成熟果实。

【生态环境】生于土壤湿润，肥沃的杂木林和疏林内。

【生态习性】温暖湿润气候，耐寒、耐碱、耐瘠薄。适应性较强。以上层深厚、疏松肥沃、排水良好、富含腐殖质的砂质壤土栽培为宜。

【分　布】

川楝　分布于四川、湖北、江苏、安徽、河南、贵州、陕西、甘肃、山东、云南等地。

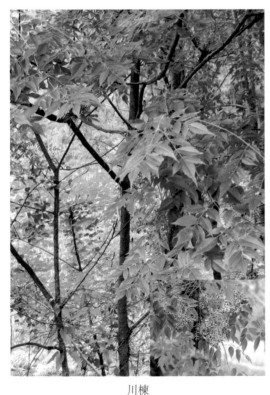

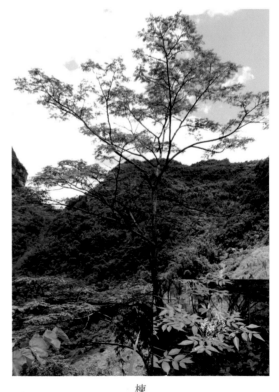

川楝

Melia toosendan Sieb. Et Zucc.

楝

M. azedarach L.

棟　分布于河北、河南、安徽、江苏、浙江、山东、福建、江西、四川、重庆、贵州、云南、西藏等地。

【产　地】主要为种植，主产于重庆、四川、湖北、湖南、贵州、河南等地，以四川省产量大，最为上乘，故果实又名川楝子。全国年需要量 100 万千克左右。

【质量评价】以个大肉厚、皮肉紧贴、外皮金黄、果肉黄白者佳。

【主要活性成分】川楝子含川楝素、阿魏酸、香草酸等；皮中含有苦楝素、儿茶素三萜类成分。

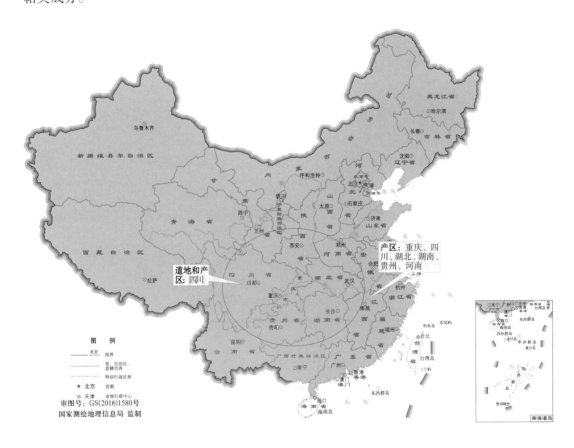

苦木科

苦木科植物主要药材

药材	基原	生态环境和生态习性	分布和产地	质量评价及主要成分
苦木	苦木科植物落叶灌木或小乔木苦木 *Picrasma quassioides*（D. Don）Benn. 的干燥枝及叶	生于湿润而肥沃的山地、林缘、溪边、路旁等处。喜光，喜湿润、喜肥沃土壤	分布于陕西、山西、河北、河南、江苏、湖南、湖北、广西、云南、四川、贵州等黄河以南各地	苦木碱甲、苦木碱乙、苦木碱丁、苦木碱戊、苦丁碱庚等生物碱
鸦胆子	苦木科植物常绿大灌木或小乔木鸦胆子 *Brucea javanica*（L.）Merr. 的干燥成熟果实	生长在草地、灌木丛中及路旁向阳处。喜温暖湿润，不耐寒，耐干旱、瘠薄	分布于福建、广西、云南、台湾、广东等地。主产于我国的广西、广东	含油酸、亚油酸、苦木内酯类成分

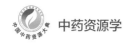

续　表

药材	基原	生态环境和生态习性	分布和产地	质量评价及主要成分
椿皮	苦木科植物落叶乔木臭椿（樗）*Ailanthus altissima*（Mill.）Swingle. 的干燥根皮或干皮。 注：楝科植物香椿的树皮或根皮称为"椿白皮"	喜生于向阳山坡或灌丛中，村庄家前屋后多栽培，常植为行道树。 喜温暖湿润，耐高温、耐严寒、耐旱、耐盐碱、不耐荫蔽、潮湿	分布于我国北部、东部及西南部，浙江、江苏、湖北，河北等省较多。野生和栽培	以肉厚、无粗皮、色黄白、干燥者为佳。 含黄酮类成分

芸香科

橘　核　青　皮　陈　皮

【基　原】橘核和青皮分别为芸香科植物橘 *Citrus reticulata* Blanco. 及其栽培变种的干燥成熟种子（橘核）、干燥幼果或未成熟果实的果（青皮）、干燥成熟果皮（陈皮）。

【生态习性】喜光，稍耐阴。喜温暖、湿润环境，不耐寒。对土壤的适应性较强，pH 5.5~7.5、疏松而保水力较强的土壤都能生长。

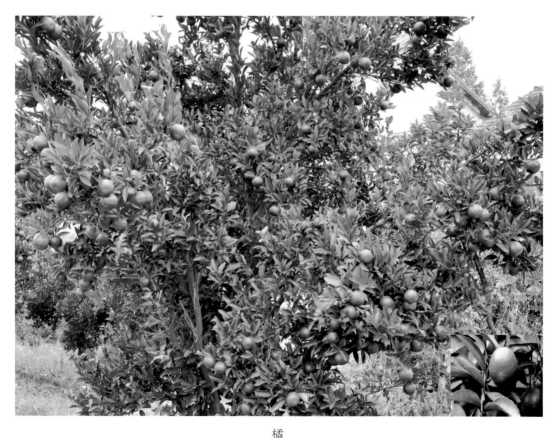

橘

Citrus reticulata Blanco.

【分　布】分布于秦岭南坡以南、伏牛山南坡诸水系及大别山区南部，东南至台湾，南至海南岛，西南至西藏东南部海拔较低地区，广泛栽培。

【产　地】产于浙江、福建、湖南、四川、广西、湖北、广东、江西、重庆和台湾等地。陈皮药材分为"陈皮"和"广陈皮"，广东新会、四会等地主产的广陈皮品质最佳，但产量较小；四川江津、简阳主产的陈皮量大。

【质量评价】以色红、日久者佳。

【主要活性成分】

陈皮　含橘橙皮苷等成分。

青皮　含辛弗林、橙皮苷、多糖、黄酮类成分等。

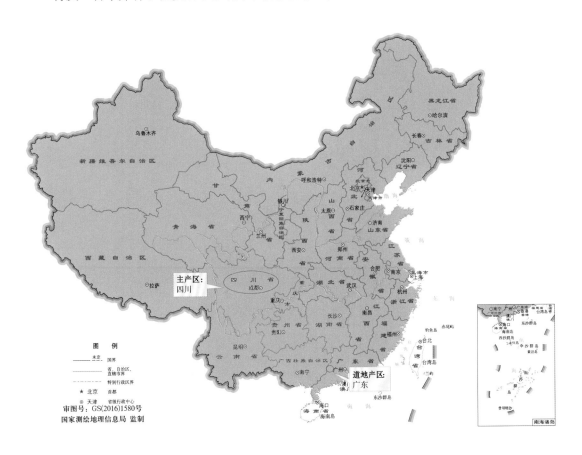

枳　实　枳　壳

【基　原】枳实为芸香科植物酸橙 *Citrus aurantium* L. 及其栽培变种或甜橙 *C. sinensis* Osbeck. 的干燥幼果。枳壳为酸橙 *C. aurantium* L. 及其栽培变种的成熟果实。

【生态环境】栽培于丘陵、低山地带和江河湖泊的沿岸。

【生态习性】喜温暖湿润气候。耐荫性强。年平均气温要求在 15℃ 以上。选阳光充足，土层深厚，疏松肥沃，富含腐殖质，排水良好的微酸性冲积土或酸性黄壤、红壤栽培为宜。

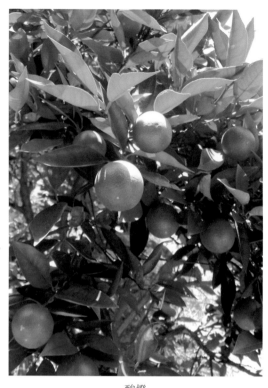

酸橙

Citrus aurantium L.

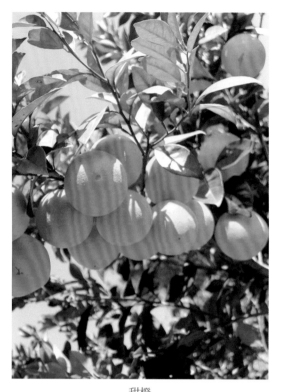

甜橙

C. sinensis Osbeck.

【分　布】

酸橙　枳实的主流品种。分布于长江流域及其以南各省区均有栽培。常见的栽培品种有：朱栾（小红橙）、枸头橙、江津酸橙等。

甜橙　江苏、浙江、江西、福建、台湾、湖北、湖南、广东、广西、四川、贵州、云南等地。

【产　地】在历代本草著作中，皆以商州（陕西商县）、汝州（河南）产的枳壳及成州（广东）所产的枳实为正品。《神农本草经》《新修本草》曰："枳实产河内"。《开宝本草》曰："枳壳产于商州（陕西商洛）。"《图经本草》云："枳壳生于商州川谷，今洛西，江湖州皆有之，以商州者为佳"。《商洛特产》上集写道："枳壳是商州历史名产的中药材。"《二十六史医学史料汇编》记录了唐、宋时期商州进贡枳壳的史料，更证明了商州枳壳的重要性。

现野生或栽培，主产于湖南（沅江、黔阳等）、浙江（温州、瑞安等）、四川（江津、綦江等）、江西（新干、清江等）、福建等地。江西新干、清江为道地产区。一般年需要量200万~250万千克。

【质量评价】以个大、肉厚瓤小、外皮青色、切口白色、翻边卷口、质坚实、气清香、味苦酸者佳。

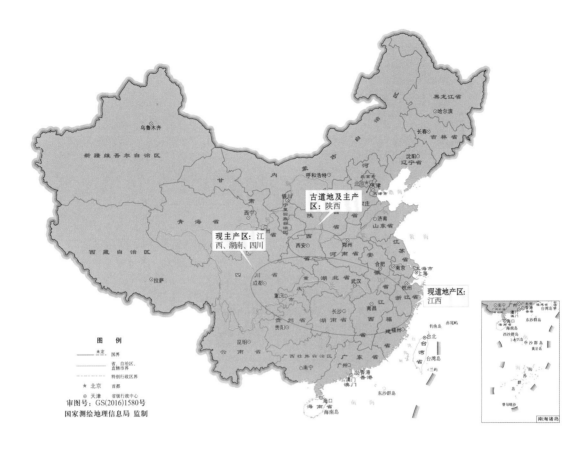

【主要活性成分】含辛弗林等生物碱类、橙皮苷和柚皮苷等黄酮类及挥发油类成分。

吴茱萸

【基　原】为芸香科植物灌木或小乔木吴茱萸 *Euodia rutaecarpa*（Juss.）Benth.、石虎 *E. rutaecarpa*（Juss.）Benth var. *officinalis*（Dode）Huang. 或疏毛吴茱萸 *E. rutaecarpa*（Juss.）B enth. Var. *bodinieri*（Dode）Huang. 的干燥近成熟果实。

【生态环境】

吴茱萸　生于温暖地带山地、路旁或疏林下。

石虎　生于山坡草丛中。

疏毛吴茱萸　生于村边路旁、山坡草丛中。

【生态习性】喜温暖湿润气候，不耐寒冷、干燥。以阳光充足、土层深厚、疏松肥沃、排水良好的砂质壤土和腐殖质壤土栽培为宜，低洼积水地不宜栽培。

【分　布】

吴茱萸　主要分布于贵州、四川、云南、湖北、湖南、浙江、福建、广西、广东、陕西及甘肃南部。

石虎　分布于贵州、四川、湖北、湖南、浙江、江西及广西等地。

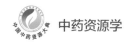

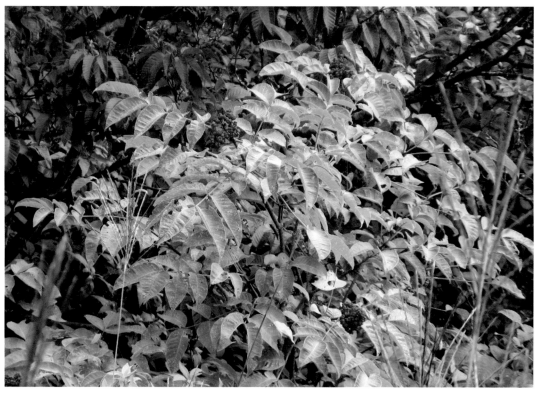

吴茱萸

Euodia rutaecarpa（Juss.）Benth.

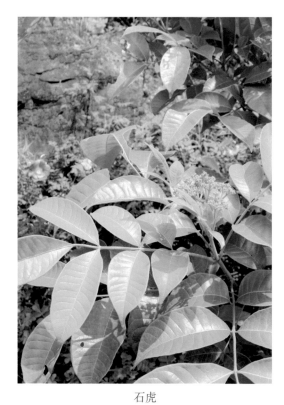

石虎

E. rutaecarpa（Juss.）Benth var. *officinalis*（Dode）Huang.

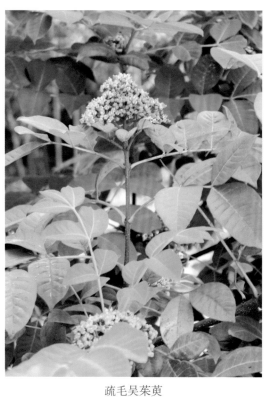

疏毛吴茱萸

E. rutaecarpa（Juss.）B enth. Var. *bodinieri*（Dode）Huang.

疏毛吴茱萸 分布于江西、湖南、广东、广西及贵州等地。

【产 地】《新修本草》记载："生上谷（山西与河北边境）川谷及宛朐（山东菏泽）"。《图经本草》记载："……今处处有之，江、浙、蜀、汉尤多（江苏、安徽、四川、云南、贵州、陕西汉中）。"《本草纲目》中引陈藏器曰："茱萸南北总有，入药以吴（江苏、浙江、福建、广东、广西）地者为好，所以有吴之名也"。

野生较少，多见栽培，全国年需要量 30 万 ~40 万千克。吴茱萸商品现主产于贵州（铜仁、松桃等）、湖南（新晃、保靖）、四川（酉阳、秀山等）、湖北（利川、新阳）、云南（富宁、广南）、广东、福建、浙江、江西、陕西。其中，以贵州、湖南产量大，质量好，在国内外享有声誉。

【质量评价】以颗粒均匀、饱满坚实、开口少、色碧绿、香气浓、无枝梗者佳。

【主要活性成分】含吴茱萸碱、吴茱萸次碱、柠檬苦素等成分。

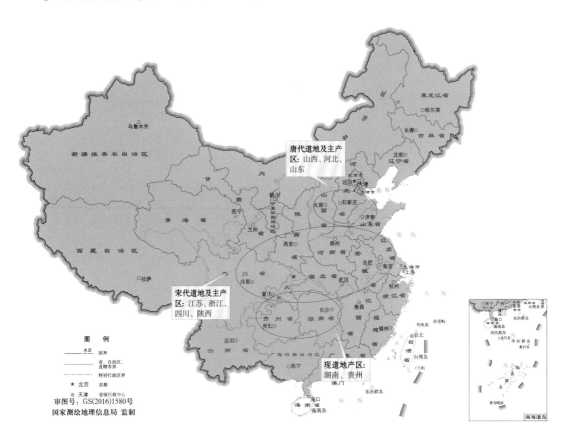

花 椒

【基 原】为芸香科植物落叶灌木或小乔木花椒 *Zanthoxylum bungeanum* Maxim.、青椒（香椒子）*Z. schinifolium* Sieb. et Zucc. 的干燥成熟果皮。

【生态环境】

花椒 喜生于阳光充足、温暖肥沃处，也有栽培。

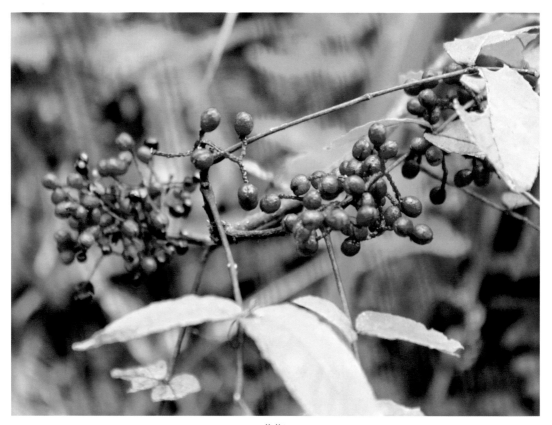

花椒

Zanthoxylum bungeanum Maxim.

青椒　生于林缘、灌丛或坡地石旁。

【生态习性】喜光，适宜温暖湿润及土层深厚肥沃壤土、砂壤土，耐寒，耐旱，不耐涝，短期积水可致死亡。

【分　布】

花椒　分布于中南、西南及辽宁、河北、陕西、甘肃、山东、江苏、安徽、浙江、江西、西藏等地。

青椒　分布于辽宁、河北、山东、江苏、安徽、浙江、江西、河南、湖南、广东、广西等地。

【产　地】河北涉县所产者最驰名，称"大红袍"；四川有川椒、蜀椒之名，汉源花椒，古称"贡椒"；甘肃省陇南及临夏、陕西韩城为第二大花椒产区。

花椒　质量佳，为商品主流，主产于四川、甘肃、陕西、河北等地。

青椒　主产于江苏、辽宁、河北。

【质量评价】

花椒　以色红、干燥、无梗叶、无椒目、无杂质者为最佳。

青椒　色青绿、干燥、无梗叶、无椒目、无杂质者为佳。

【主要活性成分】含柠檬烯、香叶醇、异茴香醚、花椒油烯等挥发油。

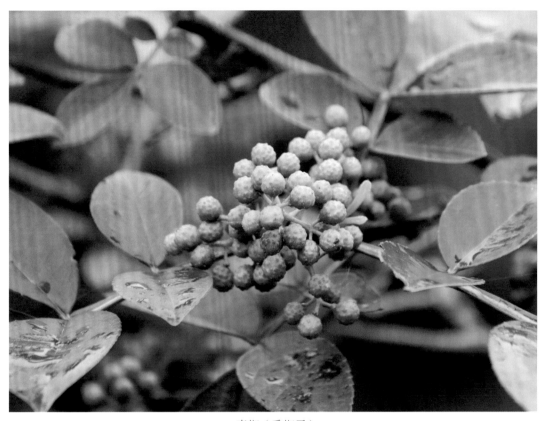

青椒（香椒子）

Z. schinifolium Sieb. et Zucc.

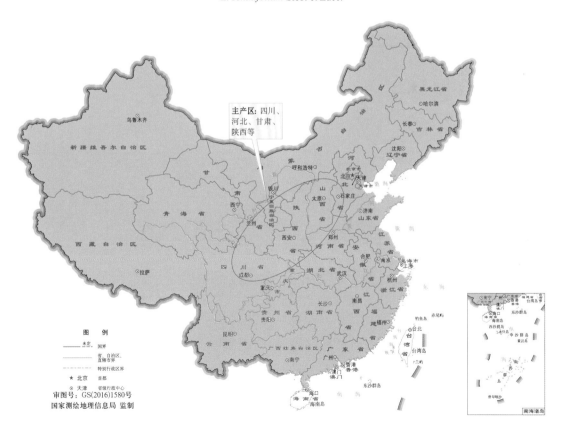

主产区：四川、河北、甘肃、陕西等

审图号：GS(2016)1580号

国家测绘地理信息局 监制

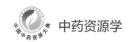

黄 柏

【基　原】为芸香科植物高大乔木黄皮树 *Phellodendron chinense* Schneid. 或黄檗 *Ph. amurense* Rupr. 的干燥树皮。前者习称"川黄柏"，后者习称"关黄柏"。

【生态环境】

黄檗　生于山林或山谷溪流附近，有栽培。

黄皮树　生于山沟杂木林中，有栽培。

【生态习性】喜凉爽气候，耐寒，怕涝；宜选土层深厚、肥沃、湿润的平缓河谷地带种植，沼泽地、重黏土不宜栽种。

【分　布】

黄檗　分布于东北、华北。

黄皮树　分布于四川、湖北、湖南、云南、贵州、陕西、江西、浙江、广西等地。

【产　地】全国年销量 150 万 ~200 万千克。

关黄柏　主产辽宁、吉林、黑龙江、河北。

川黄柏　主产四川、贵州、湖北、陕西，以四川、贵州产量大，质量优。

【质量评价】以皮厚、张大均匀、刮皮、纹细、内色深黄外色鲜、遇水发黏、味极苦者佳。

【主要活性成分】主要含盐酸小檗碱、盐酸药根碱、盐酸巴马汀小檗碱等生物碱成分。

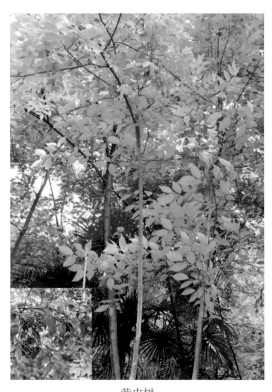

黄皮树

Phellodendron chinense Schneid.

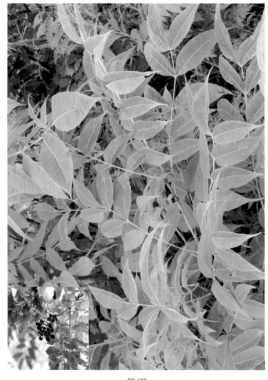

黄檗

Ph. amurense Rupr.

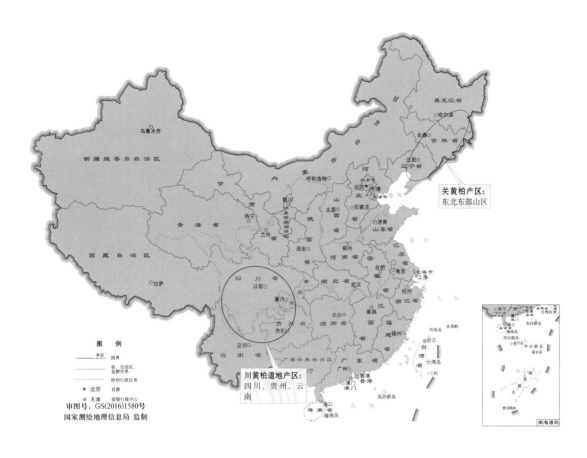

关黄柏产区：
东北东部山区

川黄柏道地产区：
四川、贵州、云南

图例
———— 未定
———— 国界
省、自治区、
直辖市界
特别行政区界
★ 北京 首都
◎ 天津 省级行政中心
审图号：GS(2016)1580号
国家测绘地理信息局 监制

芸香科植物其他主要药材

药材	基原	生态环境和生态习性	分布和产地	质量评价及主要成分
化橘红	芸香科植物常绿乔木化州柚 *Citrus grandis*（L.）Osbeck var. *tomentosa* Hort 或 柚 *C. grandis*（L.）Osbeck. 的未成熟或近成熟的干燥外层果皮。前者习称"毛橘红"，后者习称"光七爪""光五爪"	栽培于丘陵或低山地带。喜土壤肥沃	化州柚栽培于广东化州、廉江、遂溪、徐闻，广西南宁及博白等地；柚在浙江、江西、福建、台湾、湖北、湖南、广东、广西、四川、贵州、云南等地均有栽培。主产于广东茂名化州市，习惯称化橘红	含柚皮苷、柚皮苷元、枸橼醛、香叶醇等
白鲜皮	芸香科多年生草本植物白鲜 *Dictamnus dasycarpus* Turcz. 的干燥根皮	生于山坡及丛林中。喜温暖湿润气候、耐寒、怕旱、怕涝、怕强光照	分布于东北、河北、山东、河南、安徽、江苏、江西、四川、贵州、陕西、甘肃、内蒙古等地。基本依靠野生。主产于内蒙古和东北地区，其产量占到全国总量的80%左右	含白鲜碱、黄柏酮和梣酮等成分
香橼	芸香科植物灌木或小乔木枸橼 *Citrus medica* L. 或 香 圆 *C. wilsonii* Tanaka. 的干燥成熟果实	喜温暖湿润，怕严霜，不耐严寒	枸橼分布于长江流域及其以南地区均有分布；主产于云南、四川等地。香圆分布江苏、浙江、江西、安徽、湖北、四川等地；主产于浙江、江苏等地。香圆为市场主流品种。依靠栽培	柚皮苷、橙皮苷、柠檬酸、苹果酸等

第十一章

247

药材	基原	生态环境和生态习性	分布和产地	质量评价及主要成分
佛手	芸香科植物常绿小乔木佛手 *Citrus medica* L. var. *sarcodactylis* Swingle. 的果实	为热带、亚热带植物。喜温暖湿润、阳光充足的环境，不耐严寒、怕冰霜及干旱，耐阴、耐瘠、耐涝	我国浙江、江西、福建、广东、广西、四川、云南等地有栽培。主产于广东肇庆、高要、德庆等地的产品为好，果大质佳，品质最优，称"广佛手"，为地道"十大广药"之一。产于四川者，称"川佛手"。产于浙江（金华）者，称"金佛手"	含挥发油、多糖类、橙皮苷等成分
九里香	芸香科灌木或小乔木九里香 *Murraya exotica* L. 和千里香 *M. paniculata*（L.）Jack. 的干燥叶和带叶嫩枝	九里香生长于山野，亦有栽培；千里香生于低丘陵或海拔高的山地疏林或密林中。喜光照，也耐半阴，喜温暖，不耐寒，耐旱	分布和主产于我国华南及西南部，现各地普遍栽培供观赏	含九里香酮等成分
两面针	芸香科木质藤本植物两面针 *Zanthoxylum nitidum*（Roxb.）DC. 的干燥根	山地、丘陵、平地的疏林、灌丛中、荒山草坡。喜温暖湿润，适宜温度为30℃。忌积水	分布于广东、广西、福建、湖南、云南、台湾。主要依靠野生，是广西大宗主产药材之一	两面针碱及乙氧基白屈菜红碱等生物碱类

七叶树科

七叶树科植物主要药材

药材	基原	生态环境和生态习性	分布和产地	质量评价及主要成分
娑罗子	七叶树科植物落叶乔木七叶树 *Aesculus chinensis* Bge.、浙江七叶树 *A. chinensis* Bge. var. *chekiangensis*（Hu et Fang）Fang. 或天师栗 *A. wilsonii* Rehd. 的干燥成熟种子	生于阔叶林中。半阴性树种，耐寒	七叶树分布于河北、山西、陕西、江苏、浙江，仅秦岭地区有野生；主产于浙江、江苏、河南等地。浙江七叶树分布和主产于浙江北部和江苏南部；天师栗分布于江西、河南、湖北、湖南等地；主产于陕西	以大小均匀、饱满、断面黄白色者为佳。含脂肪油、多糖及七叶皂苷等成分

橄榄科

橄榄科植物主要药材

药材	基原	生态环境和生态习性	分布和产地	质量评价及主要成分
乳香	橄榄科植物矮小灌木乳香树 *Boswellia carterii* Birdwood.、小乔木药胶香树 *B. bhawdajiana* Birdw. 皮部伤口渗出的油胶树脂		分布红海沿岸至利比亚、苏丹、土耳其等地。主产于红海沿岸的索马里和埃塞俄比亚	以质脆、色淡黄、搓之粉末黏手、气芳香者优，色发红者质次。含树脂、树胶、挥发油

药材	基原	生态环境和生态习性	分布和产地	质量评价及主要成分
没药	橄榄科植物灌木或乔木地丁树 *Commiphora myrrha* Engl. 或哈地丁树 *C. molmol* Engl. 的干燥树脂		主产于非洲索马里、埃塞俄比亚以及印度等地，以索马里所产的没药质量最佳	以块大、色红棕、半透明、香气浓而持久、杂质少者为佳。分为天然没药和胶质没药。含挥发油类成分
青果	橄榄科植物常绿乔木橄榄 *Canarium album* Raeusch. 的干燥成熟果实	生于低海拔的杂木林中；多为栽培。适应性强	分布和主产于广东、广西、福建、四川、云南、台湾等地，其中福建产量最大	含没食子酸、多酚、多糖、黄酮类成分等

蒺藜科

蒺藜科植物主要药材

药材	基原	生态环境和生态习性	分布和产地	质量评价及主要成分
蒺藜	蒺藜科一年生匍匐草本植物蒺藜 *Tribulus terrestris* L. 的干燥成熟果实	生于田野、路旁及河边草丛。喜光、耐寒、耐旱，适应性强	各地均产。主产于河南、河北、山东、安徽、江苏、四川、山西、陕西	以饱满坚实、背面色淡黄绿者为佳。含蒺藜皂苷 D 等甾体皂苷类成分及槲皮素、山柰酚、异鼠李素等黄酮类成分

牻牛儿苗科

牻牛儿苗科植物主要药材

药材	基原	生态环境和生态习性	分布和产地	质量评价及主要成分
老鹳草	牻牛儿苗科一年生草本植物牻牛儿苗 *Erodium stephanianum* Willd.、多年生草本老鹳草 *Geranium wilfordii* Maxim.、野老鹳草 *G. carolinianum* L. 的带果实全草。前者习称"长嘴老鹳草"，后二者较常见，习称"短嘴老鹳草"	生于山坡、草地、田埂、路边。喜温暖湿润，耐寒、耐湿，喜阳光充足	牻牛儿苗分布几乎全国各地；主产于华北华中等地，为商品主流品种。老鹳草分布于东北、华北、华中等地；野老鹳草分布于江苏、浙江、四川、江西、云南、福建等地；两种主产于云南、湖北、四川等地	以灰绿色、果实多、无根及泥土者为佳。含没食子酸、黄酮类成分

第十一章

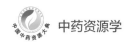

凤仙花科

凤仙花科植物主要药材

药材	基原	生态环境和生态习性	分布和产地	质量评价及主要成分
急性子	凤仙花科一年生草本植物凤仙花 *Impatiens balsamina* L. 的干燥成熟种子	对环境条件要求不严，常野生于荒地、路边、宅旁菜园等地。适应性较强，在多种气候条件下均能生长	中国南北各地均有栽培。主产于江苏、浙江、河北、安徽及东北	含槲皮素与山柰酚等黄酮类成分、凤仙萜四醇苷K、A等成分

五加科

人　参

【基　原】为五加科多年生草本植物人参 *Panax ginseng* C. A. Mey. 的干燥根和根茎。人参为第三纪孑遗植物濒危物种。

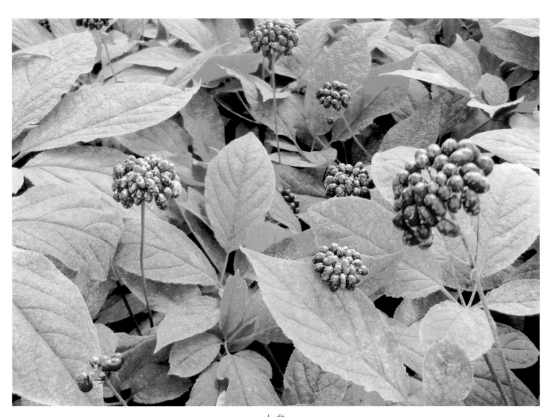

人参

Panax ginseng C. A. Mey.

【生态环境】多生于以红松为主的针阔混交林或落叶阔叶林下，郁闭度 0.7~0.8。

【生态习性】喜寒冷、湿润气候，忌强光直射，抗寒力强。对土壤要求严格，宜在富含有机质，通透性良好的砂质壤土、腐殖质壤土栽培，忌连作。

【分　布】东汉许慎（公元 100 年）《说文解字》："薓，人薓，药草，出上党"。南朝陶弘景撰写的医药学专著《本草经集注》："人参生上党（山西省长治市）及辽东"的记载。唐苏敬（公元 566~635 年）等《唐本草》："太行潞州"所产人参有详细描述。公元三四世纪辽河流域的鲜卑族建立前燕国即有人参赠与晋朝官吏的记载，唐代以后东北长白山人参便成为向中原进贡的珍品。辽代以后的《契丹国志》《大金国志》等史书都有"女真地饶，土产人参"。明清时期，东北人参已经取代了上党人参。

野山参产量稀少，主要在长白山区以及小兴安岭地区偶尔发现。我国栽培的人参主要分布于长白山脉延伸的北纬 35~48 度区域，南起辽宁宽甸，北至黑龙江伊春，其中心产区为吉林省的抚松、长白、靖宇、集安等县（市），栽培面积、单产、总产量均居世界首位。

【产　地】人参已列为国家珍稀濒危保护植物，长白山等自然保护区已进行保护。其他分布区也应加强保护，严禁采挖，使人参资源逐渐恢复和增加。吉林、黑龙江、辽宁等东部山区广泛栽培，近来河北、山东、山西、陕西、湖南、湖北、广西、四川、云南等省区均有引种。20 世纪年需要量 200 万 ~300 万千克，自 80 年代始，产量一直过剩。

【质量评价】以体大、体重、质脆、完整无抽沟者质佳。

【主要活性成分】人参皂苷 Rg1 和人参皂苷 Re、皂苷 Rb1 等皂苷类成分。

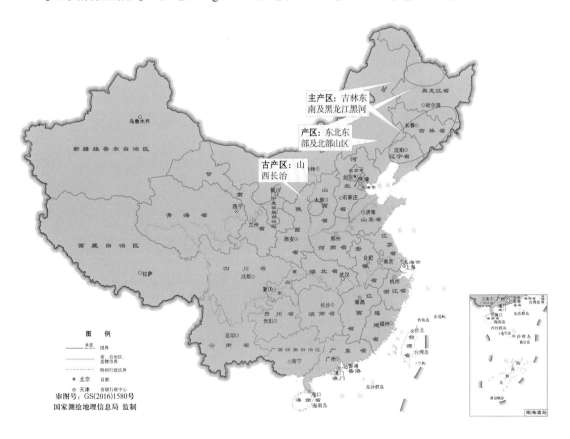

审图号：GS(2016)1580号
国家测绘地理信息局 监制

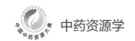

西洋参

【基　原】为五加科多年生草本植物西洋参（广东人参、花旗参）*Panax quinquefolium* L. 的干燥根及根茎。

【生态习性】喜阴植物，怕强光，忌直射光。喜漫射光、斜射光。生长期最适温度18~24℃，空气相对湿度80％左右，对土壤要求较严，适生于土质疏松、土层较厚、肥沃、富含腐殖质的森林砂质壤上，pH 5.5~6.5，忌连续种植。

【分　布】由美国旧称为花旗国而得名，原产于美国北部到加拿大南部一带，以威斯康辛州为主。

【产　地】20世纪40年代我国江西庐山植物园曾从加拿大引种，未果。1975年以后，我国陆续从美国引进几批种子，分别在吉林、辽宁、黑龙江、山东（文登）、陕西、云南、河北等省引种栽培成功，其中东北三省、陕西秦巴山区栽培面积较大。

【主要活性成分】人参皂苷 Rg1、人参皂苷 Re 和人参皂苷 Rb1 等皂苷类成分。

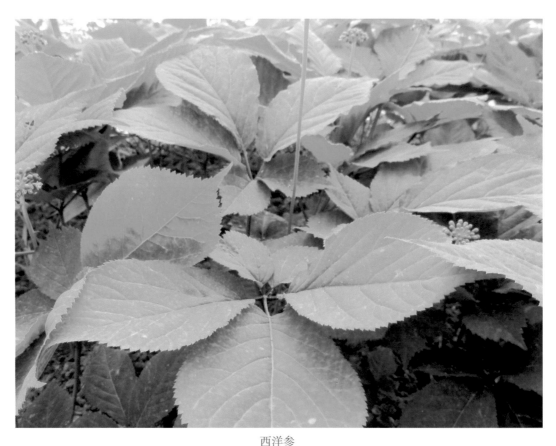

西洋参

Panax quinquefolium L.

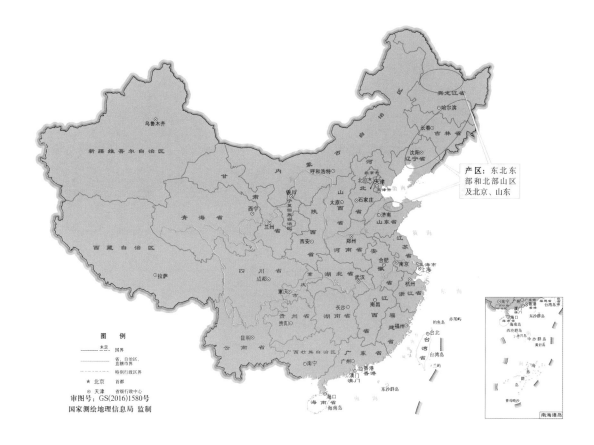

三 七

【基　原】为五加科多年生草本植物三七（田七）*Panax notoginseng*（Burk.）F.H.Chen. 干燥根。

【生态环境】生于山坡丛林下。

【生态习性】喜温凉而少阴湿的气候，怕严寒、酷热、多水。要求土壤有机质丰富，表土层疏松、肥沃，pH 4.5~7；多为红壤或棕红壤。

【分　布】分布于云南（文山）、广西（梧州）江西、四川等地。

【产　地】种植历史悠久，均依靠栽培，以云南文山历史悠久，占全国产量90%以上，质量优为道地名贵中药材，被国家命名为"中国三七之乡"。20世纪60年代，年产量只有2万~3万千克，21世纪后年需要量约为40万千克左右。

【质量评价】分"冬三七"和"春三七"两种规格，以个大饱满、体重坚实、表面光滑、断面灰绿色、无裂隙者佳。

【主要活性成分】含三七皂苷R1、人参皂苷Rg1、人参皂苷Rb1及三七素等成分。

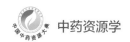

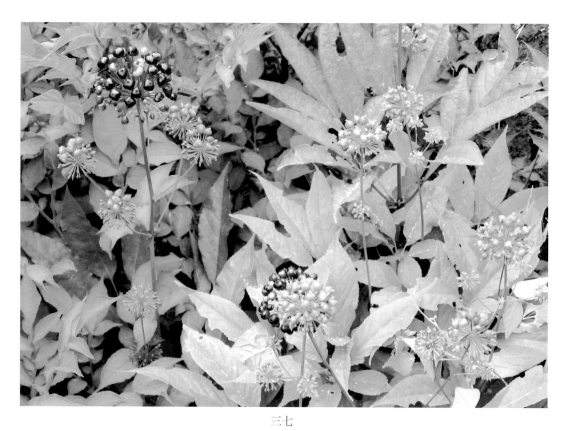

三七

Panax notoginseng（Burk.）F.H.Chen.

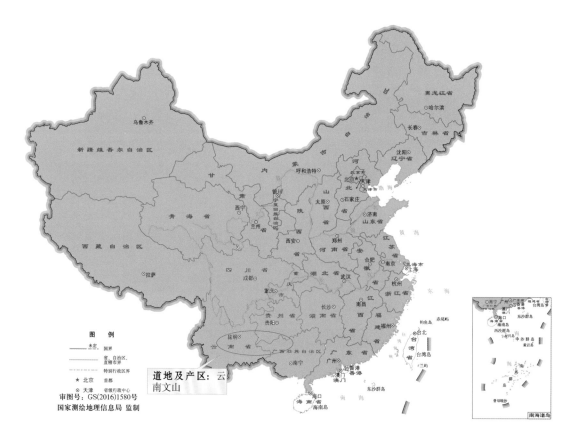

道地及产区：云南文山

五加科植物其他主要药材

药材	基原	生态环境和生态习性	分布产地	质量评价及主要成分
刺五加	五加科灌木刺五加 Acanthopanax senticosus (Rupr. et Maxim.) Harms. 的干燥根和根茎或茎	生长在灌木丛、林缘、山坡路旁。主要分布在北坡、东坡和西坡。喜温暖湿润、耐寒、耐微荫蔽	分布于东北及北京、河北、内蒙古等地。少有栽培，主要依靠野生。主产于东北地区，其中黑龙江省产量最大	紫丁香苷、刺五加苷B、刺五加苷E、异嗪皮啶等成分
五加皮	五加科落叶小灌木细柱五加 Acanthopanax gracilistylus W.W.Smith. 干燥的根皮	生长于山坡上或丛林间。喜温和湿润、耐荫蔽、耐寒	分布于陕西、河南，山东以南各地。主产于湖北、河南、安徽、四川等地。以湖北所产"南五加皮"品质最优。商品来源于野生和栽培	以皮厚、气香、断面灰白色、无木心者为佳。含黄酮类成分
竹节参	五加科多年生草本植物竹节参 Panax japonicus C. A. Mey. 的干燥根茎	生长在高山老林下腐殖质层深厚处山谷阔叶林中。喜肥趋湿，忌阳光直射，喜寒冷隐蔽的环境	北自甘陕，南到广东均有分布。栽培历史较短，主要为野生。主产于湖北（恩施及神农架）、云南、四川、陕西等地	人参皂苷Rg、Re、竹节参皂苷V、竹节参皂苷IVa和竹节参皂苷IV、人参皂苷、三七皂苷R2等皂苷类成分
珠子参	五加科多年生草本植物珠子参 Panax japonicus C. A. Mey. var. major (Burk.) C. Y. Wu et K. M. Feng 或羽叶三七 P. japonicus C. A. Mey. var. bipinnatifidus (seem.)C.Y.Wu et K. M. Feng. 的干燥根茎。注：桔梗科草质缠绕藤本植物球子参 Codonopsis conuoluulacea Kurz var. forrestii (Kidls)Ballard. 的根也称珠子参	生于山坡竹林下、杂木林中或沟边。喜温暖湿润环境，不耐干旱	分布于甘肃、陕西、宁夏及我国西南地区。有栽培。主产于云南（丽江、迪庆、怒江、大理、楚雄、昭通）及甘肃，陕西、四川、湖北、贵州等也产	皂苷及多糖类成分
通草	五加科植物常绿灌木通脱木 Tetrapanax papyrifer(Hook.)K. Koch.的干燥茎髓。注：小通草为旌节花科植物喜马山旌节花 Stachyurus himalaicus Hook. f. et Thoms.、中国旌节花 S. chinensis Franch. 或山茱萸科植物青荚叶 Helwingia japonica (Thunb.)Dietr. 的干燥茎髓	生于向阳肥厚的土壤中，或栽培于庭园中。喜温暖湿润而又有阳光照射的环境，不甚耐寒	分布和主产于贵州、云南、台湾、广西、四川、福建、台湾、湖南、湖北、云南等地	以条粗壮、色洁白、有弹性、空心有隔膜者为佳。含通脱木皂苷等

伞形科

白 芷

【基　原】为伞形科多年生草本当归属植物白芷 Angelica dahurica (Fisch.ex Hoffm.) Benth.et Hook.f 的根。

【生态习性】喜温暖湿润的气候和阳光充足的环境，怕高温，能耐寒，适应性强。喜土层深厚、疏松、肥沃、排水良好的夹砂土。

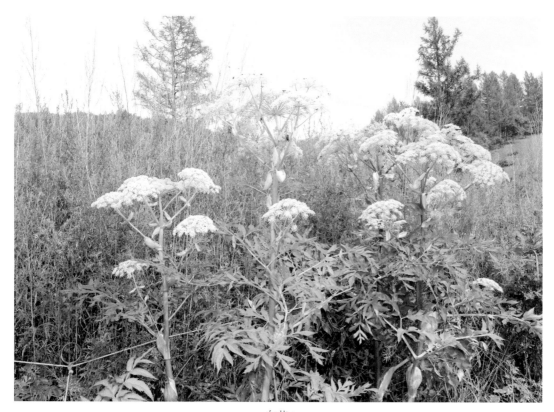

白芷

Angelica dahurica（Fisch.ex Hoffm.）Benth.et Hook.f

【分　布】分布于黑龙江、吉林、辽宁、河北、山西、内蒙古等地。

【产　地】《名医别录》载："生河东（山西）川谷下泽，……今出近道（江苏），处处有，近下湿地，东间甚多"。宋《图经本草》"附有泽州白芷（山西晋城一带）"。《图经本草》："白芷生河东川谷下泽，今所在有之，吴地（浙江、江苏、安徽一带）尤多"。明代《本草乘雅半偈》进一步记载："所在有之，吴地尤多"。《本草品汇精要》中也载："道地泽州（山西），吴地尤胜"。

现用商品白芷药材主要为栽培品。20世纪60年代前，产销量40万千克，随着药材市场的开放，白芷的产地有了较大的变化，21世纪后，年销量300万~400万千克。但生产使用基本维持着以川白芷（四川）、杭白芷（江浙）、祁白芷（河北）、禹白芷（河南）为主流商品药材的局面。

杭白芷（浙白芷、香白芷）　有千余年的栽培历史，产于浙江余杭、永康，现在种植很少。

川白芷（库页白芷）　有300年种植历史，产于四川遂宁、达县。

禹白芷（会白芷）　有200余年种植历史，产于河南禹州、长葛。

祁白芷（兴安白芷）　不足百年种植历史，产于河北安国、定县。

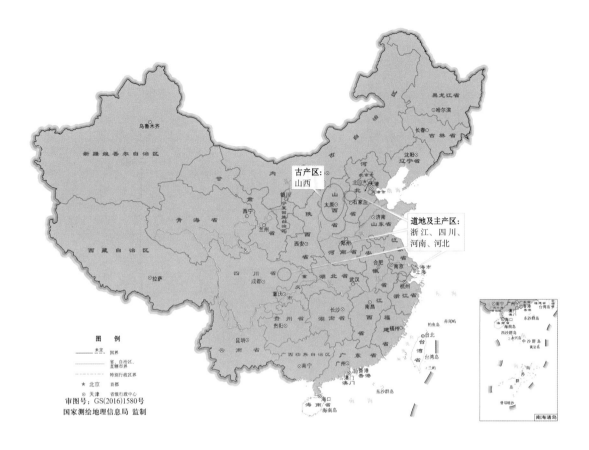

审图号：GS(2016)1580号
国家测绘地理信息局 监制

【质量评价】以根条粗壮、质坚实、体重、内色白、粉性足、香气浓郁者佳。

【主要活性成分】含异欧前胡素、欧前胡素、佛手柑内酯、珊瑚菜素、氧化前胡素等。

柴 胡

【基　原】为伞形科多年生草本柴胡属植物柴胡（硬柴胡、津柴胡）*Bupleurum chinense* DC. 或狭叶柴胡（红柴胡、细叶柴胡、软柴胡、香柴胡）*B. scorzonerifolium* Willd. 的干燥根。按来源不同，分别习称"北柴胡"和"南柴胡"。

【生态环境】

北柴胡　生于干燥的荒山坡、田野、路旁。

南柴胡　生于干燥草原。

【生态习性】喜光照，耐严寒、忌干旱和涝害。

【分　布】

北柴胡　分布吉林、辽宁、河南、山东、安徽、江苏、浙江、湖北、四川、山西、陕西、甘肃、西藏等地。

南柴胡　黑龙江、吉林、辽宁、内蒙古、河北、山东、江苏、安徽、甘肃、青海、新

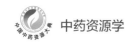

疆、四川、湖北等地。

【产　地】《证类本草》收载了《神农本草经》《本草经集注》《名医别录》《雷公炮炙论》《博物志》中关于柴胡的内容。生长地点"洪农川谷、宛朐、长安近道及河内，"为现在的陕西省、河南省周围，该地柴胡、狭叶柴胡、银州柴胡等均有分布。综合以上考证资料，宋及以前历代官方本草均认为狭叶柴胡 *Bupleurum scorzonerifolium* Wild.（红柴胡）或银州柴胡 *Bupleurum yinchowense*. 为柴胡之正宗品种。《雷公炮炙论》所描述的柴胡与狭叶柴胡相符，产于平州（河北、辽宁一带）。银州柴胡为柴胡中的优良品种，柴胡的道地产区为古银州地区，而其用于治疗伤寒效果最佳。柴胡属植物形态相近，古代本草记载难免有些混乱。

现主要依靠栽培，北柴胡主产于陕西、辽宁、甘肃、河北、河南，为商品主流；狭叶柴胡主产湖北、江苏、四川。此外安徽、黑龙江、吉林等地亦产。20 世纪 60 年代，全国年产量 100 万千克左右，20 世纪 90 年代后一般年购销量 40 万~100 万千克。

【质量评价】以根条粗长、无残留茎、须根少者佳。

【主要活性成分】

北柴胡　含柴胡皂苷 a 和柴胡皂苷等皂苷成分及挥发油成分。北柴胡皂苷含量较高，而挥发油含量较低。

南柴胡　挥发油含量较高，皂苷含量较低。

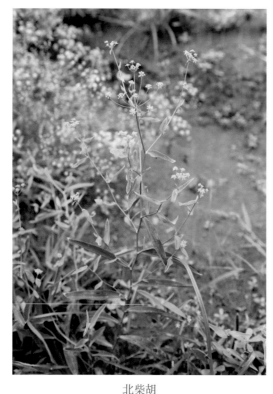

北柴胡

Bupleurum chinense DC.

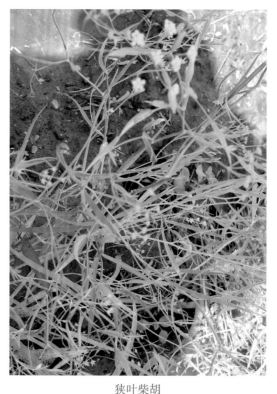

狭叶柴胡

B. scorzonerifolium Willd.

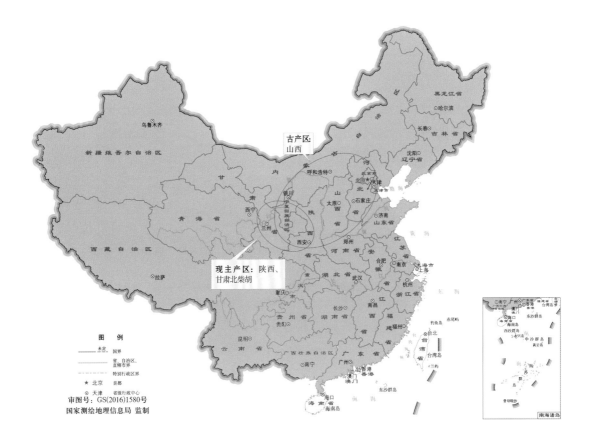

防 风

【基　原】为伞形科多年生草本植物防风 *Saposhnikovia divaricata*（Turcz.）Schischk. 的干燥根。

【生态环境】野生于丘陵地带山坡草丛中，或田边、路旁，高山中、下部。

【生态习性】喜凉爽气候，耐寒，耐干旱。宜选阳光充足，土层深厚，疏松肥沃、排水良好的砂质壤土栽培，不宜在酸性大，黏性重的土壤中种植。

【分　布】分布于东北、内蒙古、河北、山东、河南、陕西、山西等地。

【产　地】历代本草对防风产地作了较为详细的记载，《名医别录》称防风"生沙苑（今陕西渭南地区）川泽及邯郸（今河北南部）、琅邪（在今山东）、上蔡（今河南）等地。"《神农本草经集注》记述防风"今第一出彭城（徐州）、兰陵（今山东境内），即近琅邪者，郁州（连云港地区），百市亦有之，次出襄阳（今湖北襄樊）、义阳（今河南信阳）县界亦可用，即近上蔡者，唯实而脂润，头节坚如蚯蚓头者为好"，指出防风主产于山东省南部与江苏省北部一带。《图草本经》防风产地除"沙苑、邯郸、上蔡"外，还增加京东淮浙州郡。《救荒本草》记载防风"生同州、沙苑、川泽、邯郸、琅邪、上蔡，陕西、山东处处皆有，今中牟田野中亦有之"，表明明代防风产于山东、河北与河南三省相邻地区及陕西省，与现今正品防风主产地亦有差异。

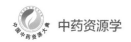

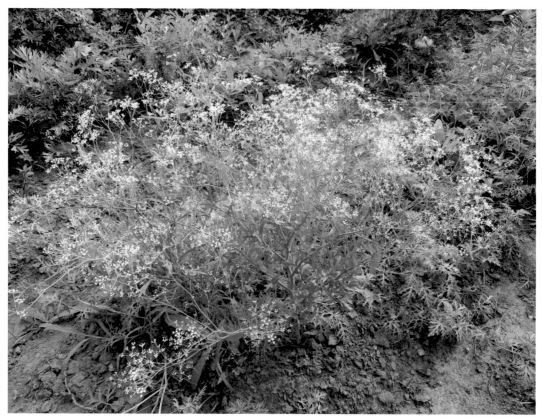

防风
Saposhnikovia divaricata（Turcz.）Schischk.

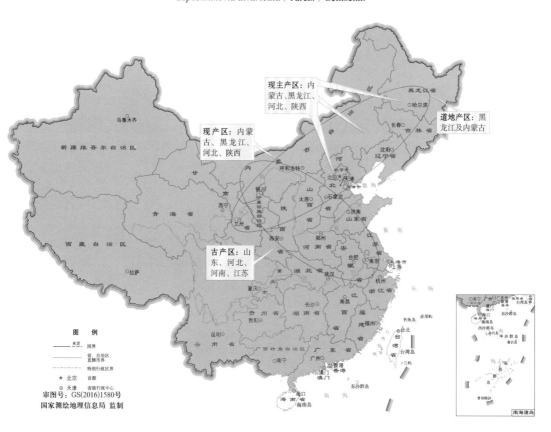

　　主产于黑龙江、吉林、内蒙古、河北。此外，辽防风药材山东、山西、陕西等地亦产。以黑龙江产量最大。在商品中，黑龙江、吉林、辽宁，内蒙古（东部）所产的称"关防风"或"东防风"，品质最佳；内蒙古（西部）、河北（承德、张家口）所产的"口防风"和山西所产的"西防风"品质次于"关防风"；河北（保定、唐山）及山东所产的称"山防风"，又称"黄防风""青防风"，品质亦较次。20 世纪 50 年代产销量 50 万千克左右，一般年产销量 150 万 ~250 万千克。

　　【质量评价】以条粗长、蚯蚓头明显、皮细而紧，断面有明显"菊花心"者佳。

　　【主要活性成分】含 5-O- 甲基维斯阿米醇苷、升麻苷、升麻素、和亥矛酚苷等色原酮类成分及多糖和挥发油等成分。

当　归

　　【基　原】为伞形科多年生草本植物当归 *Angelica sinensis*（Oliv.）Diels. 的干燥根。

　　【生态环境】生于高寒多雨山区。

　　【生态习性】低温长日照作物，宜高寒凉爽气候，在海拔 1500~3000 米均可栽培。在低海拔地区栽培抽苔率高，不易越夏。幼苗期喜阴，透光度为 10%，忌烈日直晒；成株

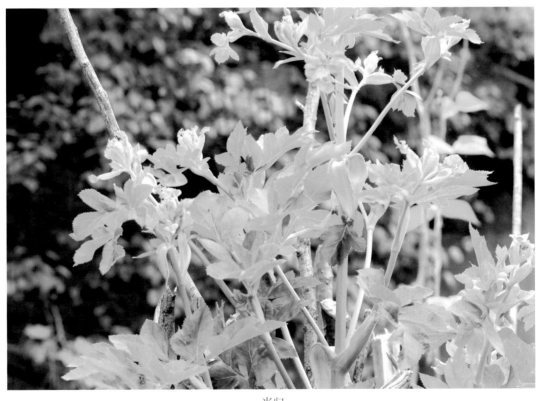

当归

Angelica sinensis（Oliv.）Diels.

第十一章

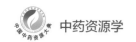

能耐强光。宜土层深厚、疏松、排水良好、肥沃富含腐殖质的砂质壤土栽培，不宜在低洼积水或者易板结的黏土和贫瘠的砂质土栽种，忌连作。

【分　　布】分布于甘肃、云南、四川、青海、陕西、湖南、湖北、贵州等地，野生资源很少。

【产　　地】《本草经集注》所述当归地道产地"陇西叩阳黑水"，即现甘肃省渭源县。陶弘景曰："四川北部当归多根枝而细。历阳所出，色白而气味薄，不相似，呼为草当归，酬少时乃用之"。《本草纲目》李时珍曰："今陕、蜀、秦州（甘肃天水）、汶州（四川汶川）诸处，人多栽莳为货，以秦归头圆、尾多色紫、气香肥润者名马尾归，最胜他处。"《植物名实图考》曰："则当归也，独活也，白芷也，川芎也，药肆所售，多以此冒"。足见当归在历史上混乱之至。

当归为除甘草以外的第二大中药材，商品来源于栽培，现主产甘肃岷县、武都、渭源、文县等地（占全国产量的80%以上），其次云南，四川，陕西、湖北也有栽培。道地产区为甘肃岷县（"岷归"、"秦归"），有"中国当归之乡"之称。20世纪50年代产销量仅为300万千克，21世纪平均产量达1000万千克左右。

【质量评价】以根粗大、油润、身长尾少、质坚韧、外皮黄棕色、断面黄白色、气清香浓郁者佳。

【主要活性成分】含挥发油、藁本内酯、正丁烯酰内酯、阿魏酸等。

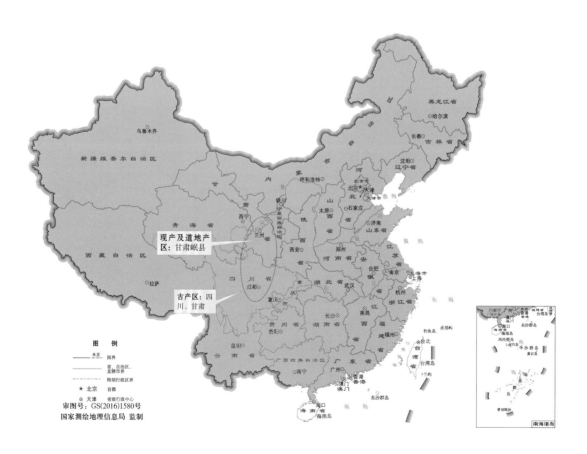

川 芎

【基　原】为伞形科多年生草本藁本属植物川芎 *Ligusticum chuanxiong* Hort. 的干燥根茎。

【生态环境】未见野生。

【生态习性】喜雨量充沛而较湿润的环境，但湿度过大，易引起烂根。川芎种子培育阶段和种子贮藏期要求冷凉的气候条件。宜选上质疏松肥沃、排水良好、中性或微酸性的砂壤上。忌连作。

【分　布】四川、云南、贵州、广西、湖北、湖南、江西、浙江、江苏、陕西、甘肃等地均有引种栽培。

【产　地】川芎最早应为野生品，主要有两大块：东产者为长江中下游的江南，西产者为川蜀及秦地。《唐本草》首次提出优质川芎为甘肃天水之栽培品，其质量优于山中采者。唐《千金翼方》称道地"秦州、扶州（甘肃天水及文县）"。《新唐书地理志》载川芎的进贡州府为"利州益昌郡（四川广元），扶州同昌郡（四川南坪），秦州天水郡（甘肃天水市）、凉州武威郡（甘肃武威）"。五代《蜀本草》谓"今出秦州者为善"。《宋史地理志》川芎由"秦州"进贡，可见唐至宋代，川芎主产于甘肃。宋代产区进一步扩大，

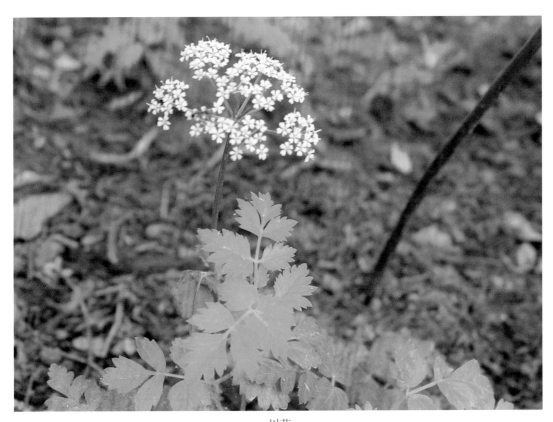

川芎

Ligusticum chuanxiong Hort.

第十一章

《图经本草》云："今关陕、蜀川、江东山中有之，而以蜀川者为胜"，在本草史上首次提出川产者质优。《益部方物记》亦云"今医家最贵川芎"，随后宋《本草衍义》谓"今出川中，大块，其里色白，不油色，嚼之微辛，甘者佳，他种不入药"。明《本草品汇精要》"道地谓蜀川者为胜"。

商品来自栽培，有1500年历史。现主产于四川（都江堰、崇州、温江等）、云南、贵州。20世纪50年代年产量50万~100万千克,21世纪初，年需要量一般500万千克左右。

【质量评价】以个大、饱满、质坚实、内色黄白、油性大、香气浓者佳。

【主要活性成分】当归根含藁本内酯、正丁烯基内酯、当归酮等挥发油。

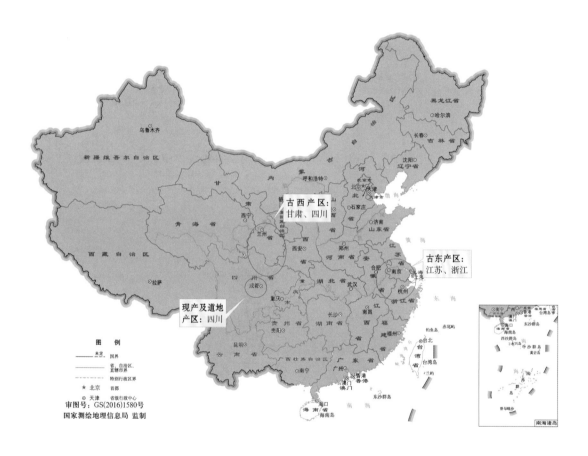

藁　本

【基　原】为伞形科多年生草本植物藁本 *Ligusticum sinense* Oliv. 或辽藁本 *L. jeholense* Nakai et Kitag. 的燥根茎和根。主要依靠野生，少量栽培。

【生态环境】

藁本　生于向阳山坡草丛中或润湿的水滩边。

辽藁本　喜生于山地林缘、山坡林下和灌木丛中。

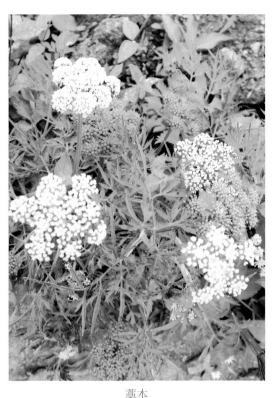

藁本

Ligusticum sinense Oliv.

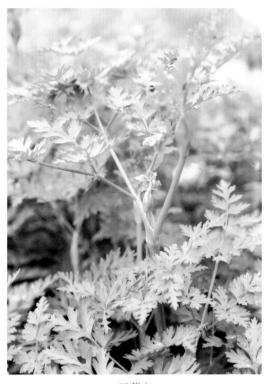

辽藁本

L. jeholens Nakai et Kitag.

【生态习性】喜温和湿润环境，耐寒怕热，喜湿怕涝，生命力强。对土壤要求不甚严格，但以疏松肥沃、排水良好的砂壤土为好，黏土或干燥瘠薄地不宜种植，忌连作。

【分　布】

藁本　分布河南、陕西（安康、汉中）、甘肃（天水、武都）、江西、湖北、湖南、四川、山东、云南等地。

辽藁本　分布吉林、辽宁、河北、内蒙古、山东、山西等地。

【产　地】《本草纲目》引陶弘景记载称"藁本俗中皆用川芎根须，其形气乃相类"。《唐本草》载："藁本茎叶根与川芎小别，今出宕州（今甘肃境内）者佳"。可见自古以来藁本与川芎混用。石户谷勉著《中国北部之草药》称中国之芎即藁本之异名。《本草图经》载："今西川、河东州郡（今山西）及兖州（今山东），杭州皆有之"。《本草纲目》载："江南深山中皆有之"。宋代《图经本草》载藁本，至少包括两种原植物，其中产于西川和杭州的藁本与现在用的藁本的分布区相符；产于河东州郡及兖州的藁本与现在用的辽藁本分布区一致。20世纪70年代，新疆产一种藁本，曾销全国使用。

【现主产地】藁本家种仅在湖南（鄞县）、湖北（恩施）和江西（遂川）等地有少量种植，辽藁本在辽宁有一定数量种植。

【质量评价】野生辽藁本主要出口日本，国内市场则多以新疆藁本为替代品。另外新疆藁本 *Conioselinum tataricum* Hoffm 在新疆地区亦常作为藁本入药使用，产量较大，销往

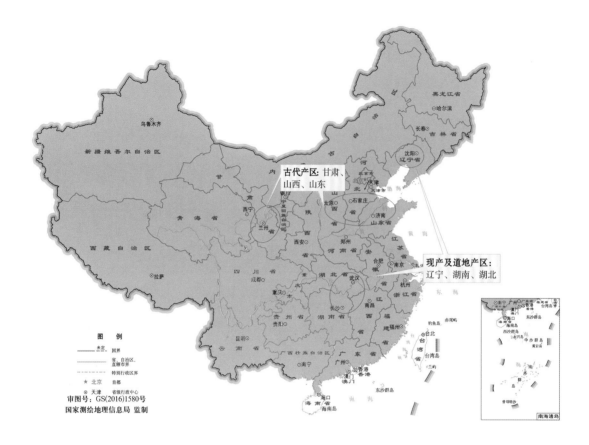

第十二章

古代产区: 甘肃、山西、山东

现产及道地产区:辽宁、湖南、湖北

图例

———— 国界

———— 省、自治区、直辖市界

———— 特别行政区界

★ 北京　首都

◎ 天津　省级行政中心

审图号: GS(2016)1580号

国家测绘地理信息局 监制

全国20余省市。辽藁本质量优于藁本。

【主要活性成分】主要成分挥发油、阿魏酸、藁本酚、藁本内酯、藁本内酯二聚体等。

小茴香

【基　　原】为伞形科一年生草本植物茴香 *Foeniculum vulgare* Mill. 的果实。

【生态习性】喜潮湿凉爽气候，对土壤要求不严，但以疏松、潮湿、含腐殖质较多的砂质土壤为佳。

【产　　地】小茴香主产甘肃、山西、内蒙古。此外四川、陕西、河北、河南、安徽、广西、贵州及东北地区等地亦产。目前主产区主要集中在西北地区的甘肃的民勤、玉门、正宁、酒泉；宁夏海源；内蒙古托可托、五原、林河；山西和陕西部分地区。其中甘肃数量最大，民勤最为集中（民勤县的东胡镇、中渠和西渠两乡），内蒙古其次，托可托县的黑城乡和新营子乡为历史主产区。

【道地产区】常见药品有西小茴、川谷香等，内蒙古河套附近产品质优，籽粒肥满、色黄绿、气香浓。

【质量评价】颗粒饱满、色绿、味浓者佳。

【主要活性成分】小茴香中主要含脂肪油、挥发油、甾醇及糖苷、氨基酸等，还含有黄酮、强心苷、生物碱、皂苷、香豆素等多种化合物。

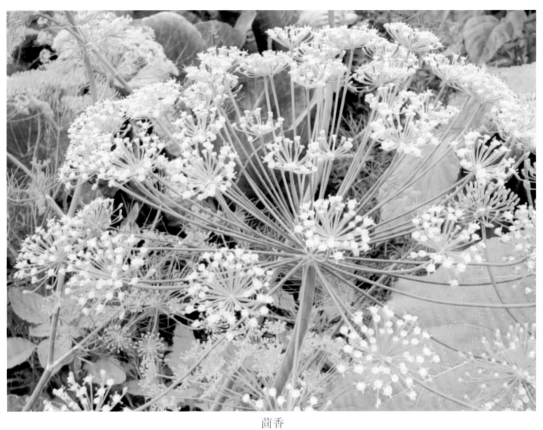

茴香

Foeniculum vulgare Mill.

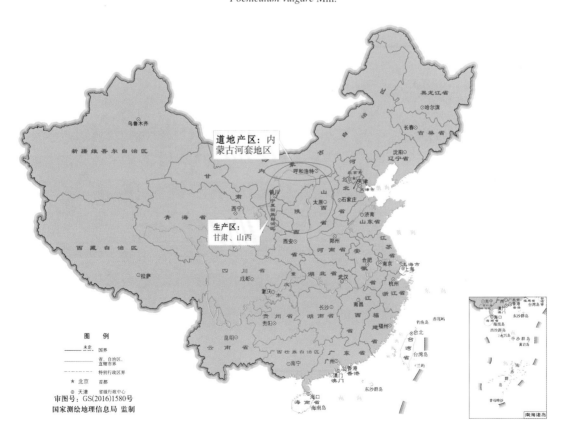

道地产区：内
蒙古河套地区

生产区：
甘肃、山西

图 例

—— 国界

省、自治区、
直辖市界

特别行政区界

★ 北京 首都

◎ 天津 省级行政中心

审图号：GS(2016)1580号

国家测绘地理信息局 监制

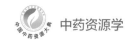

北沙参

【基　原】为伞形科一年生草本植物珊瑚菜 *Glehnia littoralis* Fr. schmidt ex Miq. 的根。

【生态环境】生于海边沙滩。

【生态习性】喜温暖湿润气候，抗旱耐寒，喜砂质土壤。忌水浸、连作、强烈阳光。

【分　布】全国北沙参野生蕴藏量不多，主要分布于辽宁、河北、山东、福建、广东沿海一带，山西、陕西亦有少量分布。

【产　地】《增订伪条辨》："按北沙参山东日照、故墩、莱阳、海南各县均产"。《药物出产辨》载："北沙参产山东莱阳"。《中药志》称："北沙参主产山东莱阳、文登等地，其中莱阳胡城村所产最为著名"。

山东莱阳为北沙参的传统产区，北沙参又称"莱阳参"，现在河北安国、内蒙古赤峰形成规模化产区。

【主要活性成分】根、根茎含补骨脂素、香柑内酯、花椒毒素、异欧前胡内酯、欧前胡内酯、香柑素等多种香豆精类化合物。

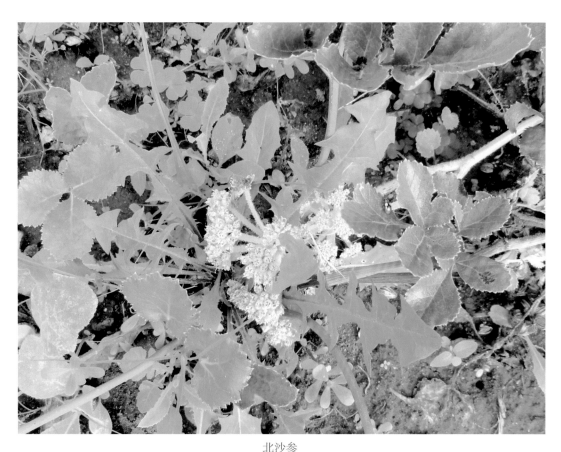

北沙参

Glehnia littoralis Fr. schmidt ex Miq.

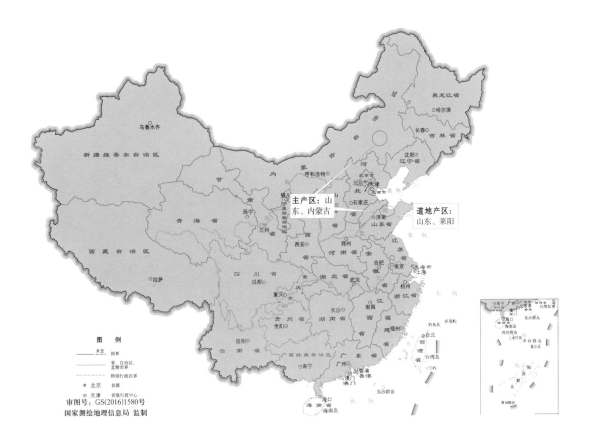

独 活

【基　原】本品为伞形科多年生草本植物重齿毛当归 *Angelica pubescens* Maxim. f. *biserrata* Shan et Yuan 的干燥根。

【生态环境】多生长于林下草丛中、阴湿山坡或稀疏灌丛中。

【生态习性】喜凉爽湿润、疏松肥沃土壤。

【分　布】分布于安徽、浙江、江西、湖北、四川、陕西等地。

【产　地】基本为栽培，主产于四川（巫山、巫溪）、湖北（长阳、资丘、恩施）、安徽、甘肃等地，以四川产者品质为优。20 世纪 60 年代产销量为 60 万千克左右，20 世纪 90 年代后，产销量 120 万~150 万千克。

【质量评价】以根粗壮、体结实、质油润、香气浓者佳。

【主要活性成分】含佛手柑内酯、二氢山芹当归油酯、二氢山芹醇、二氢山芹醇乙酸酯、伞花内酯、当归醇及东莨菪内酯等多种香豆精类化合物。

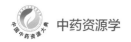

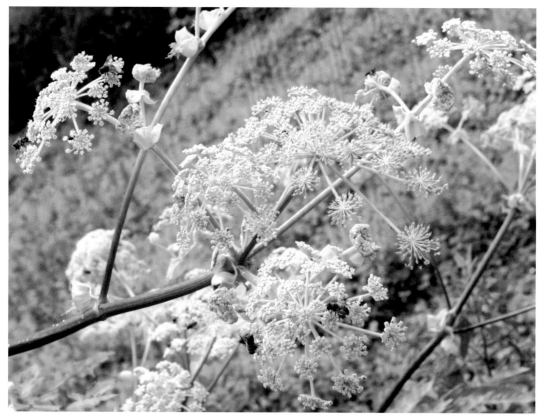

重齿毛当归

Angelica pubescens Maxim. f. *biserrata* Shan et Yuan

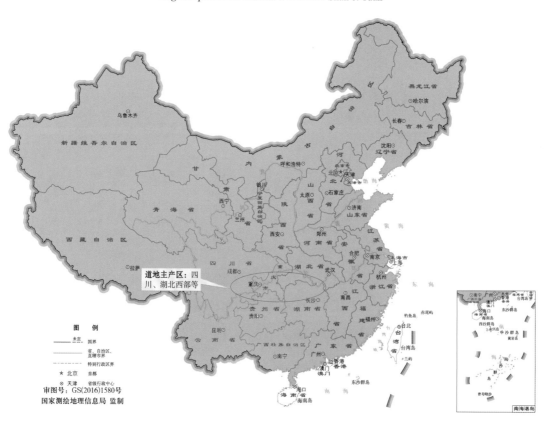

羌 活

【基 原】为伞形科多年生草本植物羌活 *Notopterygium incisum* Ting ex H. T. Chang. 或宽叶羌活 *N. forbesii* Boiss. 的干燥根茎及根。

【生态环境】

羌活 高山灌木林阔叶林及草丛中。

宽叶羌活 高山向阳山坡草丛及灌木丛中。

【生态习性】喜凉爽湿润气候，耐寒，稍耐荫。适宜在土层深厚、疏松、排水良好、富含腐殖质的砂壤土栽培，不宜在低湿地区栽种。

【分 布】

羌活 分布青海、四川、云南、甘肃。

宽叶羌活 分布四川、青海、陕西、河南等地。

【产 地】

羌活 主产于四川（小金等）、云南、甘肃、青海等省。

宽叶羌活 主产于青海（共和等）、甘肃（天祝等）、四川、陕西、河南等地。

主产于四川的"川羌活"和云南的"蚕羌"质量佳，主产甘肃、青海（称西羌活）的"大头羌"和"竹节羌"质量较差，主要为野生。20 世纪 60 年代前，年销量 30 万~50 万千克，

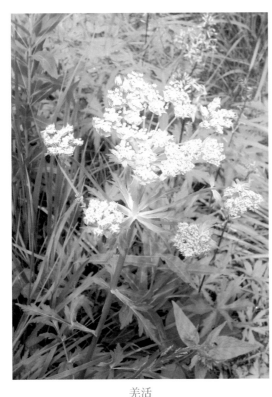

羌活

Notopterygium incisum Ting ex H. T. Chang.

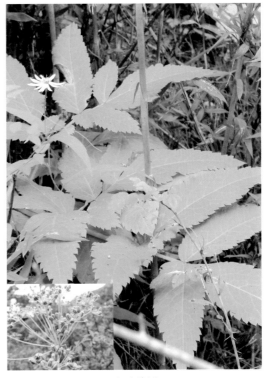

宽叶羌活

N. forbesii Boiss.

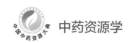
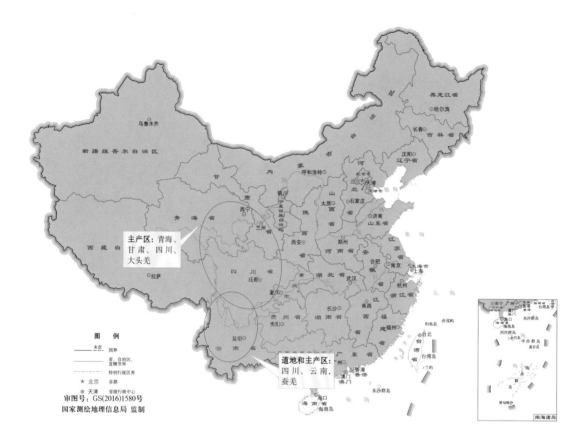

主产区：青海、甘肃、四川、大头羌

道地和主产区：四川、云南、蚕羌

图例
——— 主恶
——— 国界
——— 省、自治区、
　　　直辖市界
——— 特别行政区界
★　北京　　首都
◎　天津　　省级行政中心
审图号：GS(2016)1580号
国家测绘地理信息局 监制

目前年需要量200万千克。

【质量评价】以根条粗长、色棕褐、断面朱砂点多、香气浓者佳。

【主要活性成分】含羌活醇、紫花前胡苷、异欧前胡素、紫花前胡素等香豆素类化合物及挥发油。

伞形科植物其他主要药材

药材	基原	生态环境和生态习性	分布产地	质量评价及主要成分
蛇床子	伞形科一年生草本植物蛇床 Cnidium monnieri（L.）Cuss. 的干燥成熟果实	生于低山坡、田野、路旁、沟边、河边湿地。喜湿润，耐瘠薄，不择土壤	分布于全国各地。主产于河北、山东、江苏、浙江等地。来源于野生	含有含蒎烯、异缬草酸龙脑酯、欧芹酚甲醚（osthol）、二氢欧山芹醇、佛手柑内酯、蛇床子素、异茴芹素等挥发油
前胡	伞形科多年生草本植物白花前胡 Peucedanum praeruptorum Dunn. 的干燥根	生山地向阳荒坡或草丛中。喜冷凉湿润，耐旱、耐寒。适应性较强	分布于安徽、江苏以南。主产于安徽、浙江、河南。安徽省宁国市产量居全国之最。主要野生，少有栽培	含白花前胡甲素、白花前胡乙素等成分
紫花前胡	伞形科多年生草本植物紫花前胡 Peucedanum decursivum（Miq.）Maxim. 的干燥根	生于山坡、林缘或灌丛、草地。喜冷凉湿润，耐旱、耐寒。适应性较强	分布于山东、河南、安徽以南等地。主产于江西、安徽、浙江等地	含紫花前胡苷等香豆素类成分

续 表

药材	基原	生态环境和生态习性	分布产地	质量评价及主要成分
明党参	伞形科多年生草本植物明党参 *Changium smyrnioides* Wolff. 的干燥根	生于肥沃山坡或有岩石的山坡上。喜温和湿润，能耐寒，怕高温，怕涝湿	分布于江苏、浙江、安徽、江西、湖北、四川等地。主产于江苏、安徽、浙江等地。有栽培	含珊瑚菜内酯、香豆素类、多糖类成分
南鹤虱	伞形科二年生草本植物野胡萝卜 *Daucus carota* L. 的干燥成熟果实。注：菊科植物天名精 *Carpesium abrotanoides* L. 的干燥成熟果实主产于华北各地，称"北鹤虱"	生于山坡路旁、旷野或田间。对气候、土壤要求不严	分布于江苏、安徽以南等地。主产江苏、河南、湖北、浙江	含挥发油等成分
天胡荽	伞形科多年生匍匐草本植物天胡荽 *Hydrocotyle sibthorpioides* Lam. 的全草	生于潮湿路旁、草地、山坡、墙脚、河畔、溪边。适应性强，喜生长在荫湿处	分布于辽宁以南各地。主产于陕西、山西、安徽	含槲皮素等黄酮类成分
积雪草	伞形科多年生匍匐草本植物积雪草 *Centella asiatica* （L.）Urb. 的干燥全草	生于林缘、疏林下、草地上或溪边。喜阳光和较湿润的环境	分布于江苏、安徽以南各地。主产于广东、四川、广西、江苏、浙江、江西、福建、湖南等地	以叶多、色绿、气香浓者为佳。含积雪草苷和羟基积雪草苷等成分
阿魏	伞形科多年生草本植物新疆阿魏 *Ferula sinkiangensis* K.M.Shen.或阜康阿魏 *F. fukangensis* K.M.Shen.的树脂	新疆阿魏多生于夏热冬寒，气温变化剧烈、日照长的戈壁滩及荒山上；阜康阿魏生长于上述环境多沙地带。喜光、喜冷凉、干旱、耐寒、耐旱	分布和主产于新疆。主要为野生	含挥发油

龙胆科

龙 胆

【基 原】为龙胆科多年生草本植物条叶龙胆（东北龙胆）*Gentiana manshurica* Kitag.、龙胆 *G. scabra* Bge、三花龙胆 *G. triflora* pall 或坚龙胆（滇龙胆、南龙胆）*G. rigescens* Franch. 的干燥根及根茎。前三种习称"关龙胆"，后一种习称"坚龙胆"。

【生态环境】

龙胆　生于草甸、林缘、灌丛中或河边草地。

条叶龙胆　生于山坡草地或潮湿地区。

三花龙胆　生于草地、林间空地、灌丛中。

滇龙胆（坚龙胆）　生于山坡草地灌丛中、林下及山谷。

【生态习性】幼苗喜阴，喜湿，不耐干旱。成株喜阳光充足、温暖湿润气候，耐寒冷，

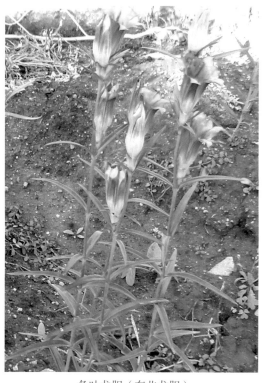

条叶龙胆（东北龙胆）
Gentiana manshurica Kitag.

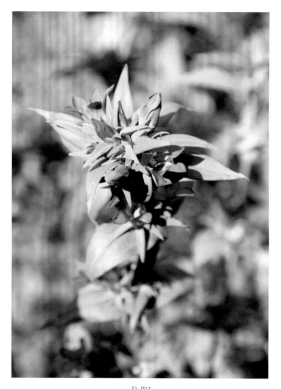

龙胆
G. scabra Bge

忌夏季高温多雨。对土壤要求不严格，适宜生长温度 20~25℃。龙胆和三花龙胆喜微酸性土壤。

【分　布】

龙胆　分布于黑龙江、吉林、辽宁、内蒙古东北部、浙江西北部及福建北部。

条叶龙胆　分布于黑龙江、吉林、辽宁、江苏、浙江及中南地区。

三花龙胆　分布黑龙江、吉林、辽宁及内蒙古呼伦贝尔和昭乌达盟等地。

滇龙胆（坚龙胆）　分布于云南，四川、贵州等地。

【产　地】《名医别录》曰："龙胆生齐朐（山东掖县）山谷及冤句（山东菏泽县西南）"。陶弘景《本草经集注》曰："今出近道，以吴兴（浙江吴兴县）者为胜"。《救荒本草》曰："龙胆生齐朐山谷及冤句、襄州（湖北省襄樊市襄阳区）、吴兴皆有之，今钧州（河南禹州市）、新郑（河南开封）山岗亦有"。以上文献条叶龙胆是主要的药材来源。《开宝本草》中有"叶似龙葵，味苦如胆"的记载，与现今普遍应用的粗糙龙胆相符。《植物名实图考》中记载"滇龙胆"。20 世纪 60 年代全国年销量 30 万千克左右，一般年销量为 80 万 ~100 万千克。

关龙胆为产于我国东北地区者，产量大，品质优，销往全国，并且出口。条叶龙胆质量最佳，为历史主流品种，主产于黑龙江省林甸县、安达市、明水县等西部平原，现很少。粗糙龙胆主产辽宁、吉林和黑龙江，主要为栽培。坚龙胆主产云南临沧，产量最大，基本为栽培。

【质量评价】以根细小、根粗长完整、色黄棕、有横纹、味极苦者佳。

【主要活性成分】龙胆根含龙胆苦苷、獐牙苦苷、獐牙菜苷等。

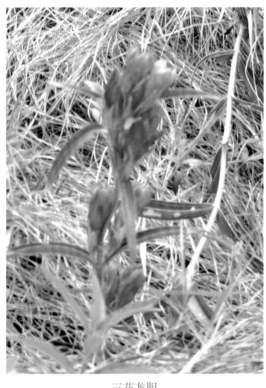

三花龙胆
G. triflora pall

坚龙胆（滇龙胆、南龙胆）
G. rigescens Franch.

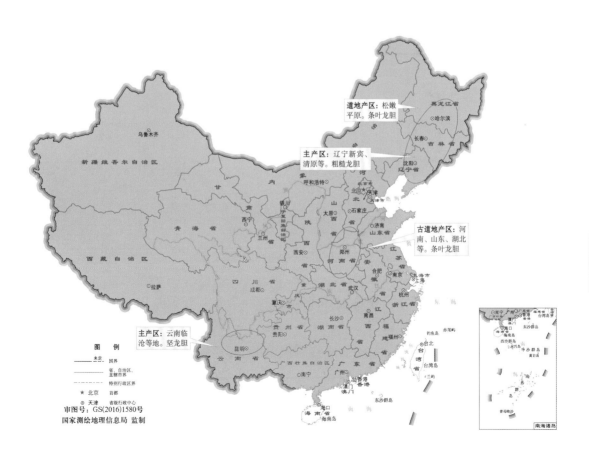

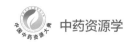

秦艽

【基 原】为龙胆科多年生草本植物秦艽（大叶秦艽）*Gentiana macrophylla* Pall.、粗茎秦艽 *G. crassicaulis* Duthie.、小秦艽 *G. dahurica* Fisch. 和麻花秦艽 *G. straminea* Maxim. 的根和根茎。秦艽在藏药和蒙药中有悠久的使用历史。

【生态环境】

大叶秦艽　多生长在土层深厚、土壤肥沃、富含腐殖质的山坡草丛和山地石质坡地及林间地。

粗茎秦艽　生于山坡草地、山坡路旁、高山草甸、撂荒地、灌丛中、林下及林缘。

小秦艽　多生于山区、丘陵区的坡地、林缘及灌木丛中。

麻花秦艽　喜生长在山地或高原的草地，林缘或灌丛中。

【生态习性】秦艽喜气候冷凉，雨量较多、日照充足的高山地区。小秦艽喜温和气候，耐寒，耐旱，以阳坡生长较佳，土层深厚、肥沃的壤土及砂壤土生长较好，忌积水、盐碱地、强光。

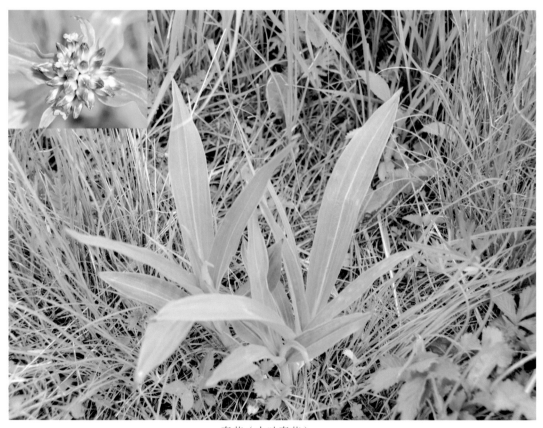

秦艽（大叶秦艽）

Gentiana macrophylla Pall.

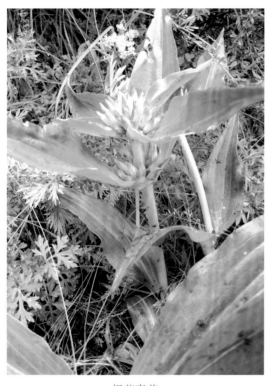

粗茎秦艽
G. crassicaulis Duthie.

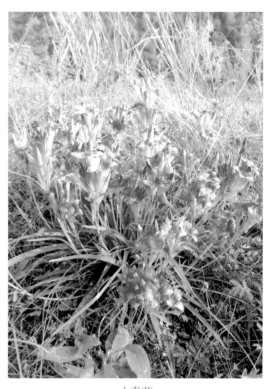

小秦艽
G. dahurica Fisch.

【分 布】

大叶秦艽　是秦艽种植物分布最广的种，也是秦艽药材来源的主要种。黄土高原及青藏高原东缘甘肃、陕西、四川、山西等地是秦艽资源的分布中心。甘肃为其地道产区，分布于陇南、陇东、陇中及甘南高原与河西祁连山区，主要分布区天水、平凉等地区，产量最大，质量最好，产品销往全国各地，并有少量出口。

粗茎秦艽　藏东南部、云南、四川、贵州西北部、青海东南部、甘肃南部，在云南丽江有栽培。

小秦艽　在我国分布的范围比较广泛，与秦艽相比，仅东北和云南地区没有分布。主要分布在陕西、甘肃、宁夏、内蒙古、新疆、山西、以及河北。

麻花秦艽　集中分布在我国西北高海拔地区的甘肃、青海、宁夏、四川、新疆。

【产　地】《本草经集注》：“今出甘松（四川境内）、龙洞（陕西宁羌）、蚕陵（四川松潘），长大黄白色为佳”。《新修本草》谓：“今出泾州（甘肃泾川）、州（陕西富县）、歧州（陕西凤翔）者良”。苏颂曰：“今河陕州郡多有之”。《图经本草》：“生飞乌山谷及石州（山西离石）、宁化军（山西宁武）、秦州（甘肃天水）、齐州（山东济南）、今河（甘肃临夏）、陕州军（河南三门峡及山西运城等地）多有之”。《植物名实图考》以秦艽的植物形态描述，并载：“今山西五台山所产，形状正同”。由此可证甘肃、陕西、山西、四川

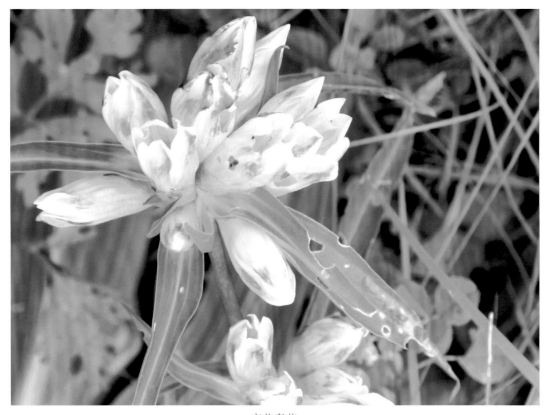

麻花秦艽
G. straminea Maxim.

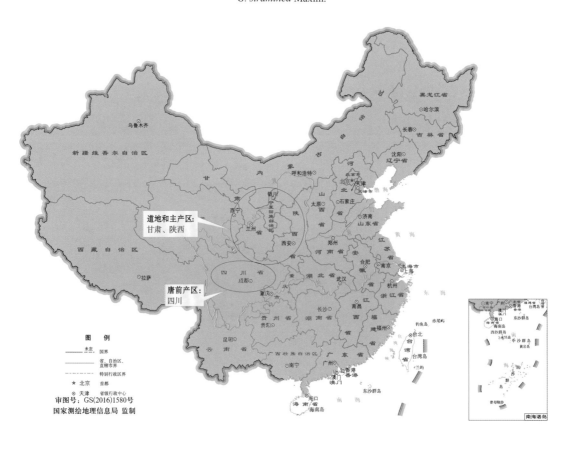

等省区应为历史秦艽的道地产区。根据《证类本草》可知古代所用秦艽为今龙胆属植物大叶秦艽，陕西和甘肃两省的主流秦艽商品均为大叶秦艽的根。李时珍也指出"秦艽出秦中，以根作罗纹相交者为佳，故名秦艽"。药材的四种基原大叶秦艽最为重要，也是主流品种。

1987 年被国家医药局列为野生资源濒危药材，被列为国家重点保护药用植物物种国家三级重点保护植物。秦艽药材仍主要来源于野生资源，少有栽培。20 世纪 50~60 年代野生资源尚多，基本能满足市场的需要。陕西、甘肃两省是其道地产区。

秦艽现主产于陕西北部、甘肃等，小秦艽主产河北、内蒙古和陕西。

【主要活性成分】含秦艽生物碱及以龙胆苦苷为主的裂环环烯醚萜苷类成分。

龙胆科植物其他主要药材

药材	基原	生态环境和生态习性	分布产地	质量评价及主要成分
当药	龙胆科一年生草本植物瘤毛獐牙菜 Swertia pseudochinensis Hara. 的全草	生于山坡草甸、沟谷溪边草甸。幼苗喜阴，不耐干旱。成株喜阳光充足、温暖湿润气候，耐寒冷	主要分布于华北及东北南部。主产于河北承德、四川凉山、甘肃定西、呼伦贝尔盟、兴安盟北部，锡林郭勒盟的太仆寺旗和多伦县、伊克昭盟	含獐牙菜苦苷、当药苷、龙胆苦苷等裂环环烯醚萜类成分及齐墩果酸等三萜类成分
青叶胆	龙胆科一年生草本植物青叶胆 Swertia mileensis T. N. Ho et W. L. Shih. 的干燥全草	生于荒坡稀疏的小灌木丛或草丛中。喜光照，耐土壤瘠薄	分布于云南。主产于云南红河州弥勒、开远等县	獐牙菜苦苷、龙胆苦苷等裂烯环醚萜类成分及齐墩果酸、异牡荆素等成分

夹竹桃科

夹竹桃科植物主要药材

药材	基原	生态环境和生态习性	分布产地	质量评价及主要成分
罗布麻叶	夹竹桃科半灌木植物罗布麻 Apocynum venetum L. 的干燥叶	生于河岸砂质地、山沟砂地、多石的山坡、盐碱地，耐盐碱、砂荒、耐寒、耐旱、耐碱、耐风	分布于主产于华北、西北、东北及山东、江苏、安徽、河南等地。有栽培	含槲皮素等黄酮类成分
络石藤	夹竹桃科植物常绿攀援灌木络石 Trachelospermum jasminoides（Lindl.）Lem. 的干燥带叶藤茎	生于山野、荒地，常攀援附生于石上、墙上或其他植物上。喜温暖、湿润、半阴、忌水涝	分布于河南、山东以南各地。主产于江苏、安徽、湖北、山东	以茎条均匀、带叶者为佳。含黄酮及木质素类成分

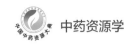

萝藦科

萝藦科植物主要药材

药材	基原	生态环境和生态习性	分布产地	质量评价及主要成分
白薇	萝藦科多年生草本植物白薇（直立白薇）Cynanchum atratum Bge. 或蔓生白薇 C. versicolor Bge. 的干燥根和根茎	白薇生于山坡或树林边缘；蔓生白薇生于山地灌木丛中。喜温和湿润的气候	白薇分布于东北、中南、西南及华北等地。主产于安徽、湖北、辽宁。蔓生白薇主产于山东、辽宁、安徽	以根色黄棕、粗壮、条匀、断面白色实心者为佳。含有白薇素等挥发油、甾体强心苷、对羟基苯乙酮和2,4-二羟基苯乙酮等
白前	萝藦科多年生草本植物柳叶白前 Cynanchum stauntonii（Decne.）Schltr. ex Levl. 或芫花叶白前 C. glaucescens（Decne.）Hand.-Mazz. 的干燥根茎及根	生长于溪滩、江边砂碛之上或阴湿山谷中，以致半浸于水中。喜温暖湿润气候，忌干燥	分布于浙江、江苏以南各地。主产于浙江、安徽	均以根茎粗、须根长、无泥土及杂质者为佳。含白花前胡甲素、白花前胡乙素、白花前胡丙素等
香加皮	萝藦科缠绕灌木植物杠柳 Periploca sepium Bge. 的干燥根皮，又称北五加皮	生于山野、河边、砂质地、黄土丘陵，固定或半固定沙丘。喜光、耐旱、耐寒、耐盐碱	主要于分布东北、华北、西北、华东等地。主产于山西、河南、河北、山东	含4-甲氧基水杨醛和异香草醛、杠柳毒苷等甾类，糖苷等成分
徐长卿	萝藦科植物多年生直立草本徐长卿 Cynanchum paniculatum（Bge.）Kitag. 的干燥根和根茎	生于阳坡草丛中。对气候的适应性较强，南北各地均可栽培	分布于东北、华东、中南、西南及内蒙古、河北、陕西、甘肃。主产于山东、江苏、浙江、安徽。以栽培为主，兼野生	含丹皮酚及挥发油
白首乌	萝藦科植物蔓性半灌木大根牛皮消 Cynanchum bungei Decne. 的块根	生于山地灌丛、山坡林下、路边、林缘草甸。适应性比较强	分布于我国辽宁、河北、河南、山东、江苏、山西、内蒙、甘肃等地。主产于山东及江苏（滨海）	以粗大、粉足、断面白色者为佳。含多糖、磷脂和黄酮类成分

茄 科

枸 杞 地骨皮

【基 原】为茄科灌木枸杞（津枸杞）Lycium chinense Miller 和宁夏枸杞（西枸杞、新疆枸杞）L. barbarum L. 的果实。地骨皮为枸杞的根皮。

【生态环境】

枸杞 常生于丘陵地、盐碱地、路旁及村边宅旁，有栽培。

宁夏枸杞 生于山坡、田野向阳干燥处，有栽培。

【生态习性】喜光照，对土壤要求不严，耐盐碱、耐肥、耐旱、怕水渍。以肥沃、排水良好的中性或微酸性轻壤土栽培为宜。

【分 布】

枸杞 全国大部分地区均产。

宁夏枸杞 分布于中国河南、河北、山西、陕西、宁夏、甘肃、青海东部、内蒙古乌拉特前旗等地。

【产 地】目前年需要量 1000 万千克左右。

枸杞 主产天津（静海、杨柳青）、山西、河北等地。

宁夏枸杞 中国枸杞著名产地为宁夏（中宁、中卫）、甘肃（张掖、武威）、新疆和青海等西部地区。宁夏中宁县是中国著名的枸杞之乡，已经有 600 多年的种植历史。

【质量评价】枸杞以粒大、肉厚、种子少、色红、质柔软者为佳。

【主要活性成分】含维生素 C、多糖等成分，地骨皮含黄酮、蒽醌、肉桂酸等成分。

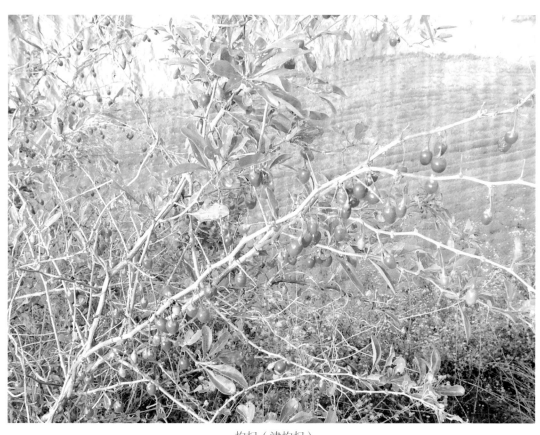

枸杞（津枸杞）

Lycium chinense Miller

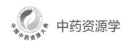

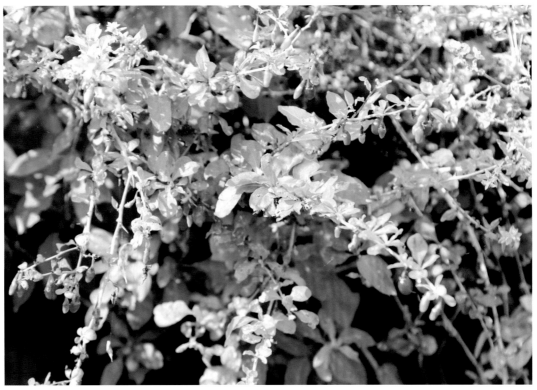

宁夏枸杞（西枸杞、新疆枸杞）

L. barbarum L.

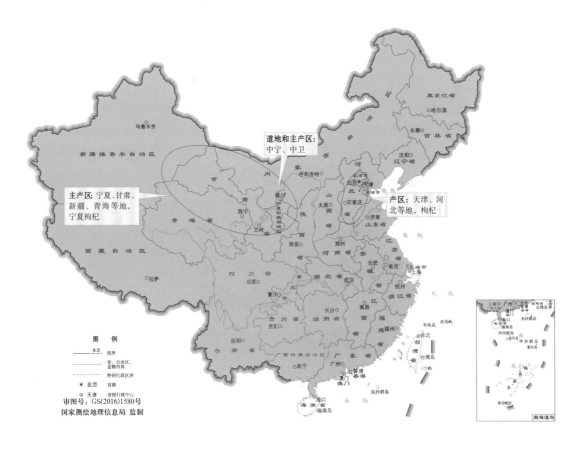

天仙子

【基　　原】为茄科植物一年生或两年生草本莨菪 *Hyoscyamus niger* L. 的干燥成熟种子，也称"莨菪子"。

【生态环境】生于宅边的荒地上。

【生态习性】喜温暖湿润气候，生长适宜的温度为 20~30℃，不耐严寒，喜阳光，以土层深厚、疏松肥活、排水良好的中性及微碱性砂质壤土栽培为宜。

【分　　布】分布黑龙江、吉林、辽宁、河北、河南、浙江、江西、山东、江苏、山西、陕西、甘肃、内蒙古、青海、新疆、宁夏、西藏等地。

【产　　地】南北朝《名医别录》《本草经集注》和唐苏敬等《新修本草》记载："生海滨及雍州（陕西凤翔）"。刘文泰《本草品汇精要》："出海滨川谷及雍州（陕西西安）处处有之，（道地）秦州、甘肃天水……"。清·吴其浚在《植物名实图考》中引用《山西通志》："生于海滨川谷及雍州，今宁武（山西）多有之……按太原山（山西）亦多产……"。

现主产内蒙古、河北、河南、新疆、甘肃及东北诸省区。

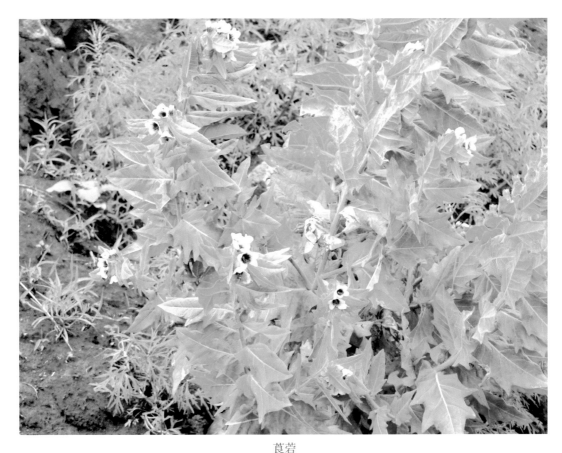

莨菪

Hyoscyamus niger L.

第十一章

【质量评价】以粒饱满、质坚实表面棕黄白色或灰棕色者质佳。

【主要活性成分】含东莨菪碱和莨菪碱等生物碱。

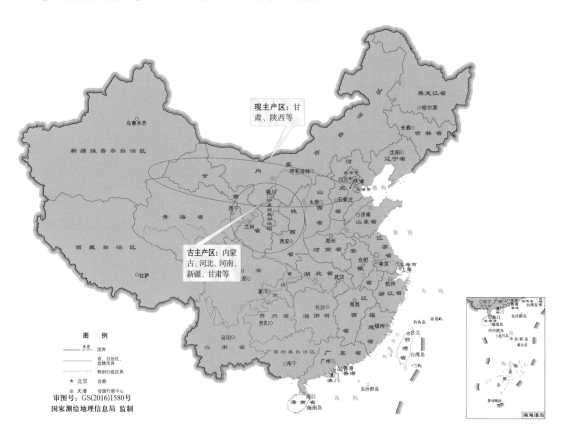

茄科植物其他主要药材

药材	基原	生态环境和生态习性	分布产地	质量评价及主要成分
华山参	茄科多年生草本植物漏斗泡囊草（华山参）*Physochlaina infundibularis* Kuang. 的干燥根	生于山坡、沟谷或草地。喜温暖、湿润、荫蔽环境	分布于陕西、山西、河南等地。主产于陕西华山等地。来源野生	以体充实，断面色白者为佳。含阿托品、东莨菪碱等生物碱，具毒性
洋金花	茄科一年生半灌木草本植物白曼陀罗 *Datura metel* L. 的干燥花	原为栽培种，现村过路旁砂质地上也见有野生。喜温暖湿润，以忌连作	广布于全国各地可栽培。主产于江苏、福建、广东等地	以去萼、朵大、质厚、整齐、黄棕色、有香气者为佳。含东莨菪碱和阿托品等生物碱
颠茄草	茄科多年生草本植物颠茄 *Atropa belladonna* L. 的干燥全草	喜温暖湿润，怕高温、严寒及涝害，在阳光充足、适宜土壤湿度环境下生长的植株生物碱含量高，忌连作	原产欧洲中部和南部。我国南北有引种栽培。国内主产为山东、河北、新疆等地	以叶完整、嫩茎多者为佳。含硫酸阿托品、莨菪碱等生物碱
锦灯笼	茄科多年生草本植物酸浆 *Physalis alkekengi* L. var. *franchetii* (Mast.) Makino. 的干燥宿萼或带果实的宿萼	生长于路旁及田野草丛中；也有栽培作观赏植物者。喜温暖、潮湿，耐寒，在北方稍冷的地方也可生长	全国大部分地区均有分布。主产于东北及内蒙地区	含酸浆苦素P、木犀草素、酸浆果素类成分

旋花科

菟丝子

【基　原】为旋花科一年生寄生缠绕植物南方菟丝子 *Cuscuta australis* R. Br. 或菟丝子 *C. chinensis* Lam. 的干燥成熟种子。

【生态环境】

菟丝子　寄生于田边、路边荒地、灌木丛中、山坡向阳处植物上。

南方菟丝子　寄生于菊科蒿属、马鞭草科牡荆属等的草本或小灌木上。

【生态习性】喜高温湿润气候，对土壤的要求不严。多寄生在河谷、河岩两旁的草本或灌木丛木本植物上，寄主尤以大豆为好。

【分　布】

菟丝子　全国大部分地区均有分布，以北方地区为主。

南方菟丝子　分布于吉林、辽宁、河北、甘肃、宁夏、新疆、陕西、山东、安徽、江苏、浙江、福建、江西、台湾、湖南、湖北、广东、四川、云南等地。

【产　地】《神农本草经》曰："生朝鲜川泽田野"。陶弘景言："田野墟落中甚多，皆浮生于蓝、乡宁、麻、蒿上"。李时珍曰："菟丝子阳草也，多生荒园古道。……惟怀孟林中多有之，入药更良"。赵学敏在其《本草纲目拾遗》中称："出陕西庆阳"。《植物名实图考》曰："今北地荒野中多有之"。可见，自古以来菟丝子就是一种比较广布的植物。

现主产于内蒙古、宁夏、新疆、山西、甘肃、江苏、辽宁、吉林、黑龙江等地。

【主要活性成分】金丝桃苷、槲皮素等黄酮类成分及多糖类成分等。

旋花科植物其他主要药材

药材	基原	生态环境和生态习性	分布产地	质量评价及主要成分
牵牛子	旋花科一年生草质缠绕藤本植物裂叶牵牛 *Pharbitis nil*（L.）Choisy. 或圆叶牵牛 *Ph. purpurea*（L.）Voigt. 的干燥成熟种子（黑丑、白丑、二丑）	适应性较强，以温和的气候和中等肥沃的砂质壤土为宜	生于山野、田野，或墙脚下、路旁，也有栽培。全国各地均有分布。主产于河南洛宁、三门峡、宜阳等地	含咖啡酸等

紫草科

紫　草

【基　原】为紫草科植物多年生草本新疆紫草（软紫草）*Arnebia euchroma*（Royle）

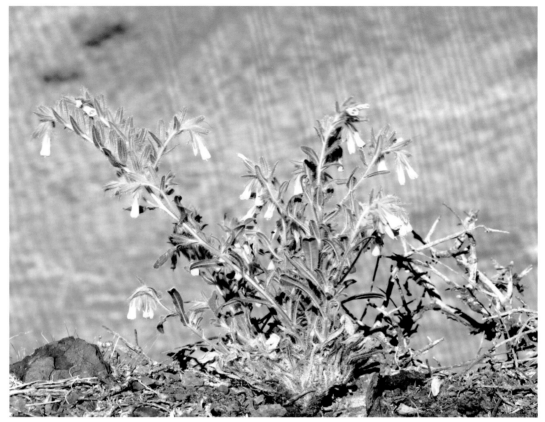

新疆紫草（软紫草）

Arnebia euchroma（Royle）Johnst.

Johnst. 或内蒙紫草 *Ar. guttata* Bunge. 的干燥根。

【生态环境】

新疆紫草　多生于山地草丛和干燥的石质山坡、山谷及灌木林下。

内蒙紫草　生于荒山田野、路边及干燥多石山坡的灌丛中。

【生态习性】

新疆紫草　喜凉爽湿润气候，耐寒，怕高温，对土壤要求不甚严格，但以腐殖质较多的壤土或砂壤土为好。

内蒙紫草　喜凉爽、湿润的气候条件，怕涝，怕高温，以地势高、土层深厚、富含腐殖质、排水良好和渗水力强的中性或微酸性砂质壤土为宜。盐碱地、低洼地重黏土地不宜种植。

【分　布】

新疆紫草　分布于新疆、西藏北部。

内蒙紫草　紫草分布于吉林、辽宁、河北、河南、山西、江苏、安徽、江西、湖北、湖南、陕西、四川、贵州等地。

【产　地】《本草经集注》《证类本草》《图经》云："生砀山（河南永城）山谷及楚地

（湖北及陕西和安徽部分地区）。今出襄阳（湖北襄樊），多从南阳（河南与湖北间）、新野（河南新野）来"。《御制本草品汇精要》引陶隐居云："襄阳、南阳"，"单州（山东、安徽一带）、东京（辽宁辽阳）为胜。"《本草崇原》曰："紫草出砀山山谷及襄阳、南阳、新野所在皆有"。《植物名实图考》云："湘中瑶岗及黔（贵州）、滇（云南）山中野生甚繁"。《植物名实图考长编》引《湖南通志》："《图经》云生楚地，瑶人以社前者为佳"。又引《西山经》云："劳山多紫草"。历史中产地可能含有滇紫草 *Onosma paniculatum* Bur. et Franch。

新疆紫草　现多主产于新疆（南疆较多）。

内蒙紫草　现主产于甘肃、辽宁、河北等省。另外，内蒙古赤峰大量种植紫草 *Lithospermum erythrorhizon* Sieb. et Zucc.

【主要活性成分】

新疆紫草　主含有 β - 羟基异戊酰紫草素、紫草素、2，3- 二甲基丙烯酰紫草素等。

内蒙紫草　主含乙酰紫草素。

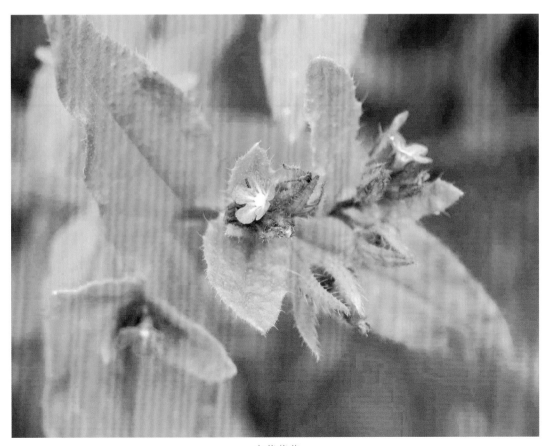

内蒙紫草

Ar. guttata Bunge.

287

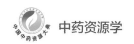
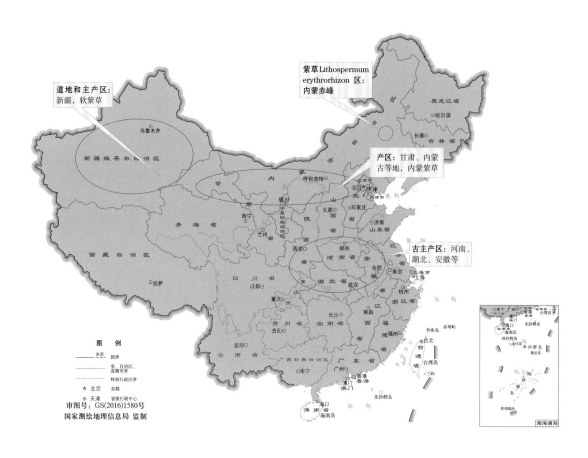

马鞭草科

马鞭草科植物主要药材

药材	基原	生态环境和生态习性	分布产地	质量评价及主要成分
马鞭草	马鞭草科多年生草本植物马鞭草 *Verbena officinalis* L. 的干燥地上部分	生于河岸草地、荒地、路边、田边及草坡等处。喜干燥、阳光充足的环境	全国大部分地区有分布。主产于湖北、江苏、广西、贵州	含马鞭草苷、熊果酸等黄酮类成分
牡荆叶	马鞭草科植物落叶灌木或小乔木牡荆 *Vitex negundo* L. var. *cannabifolia* (Sieb.et Zucc.) Hand-Mazz. 的叶	生于山坡路旁。喜光，耐荫，耐寒，对土壤适应性强	分布和主产于华东、河北、华南各地	含 β-丁香烯等挥发油成分
蔓荆子	马鞭草科植物落叶灌木或小乔木单叶蔓荆 *Vitex trifolia* L. var. *simplicifolia* Cham. 或蔓荆 *V. trifolia* L. 的干燥成熟果实	单叶蔓荆生长海滨、沙滩、湖畔等处；蔓荆生长于平原草地、河滩和荒地上。适应性较强，喜温暖湿润，耐盐碱，不耐酸性土壤	单叶蔓荆分布东北南部等地。主产于江西、山东、安徽、浙江。蔓荆分布于我国沿海各省及云南、广西等地。主产于广东、海南、福建、云南。野生或栽培	以粒大、饱满、气芳香、无杂质者为佳。含蔓荆子黄素等黄酮类成分

药材	基原	生态环境和生态习性	分布产地	质量评价及主要成分
紫珠叶	马鞭草科常绿灌木植物杜虹花 *Callicarpa formosana* Rolfe. 的干燥叶	生于平地、山坡、溪边、林中或灌丛。性喜温暖至高温潮湿，适合于 20~30℃生长，耐旱	分布于浙江东南部、江西、福建、台湾、广东、广西及云南东南部。主产于福建等地	含桦木酸、毛蕊花糖苷、木犀草素等成分
广东紫珠	马鞭草科植物多年生落叶小灌木广东紫珠 *Callicarpa kwangtungensis* Chun. 的干燥茎枝和叶	生于阴湿林山坡灌丛中或山地路旁。喜温湿气候	分布于贵州、广西、广东、湖南、湖北、江西等地。主产于广东	含连翘酯苷 B、金石蚕苷、熊果酸、齐墩果酸等黄酮类成分

唇形科

黄 芩

【基 原】为唇形科多年生草本植物黄芩 *Scutellaria baicalensis* Georgi. 的干燥根。

【生态环境】野生于草原、山顶、山坡、林缘、路旁等向阳较干燥的地方。

【生态习性】喜温暖，耐严寒，

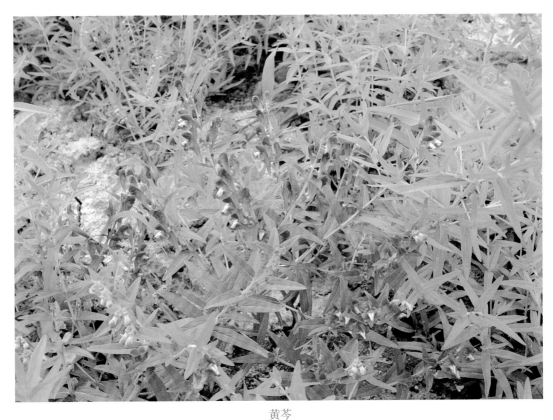

黄芩

Scutellaria baicalensis Georgi.

第十一章

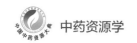

【分　布】分布于黑龙江、吉林、辽宁、河北、河南、山东、四川、云南、山西、陕西、甘肃、内蒙古等地。

【产　地】《名医别录》："生秭归（湖北秭归县）川谷及冤句（山东菏泽）"。《本草经集注》陶弘景："秭归属建平郡。今第一出彭城（江苏徐州），郁州（江苏灌云县）亦有之"，并指出产于彭城较好。《新修本草》苏敬："今出宜州（湖北宜昌）、鄜州（陕西富县）、泾州（甘肃泾县）者佳，兖州者大实亦好，名豚尾芩也"，指出产于山东省与河南省的黄芩以根大饱满者为好。《千金翼方》："产于宁州（甘肃宁县）、泾州"。《图经本草》："生秭归山谷及冤句。今川蜀、河东（山西）、陕西近郡皆有之"。《证类本草》"山西长治、陕西耀县黄芩。"《植物名实图考》："黄芩以秭归产著，后世多用条芩，滇南多有，土医不他取也。"《药物出产辨》："山西、直隶（北京、天津）、热河（河北省承德）一带均有出"。

家种黄芩主产于华北、西北。华北以山东、内蒙、山西、河北种植面积较大，西北主产于陕西，甘肃。现黄芩道地产区为河北承德，以河北热河黄芩最为著名。20世纪60年代开始引种，现基本为栽培。70年代以前，年产销量为200万～400万千克，90年代后为400万～600万千克。

【质量评价】以条长、色黄、质坚实、空心少者佳。

【主要活性成分】含黄芩苷、黄芩素、黄芩新素、汉黄芩素、汉黄芩苷等黄酮类化合物。

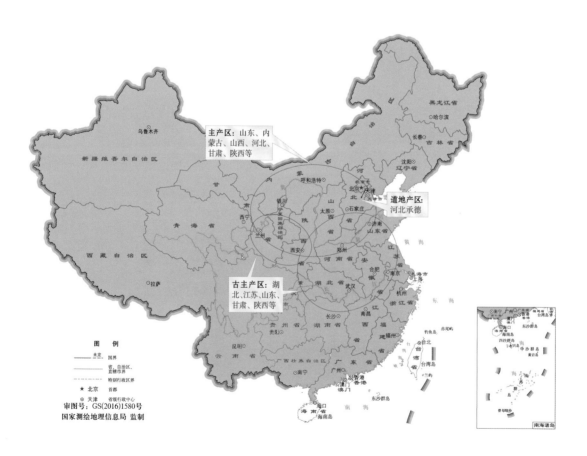

丹 参

【基　原】为唇形科多年生草本植物丹参 *Salvia miltiorrhiza* Bge. 的根及根茎。

【生态环境】生于山坡草地林边道旁，或疏林干燥地上。

【生态习性】对土壤、气候适应性强，喜阳光充足、暖和湿润环境，耐寒、耐旱。

【分　布】野生丹参适应性强，广泛分布于我国华北、华东、中南，西北、西南部分省区。

【产　地】《图经本草》云："丹参，生桐柏山谷（河南桐柏县）及泰山（山东泰安一带），今陕西，河东州郡及随州亦有之"。《本草品汇精要》："道地随州（湖北随州）"。《增订伪药条辨》载："丹参产安徽古城者，皮色红，肉紫有纹。质燥体松，头大无芦为最佳。滁州、全椒县产，形状同前。亦佳"。陈仁山《药物出产辨》云："丹参产四川龙安府（四川平武县）为佳，名川丹参"。丹参主产区和道地产区出现较大变迁。丹参主要产地或道地产区先后有：河南、山东、陕西（或山西）、湖北、安徽、四川等地。胡世林的《中国道地药材》将丹参列为川产道地药材。使丹参在历史上形成了以四川、河南、山东、安徽等地为道地产区。20 世纪 60 年代年销量 60 万~80 万千克，现年销量 400 万千克以上。

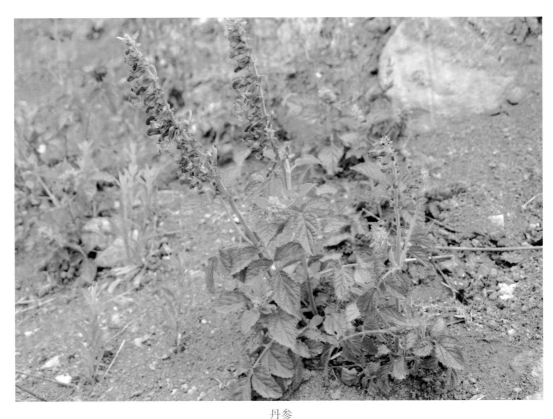

丹参

Salvia miltiorrhiza Bge.

第十一章

　　栽培丹参　主产地有山东（临沂、平邑）、河南（灵宝、卢氏等）、山西（黄城）、四川（中江、德阳）、河北（安国、行唐）等。

　　野生丹参　主产地为河南（灵宝、卢氏等）、陕西（洛南、商南）。其中川丹参和鲁丹参为流通中的2大品牌。

【质量评价】

　　野生丹参　以茎短、根粗长、色砖红、须根少、无泥土者佳。

　　栽培丹参　以条粗壮、分枝少、色紫红、皮细、质坚实、无茎和须根者佳。

【主要活性成分】。砂质土壤中生长的丹参有效成分含量较高。不同产地及同一产地不同地区的丹参药材中丹参酮ⅡA含量存在明显差异，但其含量与水溶性成分含量无正相关性。丹参主要成分有脂溶性和水溶性两类，一般认为川丹参优于鲁丹参。山东、河南、山西产丹参的脂溶性成分的含量较高，河北、陕西、四川产丹参的水溶性成分含量较高。其中脂溶性成分主要有二氢丹参酮Ⅰ、隐丹参酮、丹参酮Ⅰ、丹参酮ⅡA。水溶性成分主要为酚酸类，有丹参酚、丹参酸甲、乙、丙、丹参酚酸A等。

　　注：也有白花丹参 *S.miltiorrhiza f.alba* 是丹参的变型，它主要分布在山东莱芜山区。

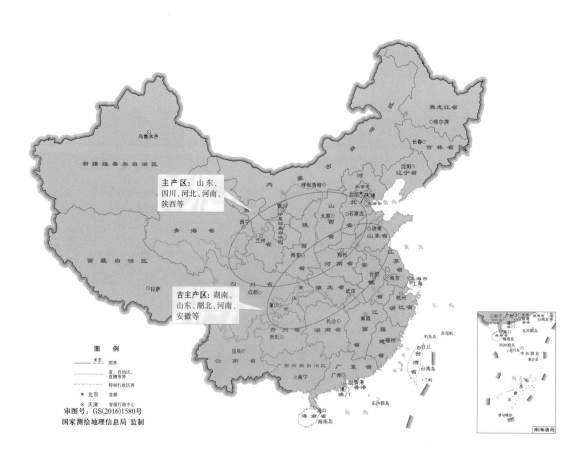

荆 芥

【基　原】为唇形科一年生草本植物荆芥 *Schizonepeta tenuifolia* Briq. 的干燥地上部分。

【生态环境】生于山谷、林缘或山坡、路旁。

【生态习性】喜温暖湿润气候，喜阳光充足，怕干旱，忌积水。以疏松肥沃，排水良好的砂质壤土、油砂土、夹砂土栽培为宜。忌连作。

【分　布】分布于黑龙江、辽宁、山西、陕西、甘肃、青海、河南、河南、四川、贵州等地，江苏、浙江、福建、云南等地有栽培。

【产　地】主要为栽培，依产地不同可分为南荆芥和北荆芥。

南荆芥　主产江苏（孟河）、浙江、湖北、江西等省。

北荆芥　主产于河北安国及周边各县，以色泽鲜绿、穗大、香气浓郁著称，也是"祁八味"之一。

现主要以北荆芥为主。

【质量评价】以身干、色黄绿、茎细、穗多，无泥杂者为佳。

【主要活性成分】含挥发油。

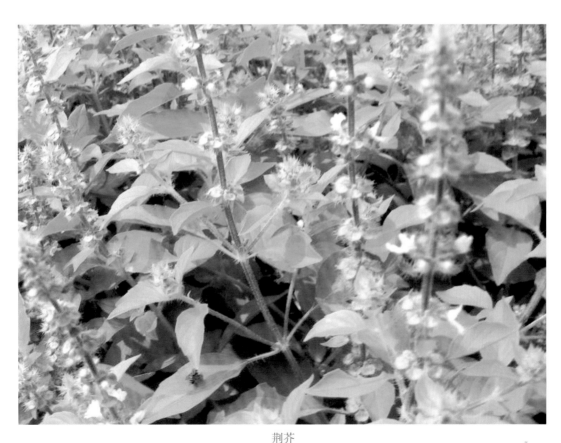

荆芥

Schizonepeta tenuifolia Briq.

第十一章

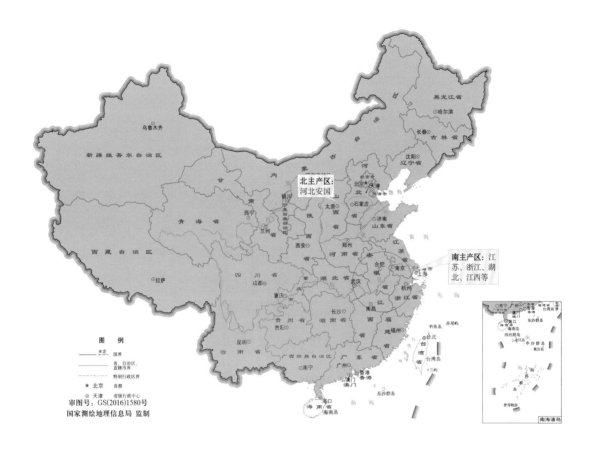

广藿香

【基　原】为唇形科一年生草本植物广藿香 *Pogostemon cablin*（Blanco）Benth. 的干燥地上部分。

【生态习性】喜高温湿润气候、喜阳光。以土质疏松、肥沃、排水良好微酸性的砂壤土栽培为宜。

【分　布】原产亚洲菲律宾等亚热带地区，福建、台湾、广东、海南与广西有栽培。

【产　地】20 世纪 50 年代年产量 10 万~20 万千克，做传统中药使用年需要量一般 50 万千克，如提取藿香香油，年需要量可达 500 万千克。广藿香主产于广东（石牌、吴川等）、海南（万宁、屯昌）、广西（横县、钦州）。海南产量大、广东质量佳。按产地不同分石牌广藿香及海南广藿香。

【质量评价】以茎粗、结实、断面发绿、叶厚柔软、香气浓厚者为佳。

【主要活性成分】含挥发油，油中主成分为广藿香醇。

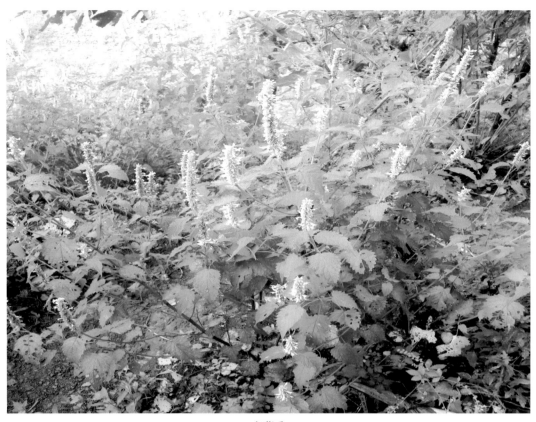

广藿香

Pogostemon cablin（Blanco）Benth.x

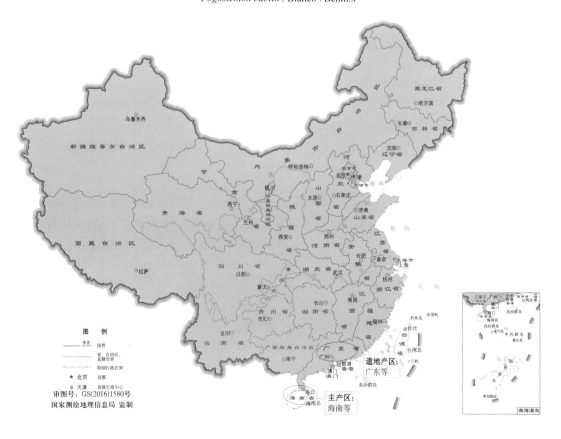

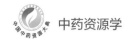

薄　荷

【基　原】为唇形科多年生草本植物薄荷 *Mentha haplocalyx* Briq. 的干燥地上部分。

【生态环境】山谷、溪边、坡地、村旁阴湿处。

【生态习性】适宜在光线充足的地方栽培，通气透水的壤土较好。

【分　布】主要分布于长江以南的江苏、浙江、江西、湖南、四川、广东、云南、福建、河北、河南亦有分布，辽宁、吉林、黑龙江有引种。

【产　地】《图经本草》："生江浙间，彼人多以作茶饮之。"《本草纲目》载："今入药用，多以苏州者为胜。""薄荷，人多栽莳。……吴、越、川、湖人多以代茶。苏州所莳者，茎小而气芳，江西者稍粗，川蜀者更粗，入药以苏产为胜。"由此可知明代以前苏、赣、蜀广为家种，迄今该三省仍为薄荷的主产地，以江苏南通产的苏薄荷质优，畅销国内外。20世纪 50 年代年产量 100 万 ~200 万千克，鲜薄荷年产量 3000 万 ~4000 万千克，主要用于薄荷油生产。

薄荷在我国分布较广，家、野皆有，以家种为主。主产于江苏（南通、海门、太仓）、浙江（江笕桥、淳安、开化、余杭）、四川（中江、南川）、安徽（六安）、河北（安国）。以江苏太仓出产的薄荷质量最佳称为"苏薄荷"。

【质量评价】以枝匀、叶茂、紫梗绿叶、基茎短、气味浓者佳。

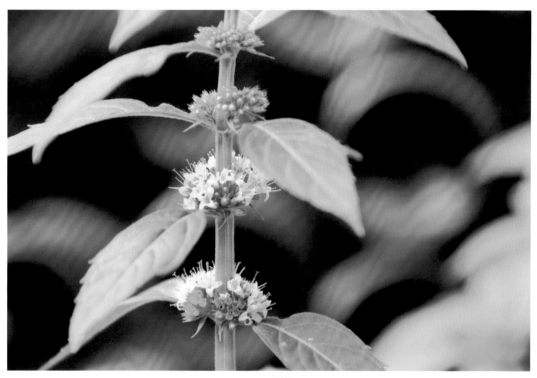

薄荷

Mentha haplocalyx Briq.

【**主要活性成分**】含左旋薄荷醇、左旋薄荷酮、异薄荷酮、胡薄荷酮等挥发油。

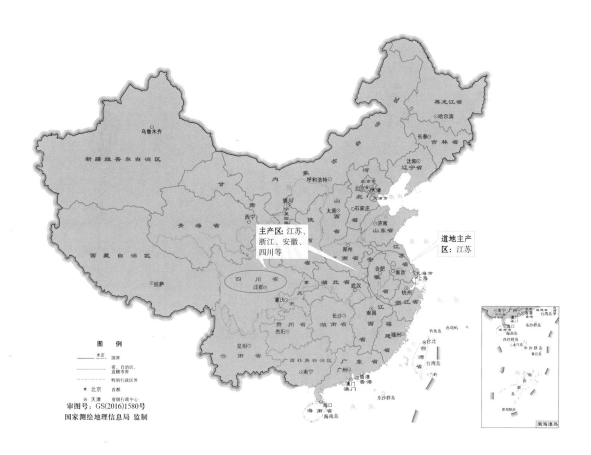

唇形科植物其他主要药材

药材	基原	生态环境和生态习性	分布产地	质量评价及主要成分
藿香	唇形科植物多年生草本藿香（排香草）*Agastache rugosa*（Fisch. et Mey.）O. Ktze. 的地上部分。	多生于林缘、坡地、灌丛、田边或林木稀少的荒山野地。 喜温暖湿润，稍耐寒，怕干旱	常见栽培，全国大部分地区均有分布。 主产于四川、江苏、浙江、湖北、云南、辽宁等地	以茎枝青绿、叶多、香浓者为佳。 含挥发油，主要成分为甲基胡椒酚
益母草 茺蔚子	唇形科植物一年或二年生草本益母草 *Leonurus japonicus* Houtt. 的新鲜或干燥地上部分。茺蔚子为益母草的种子	生于山野荒地、田埂、草地、溪边等处。 喜温暖湿润	全国大部分地区均有分布。 主产于江苏、河南、山东、安徽等地	以枝叶肥壮、色灰绿、带有紫红色花者为佳。 含水苏碱等生物碱及黄酮类成分
连钱草	唇形科多年生匍匐草本植物活血丹（金钱草）*Glechoma longituba*（Nakai）Kupr. 的干燥地上部分	生于田野、林缘、路边、林间草地、溪边河畔或村旁阴湿草丛中。 喜阴湿	除西北、内蒙古外，全国各地均产。 主产于江苏、浙江一带	含迷迭香酸、熊果酸等三萜酸类及黄酮类成分
半枝莲	唇形科多年生草本植物半枝莲 *Scutellaria barbata* D.Don. 的干燥地上部分	多见于沟旁、田边及路旁潮湿处。 喜温暖湿润	分布于华东、华南、西南等地。 主产于河南（确山）、湖南（新宁）、安徽等地	以植株完整、肥壮、色绿、味苦者为佳。 含野黄芩苷等黄酮及多糖类成分

第十一章

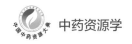

药材	基原	生态环境和生态习性	分布产地	质量评价及主要成分
泽兰	唇形科多年生草本植物毛叶地瓜儿苗 Lycopus lucidus Turcz. var. hirtus Regel 的干燥地上部分	生于山野的低洼地或溪流沿岸的灌木丛及草丛中。 喜温暖湿润，耐寒，不怕水涝，喜肥	分布于全国大部地区。 野生主产于江苏、浙江、安徽等省； 种植泽兰主产河南（桐柏、唐河一带）	以身干、质嫩、色绿、叶多、不破碎者为佳。 含中熊果酸、齐墩果酸以及黄酮类成分
罗勒	唇形科一年生直立草本植物罗勒 Ocimum basilicum Linn. 的干燥带果穗全草	生于村边、路旁和旷野。 喜温暖湿润、耐热、耐干旱、不耐寒，不耐涝	我国云南、广西、广东、福建、台湾等地均有野生。我国的中部、南部和东部均有栽培，以河南、安徽等省栽培较多	以茎细、无根者为佳。 含芦丁、槲皮素、石吊兰素等黄酮类成分
香茶菜	唇形科多年生草本植物香茶菜 Rabdosia amethystoides（Benth.）Hara. 的全草或根	生于林缘灌丛、山坡草地及杂木林内。 喜光照，怕渍水、泥土板结	分布于东北、华北、华东、华南等地。 主产于长江以南等省区	含黄酮和二萜类成分
冬凌草	唇形科多年生草本植物或亚灌木碎米桠 Rabdosia rubescens（Hemsl.）. 的干燥地上部分	生于山坡、灌木丛、林地及路边向阳处。 阳性耐阴植物，略喜阴；抗寒性强，耐干旱、瘠薄	分布于河北、山西、陕西、甘肃。 野生和栽培。河南分布最广，占全国产量的95％	含冬凌草甲素、冬凌草乙素等
地椒	唇形科植物矮小半灌木状草本百里香 Thymus mongolicus Ronn. 的地上部分	生于山地、杂草丛中。 喜光、耐干旱	分布于河北、山西、陕西、甘肃、青海。 主产于河北、山西、内蒙古	含木犀草素、挥发油等成分
石见穿	唇形科一年生草本植物华鼠尾草 Salvia chinensis Benth. 的全草	生于山坡、路旁及田野草丛中。 喜温暖或凉爽的气候	分布于江苏、安徽及长江以南等地。 主产于江苏，浙江，安徽亦产	以叶多、色绿、带花者为佳。 含甾醇、三萜类、氨基酸、原儿茶醛
独一味	唇形科多年生无茎矮小草本植物独一味 Lamiophlomis rotata（Benth.）Kudo. 的根及根状茎	生于高原或高山上强度风化的碎石滩中或石质山草甸、河滩地。 喜光、耐干旱	分布于甘肃、青海、西藏、四川等地。 主产于四川	含环烯醚萜苷类成分及木犀草素等黄酮类成分
夏枯草	唇形科多年生草本植物夏枯草 Prunella vulgaris L. 的干燥果穗	生于荒地、路旁及山坡草丛中。 喜温暖湿润，耐寒，适应性强	全国人部地区均有分布。 主产于江苏、安徽、浙江、河南等地。野生或栽培	含熊果酸等黄酮类成分及乌索酸和齐墩果酸等三萜酸
断血流	唇形科多年生草本植物灯笼草（荫风轮）Clinopodium polycephalum（Vaniot）C. Y. Wu et Hsuan 或风轮菜 C. chinense（Benth）O. Kuntze. 的干燥地上部分	生于山坡、路旁、林下、灌丛或草地。 喜光照	分布于河北、河南以南各地。 主产安徽、江苏、浙江、江西、福建等地	以茎枝幼嫩、叶多、色绿气微香者为佳。 断血流皂苷A（醉鱼草皂苷Ⅳb）等黄酮类成分
紫苏 紫苏叶 紫苏子 紫苏梗	唇形科一年生草本植物紫苏（回回苏）Perilla frutescens（L.）Britt. 的叶（苏叶）、梗（苏梗）、果（苏子）均可入药	生于山地路旁、林边荒地，或栽培于村舍旁。 适应性很强，对土壤要求不严	华北、华中、华南、西南及台湾省均有野生种和栽培。 以湖北、河南、四川、山东、江苏等地产量大	紫苏叶以叶大肥厚、香气浓、无枝梗杂质者佳。 紫苏叶、紫苏梗含紫苏醛等挥发油； 紫苏子含迷迭香酸
筋骨草	唇形科多年生草本植物筋骨草 Ajuga decumbens Thunb. 的全草	生于路旁、溪边、草坡和丘陵山地的阴湿处。 喜半阴、湿润，在酸性、中性土壤中生长良好，耐涝、耐旱、耐荫，也耐暴晒	分布于河北、山东、河南、山西、陕西、甘肃、宁夏、湖北、四川、浙江等地。 主产于江苏、安徽、浙江、上海、四川	含哈巴苷、乙酰哈巴苷等环烯醚萜苷成分及槲皮素、蜕皮甾酮等

车前草科

车前子　车前草

【基　　原】车前子为车前科多年生宿根草本植物车前 *Plantago asiatica* L. 或平车前 *P. depressa* Willd. 的干燥成熟种子，车前草为车前或平车前的全草。

【生态环境】生长在山野、路旁、花圃、河边等地。

【生态习性】喜温暖，阳光充足、湿润的环境，怕涝、怕旱，适宜于肥沃的砂质壤土种植。

【分　　布】分布几乎遍及全国。

【产　　地】《名医别录》曰："生真定（河北正定）丘陵坡道中"。《图经本草》曰："今江湖、淮甸（江苏淮安淮阴）、近京、北地处处有之，人家园圃种之，蜀中尤尚"。《新修本草》曰："今出开州（四川开县）者为最"。可见历史平车前多产于河北、四川、江淮流域。

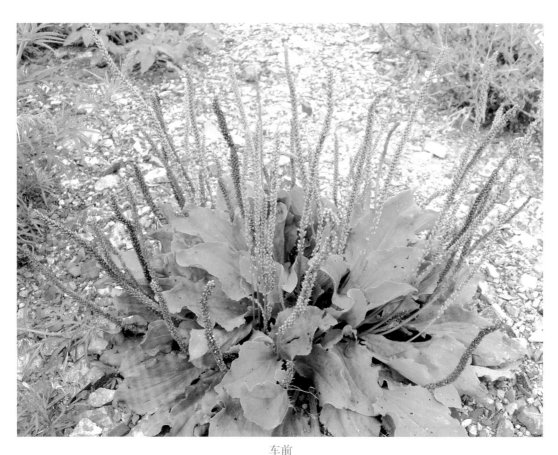

车前

Plantago asiatica L.

第十一章

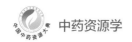

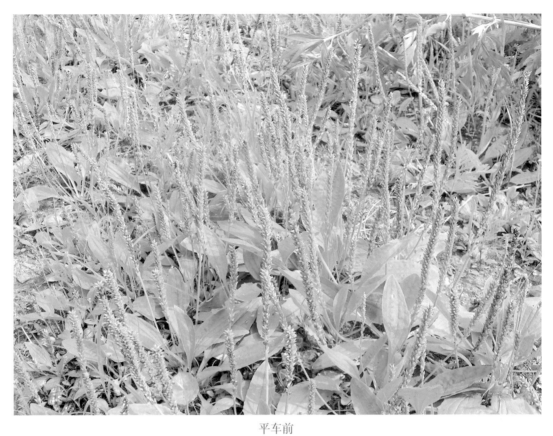

平车前
P. depressa Willd.

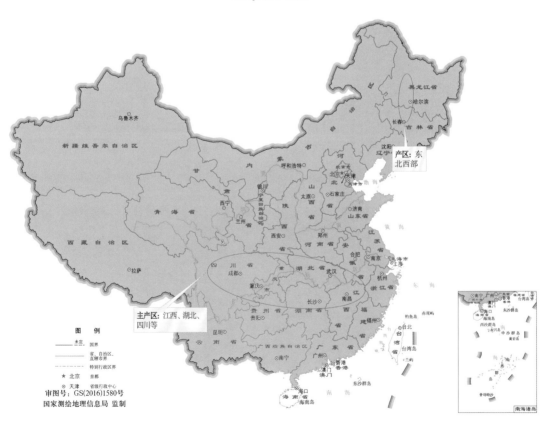

　　大粒车前子（车前）　有栽培，主产江西、河南。车前子是江西省（新干、吉安、吉水、等地）主要中药材之一，其产量占全国车前子产量的80％。

　　小粒车前子（平车前）　基本为野生，主产黑龙江、辽宁、河北等地。

【质量评价】

　　车前子　以粒大、色黑、饱满者佳。

　　车前草　以叶片完整、色灰绿者佳。

【主要活性成分】

　　种子　含京尼平苷酸、毛蕊花糖苷。

　　车前草　主要含桃叶珊瑚苷等黄酮类成分及有机酸。

木犀科

连　翘

【基　原】为木犀科多年生落叶灌木连翘 *Forsythia suspensa*（Thunb.）Vahl. 的干燥果实。秋季果实初熟尚带绿色时采收习称"青翘"；果实熟透时采收习称"老翘"。

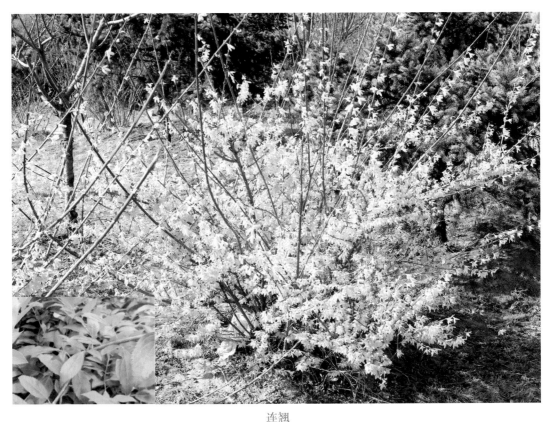

连翘
Forsythia suspensa（Thunb.）Vahl.

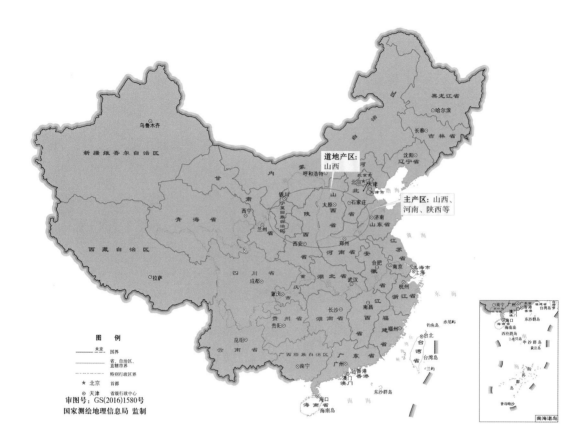

【生态环境】多丛生于山野荒坡间，各地亦有栽培。

【生态习性】喜温暖潮湿气候。适应性强，耐寒、耐瘠薄。喜阳光充足。对土壤要求不严，腐殖土及砂质砾土中都能生长。

【分　布】分布于辽宁、河北、河南、山东、江苏、湖北、江西、云南、山西、陕西、甘肃等地。

【产　地】宋代以前的"连翘"为金丝桃科的湖南连翘（黄海棠），多用地上部及根，侧重于消肿散结。自宋代以后，则以木犀科的连翘为正品，并以果实入药。20世纪50年代年需要量一般50万千克，21世纪后年需要量达到400万千克以上。

主要为野生，主产山西（阳城、沁水等）、河南（卢氏、灵宝等）、陕西（宜川、华阴等）、山东，此外湖北、河北、四川、甘肃亦产。以山西产的为道地药材，且以"青翘"为佳。

【质量评价】

青翘　以色绿、不开裂者为佳。

老翘　以色黄、瓣大、壳厚者为佳。

【主要活性成分】含连翘苷和连翘酯苷。

下 篇 | 各 论

秦 皮

【基　原】为木犀科植物落叶乔木苦枥白蜡树 *Fraxinus rhynchophylla* Hance.、白蜡树 *Fr. chinensis* Roxb.、尖叶白蜡树 *Fr. szaboana* Lingelsh. 或宿柱白蜡树 *Fr. stylosa* Lingelsh. 的干燥枝皮或干皮。

【生态环境】

苦枥白蜡树　生于山坡、沟谷和丛林中。

白蜡树　生长于山坡、疏林、沟旁。

尖叶白蜡树　生于山坡路边或林中。

宿柱白蜡树　生于山坡林中。

【生态习性】喜温暖湿润气候，喜光。对土壤要求不严，黄壤、黄棕壤等土壤上均能生长。

【分　布】

苦枥白蜡树　分布于东北及内蒙古、河北、山东、山西、河南等地。

白蜡树　分布于四川、贵州、安徽、云南、广东等地。生于田埂、低山坡地，多栽培。

尖叶白蜡树　分布于陕西、甘肃、湖北、四川等地。

宿柱白蜡树　分布于陕西、甘肃、四川等地。

【产　地】

苦枥白蜡树　为东北秦皮，产于辽宁、吉林。

白蜡树　为四川省秦皮，主产于四川。

尖叶白蜡树　为陕西省秦皮，产于陕西。

宿柱白蜡树　陕西省白点秦皮，产于陕西。

【质量评价】以皮层薄厚均匀，皮细呈长条筒者佳。

【主要活性成分】含秦皮甲素、秦皮乙素、秦皮苷和秦皮素等香豆素类成分。

木犀科植物其他主要药材

药材	基原	生态环境和生态习性	分布产地	质量评价及主要成分
暴马丁香皮	木犀科落叶乔木暴马丁香 *Syringa reticulata*（Blume）Hara var. *mandshurica*（Maxim.）Hara. 的干皮和枝皮	常生于针阔叶混交林内、林缘、路边、河岸及河谷灌丛中。喜温暖湿润，耐严寒，喜湿润	分布于东北、河北、陕西、甘肃、宁夏等地。主产于东北地区，河北、陕西	含紫丁香苷
女贞子	木犀科常绿大灌木或小乔木女贞 *Ligustrum lucidum* Ait. 的干燥成熟果实	山坡、丘陵向阳处疏林中。喜温、喜光、稍耐阴，较耐寒的特性	主要分布于河北、河南以南各地。主产于浙江、江苏、湖南、福建	含女贞苷、5-羟甲基糠醛、齐墩果酸、熊果酸等成分

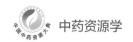

玄参科

地 黄

【基　原】为玄参科多年生草本植物地黄 *Rehmannia glutinosa* Libosch. 的新鲜或干燥块根。

【生态环境】多生长在山间、山坡及河边的斜坡处，在疏松浑厚的砂质土壤长势较好。在坚硬砂土或石缝中长势较差。

【生态习性】喜温暖气候，较耐寒，以阳光充足、土层深厚、疏松、肥沃中性或微碱性的砂质壤土栽培为宜。忌连作。

【分　布】分布于辽宁、河北、河南、山东、山西、陕西、甘肃、内蒙古、江苏、湖北等地。此外国外均有栽培。

【产　地】主要为栽培。主产于河南、河北、山西和山东等省。道地产区为河南省的温县、孟县、武陟、泌阳等地，称为"怀地黄"。20 世纪 60 年代以后年需要量为 1000 万千克左右。

【质量评价】以肥大、体重、断面乌黑油润者佳。分为鲜地黄、生地黄、熟地黄等不

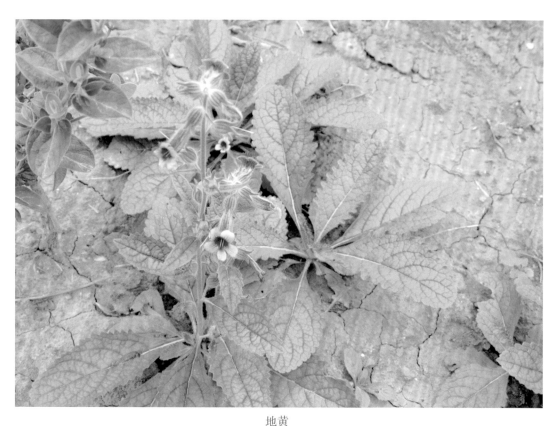

地黄

Rehmannia glutinosa Libosch.

同商品。

【主要活性成分】以环烯醚萜苷类为主，含梓醇、毛蕊花糖苷等成分。

【主要活性成分】分为鲜地黄、生地黄、熟地黄等不同商品，以环烯醚萜苷类为主，含梓醇、毛蕊花糖苷等成分。

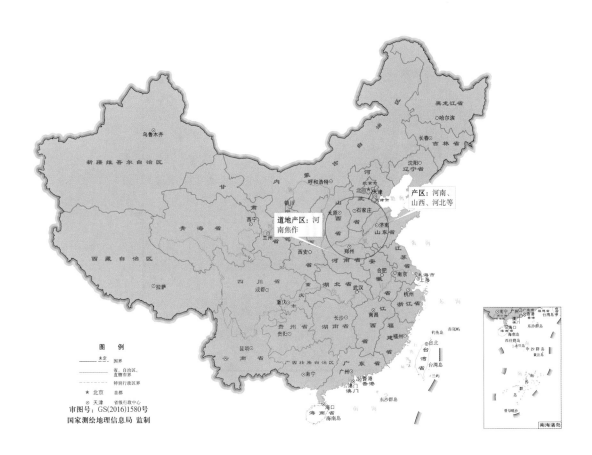

玄 参

【基 原】为玄参科多年生草本植物玄参 *Scrophularia ningpoensis* Hemsl. 的干燥根。

【生态环境】生于溪边、山坡林下及草丛中。

【生态习性】适应性很强，喜欢温暖湿润性气候。较耐寒、耐旱，排水良好的地方均可种植。喜欢肥沃的腐殖质土和砂壤土。黏土、低洼地不宜种玄参，忌连作。

【分 布】野生玄参主要分布于云南、四川、贵州、湖北、广西、安徽等地。

【产 地】药品来自栽培。主产于浙江（仙居、盘安），此外湖南、四川、湖北、安徽、江苏、山东等地也有栽培。

【质量评价】以条粗壮，质坚实、断面色黑者为佳。

【主要活性成分】含生物碱、哈巴苷和哈巴俄苷等成分。

305

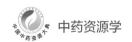
中药资源学

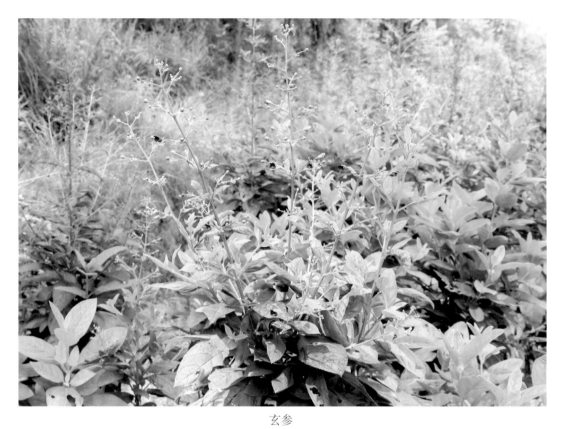

玄参
Scrophularia ningpoensis Hemsl.

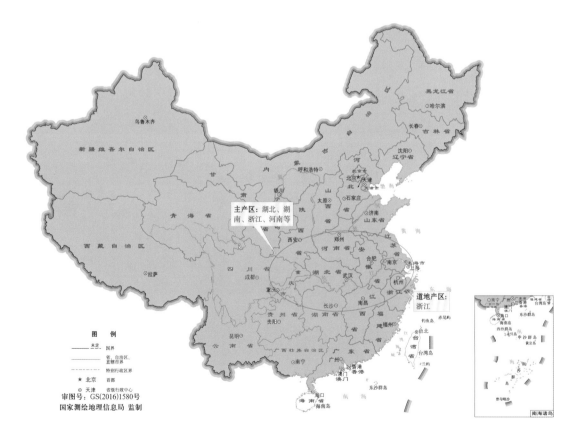

玄参科植物其他主要药材

药材	基原	生态环境和生态习性	分布产地	主要成分及质量评价
胡黄连	玄参科多年生草本植物胡黄连 *Picrorhiza scrophularia* Pennell. 的干燥根茎。被列为国家三级保护物种	野生于海拔 4500~5000 米的喜马拉雅山各个山口。喜阴湿多雾的高山草地或砾石堆表土层，成片生长	分布于喜马拉雅山西部的仲巴、普兰，东部的波密、察隅以及云南的贡山。主产于西藏的错那、洛扎、亚东、定结、定日、聂拉木。有少量栽培	含胡黄连苷、胡黄连苦苷等环烯醚萜糖苷
北刘寄奴	玄参科一年生草本植物阴行草 *Siphonostegia chinensis* Benth. 的干燥全草	生于山坡、树下、荒地或丘陵草丛中。适应性强，喜干旱、耐寒	分布于大部分地区。主产于东北及河北、河南、山东等地	含木犀草素、芹菜素等黄酮类成分
苦玄参	玄参科一年生匍匐草本植物苦玄参 *Picria felterrae* Lour. 的全草	生疏林及湿荒地。喜温暖湿润环境，耐阴，喜酸性或微酸性土壤	分布和主产于广东、广西、贵州、云南南部。有栽培	含苦玄参苷 Ⅰ B 含量高于苦玄参苷 Ⅰ A
洪连	玄参科多年生草本植物短筒兔耳草 *Lagotis brevituba* Maxim. 的全草。本品系藏族习用药材	生于高山草地及砂砾的坡地上	分布于甘肃西南部、青海东部及西藏等地。主产于青海及西藏等地	以叶多、色绿带紫者为佳。含松果菊苷

列当科

肉苁蓉

【基　原】为列当科多年生寄生草本植物肉苁蓉 *Cistanche deserticola* Y.C. Ma. 和管花

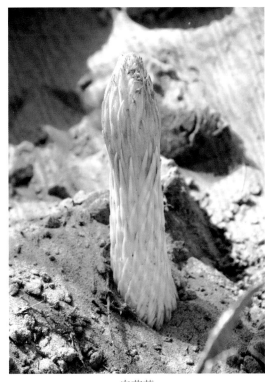

肉苁蓉

Cistanche deserticola Y.C. Ma.

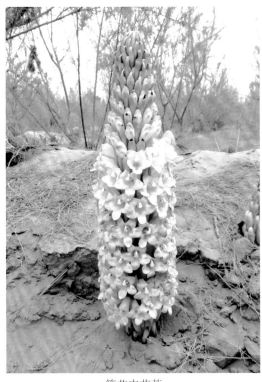

管花肉苁蓉

C. tubulosa（Schenk）Wight.

肉苁蓉 *C. tubulosa*（Schenk）Wight. 的干燥带鳞叶的肉质茎，又称"地精""大芸"。

【生态环境】

肉苁蓉　生于荒漠的沙丘，寄主为梭梭 *Haloxylon ammodendron*（C.A.Mey.）Bunge 及白梭梭 *H. persiumBunge*. ex Boiss et Buhse。

管花肉苁蓉　生于水分较充足的柽柳丛中及沙丘地，常寄生于柽柳属 *Tamarix* L 植物的根上。

【生态习性】肉苁蓉对土壤要求不高，以中性或偏碱性、灌排良好、通透性强的砂质土、轻盐碱土为宜（土壤含盐量小于1%），可利用弃耕退耕地、砂荒地、轻盐碱地种植。

【分　布】

肉苁蓉　分布于内蒙古、陕西、甘肃、宁夏、青海、新疆等地。

管花肉苁蓉　主要分布于新疆。

【产　地】肉苁蓉质量优于管花肉苁蓉，野生资源后者较多。主要依靠栽培。

肉苁蓉　主产于内蒙古、新疆、甘肃、青海、宁夏等地。以内蒙古、甘肃产质量优，新疆产量大。

管花肉苁蓉　产于新疆全疆，主产于新疆塔里木盆地的南缘，以南疆的民丰分布较集中。

【质量评价】以个大身肥、鳞细、颜色为灰褐色、油性大、茎肉质而软者佳。

【主要活性成分】含麦角甾苷、松果菊苷、红景天苷等成分。

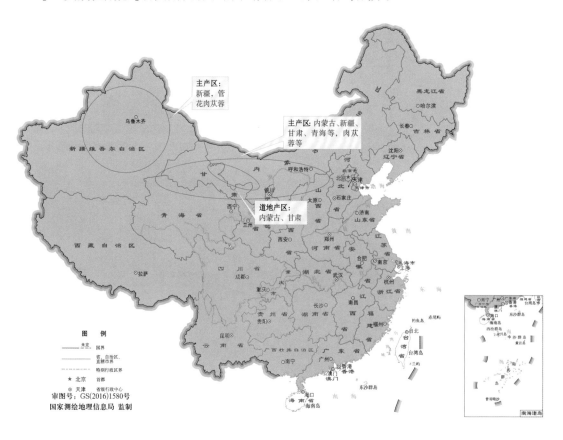

苦苣苔科

苦苣苔科植物主要药材

药材	基原	生态环境和生态习性	分布产地	质量评价及主要成分
石吊兰	苦苣苔科常绿附生半灌木植物吊石苣苔 *Lysionotus pauciforus* Maxim. 的干燥地上部分	生于泽沼等地。喜温暖湿润、耐寒、不怕水涝、喜肥	分布主产于江苏、浙江、安徽、江西、湖南、湖北、陕西、四川、云南、贵州、广西等地	含石吊兰素等黄酮类成分

爵床科

南板蓝根　大青叶　青　黛

【基　原】为爵床科多年生草本植物马蓝 *Baphicacanthus cusia*（Nees）Bremek. 的根茎及根称为"南板蓝根"；叶为另一种中药，称为"大青叶"；叶或茎叶经加工制得的干燥粉末或团块称为"青黛"。

【生态环境】生于山坡、路旁、草丛及林边潮湿处。南方有栽培。

【生态习性】适应性较强，能耐寒，喜温暖怕水涝。在疏松肥沃排水良好的砂壤土中生长较好。

【分　布】分布于江苏、浙江、福建、台湾、广东、广西、贵州、云南、四川、湖南、湖北。

【产　地】野生或栽培。主产于湖南、四川、广东、云南、福建等地。

【主要活性成分】含靛蓝、靛玉红、（R,S）- 告依春和蒽醌类等成分。

注：蓼科一年生草本植物蓼蓝 *Polygonum tinctorium* Ait. 或十字花科二年生植物菘蓝 *Isatis indigotica* Fort. 也通用。

爵床科植物其他主要药材

药材	基原	生态环境和生态习性	分布产地	质量评价及主要成分
穿心莲	爵床科一年生草本植物穿心莲（圆锥须药草）*Andrographis paniculata*（Burm.f.）Nees. 的干燥地上部分	生于湿热的平原、丘陵地区。喜高温湿润，喜阳光、喜肥	长江以南温暖地区多栽培，热带、亚热带部分地区有野生。主产于广东（饶平、潮州）、广西（贵港、玉林）、福建、安徽	以叶多色深绿、无杂质者佳。含穿心莲内酯、脱水穿心莲内酯等成分
小驳骨	爵床科植物常绿小灌木小驳骨 *Gendarussa vulgaris* Nees. 的干燥地上部分	生于屋前屋后，村旁，山下池边等阴湿处，常栽培为绿篱。喜高温、湿润、半荫的环境	分布于台湾、福建、广东、香港、海南、广西、云南。主产于福建、广东、广西、云南等地	主要含挥发油

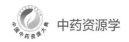

紫薇科

紫薇科植物主要药材

药材	基原	生态环境和生态习性	分布产地	质量评价及主要成分
木蝴蝶	紫葳科植物高大乔木木蝴蝶 *Oroxylum indicum*（L.）Vent. 的干燥成熟种子	原产于热带地区，生长于山坡、溪边、山谷及灌木丛中。 喜高温、高湿、阳光充足，也耐半荫环境	分布于福建、广西、云南、贵州、四川、广东等地。 主产于云南、广西、贵州	含木蝴蝶苷 A、木蝴蝶苷 B、黄芩苷、黄芩素和白杨素等成分
凌霄花	柴葳科落叶木质藤本植物凌霄 *Campsis grandiflora*（Thunb.）K. Schum. 或美洲凌霄 *C. radicans*（L.）Seem. 干燥的花	生长于山谷、小河边、疏林下，攀援于树上、石壁上，亦有庭园栽培。 喜温暖湿润环境	分布于华东、中南及河北、四川、贵州等地。 主产于江苏、浙江等地，以江苏苏州的产品最优。多为栽培	以花朵完整、干燥、色棕黄、无杂质者为佳。含麦角甾苷、齐墩果酸、熊果酸等成分

桔梗科

桔 梗

【基　原】为桔梗科多年生草本植物桔梗 *Platycodon grandiflorum*（Jacq.）A. DC. 的干燥根。

【生态环境】野生于山坡草丛中。

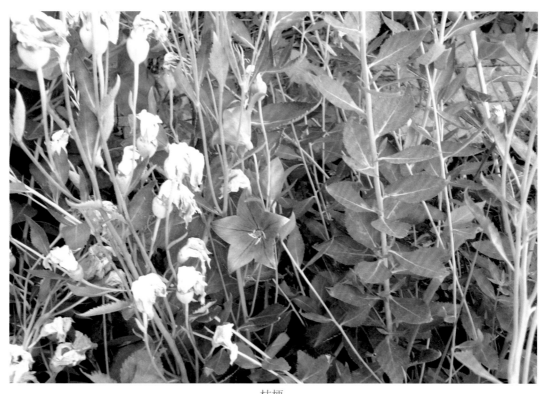

桔梗

Platycodon grandiflorum（Jacq.）A. DC.

【生态习性】喜温和凉爽气候。苗期怕强光直晒，须遮荫，成株喜阳光怕积水。抗干旱，耐严寒，怕风害。适宜在土层深厚、排水良好、土质疏松而含腐殖质的砂质壤土上栽培。

【分　布】对气候的适应性很强，我国大部分地区均有分布。从山区到平原，从华南北部至东北南部的广大地区，均宜栽培。

【产　地】栽培或野生，商品分北桔梗（内蒙古和东北）和南桔梗（华东、华南和华北），主产于山东（沂源）、内蒙古（赤峰）、江苏、安徽等地。20世纪50~60年代，年销量80万~100万千克，现年销量1000万千克左右。

【质量评价】以根长均匀、色白、质坚实、味苦者佳。

【主要活性成分】含桔梗皂苷D等皂苷类成分。

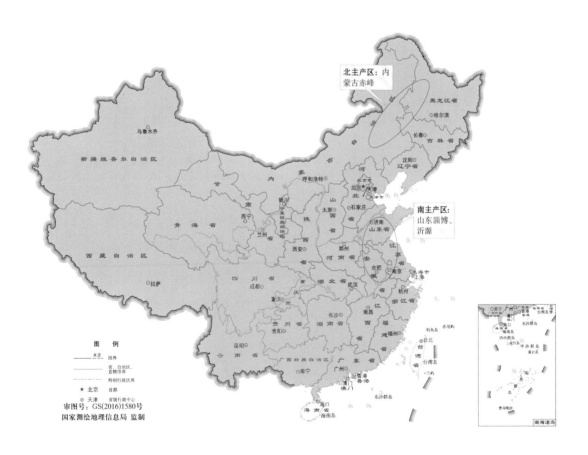

党　参

【基　原】为桔梗科多年生缠绕草质藤本植物党参 *Codonopsis pilosula*（Franch.）Nannf.、素花党参 *C. pilosula* Nannf. var. *modesta*（Nannf.）L. T. Shen. 或川党参 *C. tangshen* Oliv. 的干燥根。

【生态环境】

党参　生于山地灌木丛中及林缘。

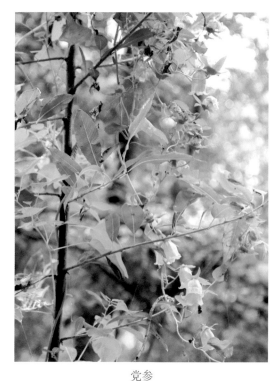

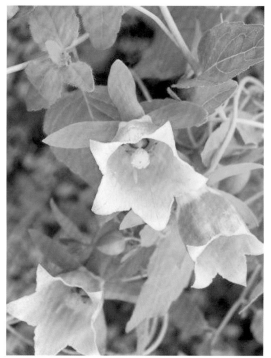

党参

素花党参

Codonopsis pilosula（Franch.）Nannf.

C. pilosula Nannf. var. *modesta*（Nannf.）L. T. Shen.

素花党参　生于山地林下、林边及灌丛中。

川党参　生于山地林边灌丛中，现大量栽培。

【生态习性】抗寒性、抗旱性、适生性都很强，全国各地都已引种栽培。喜气候温和凉爽生长的环境。苗期喜潮湿、阴凉，干旱会死苗。育苗时要和高秆作物间套种。大苗喜光，高温高湿易烂根。

【分　布】

党参　分布于东北、华北及陕西、宁夏、甘肃、青海、河南、四川、云南、西藏等地。

素花党参　分布于山西中部、陕西南部、甘肃、青海和四川西北部。

川党参　分布于陕西、湖北、湖南、四川、贵州等地。

【产　地】

党参　产于山西长治一带（潞州）者，品质最优，为道地药材，多为栽培品；五台山野生党参称"台党"；甘肃定西、陇西产量最大。

素花党参　主产于甘肃文县、武都，四川南坪。

川党参　主产于湖北恩施、建始，重庆巫溪等地。

东党　主产于辽宁、吉林和黑龙江。

全国的党参，甘肃（渭源等地）产量大，山西质量佳。20世纪50年代，栽培和野生并存，年销售量100万～200万千克，目前年需求量不足1000万千克。

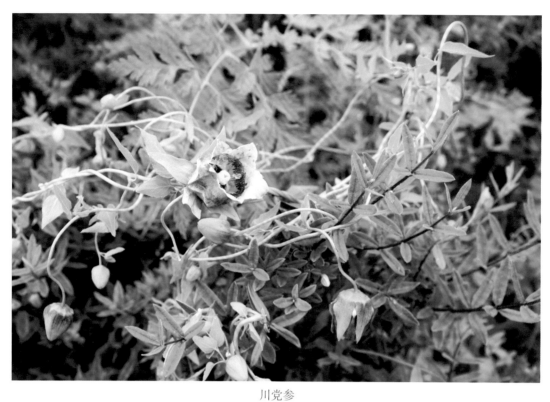

川党参

C. tangshen Oliv.

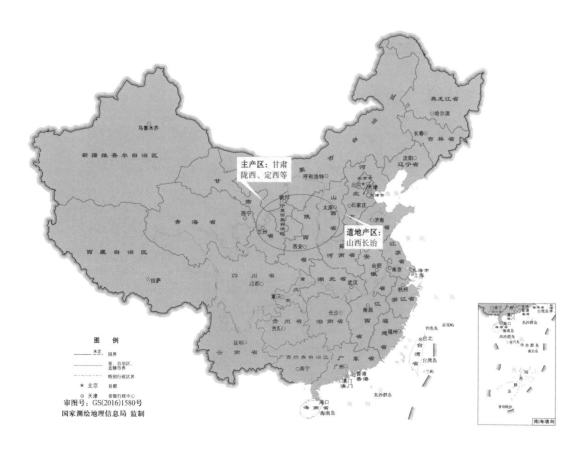

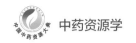

【质量评价】以条长粗壮、横纹紧密、质地柔润、断面黄白色、气味香甜、嚼之无渣者佳。

【主要活性成分】含多糖、总黄酮等成分。

南沙参

【基　原】为桔梗科沙参属植物轮叶沙参 *Adenophora tetraphylla*（Thunb.）Fisch. 或沙参 *A. stricta* Miq. 的干燥根。

【生态环境】多生于山坡林缘、疏松灌丛、溪涧、沟边阴湿地或阔叶林内。生于草地、灌丛或路旁。

【生态习性】耐寒、喜疏松、肥沃、稍湿润的土壤。

【分　布】

轮叶沙参　分布于东北及内蒙古、河北、山西、河南、山东、广东、广西、云南、四川、贵州。

沙参　分布于湖南、安徽、江苏、江西、浙江、福建、上海等地，及西南地区。

【产　地】

沙参　主产于安徽、江苏、浙江。

轮叶沙参　主产于贵州、河南、黑龙江、内蒙古、江苏。

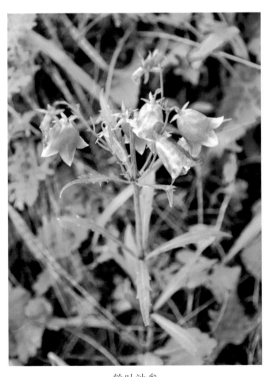

轮叶沙参

Adenophora tetraphylla（Thunb.）Fisch.

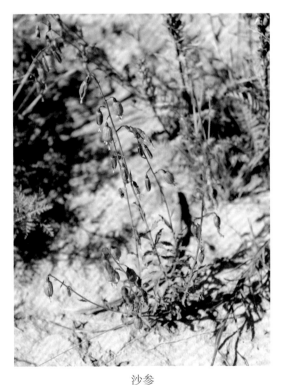

沙参

A. stricta Miq.

以贵州省产量大，安徽、江苏、浙江质量佳。

【质量评价】以粗细均匀、肥壮、色白者佳。

【主要活性成分】根含三萜类皂苷。

桔梗科植物其他主要药材

药材	基原	生态环境和生态习性	分布产地	质量评价及主要成分
半边莲	桔梗科植物半边莲 Lobelia chinensis Lour. 的干燥全草	生于水田边、沟旁、路边等湿处。喜潮湿，耐寒	分布于河南、山东以南等地。主产于河南（确山）、湖南（新宁）、安徽等地	含生物碱类成分

茜草科

栀 子

【基　原】为茜草科植物常绿灌木栀子 Gardenia jasminoides Ellis. 的干燥成熟果实。

【生态环境】生于低山温暖的疏林中或荒坡、沟旁、路边。

【生态习性】喜温暖湿润的气候，以排水良好、肥沃疏松而较湿润的砂质壤土或黏质壤土为佳。

【分　布】分布江苏、浙江、安徽、江西、广东、广西、云南、贵州、四川、湖北、

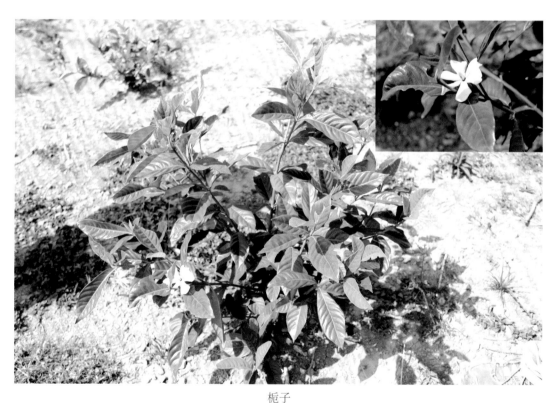

栀子

Gardenia jasminoides Ellis.

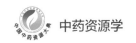

福建、台湾等地。

【产　地】《名医别录》载："生南阳（河南地区）川谷"。陶弘景曰"（江苏茅山）处处有"。《图经本草》曰："生南阳川谷，今南方及西蜀州郡皆有之……"，并附"临江郡（江西清江）栀子"、"江陵府（湖北江陵）栀子"、"建州（福建建瓯）栀子"图。《本草品汇精要》刘文泰指出道地为临江、江陵府、建州。

年需要量 50 万~100 万千克。现主产于江西（永丰、萍乡）、湖南（衡阳、衡东等）、浙江（平阳）、四川、福建、湖北等地。以江西、湖南产量大，浙江品质优。

【质量评价】以个小、完整、仁饱满、内外色红者为佳。

【主要活性成分】含栀子苷、西红花苷等成分。

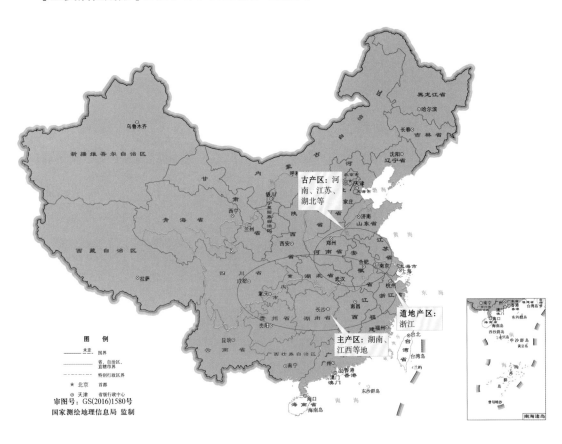

茜草科植物其他主要药材

药材	基原	生态环境和生态习性	分布产地	质量评价及主要成分
钩藤	茜草科攀援状灌木植物钩藤 Uncaria rhynchophylla（Miq.）Miq.ex Havil、大叶钩藤 U. macrophylla Wall.、毛钩藤 U. hirsute Havil.、华钩藤 U. sinensis（Oliv.）Havil. 或无柄果钩藤 U. sessilifructus Roxb. 的干燥带钩茎枝	生于谷溪边的疏林中、山地林中、山地次生林中。喜温暖，不耐寒冷	分布于陕西、安徽以南等地。以野生为主，栽培量不大。主产于广西、江西、湖南、浙江等省	以质嫩、钩小、色枣红、有光泽、多双钩、茎细、质嫩、钩形健壮、色紫红、光滑、双钩多、茎枝两端切齐者佳。含钩藤碱、异钩藤碱、柯诺辛因碱、异柯诺辛因碱等生物碱

药材	基原	生态环境和生态习性	分布产地	质量评价及主要成分
巴戟天	茜草科植物藤状灌木巴戟天 *Morinda officinalis* How. 的干燥根	生于山谷溪边、山地疏林下或栽培。喜温暖	分布于福建、广东、海南、广西等地。主产于广东（高要、德庆）广西（苍梧、北流）等地	以条粗壮、连珠状、肉厚、色紫、木心细、味甜者佳。含水晶兰苷、蒽醌类及耐斯糖等多糖类成分
红大戟	茜草科多年生草本植物红大戟（南大戟、广大戟）*Knoxia valerianoides* Thorel et Pitard. 的根	生长于丘陵山坡草地上。喜温暖湿润，耐旱、耐寒喜潮湿	分布于福建、台湾、广东、广西、贵州、云南及西藏等地。主产于广西、广东、福建	含蒽醌类成分等
茜草	茜草科多年生攀援草本植物茜草 *Rubia cordifolia* L. 的干燥根及根茎	生于山坡岩石旁或沟边草丛中。喜温暖湿润，适应性较强	全国各省几乎均有分布。主产于陕西、河南、安徽、江苏等地	含大叶茜草素、茜草素、羟基茜草素等成分

马钱科

马钱科植物主要药材

药材	基原	生态环境和生态习性	分布产地	质量评价及主要成分
密蒙花	马钱科植物落叶灌木密蒙花 *Buddleja officinalis* Maxim. 的干燥花蕾及其花序	生于山坡、丘陵、河边、村边的灌木丛或草丛中。喜温暖湿润，稍耐寒、忌积水，对土壤要求不严	分布于福建、广东、广西、湖南、安徽、湖北、四川、贵州、云南、陕西、甘肃等地。主产于湖北、四川、陕西、河南	含蒙花苷、木犀草素和芹菜素等黄酮成分
马钱子	马钱科植物常绿乔木马钱 *Strychnos nux-vomica* L. 的干燥成熟种子注：云南马钱子（皮氏马钱子）主产于我国云南、海南等地，也做药用	生于山地林中。喜温暖湿润，不耐寒、不耐旱	分布于印度、越南、缅甸、泰国、斯里兰卡等热带。主产于印度、越南、泰国等国。福建、台湾、广东、广西、云南有栽培	以个大、饱满、质坚、干燥、无杂质者为佳。含士的宁和马钱子碱等生物碱

忍冬科

金银花　忍冬藤

【基　原】为忍冬科多年生半常绿缠绕木质藤本植物忍冬 *Lonicera japonica* Thunb. 的干燥花蕾或带初开的花；忍冬藤为忍冬的干燥茎枝。

【生态环境】生于山野中，亦有栽培。

【生态习性】宜温和而稍干燥的气候。以排水良好、土层深厚肥沃的砂质壤土为佳。

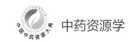

【分　布】分布于浙江、四川、江苏、河南、陕西、山东、广西、湖南、安徽、甘肃、湖北、江西、福建、山西、云南、辽宁、河北等地。

【产　地】以栽培为主，全国大部地区均产。

金银花　以河南密县质量最佳，称"密银花"；山东平邑产量最大，质量也佳，为"中国金银花之乡"，称"济银花"。金银花20世纪50年代产销40万~50万千克，90年代达400万~500万千克。

忍冬藤　主产于山东、河南、浙江、四川、江苏、陕西、广西、湖南等地。

【质量评价】

金银花　以花朵身长、花蕾饱满不开放、色黄白鲜艳、气清香、无梗者佳。

忍冬藤　以外皮枣红色、质嫩带叶者为佳。

【主要活性成分】

金银花　主要含绿原酸、木犀草苷等成分。

忍冬藤　含绿原酸等成分。

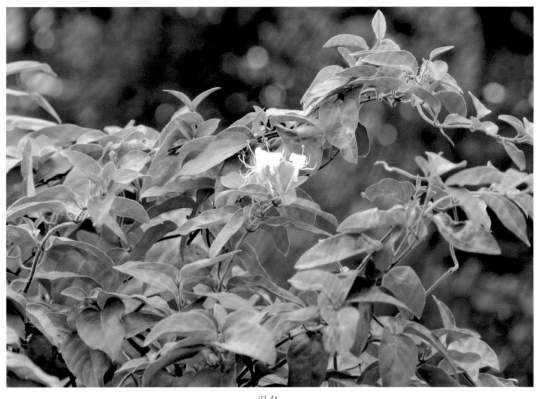

忍冬

Lonicera japonica Thunb.

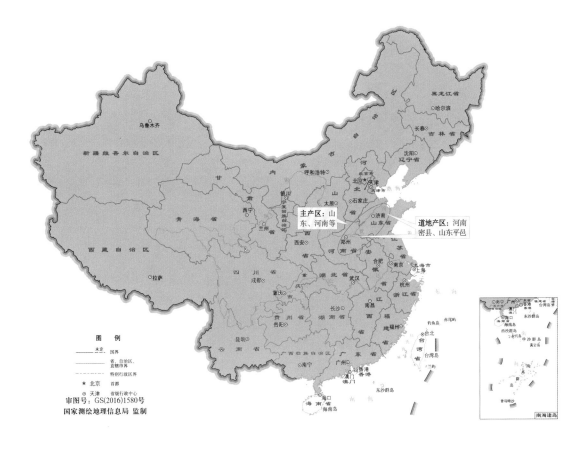

图 例
————— 未定 国界
————— 省、自治区、
直辖市界
－－－－－ 特别行政区界
★ 北京 首都
◎ 天津 省级行政中心
审图号：GS(2016)1580号
国家测绘地理信息局 监制

山银花

【基　原】为忍冬科木质藤本植物灰毡毛忍冬 *Lonicera macranthoides* Hand.-Mazz.、红腺忍冬 *L. hypoglauca* Miq.、华南忍冬 *L. confusa* DC. 或黄褐毛忍冬 *L. fulvotomentosa* Hsuet S. C. Cheng. 的干燥花蕾或带初开的花。

【生态环境】

灰毡毛忍冬　生于山谷溪流旁、山坡或山顶混交林内或灌丛中。

红腺忍冬　生于灌丛或疏林中。

华南忍冬　生于丘陵地的山坡、杂木林和灌丛中及平原旷野路旁或河边。

黄褐毛忍冬　生于山坡岩旁灌木林或林中。

【生态习性】喜温和湿润气候，喜阳光充足，耐寒、耐旱、耐涝，适宜生长的温度为20~30℃，对土壤要求不严，耐盐碱。但以土层深厚疏松的腐殖土栽培为宜。

【分　布】

灰毡毛忍冬　分布于安徽、浙江、江西、福建、湖北、湖南、广东、广西、四川及贵州。

红腺忍冬　分布于安徽南部，浙江、江西、福建，台湾北部和中部，湖北西南部，湖南西部至南部，广东南部除外，广西，四川东部和东南部，贵州北部、东南部至西南部及云南西北部至南部。

华南忍冬　分布于广东、海南和广西。

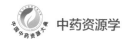
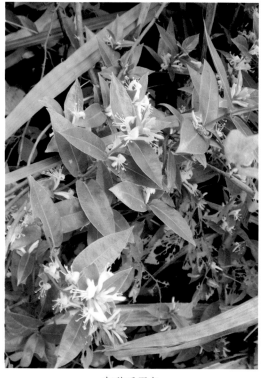

灰毡毛忍冬

Lonicera macranthoides Hand.-Mazz.

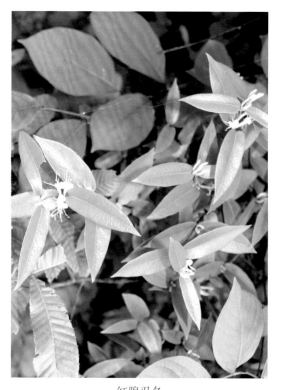

红腺忍冬

L. hypoglauca Miq.

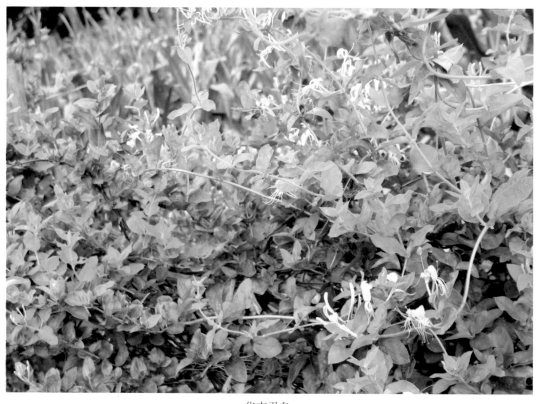

华南忍冬

L. confusa DC.

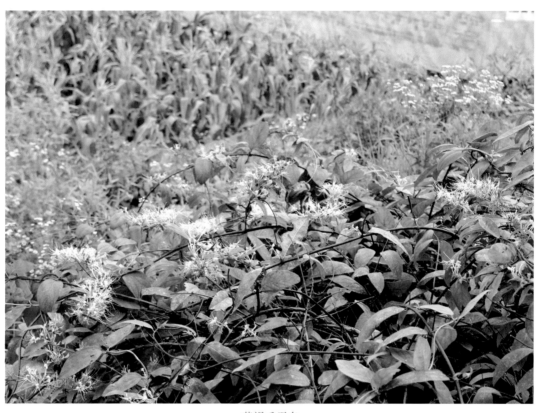

黄褐毛忍冬

L. fulvotomentosa Hsuet S. C. Cheng.

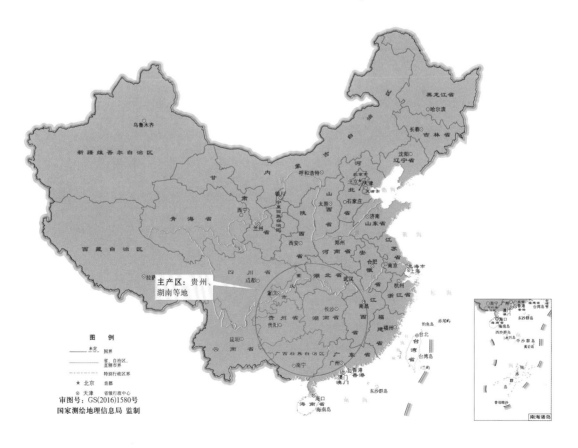

主产区：贵州、湖南等地

图　例

未定　　国界

省、自治区、
直辖市界

特别行政区界

★ 北京　首都

◎ 天津　省级行政中心

审图号：GS(2016)1580号

国家测绘地理信息局 监制

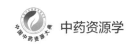

黄褐毛忍冬　分布于广西西北部、贵州西南部和云南。

【产　地】多栽培，主产于湖南（隆回）、贵州、四川、重庆（秀水）等地。以灰毡毛忍冬为主。

【质量评价】以无开放花朵、色绿、气香者佳。

【主要活性成分】含绿原酸、灰毡毛忍冬皂苷乙、川续断皂苷乙等。

败酱科

败酱科植物主要药材

药材	基原	生态环境和生态习性	分布产地	质量评价及主要成分
甘松	败酱科多年生草本植物甘松 *Nardostachys chinensis* Batal.、或匙叶甘松 *N. jatamansi* DC. 的干燥根及根茎	生于高山草原地带或疏林中。 喜湿、喜光	甘松分布于甘肃、青海、四川、云南西北部； 匙叶甘松分布于四川、云南、西藏等地	以条长、根粗、香气浓者为佳。 主要成分为挥发油、萜类成分
缬草	败酱科多年生高大草本植物缬草 *Valeriana officinalis* Linn. 根和根茎	生于山坡草地、林下、沟边。 性喜湿润，耐涝，也较耐旱	分布于我国东北至西南。 主产于贵州，云南也有部分产量	含挥发油、缬草酸等
蜘蛛香	败酱科缬草属多年生草本植物蜘蛛草（心叶缬草）*Valeriana jatamansi* Jones. 的根状茎及根	生于山顶草地、林中或溪边。 喜阴湿、肥厚土壤	分布于陕西、河南、湖北、湖南、四川、贵州、云南和西藏。 主产于贵州、湖北、河南、陕西等地	以粗壮、坚实、香气浓者为佳。 含总缬草素、黄酮类化合物

川续断科

川续断科植物主要药材

药材	基原	生态环境和生态习性	分布产地	质量评价及主要成分
续断	川续断科多年生草本植物川续断 *Dipsacus asperoides* C. Y. Cheng et T. M. Ai（*Dipsacus asper* Wall）. 的干燥根	生于土壤肥沃、潮湿的山坡、草地。 喜较凉爽湿润，耐寒，忌高温	主要分布于四川、湖北、湖南、云南、西藏等地。 主产于四川、湖北、湖南、贵州。野生或栽培	以条粗、质软、皮部绿褐色为佳。 含川续断皂苷Ⅵ等皂苷类成分

菊　科

苍　术

【基　原】为菊科苍术属植物茅苍术（南苍术）*Atractylodes lancea* DC. 或北苍术 *A. chinensis*（DC.）Koidz. 的根茎。

【生态环境】

茅苍术　多生于低山丘陵、杂草或树林中。

北苍术　多生长在森林草原地带的阳坡、半阴坡灌丛中。

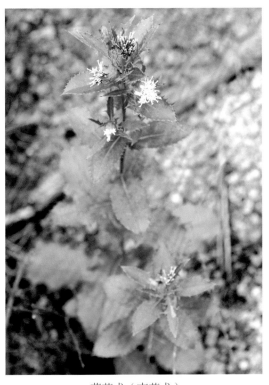

茅苍术（南苍术）
Atractylodes lancea DC.

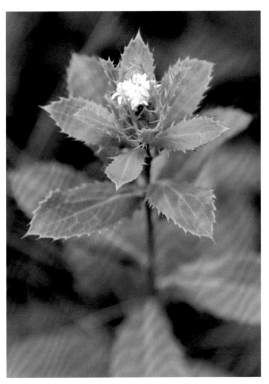

北苍术
A. chinensis（DC.）Koidz.

【生态习性】

茅苍术　喜凉爽温和、湿润的气候，耐寒力较强，但怕强光和高温，生长的适宜温度为15~25℃。

北苍术　耐寒性强、喜光照充足，昼夜温差较大的环境。

【分　布】

茅苍术　主要分布于江苏、湖北和河南等地。

北苍术　东北三省及河南、山东、山西、陕西、内蒙古、西藏、宁夏、甘肃等地。

【产　地】《神农本草经》载："生山谷"。《名医别录》："生郑山、汉中、南郑（陕西省）"。《新修本草》注释："郑山即南郑也，今处处有，以蒋山（江苏省）、白山（陕西）、茅山（江苏省）者为胜"。苏颂曰："术今处处有之，以茅山、嵩山者为佳"。

供应市场的货源主要依靠野生北苍术，现两种苍术均有少量栽培。

北苍术　主产于内蒙古东部（占全国苍术总产量的90%以上）及辽宁、吉林、黑龙江、河北。

南苍术　主产于江苏（句容、镇江、溧水）、湖北（襄阳、南漳）、河南（桐柏、唐河）等地，并以河南桐柏、安徽太平、江苏句容所产为佳。

20世纪60年代前产销量均在70万~100万千克，现年销量一般在250万~

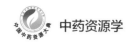
300 万千克。

【质量评价】以个大、质坚实、断面朱砂点多、香气浓者佳。

【主要活性成分】根茎含挥发油，主要成分为苍术素和苍术醇（茅术醇和 β - 桉叶油醇的混合物）。

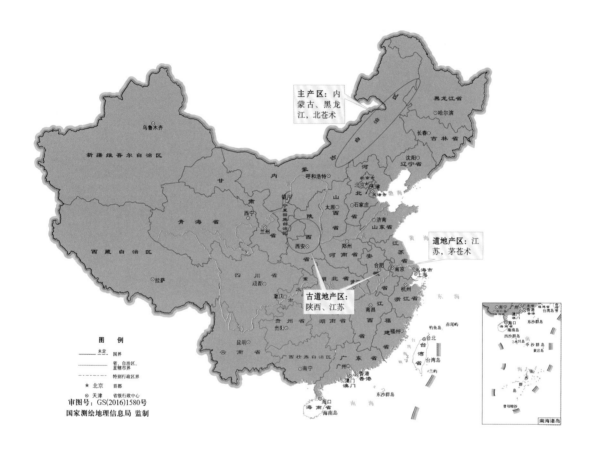

白　术

【基　原】为菊科多年生草本植物白术 *Atractylodes macrocephala* Koidz. 的干燥根茎。

【生态环境】野生白术生于山坡、林地及灌木林中。

【生态习性】喜凉爽气候，怕高温多湿，较耐旱，亦耐寒。要求土质疏松，肥力较高的土壤。

【分　布】分布于浙江、江西、湖南、湖北、陕西等地。

【产　地】《神农本草经》："以蒋山、白山（江苏江宁县）、茅山（江苏句容）者为胜"。《本草纲目》："术，白术也。浙术种平壤，颇肥力，因粪力也。歙术虽瘦小，得土气充也，胜于浙术"。《本草纲目拾遗》："于术，即野术之产于潜（浙江临安）者，出县治后鹤山（湖南靖县）为第一，今难得"。清康熙年间由浙江引入江西，18 世纪中叶传入湖南。

具有悠久的生产栽培和应用历史，商品基本来源于栽培。主产于浙江（磐安、新昌、

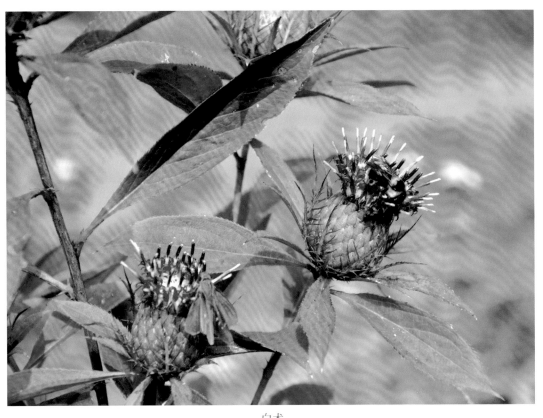

白术

Atractylodes macrocephala Koidz. 白术 *Atractylodes macrocephala* Koidz.

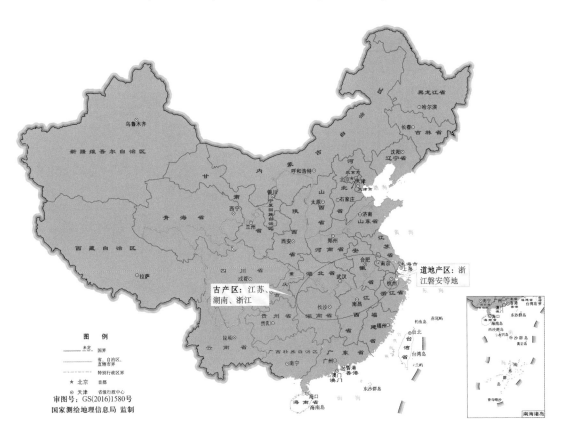

道地产区：浙江磐安等地

古产区：江苏、湖南、浙江

图 例

未定 国界
省、自治区、直辖市界
特别行政区界
★ 北京 首都
⊙ 天津 省级行政中心

审图号：GS(2016)1580号
国家测绘地理信息局 监制

南海诸岛

第十一章

325

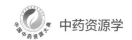

天台、嵊州、东阳等）、安徽（亳州、宁国）、河北（安国）以及湖南、湖北和重庆。20世纪 50 年代年产量为 200 万千克左右，90 年代初年销量达 800 万千克左右。

【质量评价】以个大、体重、质坚实、断面黄白色、香气浓者佳。

【主要活性成分】含苍术醇、苍术酮、白术内脂 A、白术内脂 B、3-β-乙酰氧基苍术酮等挥发油成分。

菊　花

【基　原】为菊科多年生草本植物菊 *Chrysanthemum morifolium* Ramat. 的干燥头状花序。

【生态习性】喜凉爽、较耐寒，生长适温 18~21℃，地下根茎耐旱，最忌积涝，喜地势高、土层深厚、富含腐殖质、疏松肥沃、排水良好的壤土。在微酸性至微碱性土壤中皆能生长。而以 pH 6.2~6.7 最好。

【分　布】全国各地均有栽培。

【产　地】《名医别录》载："菊花生雍州（陕西、甘肃一带）川泽及田野"。陶弘景曰："南阳郦县（河南）最多"。苏颂曰："处处有之，以南阳菊潭者为佳"。《本草衍义》曰："邓

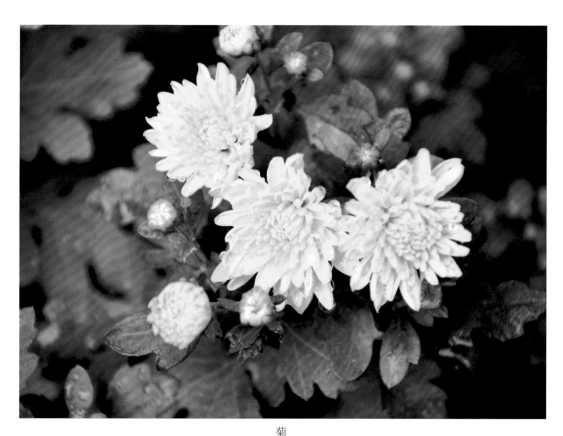

菊

Chrysanthemum morifolium Ramat.

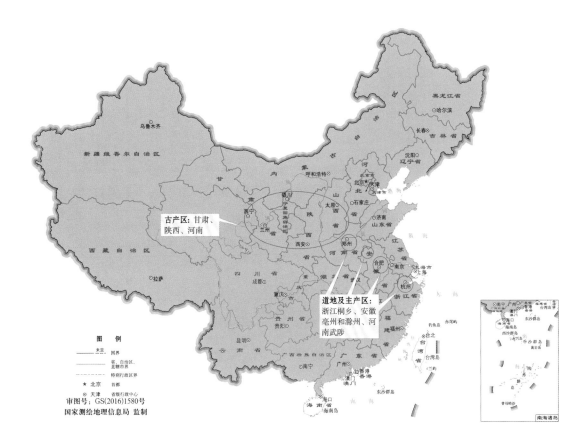

古产区：甘肃、陕西、河南

道地及主产区：浙江桐乡、安徽亳州和滁州、河南武陟

图 例
未定————国界
省、自治区、————直辖市界
特别行政区界
★北京 首都
◎天津 省级行政中心
审图号：GS(2016)1580号
国家测绘地理信息局 监制

州（河南）白菊者入药"。《本草纲目拾遗》引《百草镜》云："甘菊即茶菊，出浙江、江西者佳，形细小而香。产于亳州者不可用（作茶菊），白而微臭。近日杭州笕桥、安徽池州、绍兴新昌、湖北皆产入药"。20世纪50年代年产量50万~100万千克，现一般年产量500万~800万千克。

现药用菊花以河南、安徽、浙江等地栽培。在诸多产地所产的药用菊花中，被公认为道地药材的为亳菊（安徽亳县、涡阳）、滁菊（安徽滁州、全椒）、杭菊（浙江桐乡、海宁、嘉兴、湖州）和怀菊（河南鹿邑、沁阳、博爱），称"四大名菊"，此外还有贡菊（安徽黄山）。不同产地的菊花加工方法存在很大不同。

【质量评价】以花朵完整、不散瓣、色泽鲜艳、香气浓郁、无梗叶者佳。

【主要活性成分】含绿原酸、木犀草苷、3,5-O-二咖啡酰基奎宁酸等。

款冬花

【基 原】为菊科多年生草本植物款冬 *Tussilago farfara* L. 的干燥花蕾。

【生态环境】栽培或野生于河边、砂地。

【生态习性】喜凉爽潮湿环境，耐严寒，忌高温、干旱。适宜生长温度为15~25℃，

第十一章

327

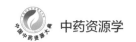

宜选山区或阴坡栽种，在平原可与果树间作。土壤以腐殖质多或微酸性砂质壤土为好。

【分　布】分布于河北、河南、湖北、四川、山西、陕西、甘肃、内蒙古、新疆、青海、西藏等地。

【产　地】《范子计然》曰："款冬花出三辅（指陕西）"。梁代陶弘景："第一出河北（河北省大名县东），其形如宿莼，未舒者佳，其腹里有丝。次出高丽百济（今韩国全州），其花乃似大菊花。次亦出蜀北部宕昌（甘肃宕昌），而并不如"。《新修本草》注："今出雍州南山（陕西、甘肃）溪及华州"。《图经本草》说："关中亦有之"。

款冬花野生家种兼有，年需要量 70 万 ~80 万千克。现主产于甘肃（泾川、灵台等）、陕西（府谷、子长等）、河南、四川。产于甘肃灵台地区及陕西榆林地区者，品质最优。

【质量评价】以花蕾朵大饱满、干燥、色泽鲜艳紫红、无花梗及泥土者为佳。

【主要活性成分】含款冬酮、芦丁等黄酮类成分及多糖。

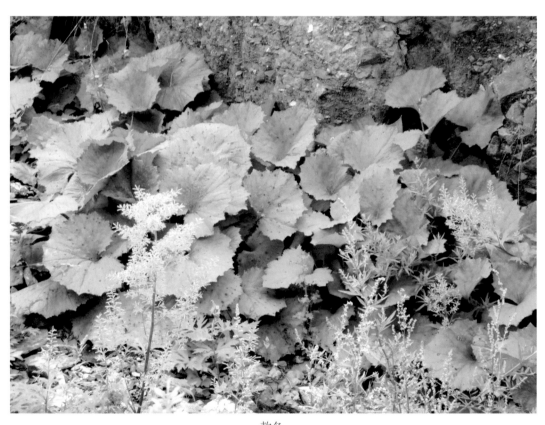

款冬

Tussilago farfara L.

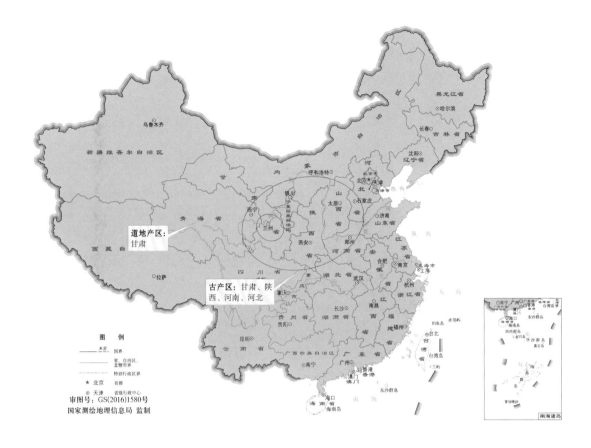

审图号：GS(2016)1580号
国家测绘地理信息局 监制

木 香

【基　原】为菊科多年生高大草本植物木香（云木香、广木香、青木香）*Aucklandia lappa* Decne. 的干燥根。

【生态环境】栽培于高山地区，在凉爽的平原和丘陵地区也可生长。

【生态习性】喜凉爽湿润气候，稍耐寒，怕高温，幼苗期怕直射光。宜选土层深厚、土质疏松、排水良好的砂壤土或壤土种植。

【分　布】原产印度，我国云南、四川、广东、广西、陕西、甘肃、湖北、湖南、西藏等地有引种栽培，以云南西北部种植较多，产量较大。

【产　地】木香原产于印度、巴基斯坦、缅甸，从广州进口，现主产云南。云南丽江和迪庆两地产量较大称为"云木香"，主产于广东省的称为"广木香"，进口木香主产于缅甸和巴基斯坦，称"老木香""新木香"。20世纪30年代从印度引进，60年代初产销量为50万千克左右，目前年需要量200万千克左右。

【质量评价】以质坚实、香气浓、根条均匀、质坚实、油性大、香气浓者佳。

【主要活性成分】含木香烃内酯和去氢木香内酯等挥发油类成分。

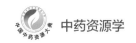

川木香

【基　原】为菊科多年生草本植物川木香 *Vladimira souliei*（Franch.）Ling 或灰毛川木香 *V. souliei*（Franch.）Ling var. *cinerea* Ling 的干燥根（铁杆木香，槽子木香）。

【生态环境】

川木香　生于高山草地及灌丛中。

灰毛川木香　生于高山山脊或阳坡草地。

【生态习性】宜选择排水、保水性能良好，土层深厚肥沃的砂壤。对前茬要求不严，但忌连作。

【分　布】

川木香　分布于四川西部、西藏东部。

灰毛川木香　分布于四川西部、云南、西藏东部。

【产　地】有栽培，主产于四川雅安、阿坝和凉山地区。

【质量评价】以根条粗大、香气浓、含油多、少裂沟者为佳。

【主要活性成分】含木香烃内酯、去氢木香内酯等成分。

牛蒡子

【基　原】为菊科二年生草本植物牛蒡 *Arctium lappa* L. 的干燥成熟果实。

【生态环境】多生于山野路旁、沟边、荒地、山坡向阳草地、林边和村镇附近。

【生态习性】喜温暖湿润气候，耐寒，耐旱，怕涝。

【分　布】分布于东北、西北、中南、西南及河北、山西、山东、江苏、安徽、浙江、江西、广西等地。

【产　地】年需要量100万千克左右，主产于甘肃、陕西等地。东北（关大力），浙江桐乡（杜大力）所产品质较优。此外湖北（汉大力）、四川（川大力）等地也产。江苏、浙江等地有栽培。

【质量评价】以粒大、饱满、色青白、有明显花纹者为佳。

【主要活性成分】含牛蒡苷、罗汉松脂酚等。

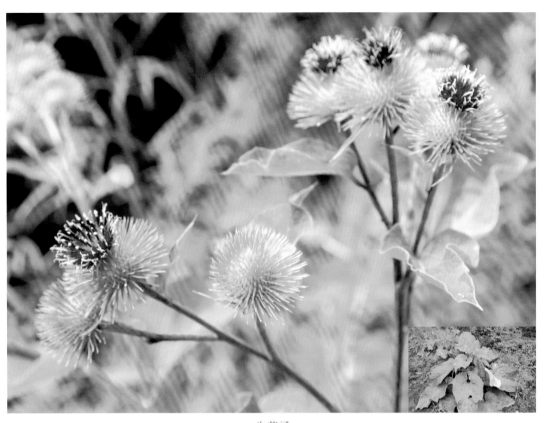

牛蒡子

Arctium lappa L.

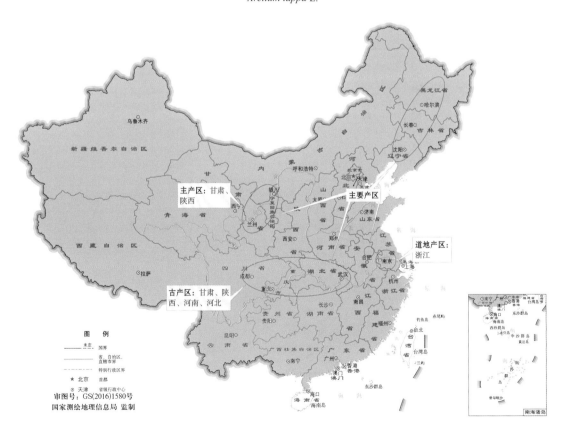

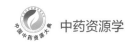

红　花

【基　原】为菊科一年生草本植物红花 *Carthamus tinctorius* L. 的干燥花。

【生态习性】有抗寒、耐旱和耐盐碱能力，适应性较强，生活周期 120 天。

【分　布】原产中亚地区。全国各地多有栽培。

【产　地】栽培品种，年需要量一般 140 万千克。河南（延津、许昌等）和新疆（吉木萨尔、奇台等）栽培面积较大，此外，四川（平昌、简阳等）、浙江（慈溪、余姚等）等地也有少量栽培。河南以采花为主，新疆通常采集种子榨油。

【质量评价】以花瓣长、色红黄、鲜艳、气香、质柔嫩者佳。

【主要活性成分】含羟基红花黄色素 A、山奈素、红花醌苷、新红花苷、红花苷等。

青　蒿

【基　原】为菊科二年生植物黄花蒿（香蒿）*Artemisia annua* L. 的干燥地上部分。

【生态环境】生长于河岸、砂地、村落旁及海边。

【生态习性】喜温暖湿润气候，耐寒、耐旱。适应性较强，对土壤要求不严。

【分　布】分布于黑龙江、吉林、辽宁、河北、山东、山西、陕西、江苏，安徽、江

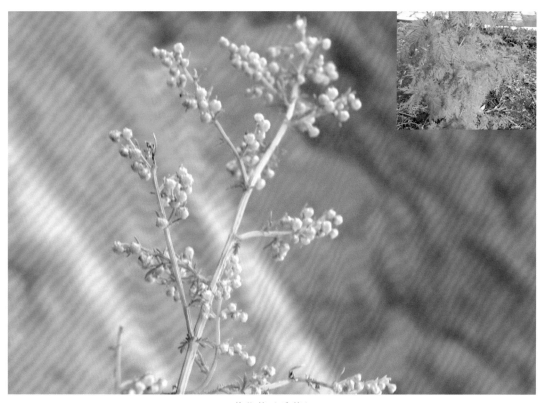

黄花蒿（香蒿）

Artemisia annua L.

西、湖北、浙江、福建、广东等地。

【产　地】野生或栽培。生长在广西、广东、湖南、四川、浙江等南方产地，青蒿素含量较高。主产广西、重庆、四川、广东、湖南等地。

【主要活性成分】含青蒿素和东莨菪内酯等及挥发油等成分。

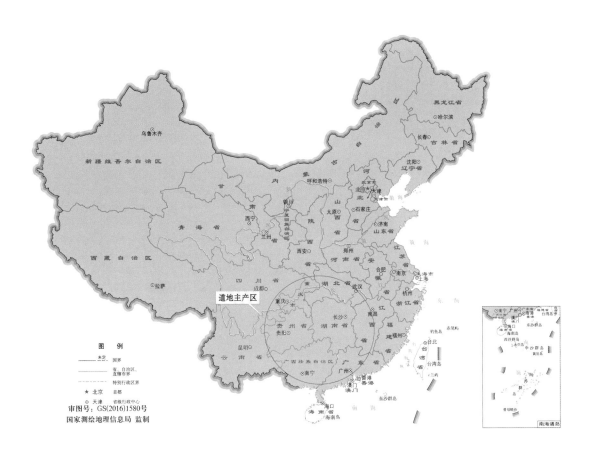

茵　陈

【基　原】为菊科二年生植物滨蒿 *Artemisia scoparia* Waldst. et Kit. 或茵陈蒿 *Ar. capillaris* Thunb. 的地上部分。春季采收的习称"绵茵陈"，秋季采割的称"茵陈蒿"。

【生态环境】

滨蒿　生于草原和荒漠带中的山坡，带砾石或砂质的土地上，盐碱化的草甸中。

茵陈蒿　生于低海拔地区河岸、海岸附近的湿润砂地、路旁及低山坡地区。

【生态习性】适宜生长于丘陵坡地、河谷、河床固定砂丘、砂质草地、干山坡等砂质土壤上，在轻度盐渍化的土壤上生长尚好。

【分　布】

滨蒿　分布于我国东北、内蒙古、河北、山西、山东、陕西、甘肃、宁夏、青海。

茵陈蒿　分布于辽宁、河北、陕西（东部、南部）、山东、江苏、安徽、浙江、江西、福

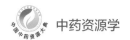

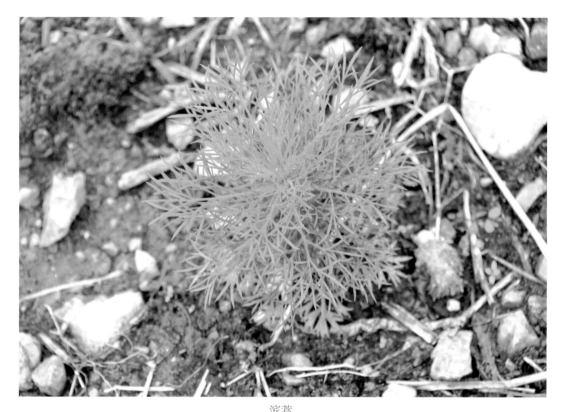

滨蒿

Artemisia scoparia Waldst. et Kit.

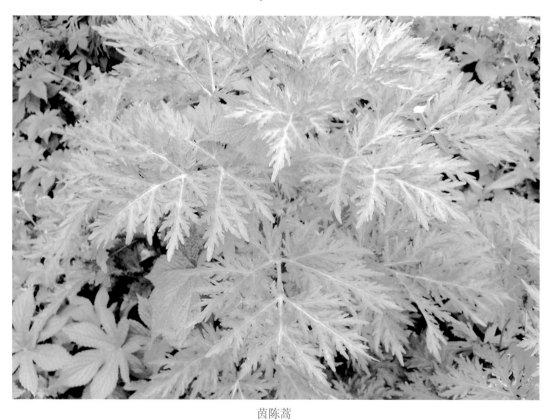

茵陈蒿

Ar. capillaris Thunb.

建、台湾、河南（东部、南部）、湖北、湖南、广东、广西及四川等地。

【产　地】

滨蒿　主产于东北地区及河北、山东等地。

茵陈蒿　主产于陕西、山西、安徽等地；以陕西产者（西茵陈）质量最佳。

【质量评价】以质嫩、绵软、灰白色、香气浓者佳。

【主要活性成分】含 6,7- 二甲基七叶树内酯、对羟基苯乙酮及挥发油。

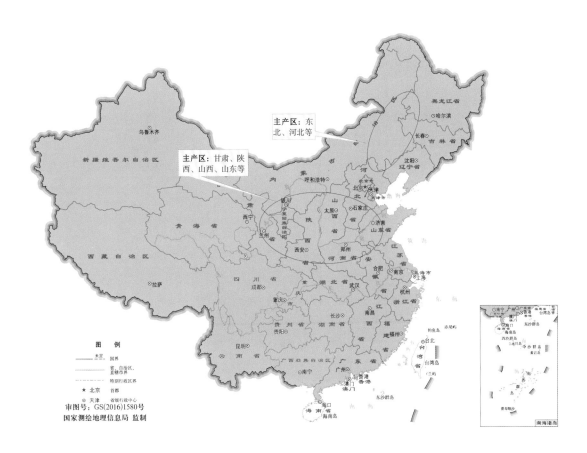

禹州漏芦

【基　原】为菊科多年生草本植物蓝刺头 *Echinops latifolius* Tausch. 或华东蓝刺头 *E. grijisii* Hance. 的干燥根。

【生态环境】

蓝刺头　生于向阳的山坡、草地、路边。

华东蓝刺头　生于山坡草地。

【生态习性】喜光照、耐旱、耐寒、耐瘠薄。

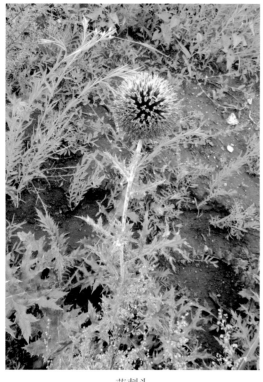

蓝刺头
Echinops latifolius Tausch.

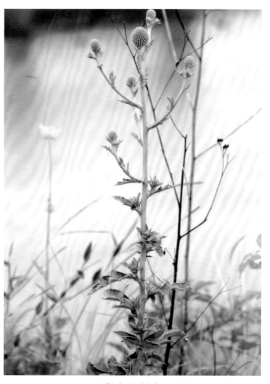

华东蓝刺头
E. grijisii Hance.

【分　布】

蓝刺头　分布黑龙江、吉林、辽宁、内蒙古、河北、山东、山西、陕西、甘肃等地。

华东蓝刺头　分布于江苏、安徽、浙江、江西。

【产　地】《神农本草经》《本草经集注》《名医别录》《蜀本草》均记载"其生乔山（陕西、内蒙古间子午岭），八月采根，阴干"。《本草图经》记载"生乔山山谷，今京东州郡及秦（甘肃天水）海州（江苏连云港）皆有之"。《本草蒙筌》记载"单州（山东单县）出者为胜，八月采根阴干。"

商品来源野生，主产于河南、安徽、湖北等地。

蓝刺头　主产于西北至东北；

华东蓝刺头　主产于河南、安徽、湖北等地。

【质量评价】以枝条粗长，表面土棕色，质坚实，长短整齐者为佳。

【主要活性成分】含 α - 三联噻吩、5-（丁烯 -3 炔 -1）-2,2'联噻吩、熊果酸和齐墩果酸等。

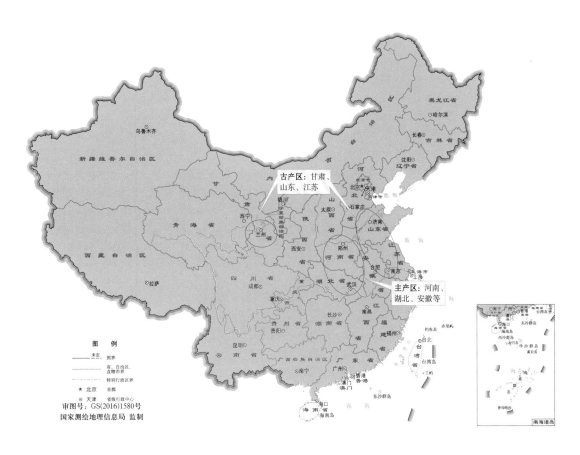

菊科植物其他主要药材

药材	基原	生态环境和生态习性	分布产地	质量评价及主要成分
水飞蓟	菊科一年生或二年生植物水飞蓟 *Silybum marianum*（L.）Gaertn. 的干燥成熟果实	适应性较强，生长期3个月左右，耐瘠耐碱，不耐涝	原产亚洲中部，非洲，地中海地区。20世纪70年代引入我国。黑龙江、辽宁、河北、江苏有栽培。主产于黑龙江省北部逊克、伊春等地	主要含有水飞蓟宾、飞蓟宁、水飞蓟亭、水飞蓟醇等黄酮醇类成分
艾叶	菊科多年生草本植物艾 *Artemisia argyi* Levl.et Vant. 的干燥叶	生长于路旁、草地、荒野等处。喜温暖湿润，耐寒、耐旱。适应性较强	几乎分布于全国各省。全国大部分地区多有生产。野生	含桉油精桉叶精、α-侧柏酮、α-水芹烯等挥发油成分
旋覆花	菊科多年生草本植物旋覆花 *Inula japonica* Thunb. 或欧亚旋覆花 *I. britannica* L. 的干燥花序。地上部分称为"金沸草"	生于山坡路旁、湿润草地、河岸和田埂上。喜温暖湿润	分布于东北、华北及陕西、甘肃、新疆、河南等地。主要为野生，主产河南、江苏、河北、浙江、安徽和黑龙江、吉林、辽宁等地	以朵大、金黄色、有白绒毛、无枝梗者为佳。含旋覆花内酯、槲皮素、咖啡酸等
苍耳子	菊科一年生草本植物苍耳 *Xanthium sibiricum* Patr. 的干燥成熟带总苞的果实	生于平原、丘陵、低山、荒野、路边、沟旁、田边、草地、村旁等处。适应性强，喜光、耐瘠薄	分布于全国各地。主产于山东、江西、湖北、江苏等地	苍耳苷、苍耳醇、异苍耳醇等
大蓟	菊科植物一年生或二年生蓟 *Cirsium japonicum* Fisch. ex DC. 的干燥地上部分	生于山坡、草地、路旁。喜温暖湿润气候，耐寒、耐旱。适应性较强	几乎分布于全国各省。主产于我国长江流域和沿海省区。主要来源于野生	含柳穿鱼叶苷等黄酮类成分

337

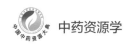

药材	基原	生态环境和生态习性	分布产地	质量评价及主要成分
小蓟	菊科一年生或二年生植物刺儿菜 Cirsium setosum (Willd) MB. 的干燥地上部分	生于山坡、河旁或荒地、田间。 喜温暖湿润，耐寒、耐旱	分布于除广东、广西、云南、西藏以外的全国各地。 主产于安徽、山东、江苏等地。来源于野生	生物碱、黄酮（蒙花苷等）、三萜以及简单酚酸成分
紫菀	菊科多年生草本植物紫菀 Aster tataricus L.f. 的干燥根和根茎	生于山地或河边草地。 喜温暖湿润气候，耐寒、耐涝。除盐碱地外均可栽种	分布于东北地区、河北等地。野生或栽培。河北、安徽等地亦有栽培。 主产于安徽亳州及河北安国两大产区，安国产的紫菀质量好，在国内外有较高的名气	含紫菀酮、紫菀皂苷、槲皮素和挥发油等
佩兰	菊科多年生草本植物佩兰 Eupatorium fortunei Turcz. 的干燥地上部分	生于路边灌丛或溪边。 喜温暖湿润气候，耐寒、怕旱、怕涝	分布于河北、山东、江苏及长江以南等地。 主产于江苏、浙江、河北等地。野生或栽培	含挥发油
天山雪莲	菊科多年生草本植物天山雪莲 Saussurea involucrate (Kar. et Kir.) Sch. Bip. 的干燥地上部分，系维吾尔族习用药材，故已被国家列为三级保护植物	生长于天山山脉海拔4000米左右的悬崖陡壁之上、冰渍岩缝之中。 耐奇寒、生长地终年积雪不化	雪莲花除产西藏外，主要分布在新疆、青藏高原和云贵高原一带。已有栽培	芦丁等总黄酮、绿原酸等成分
千里光	菊科多年生攀援状草本植物千里光 Senecio scandens Buch-Ham. 的干燥地上部分	生于山坡、疏林下、林边、路旁、沟边草丛中。 适应性很强，既耐潮湿又耐干旱	分布于江苏、安徽及长江以南等地。 主要依靠野生，产于江苏、浙江、广西、四川	含阿多尼弗林碱、千里光碱等生物碱，金丝桃苷、槲皮素等黄酮类成分
墨旱莲	菊科一年生草本植物鳢肠 Eclipta prostrate L. 的干燥地上部分	生长于田野、路边、溪边及阴湿地上。 喜湿润，耐阴湿	全国大部分省份有分布。依靠野生。 主产于江苏、江西、浙江、广东等地	含木犀草素等黄酮类成分及蟛蜞菊内酯等
鼠曲草	菊科一、二年生草本鼠曲草属植物鼠曲草 Gnaphalium affine D. Don. 的全草	生于山坡、路旁、田边	分布于华东、中南、西南及河北、陕西、台湾等地。 主产于江苏、浙江、福建等。来源于野生	含黄酮类成分等
野菊	菊科多年生草本植物野菊 Chrysanthemum indicum L. 的干燥头状花序	生于山坡草地、灌丛、河边湿地、滨海盐渍地、田边及路旁。 喜凉爽湿润，耐寒	除新疆北部外，广布我国各地，资源十分丰富。 主产于山西、陕西、河南、湖北，大别山历来是野菊花的主产地	含蒙花苷、木犀草素等黄酮类成分及绿原酸等
蒲公英	菊科植物蒲公英 Taraxacum mongolicum Hand. Mazz.、碱地蒲公英 T. borealisinense Kitam. 或同属数种植物的干燥全草	生长于山坡草地、路旁、河岸沙地及田野间。 适应性强，喜光不耐阴、耐寒、耐旱	全国大部分地区均有分布。来源于野生	含咖啡酸、绿原酸及黄酮类成分
鬼针草	菊科一年生草本植物鬼针草（三叶）Bidens pilosa L. 的干燥全草	生于路边荒地、山坡及田间。 喜温暖湿润	全国大部分地区均有分布，产于华东、华中、华南、西南	含金丝桃苷等黄酮类成分

药材	基原	生态环境和生态习性	分布产地	质量评价及主要成分
豨莶草	菊科一年生草本植物豨莶 *Siegesbeckia orientalis* L.、腺梗豨莶 *S. pubescens* Makino 或毛梗豨莶 *S. labrescens* Makino. 的干燥地上部分	生于山野、荒草地、灌丛及林下。 适应性强。喜温暖、湿润	豨莶主要分布于秦岭及长江以南； 腺梗豨莶分布于西南及东北、华北、华中等地； 毛梗豨莶分布于江苏、安徽以南等地。 药材主产于我国中部及北部。以湖北、湖南、江苏等地产量较大	以枝嫩叶多、肥壮、干燥、色绿、无杂质者为佳。 含奇壬醇等萜类成分
蓍草	菊科多年生草本植物高山蓍 *Achillea alpine* L. 的干燥地上部分 注：千叶蓍 *Achillea millefolium* L. 和西南蓍 *A. wilsoniana* Heim. 也常做本品使用	生于向阳山坡草地、林缘、路旁及灌丛间。 耐寒，喜温暖、湿润	分布于东北、华北及宁夏、甘肃、河南等地。 本草记载多产于河南，现主产于江西	含绿原酸、琥珀酸、延胡索酸等
灯盏细辛（灯盏花）	菊科多年生草本植物短葶飞蓬 *Erigeron breviscapus* (Vant.) Hand-Mazz. 的干燥全草	生于中山和亚高山开旷山坡，草地或林缘。 幼苗怕旱、怕涝、怕晒，成株喜阳	分布于云南、四川、贵州、广西、湖南、西藏地区。 主产于云南	灯盏乙素、野黄芩苷等成分
金龙胆草	菊科一年或多年生草本植物小苦蒿（矮脚苦蒿、熊胆草）*Conyza blinii* Levl. 的全草	生于路旁、田野等较干旱处。 喜光、喜温暖，耐旱	分布于云南、四川，主产云南。 主要野生	含皂苷、生物碱类成分
野马追	菊科植物多年生草本轮叶泽兰（尖佩兰）*Eupatorium lindleyanum* DC. 的地上部分	生于湿润山坡、草地、溪旁。 喜温暖湿润气候，耐寒，不怕水涝，喜肥	除新疆外全国各地均有分布。 主产于江苏，多为栽培	以叶多、色绿、带初开的花者为佳。 含槲皮素、棕矢车菊素等黄酮成分
臭灵丹草	菊科多年生草本植物臭灵丹（翼齿六凌菊）*Laggera pterodonta* (DC.)Benth. 的全草	在乡间的路边房角、荒坡野地。 喜温暖湿润，适应性强	分布主产于云南、四川、西藏等地	含洋艾素
鹅不食草	菊科一年生匍匐状柔软草本植物鹅不食草 *Centipeda minima* (L.) A. Br. et Aschers. 的干燥全草	生于稻田或阴湿处、路旁。 喜湿、耐寒，不耐干旱	几乎分布于全国各省区。 主产浙江、湖北、江苏、广东等地	以色灰绿、刺激性气强者为佳。 含老鹳草素等黄酮类成分
鹤虱	菊科多年生草本植物天名精 *Carpesium abrotanoides* L. 的果实。 注：南鹤虱为伞形科植物野胡萝卜的果实	生于砂性土壤上，田边、路旁。 喜温暖湿润和阴湿	分布于东北、华北和河南、陕西、甘肃、贵州等地。 主产于河南、山西、贵州	以粒匀、充实、尝之有黏性者为佳。 含挥发油
漏芦	菊科多年生草本植物祁州漏芦 *Rhaponticum uniflorum* (L.) DC. 的干燥根	生于向阳的山坡、草地、路边。 喜温暖低温，怕热雨，忌涝	分布于东北、华北、西北等地。 主产于河北、辽宁、山西	以外皮灰黑色、条粗、质坚、不裂者为佳。 含 α-三联噻吩、β-蜕皮甾酮等成分

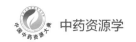
第五节　单子叶植物

泽泻科

泽　泻

【基　原】为泽泻科多年生水生草本植物泽泻 *Alisma orientalis*（Sam.）Juzep. 的干燥块茎。

【生态环境】野生于沼泽、河沟等潮湿地；多栽培在海拔 800 米以下的肥沃而稍带黏性的土壤。

【生态习性】喜光、喜湿、喜肥的特性，要求气候温和，光照充足、土壤湿润的条件。

【分　布】分布黑龙江、吉林、辽宁、河北、河南、山东、江苏，浙江、福建、江西，

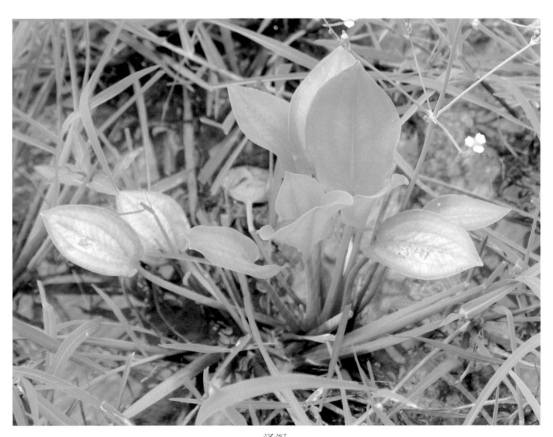

泽泻

Alisma orientalis（Sam.）Juzep.

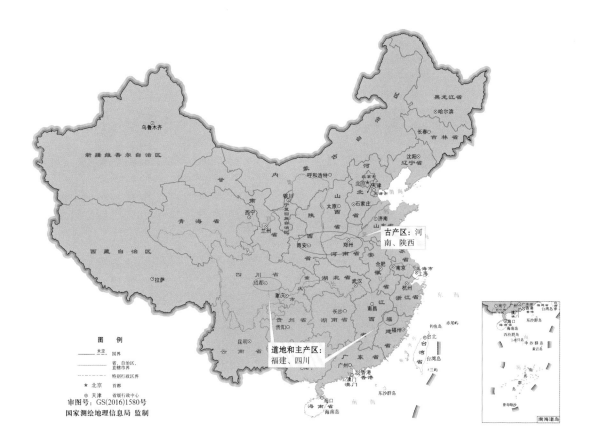

四川、贵州、云南、新疆等地。

【产　地】《图经本草》："泽泻生汝南（河南驻马店）池泽，今山东，河陕江淮亦有之，以汉中者为佳"。《唐本草》注："今汝南不复采用，惟以泾州、华州者（陕西）为善也"。《本草蒙筌》："淮北虽生，不可药用"。《药物出产辨》："福建省建宁府上"。

近代主产福建、四川，栽培或野生。福建（建瓯、龙海、同安三个产地）种植泽泻具有悠久的历史，泽泻醇 B 含量最高，称为"建泽泻"，个大，形圆而光滑，传统认为质量佳。四川（都江堰、新都、蒲江、彭山等）产量大，称"川泽泻"，个较小，皮较粗糙。此外江西、广东、广西、湖南、湖北亦有产。20 世纪 50 年代年产量一般为 50 万 ~60 万千克，20 世纪 80 年代后正常年销量约为 250 万千克。

【质量评价】以个大、质坚、色黄白、粉性足者为佳。

【主要活性成分】含四环三萜酮醇衍生物，包括泽泻醇 A、B、C，泽泻醇 A 乙酸酯、泽泻醇 B 乙酸酯以及泽泻醇 C 乙酸酯等。

第十一章

341

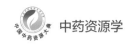

棕榈科

棕榈科植物主要药材

药材	基原	生态环境和生态习性	分布产地	质量评价及主要成分
槟榔 大腹皮	槟榔为棕榈科植物常绿乔木槟榔 *Areca catechu* L. 的种子，大腹皮是槟榔经加工除去外果皮的干燥成熟果皮	亚洲热带地区广泛栽培。 喜高温湿润气候，耐肥，不耐寒，16℃就会有落叶，5℃就会受冻害	我国引种栽培已有1500年的历史，海南、台湾、广西、云南、福建等省均有栽培。 药食两用，20世纪80年代前主要依靠进口，现主产海南、台湾。国外以印度尼西亚、印度、菲律宾等地产量大	以粒大圆整、体重质坚、无破粒、断面色鲜艳者佳。 果实中含有槟榔碱、总酚和单宁等成分
棕榈	棕榈科雌雄异株植物常绿乔木棕榈 *Trachycarpus fortunei*（Hook.）H. Wendl. 的干燥叶柄。棕榈常用于庭院、路边及花坛之中，适于四季观赏	喜温暖湿润，极耐寒，较耐阴，成品极耐旱，不能抵受太大的日夜温差	除西藏外我国秦岭以南地区均有分布。 多栽培，以四川、云南、贵州、湖南、湖北、陕西最多	含棕榈油。
血竭	棕榈科常绿藤本植物麒麟竭 *Daemonorops draco* Bl. 果实及树干中的树脂		主产于印度尼西亚、马来西亚、伊朗。我国广东、海南、台湾等地也有种植。原我国每年进口约1万千克。目前国产血竭多为百合科剑叶龙血树或柬埔寨龙血树树脂，进口血竭较为少见	以外色黑似铁、研沫红似血、火燃呛鼻者为佳。 含血竭素等成分

天南星科

天南星

【基　原】为天南星科多年生雌雄异株植物天南星 *Arisaema erubescens*（Wall.）Schott、异叶天南星 *Ar. heterophyllum* Bl. 或东北天南星 *Ar. amurense* Maxim. 的干燥块茎。

【生态环境】

天南星　生于荒地、草坡、灌木丛及林下。

异叶天南星　生于灌丛、草地及林下。

东北天南星　生于林下和沟旁。

【生态习性】喜冷凉湿润气候和阴湿环境，怕强光，应适度荫蔽或与高秆作物、林木间作。以选湿润、疏松、肥沃富含腐殖质的壤土或砂质壤土栽培，黏土及洼地不宜种植。山区可在山间沟谷、溪流两岸或疏林下的阴湿地种植。忌连作。

【分　布】

天南星　分布于河北、河南、广西、陕西、湖北、四川、贵州、云南、山西等地。

异叶天南星　分布于黑龙江、吉林、辽宁、浙江、江苏、江西、湖北、四川、陕西等地。

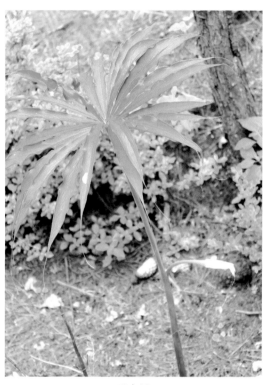

天南星

Arisaema erubescens（Wall.）Schott

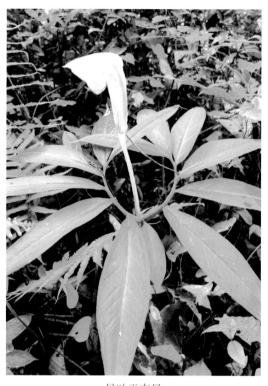

异叶天南星

Ar. heterophyllum Bl.

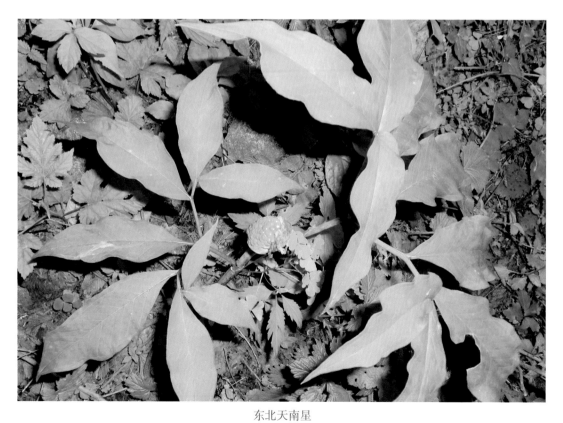

东北天南星

Ar. amurense Maxim.

第十一章

343

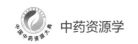

东北天南星 分布于辽宁、吉林、黑龙江、河北、江西、湖北、四川等地。

【产　地】天南星全国年需要量约为 30 万 ~50 万千克。

天南星 主产于四川（雅安、洪雅等）、云南（昭通、绥江等）、河南、贵州、陕西、甘肃、湖北、安徽、浙江等地，以四川雅安和河南禹州较著名。

异叶天南星 产于江苏、浙江等地。

东北天南星 主产于东北及山东、河北等地。

【质量评价】均以个大均匀，体坚实，色白，粉足者为佳

【主要活性成分】含三萜皂苷及芹菜素等黄酮类成分。

注：习惯以虎掌南星 *Pinellia pedatisecta* 做天南星使用。

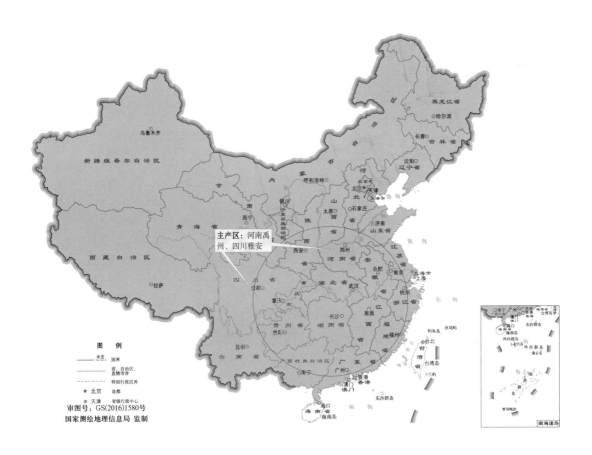

半　夏

【基　原】为天南星科多年生肉质草本植物半夏 *Pinellia ternata*（Thunb.）Breit. 的干燥块茎。

【生态环境】野生于山坡、溪边阴湿的草丛中或林下。

【生态习性】半夏根浅，喜温和、湿润气候，怕干旱，忌高温。夏季宜在半阴半阳地

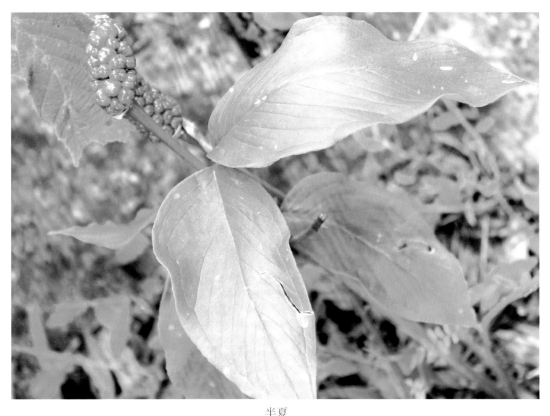

半夏

Pinellia ternata（Thunb.）Breit.

生长，畏强光；在阳光直射或水分不足条件下，易发生倒苗。耐阴，耐寒，块茎能自然越冬。要求土壤湿润、肥沃、深厚，呈中性的砂质壤土较为适宜。一般对土壤要求不严，除盐碱土、砾土、过砂、过黏以及易积水之地不宜种植外，其他土壤均可，但以疏松肥沃砂质壤土为好。

【分　布】除内蒙古、黑龙江、吉林、青海、新疆和西藏外，我国各地均有分布。

【产　地】陶弘景最早记载：半夏"生槐里（陕西南郑）川谷"，又说："槐里属扶风（陕西关中一带），今第一出青州（济南及胶东一带），吴中（苏州南部一带）亦有，以肉白者为佳，不厌陈久"。宋《图经本草》说："半夏今在处有之，以齐州（山东历城）者为佳，……"。明代，刘文泰等在《本草品汇精要》的"地道"项下亦写明"齐州"。《中国地道药材》称近代以河南、山东、江苏等省所产为地道。

20 世纪 90 年代前均为野生。产于四川（南充、广安等）、甘肃（天水、西和）、湖北、安徽、江苏、河南、浙江等地，以四川产量大、质量好。20 世纪 50 年代年销量平均 100 万千克，20 世纪 70 年代 200 万千克，现多为栽培，一般年需要量 250 万千克。

【质量评价】以粒大、色白、质坚实、粉星细腻者为佳。

【主要活性成分】含麻黄碱等生物碱及琥珀酸等有机酸类成分。

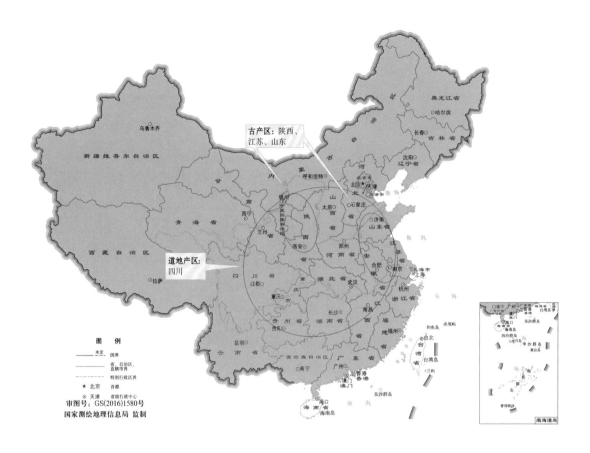

天南星科植物其他主要药材

药材	基原	生态环境和生态习性	分布产地	质量评价及主要成分
藏菖蒲	天南星科多年生挺水型草本植物藏菖蒲（水菖蒲）*Acorus calamus* L. 的干燥根茎。系藏族习用药材	常生于池塘、河流、湖泊岸边的浅水处。喜水湿，10℃以下停止生长	分布于全国各地 主产于湖北、湖南、辽宁、四川	含 β - 细辛醚、α - 细辛醚等挥发油
白附子	天南星科多年生肉质草本植物独角莲 *Typhonium giganteum* Engl. 的干燥块茎	生于阴湿的荒地、山坡、水沟旁。喜凉爽和较阴湿	中国特有物种，产于河南、河北、山东、湖北、陕西、甘肃、四川至西藏南部。主产于河南的禹州、湖北的恩施、江西的九江、陕西的汉中、四川的江油、甘肃的天水等地	含白附子胆碱等
千年健	天南星科多年生草本植物千年健 *Homalomena occulta*（Lour.）Schott. 的干燥根茎	生于沟谷密林下，竹林和山坡灌丛中。喜温暖、湿润、郁闭，怕寒冷、干旱和强光直射	主要分布于云南、广西、贵州、广东、海南、四川。年产量不大，多以进口为主。少量栽培	含芳樟醇等挥发油
石菖蒲	天南星科多年生草本植物石菖蒲 *Acorus tatarinowii* Schott（A.gramineus *auctnon* Soland.）的根状茎	生于山谷湿地、山沟、溪边石、或溪涧潮湿流水的岩石间上。喜阴湿、不耐阳光暴晒，不耐干旱，稍耐寒	分布于长江流域及其以南各地。主产于四川、浙江、江苏、安徽等地	以条长、粗肥、断面类白色、纤维少者为佳。含苯丙素、α、β - 细辛醚等成分

浮萍科

浮萍科植物主要药材

药材	基原	生态环境和生态习性	分布产地	质量评价及主要成分
浮萍	浮萍科多年生漂浮植物紫萍 *Spirodela polyrrhiza*（L.）Schleid. 的干燥全草	生于湖沼、池塘或水田中。喜温气候和潮湿，忌严寒	我国各地均有分布	含多糖、木犀草素等

鸭跖草科

鸭跖草科植物主要药材

药材	基原	生态环境和生态习性	分布产地	质量评价及主要成分
鸭跖草	鸭跖草科一年生草本植物鸭跖草 *Commelina communis* L. 的全草	生于湿润阴处，在沟边、路边、田埂、荒地、宅旁墙角、山坡及林缘草丛中均可见。喜温暖湿润，耐寒	全国各地均有分布	含异荭草素等黄酮类成分及多糖

谷精草科

谷精草科植物主要药材

药材	基原	生态环境和生态习性	分布产地	质量评价及主要成分
谷精草	谷精草科多年生草本植物谷精草 *Eriocaulon buergerianum* Koern. 带花茎的花序	生于池沼、溪沟、水田边等潮湿处。喜温暖潮湿，忌干旱、忌严寒	分布于安徽、江苏及长江以南等地。主产于江苏、浙江、湖北等地	以花序大而紧密、干燥、色灰白，花茎短、无杂质者为佳。含总黄酮等多酚类成分

灯心草科

灯心草科植物主要药材

药材	基原	生态环境和生态习性	分布产地	质量评价及主要成分
灯心草	灯心草科多年生草本水生植物灯心草 *Juncus effuses* Linn. 的全草。四川所产灯心草，剥去外皮的称为"灯心"，未去皮的称为"灯草"	生长在河边、池旁、水沟边、稻田旁、草地上、沼泽湿处。喜湿、忌干旱	几乎分布全国各省。主产于江苏、四川、云南、浙江、福建、贵州亦产	含去氢厄弗酚等菲类及黄酮类成分

347

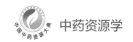

莎草科

香　附

【基　原】为莎草科多年生草本植物莎草 *Cyperus rotundus* L. 的干燥根茎。

【生态环境】生于山坡草地、耕地、路旁、水边的潮湿处。

【生态习性】喜温暖湿润气候和潮湿环境，耐寒。宜选疏松的砂壤土栽培为宜。

【分　布】分布于华北、中南、西南及辽宁、陕西、甘肃、台湾等地。

【产　地】《本草图经》曰："原生博平郡（山东聊城）池泽中，河南及淮南下湿地即有，今涪都（重庆）最饶"。据《本草蒙筌》记载："近道（浙江）效野俱生，高州（广东阳江）出者独胜"。《本草品汇精要》则云："澧州（湖南）、交州（广东红河三角州）者最胜。"

　　现有少量栽培，主产山东、浙江、湖南、河南。其他地区亦多有生产。其中山东产者称为"东香附"，浙江产者称为"南香附"，品质较佳。20 世纪 50 年代前，仅浙江生产，年产量 100 万千克左右，现一般年需要量 150 万 ~200 万千克。

【质量评价】以个大、色棕褐色、质坚实、香气浓者为佳。

【主要活性成分】含 α - 香附酮等黄酮成分。

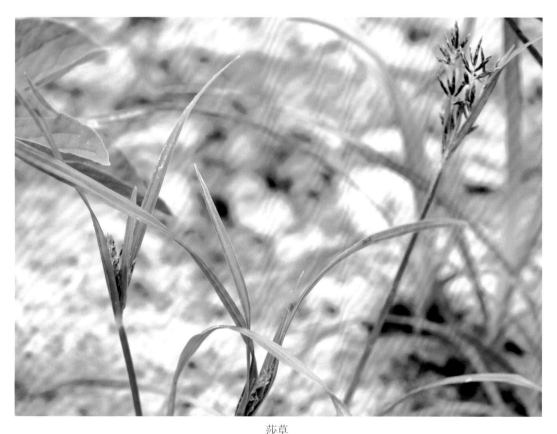

莎草

Cyperus rotundus L.

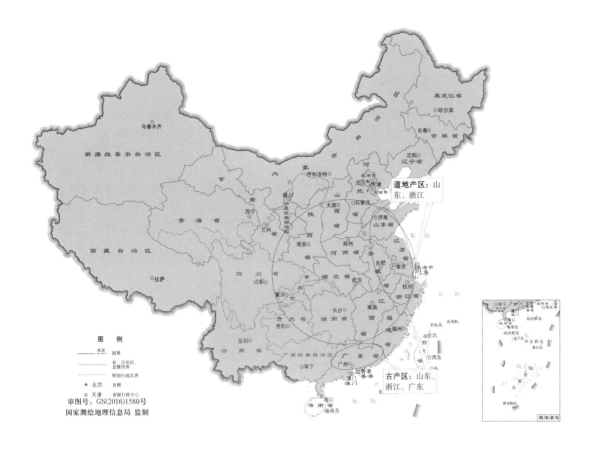

道地产区：山东、浙江

古产区：山东、浙江、广东

图例

━━━ 国界
———— 省、自治区、直辖市界
-·-·-· 特别行政区界
★ 北京 首都
◎ 天津 省级行政中心

审图号：GS(2016)1580号
国家测绘地理信息局 监制

南海诸岛

禾本科

禾本科植物主要药材

药材	基原	生态环境和生态习性	分布产地	质量评价及主要成分
薏苡仁	禾本科一年或多年生草本植物薏苡 Coix lacryma-jobi L. var. mayuen (Roman.) Stapf 的干燥成熟种仁	多生于屋旁、荒野、河边、溪涧或阴湿山谷中。喜温暖湿润，怕干旱、耐肥	全国大部地区均有分布，一般多为栽培品。我国大部分地区均产，主产福建、河北、辽宁	含脂肪油、亚油酸及甘油三油酸酯等
天竺黄	禾本科多年生高大植物青皮竹 Bambusa textilis Mc Clure. 或华思劳竹（薄竹）Schizostachyum Chinese Rendle. 等秆内分泌液干燥后的块状物	青皮竹生于土壤疏松、湿润、肥沃的立地，河岸溪畔最适合生长；华思劳竹生于山地常绿阔叶灌木林中。喜温暖湿润	青皮竹分布于广东、广西、台湾、湖南、福建、云南南部等华南地区；主产于广东，以广宁县最多，也是全世界最大的青皮竹中心。华思劳竹分布和主产于云南	含胆碱、生物碱、多种氨基酸和有机酸
白茅根	禾本科多年生草本植物白茅 Imperata cylindrica Beauv. var. major (Nees) C. E. Hubb. 的干燥根茎	生于低山带、砂质草甸、河岸与海滨。适应性强，耐荫、耐瘠薄和干旱，喜湿润疏松土壤	分布于东北、华北、华东、中南、西南及陕西、甘肃等地。主产于广东、广西等地，河北也有产出	含芦竹素、白茅素、香草酸、对羟基肉桂酸、多糖等成分

第十一章

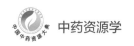

续　表

药材	基原	生态环境和生态习性	分布产地	质量评价及主要成分
竹茹	禾本科木质化乔木状植物青秆竹 *Bambusa tuldoides* Munro.、大头典竹 *Sinocalamus beecheyanus*（Munro）Mc-Clure var. *pubescens* P. F. Li. 或淡竹 *Phyllostachys nigra*（Lodd.）Munro var. *henonis*（Mitf.）Stapf ex Rendle. 茎秆的干燥中间层。前者称"散竹茹"，后者称"齐竹茹"	青竿竹多生于平地、丘陵；大头典竹生于山坡、平地或路旁；淡竹通常栽植于庭院。喜温暖潮湿，忌严寒及强风	青竿竹分布于广东、广西；大头典竹分布于广东、海南及广西；淡竹通常栽植于庭院。主产于广东、海南	黄酮类、多糖类及三萜化合物木栓酮等成分

香蒲科

香蒲科植物主要药材

药材	基原	生态环境和生物特性	分布产地	主要成分及质量评价
蒲黄	香蒲科多年生水生草本植物水烛香蒲 *Typha angustifolia* L.、东方香蒲 *T. orientalis* Presl. 的干燥花粉	水烛香蒲生于浅水；东方香蒲生于水旁或沼泽中。喜温暖湿润及潮湿环境	几乎分布全国。主产于江苏、浙江、安徽、山东等地	以色鲜黄、光滑、纯净者为佳。含柚皮素、香蒲新苷、异鼠李素 -3-O- 新橙皮糖苷、异鼠李素、槲皮素 -3-O-（2-G-α-L- 鼠李糖基）- 芸香糖苷、槲皮素 -3-O- 新橙皮糖苷、山柰酚、槲皮素等黄酮类成分及多糖

姜　科

砂　仁

【基　原】为姜科多年生草本植物阳春砂 *Amomum villosum* Lour.、绿壳砂 *A. villosum* Lour. var. *xanthioides* T. L. Wu et Senjen. 或海南砂 *A. longiligulare* T. L. Wu. 的干燥成熟果实。

【生态环境】

阳春砂　生于山谷林下，阴湿地，或栽培。

绿壳砂　生于林下阴湿处或栽培。

海南砂　生于山谷密林中。

【生态习性】喜热带、南亚热带季雨林温暖湿润气候，不耐寒，能耐暂短低温，怕干旱，忌水涝。需适当荫蔽，喜漫射光。宜选森林保持完整的山区沟谷林，有长流水的溪沟两旁，传粉昆虫资源丰富的环境，以上层深厚、疏松、保水保肥力强的壤土和砂壤上栽培，不宜在黏土、砂土栽种。

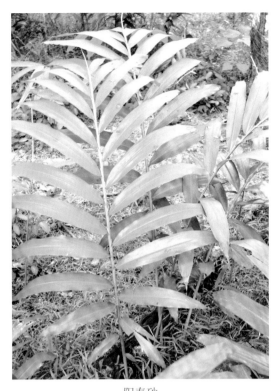

阳春砂

Amomum villosum Lour.

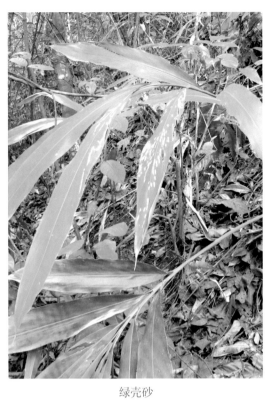

绿壳砂

A. villosum Lour. var. *xanthioides* T. L. Wu et Senjen.

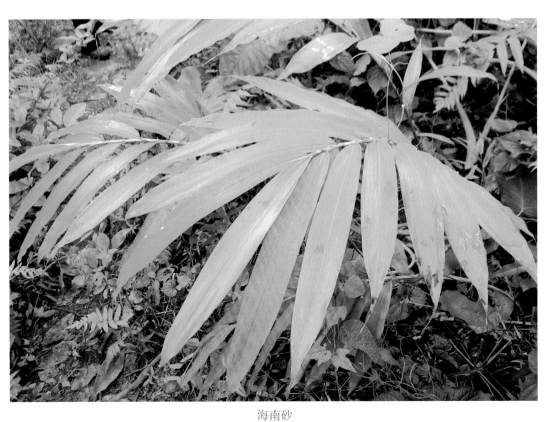

海南砂

A. longiligulare T. L. Wu.

第十一章

351

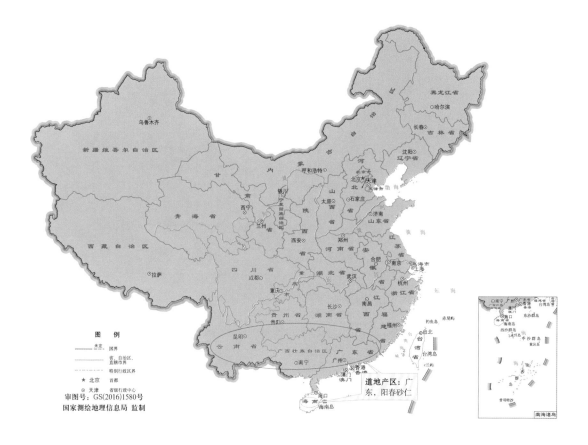

【分　布】

阳春砂　分布于福建、广东、广西、云南等地。现广东、广西、云南等地区均大面积栽培。

绿壳砂　分布于云南南部。

海南砂　分布于海南。广东、海南大面积栽培。

【产　地】过去依靠进口，20 世纪 60 年代砂仁销量 10 多万千克，现一般年销量 40~50 万千克。

阳春砂　主产于广东（阳春、高州）、广西（钦州、防城、百色），质量为最佳。

绿壳砂　主产于云南（勐腊、思茅等）。

海南砂　主产于海南（琼海、文昌）。

【质量评价】以个大饱满、气味浓厚为佳。

【主要活性成分】含挥发油及槲皮素等。

莪 术 郁 金 片姜黄

【基　原】

莪术　为姜科多年生草本植物蓬莪术 *Curcuma phaeocaulis* Val.、广西莪术 *C. kwang-siensis* S. G. Lee et C. F. Liang. 或温郁金 *C. wenyujin* Y. H. Chen et C. Ling. 的干燥根茎，后者习称"温莪术"；片姜黄为温郁金的干燥根茎。

郁金　为上述植物及姜黄的 C. longa L. 块根，温郁金称"温郁金"、姜黄称"黄丝郁金"，其余按性状不同习称"桂郁金"或"绿丝郁金"。

姜黄　为姜科多年生宿根草本植物姜黄 C. longa L. 的干燥根茎。

【生态环境】

蓬莪术　生于山野、村旁半阴湿的肥沃土壤上，亦见于林下。

广西莪术　栽培或野生于山坡草丛及灌木丛中。

温郁金　生于土质肥沃、湿润的向阳山坡或田地，多栽培。

姜黄　栽培或野生于平原、山间草地或灌木丛中。

【生态习性】宜温暖湿润、阳光充足的环境。以土层深厚、排水良好、疏松肥沃的砂质壤土为佳。

【分　布】

蓬莪术　分布于广东、广西、四川、云南等地，浙江、福建、湖南等地有少量栽培。

广西莪术　分布于广西。

温郁金　分布于四川。

姜黄　分布于福建、广东、广西、云南、四川、湖北、陕西、江西、台湾等地。

【产　地】莪术的三大产区，福建、四川和广西。20 世纪 70 年代，年产量稳定在 20

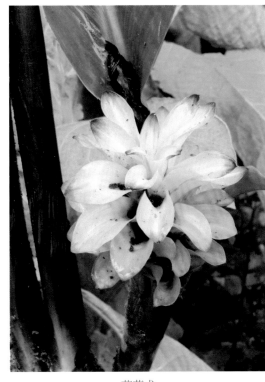

蓬莪术

Curcuma phaeocaulis Val.

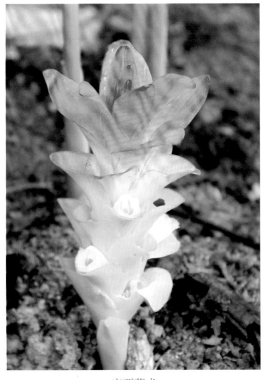

广西莪术

C. kwangsiensis S. G. Lee et C. F. Liang.

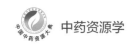

万~30 万千克，一般正常年销量 40 万~50 万千克。由于郁金与莪术均来源于同种植物，两者产量基本相等，莪术年需要量远远少于郁金，所以有些地方只收郁金不收莪术。

温莪术　主产浙江（瑞安、瓯海）、福建（安溪、南安）等地。

蓬莪术　主产于四川、福建等地。

广西莪术　主产于广西。

姜黄　主产于四川、福建等地。

郁金栽培有 1000 余年的历史，以四川犍为为原始产区，20 世纪 50~70 年代年平均产量为 30 万~40 万千克，一般年需要量 120 万~150 万千克。

温郁金（黑郁金）　主产于浙江（瑞安、瓯海）、福建（安溪、南安）等地，以瑞安为著名产地。

黄丝郁金（广郁金、姜黄郁金）　主产四川（崇州、双流），以崇州为著名产地。

桂郁金（莪术）　主产于广西（横县、贵县等）、广东（高要、四会等）。

绿丝郁金（川郁金）　主产于四川（温江、崇州等）、湖北、湖南等地。

滇郁金　主产于云南。

【质量评价】

莪术　以个大均匀、质坚体重、表皮光滑、断面浅棕色、气香、辛苦者佳。

郁金　以个大、坚实、肥满、皱纹细、断面黄者佳。

姜黄　以质坚实、断面金黄、香气浓厚者为佳。

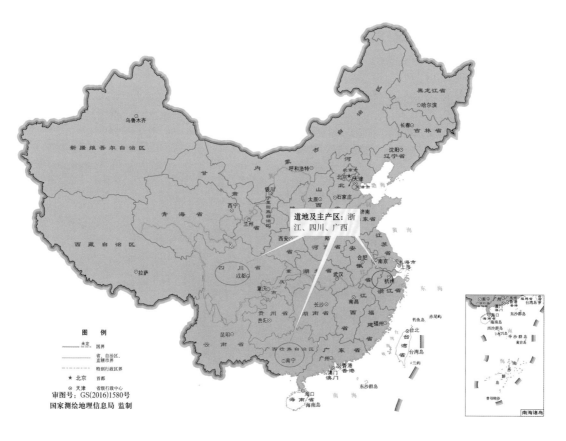

【主要活性成分】

莪术　含莪术醇、吉马酮和莪术二酮等挥发油、姜黄素等成分。

郁金　含挥发油、多糖、姜黄素等成分。

姜黄　含姜黄素、甲氧基姜黄素和双脱甲氧基姜黄素等成分。

姜

【基　原】为姜科多年生草本植物姜 *Zingiber officinale* Rosc. 的新鲜根茎。

【生态习性】喜温暖湿润的环境条件，不耐低温霜冻；喜弱光，不耐强光；对水分要求严格，既不耐旱也不耐湿。喜肥沃疏松、富含有机质、排灌方便的微酸性土壤。

【分　布】我国中部、东南部至西南部各省区广为栽培。

【产　地】姜作为经济作物，栽种历史悠久，《史记·货殖列传》："千畦姜韭，此其人与千户侯等。"秦汉时期四川是姜的主要产地，前引《吕氏春秋》"杨朴（四川）之姜"，《本草纲目》："生犍为（四川犍为县）川谷"。魏晋以后，姜亦出荆州、扬州。陶弘景："干姜今惟出临海、章安（浙江台州），两三村解作之。蜀汉姜旧美，荆州有好姜，而并不能作干者"。唐宋疆域一统，药用姜主要来源于南方，唐代土贡干姜，主要有剑南道之成都

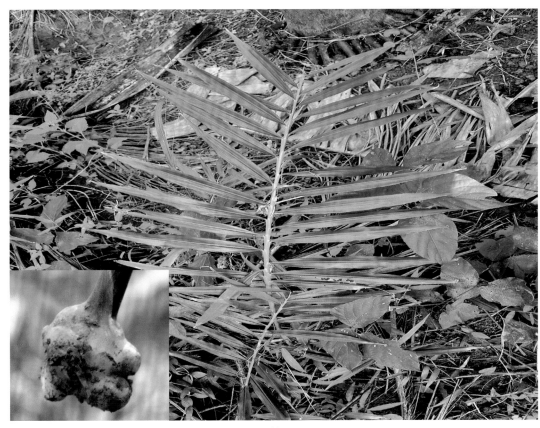

姜

Zingiber officinale Rosc.

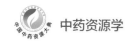

府，江南东道之杭州、台州、福州、泉州，江南西道之虔州，山南东道之襄州。《本草图经》："今处处有之，以汉、温、池州者良。"尽管四川一直被认为是姜的道地产区，但唐宋时期姜的主要产地已转移至江浙。明清时姜的产地依然在江浙。《本草崇原》云："临海、章安、汉、温、池州皆能作之，今江西、浙江皆有，而三衢开化者佳。"《增订伪药条辨》云："干姜，湖南均州出，小双头内白色为均姜，最佳。浙江台州出者，为台姜，个小，肉黑黄者次之。其他江南、江西、宁国、四川皆出，个大坚实、内肉色白为佳。"正因为四川在当时已经失去道地优势，故作为拾遗补缺之书，赵学敏将"川姜"收入《本草纲目拾遗》云："出川中，屈曲如枯枝，味最辛辣，绝不类姜形，亦可入食料用。"综上所述，南方各省都适合药用姜的生长，而以四川犍为、浙江台州历史最为悠久，习惯上亦认为此两处所出最良，应是规范化种植的最宜地区。

均系栽培，也为副食品调料。主产于四川、湖北、广东、广西、福建、贵州等地。四川犍为和沐川是古今干姜主产地，所产干姜品质最优，为道地产区。药用年销量约为200万千克以上。

【质量评价】以块茎坚实肥壮、外皮细、内色白、粉性足，味辛辣者佳。

【主要活性成分】含6-姜辣素及姜醇、姜烯、莰烯、水茴香烯等挥发油成分。

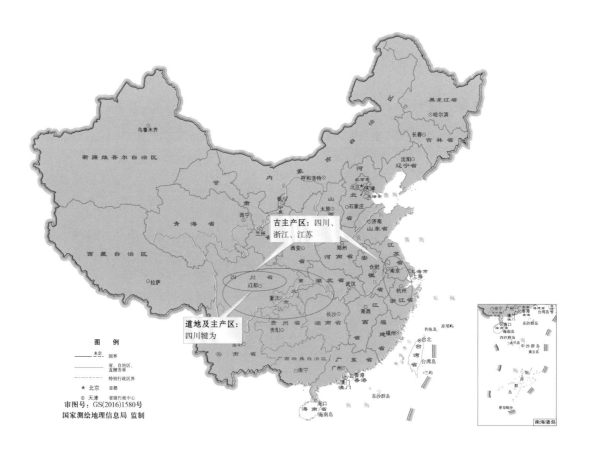

姜科植物其他主要药材

药材	基原	生态环境和生态习性	分布产地	质量评价及主要成分
高良姜	姜科多年生草本植物高良姜 Alpinia officinarum Hance. 的干燥根茎	生长在路边、山坡的草地或灌木丛中。喜温暖润	野生主要分布于海南、广东、广西、云南及福建、江西、台湾。主产于广东、广西、台湾等地，其中以广东徐闻县种值面积大、产量高、质量好	以分枝少、色红棕、香气浓、味辣的为佳。含挥发油及高良姜素、山柰素-4'-甲醚、高良姜素-3-甲醚等黄酮类成分
益智	姜科多年生草本植物益智 Alpinia oxyphylla Miq. 的果实	生于林下阴湿处。喜温暖湿润，半阴植物	分布于广东和海南，福建、广西、云南亦有栽培。主要栽培，主产海南（屯昌、澄迈等）、广东。年需要量20万~30万千克	以粒大肥圆、油性足、气浓香者佳。含挥发油、多糖、圆柚酮等黄酮类成分
草果	姜科多年生草本植物草果 Amomum tsao-ko Crevost et Lemaire. 的干燥成熟果实	生于沟边林下。喜温暖湿润，怕热、怕旱、怕霜冻	分布于广西和云南南部地区。主产于广西、云南	以个大、饱满、色红棕、气味浓的为佳。含桉油精等挥发油成分
豆蔻	姜科多年生草本植物白豆蔻 Amomum kravanh Pierre ex Gagnep. 或爪哇白豆蔻 A. compactum Soland ex Maton. 的干燥成熟果实。按产地不同分为"原豆蔻"和"印尼白蔻"。注：草豆蔻为姜科植物 Alpinia katsumadai Hayata 的近成熟种子	生于山沟阴湿处，我国多栽培于树荫下。喜温暖、潮湿，喜肥	白豆蔻主产越南、泰国，广东、广西、云南均有栽培；爪哇白豆蔻原产于印度尼西亚，海南、云南、广西均有栽培。主产于越南、泰国、印度尼西亚及广东、广西、云南	豆蔻仁含桉油精等挥发油成分
草豆蔻	姜科多年生草本植物草豆蔻 Alpinia katsumadai Hayata. 的干燥近成熟种子	生于林缘灌木丛边缘的草丛中或山坡高草丛中。喜温暖湿润和半荫蔽的环境	分布和主产于广东、广西等地。野生	含山姜素、小豆蔻明及挥发油成分
山柰	姜科多年生宿根草本植物山柰（沙姜）Kaempferia galanga Linn. 的根茎。药食两用品种	喜生于山坡、林下、草丛中。耐旱、耐瘠、怕浸	分布和主产于广东、广西、台湾、福建及云南等地。广东省化州市所出产的山柰质量佳。以家种为主，野生品已很少	含挥发油
红豆蔻	姜科多年生草本植物大高良姜 Alpinia galanga Willd. 的果实	生于山坡、旷野的草地或灌丛中。喜温暖湿润和向阳环境。稍耐旱，怕水渍	分布于广东、海南、广西、云南。主产于广东、广西、云南	含挥发油类成分

百合科

知 母

【基 原】为单子叶植物百合科多年生草本植物知母 Anemarrhena asphodeloides Bge.

第十一章

的干燥根茎。

【生态环境】生于向阳干燥的山坡、丘陵草丛或草原地带，常成群生长。

【生态习性】喜温暖，耐干旱，能耐寒。

【分　布】分布于东北、华北及陕西、宁夏、甘肃、山东、江苏等地。

【产　地】《范子计然》云："出三辅（陕西中部地区），黄白者善"，是对知母产地的最早记载。《本草经集注》曰："生河内川谷""今出彭城（徐州）"。《图经本草》云："今濒河怀、卫、彭德诸郡及解州、滁州亦有之"。《本草品汇精要》还指出知母的道地药材产地："卫州、威腾群"，描述了知母的主要分布区域为河北、陕西、山西等黄河以北地区。

以野生为主，少有栽培，现主产于河北、山西、内蒙古，此外东北及陕西、甘肃、山东等地也有产出。以河北易县所产药材质量较佳，称"西陵知母"。20 世纪 50~60 年代，年销量 30 万 ~50 万千克，一般年产销量 110 万 ~120 万千克。

【质量评价】以根条肥大、毛色金黄、质坚柔润，断面黄白色、味苦发黏者佳。

【主要活性成分】根茎含多种皂苷，其皂苷元为菝葜皂苷元。

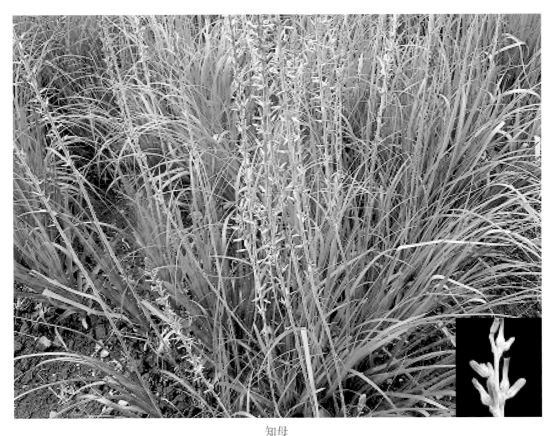

知母

Anemarrhena asphodeloides Bge.

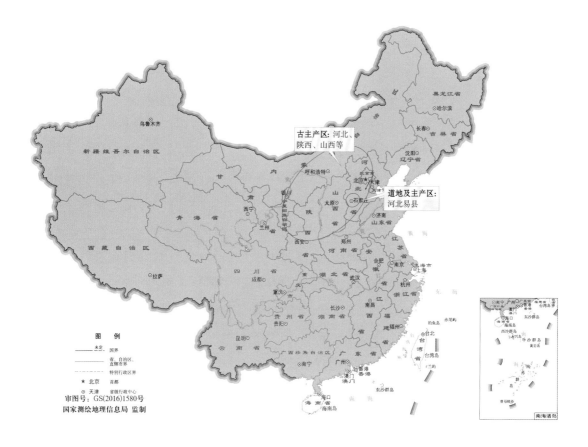

审图号：GS(2016)1580号
国家测绘地理信息局 监制

图例
—— 未定 国界
—— 省、自治区、直辖市界
—— 特别行政区界
★ 北京 首都
⊙ 天津 省级行政中心

古主产区：河北、陕西、山西等

道地及主产区：河北易县

南海诸岛

川贝母

【基 原】为百合科多年生草本植物川贝母 *Fritillaria cirrhosa* D.Don.、暗紫贝母 *Fr. unibracteata* Hsiao et K. C. Hsia.、甘肃贝母 *Fr. przewalskii* Maxim.、梭砂贝母 *Fr. delavayi* Franch.、太白贝母 *Fr. taipaiensis* P. Y. Li. 或瓦布贝母 *Fr. unibracteata* Hsiao et K.C. Hsia var. *wabuensis*（S. Y. Tang et S. C. Yue）Z. D. Liu, S. Wang et S. C. chen. 的干燥鳞茎。按性状不同分别习称"松贝""青贝""炉贝"和"栽培品"。

【生态环境】

川贝母　生长于温带高山、高原地带的针阔叶混交林、针叶林、高山灌丛中。

暗紫贝母　野生于阳光充足、腐殖质丰富、土壤疏松的草原上。

甘肃贝母　野生于高寒山地之灌丛或草地间。

梭砂贝母　野生于高寒地带流石滩之岩石缝隙中。

太白贝母　生于山坡草丛中或水边。

瓦布贝母　生于高海拔地区山坡草丛或阴湿灌木丛中。

【生态习性】川贝母喜冷凉的气候，具有耐寒、喜湿、怕高温、喜荫蔽的特性。气温达到30℃或地温超过25℃，植株就会枯萎；海拔低、气温高的地区不能生存。

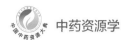
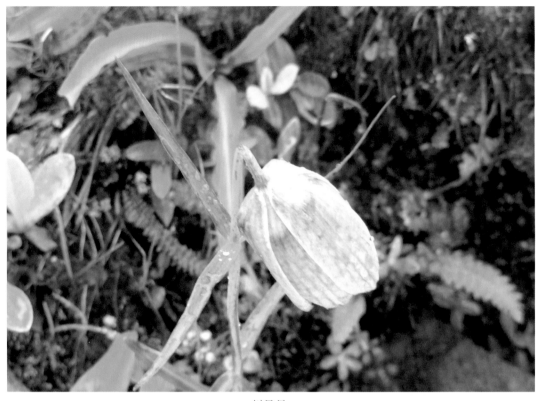

川贝母

Fritillaria cirrhosa D.Don.

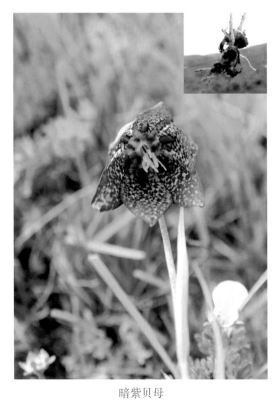

暗紫贝母

Fr. unibracteata Hsiao et K. C. Hsia.

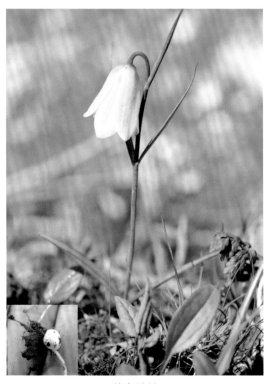

甘肃贝母

Fr. przewalskii Maxim.

【分 布】

川贝母　分布于四川西部及西南部、云南西北部、西藏南部及东部。

暗紫贝母　分布于四川西部、青海南部及甘肃南部。

甘肃贝母　分布于四川西部、青海东部及南部、甘肃南部。

梭砂贝母　分布于四川西部、云南西北部、青海南部、西藏东南部。

太白贝母　分布于湖北、陕西、甘肃、四川。

瓦布贝母　分布于海拔 4000 米左右的高山地带，分布带较窄。

【产 地】基本为野生。20 世纪 50 年代，年销量 4 万 ~5 万千克，20 世纪 70~80 年代年销量 14 万 ~18 万千克。

川贝母　主产于四川、云南。

暗紫贝母　主产于四川、青海等地。

甘肃贝母　主产于四川、甘肃、青海等地。

梭砂贝母　主产于四川、西藏、青海、云南等地。

太白贝母　主产陕西、甘肃、四川、湖北。

瓦布贝母　主产阿坝州茂县、黑水等地。

【质量评价】以质坚实、粉性足，色白者佳。

【主要活性成分】含生物碱。

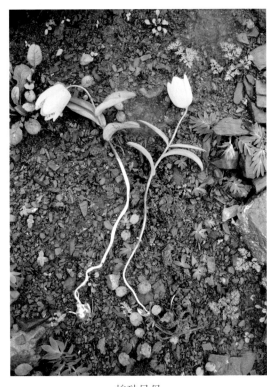

梭砂贝母

Fr. delavayi Franch.

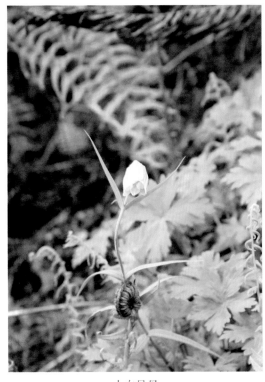

太白贝母

Fr. taipaiensis P. Y. Li.

第十一章

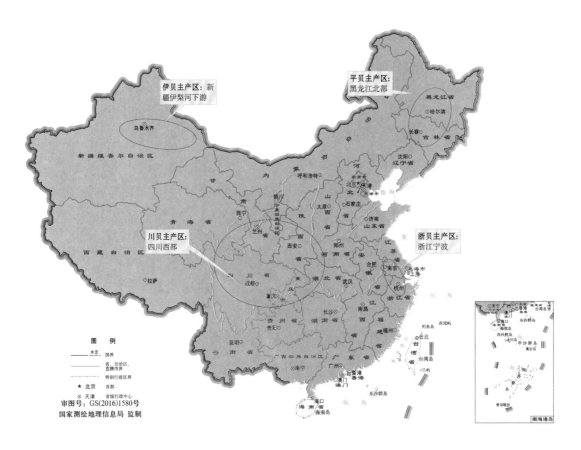

浙贝母

【基　原】为百合科多年生草本植物浙贝母 *Fritillaria thunbergii* Miq. 的干燥鳞茎。

【生态环境】生于湿润的山脊、山坡、沟边及村边草丛中。

【生态习性】喜欢温暖湿润气候，生长温度 4~30℃，过低或过高均休眠。土壤要求湿润砂质壤上（含水量在 80％），排水良好、光照充足的地方，比较耐寒。黏上、干旱的地方不适合栽培。

【分　布】分布于浙江、江苏、安徽、湖南等地。

【产　地】依靠栽培。浙贝母主产于浙江宁波。

【主要活性成分】含贝母素甲和贝母素乙等生物碱。

平贝母

【基　原】为百合科多年生草本植物平贝母 *Fritillaria ussuriensis* Maxim. 的干燥鳞茎。

【生态环境】多生长于我国东北地区的山脚坡地、阔叶林中、林缘、灌丛、草甸及河谷两岸。

【生态习性】

野生平贝母　喜冷晾、湿润气候，抗逆性强，具有耐低温，怕高温和干旱的特性。

人工栽培平贝　喜疏松肥沃的砂壤土，黏土地、砂地及低洼地不宜种植。

【分　布】主要分布于黑龙江、吉林、辽宁东部和北部山区。

【产　地】作为商品仅有 100 余年的历史，20 世纪 70 年代前，产量仅在 5 万~7 万千克，20 世纪 90 年代，产量达 10 万千克，现基本依靠栽培。黑龙江、吉林、辽宁东部和北部山区有大量种植。

【质量评价】以大小均匀、色白光滑、质坚粉细者佳。

【主要活性成分】含贝母素乙等生物碱。

伊贝母

【基　原】为百合科多年生草本植物新疆贝母 *Fritillaria walujewii* Regel. 或伊犁贝母 Fr. *pallidiflora* Schrenk. 的干燥鳞茎。

【生态环境】

新疆贝母　生于林下阴湿地。

伊贝母　生于林下或草坡上。

【生态习性】喜湿润凉爽气候，耐寒，怕高湿。对土壤要求不严，但以排水良好、土层深厚、疏松、富含腐殖质的砂壤土种植为最好。

【分　布】

新疆贝母　分布于新疆。

伊贝母　分布于新疆西。

【产　地】主要依靠栽培，产于新疆。

【主要活性成分】含西贝素、西贝素 - β -D- 葡萄糖苷、贝母辛、伊贝碱苷 B 等生物碱。

百　合

【基　原】为百合科多年生草本植物卷丹 *Lilium lancifolium Thunb.*、百合 *L. brownie* F. E. Brown var *viridulum* Baker. 或细叶百合 *L. pumilum* DC. 的干燥肉质鳞叶。

【生态环境】

卷丹　生于林缘路旁及山坡草地。

百合　生于山坡草丛中、疏林下、山沟旁、地边或村旁，也有栽培。

细叶百合　生长于山坡林下及山地岩石间。

【生态习性】性喜湿润、光照、要求肥沃、富含腐殖质、土层深厚、排水性极为良好的砂质土壤。

【分　布】

卷丹　分布于江苏、浙江、安徽、江西、湖南、湖北、广西、四川、青海、西藏、甘肃、陕西、山西、河南、河北、山东和吉林等地。

百合　分布于河北、山西、河南、陕西、湖北、湖南、江西、安徽和浙江。

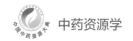

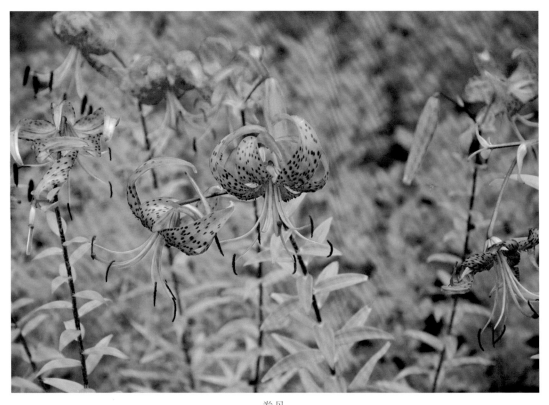

卷丹

Lilium lancifolium Thunb.

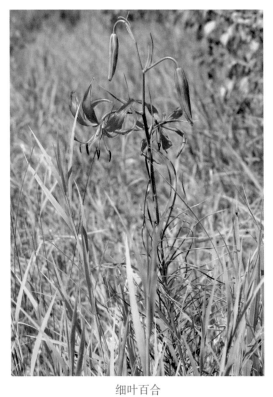

细叶百合

L. pumilum DC.

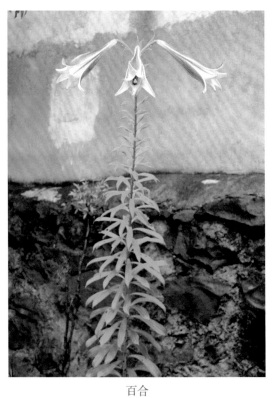

百合

L. brownie F. E. Brown var *viridulum* Baker.

细叶百合　分布于黑龙江、吉林、辽宁、河北、河南、山东、山西、陕西、甘肃、青海、内蒙古等地。

【产　地】

卷丹　主产于江苏（宜兴）、浙江（湖州）、安徽、湖南。现安徽种植面积较大。

百合　主产于湖南隆回、江西万载。兰州百合 L. davidii var. unicolor. 主要食用，非药用。

细叶百合　主产于黑龙江等地，少见。

我国药用百合的四大产区分别是安徽的霍山和天长、湖南龙山、湖南隆回、江西万载。

【质量评价】以野生、黄白色、味苦、瓣少而厚者佳。

【主要活性成分】富含淀粉、糖、蛋白质、果胶、生物碱等。

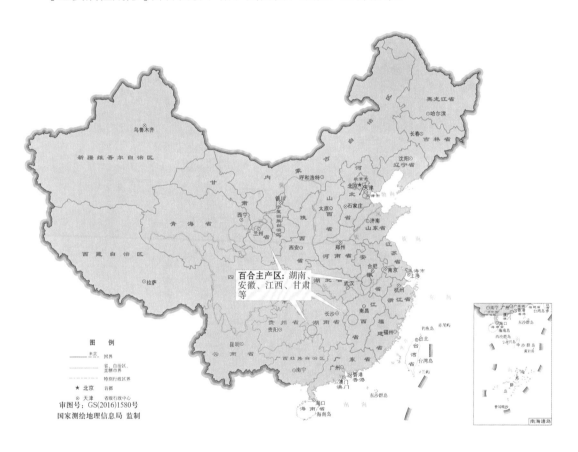

黄　精

【基　原】为百合科多年生草本植物滇黄精（大黄精）*Polygonatum kingianum* Coll.et Hemsl.、黄精（鸡头黄精）*P. sibiricum* Red. 或多花黄精（姜形黄精）*P. cyrtonema* Hua. 的干燥根茎。三者之间形态有较大差异。

【生态环境】

滇黄精　多生于阴湿的山坡林下或灌木丛中。

365

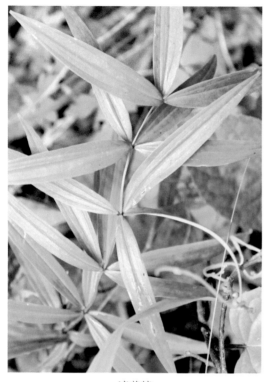

滇黄精

Polygonatum kingianum Coll.et Hemsl.

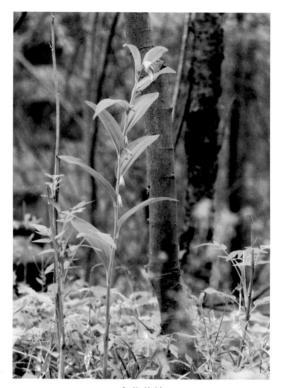

多花黄精

P. cyrtonema Hua.

黄精　生于荒山坡及山地杂木林或灌木丛的边缘。

多花黄精　生于山林、灌丛、沟谷旁的阴湿肥沃土壤中。

【生态习性】喜温暖湿润气候和阴湿的环境。耐寒，对气候适应性较强。可选择半高山或平地栽培，以土层深厚、肥沃、疏松、湿润的土壤栽培为宜。

【分　布】

滇黄精　分布于贵州、云南等地。

黄精　分布于黑龙江、吉林、辽宁、河北、山东、江苏、河南、山西、陕西、内蒙古等地。

多花黄精　分布于中南地区及江苏、安徽、浙江、江西、福建、四川、贵州等地。

【产　地】野生或栽培，目前市场主销姜形黄精和滇黄精。20 世纪 50~60 年代，年销量在 20 万 ~30 万千克，90 年代后为 50 万 ~80 万千克。

滇黄精　主产于贵州、广西、云南等地。

黄精　主产于河北、内蒙古、陕西等地，质量较佳。

多花黄精　主产于贵州、湖南、云南、安徽、浙江等地。

【质量评价】三种黄精均以块大、肥厚、柔软、色黄、味甜、断面角质透明、习称"冰糖渣"者为佳。

【主要活性成分】含多糖类成分。

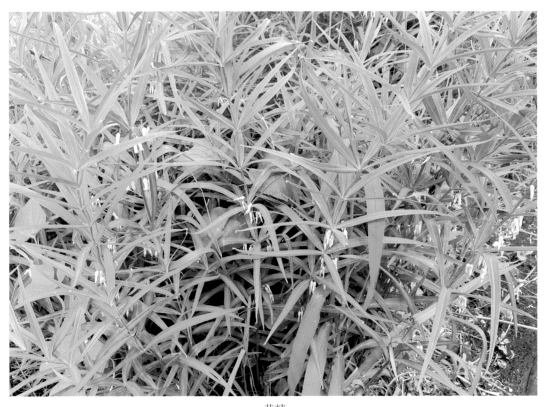

黄精

P. sibiricum Red.

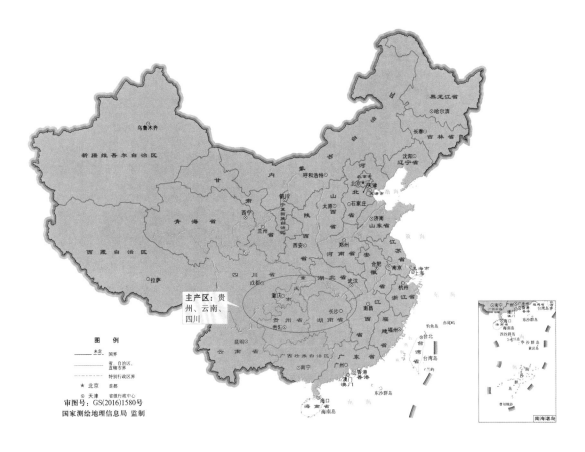

367

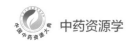

麦　冬

【基　原】为百合科沿阶草属植物麦冬 *Ophiopogon japonicus*（Thunb.）Ker-Gawl. 的干燥块根。

【生态环境】山沟、溪边、山坡林下。

【生态习性】喜温暖湿润、较荫蔽的环境。耐寒，忌强光和高温。

【分　布】分布于广东、广西、福建、台湾、浙江、江苏、江西、湖南、湖北、四川、云南、贵州、安徽、河南、陕西（南部）和河北。

【产　地】20 世纪 60 年代前后年购销量 120 万千克左右，90 年代产销量为 400 万千克左右，目前山麦冬（湖北麦冬）*Liriope spicata*（Thunb.）Lour · var. *prolifera* Y.T.Ma 充斥市场，本种麦冬产量较小。全部麦冬年需要量 600 万千克左右。主要为栽培品。

川麦冬　主产于四川绵阳地区（绵阳、三台等）。

杭麦冬　（浙麦冬、杭麦冬、笕麦冬）产于浙江慈溪、余姚、杭州等地，现产量较小。

野生麦冬　主产于贵州、四川、重庆等地。以浙江、贵州、四川产量大、质量好。

【质量评价】以粒肥大、色黄白、半透明、质柔、有香气、嚼之发黏者佳。

【主要活性成分】块根含多种甾体皂苷，其苷元为罗斯考皂苷元。

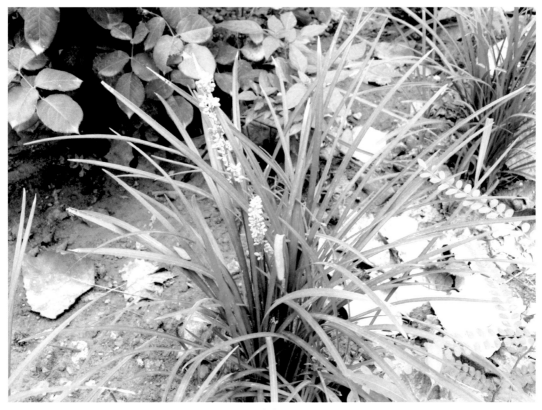

麦冬

Ophiopogon japonicus（Thunb.）Ker-Gawl.

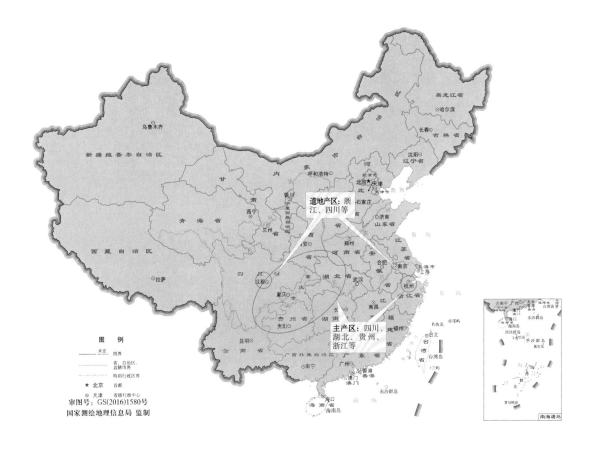

道地产区：浙江、四川等

主产区：四川、湖北、贵州、浙江等

图 例

审图号：GS(2016)1580号
国家测绘地理信息局 监制

山麦冬

【基　　原】为百合科多年生常绿草本植物湖北麦冬 *Liriope spicata*（Thunb.）Lour. var. *prolifera* Y. T.Ma. 或短葶山麦冬 *L. muscari*（Decne.）Baily. 的干燥块根。

【生态环境】生于山野间阴湿处，山谷林下及路旁。

【生态习性】喜阴湿，忌阳光直射，对土壤要求不严，以湿润肥沃为宜。

【分　　布】分布于浙江、安徽、江苏、福建、广西等地。

【产　　地】麦冬类药材主流商品为川麦冬和湖北麦冬。

湖北麦冬　多产湖北。

短葶山麦冬　多产于福建。

【质量评价】以断面淡黄色至棕黄色，角质样，易折断，嚼之黏性强者佳。

【主要活性成分】含山麦冬皂苷 B、J 及短葶山麦冬皂苷 C 等总皂苷。

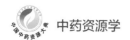

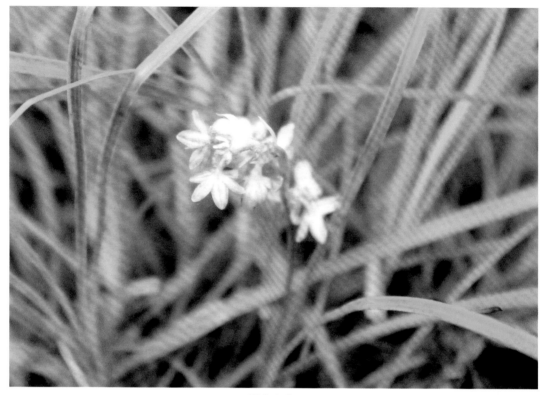

湖北麦冬

Liriope spicata(Thunb.)Lour. var. *prolifera* Y. T.Ma.

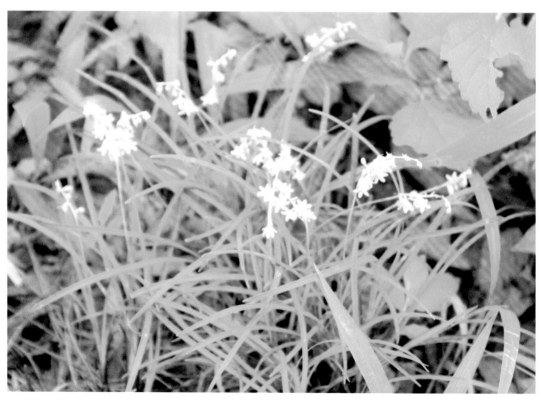

短葶山麦冬

L. muscari(Decne.)Baily.

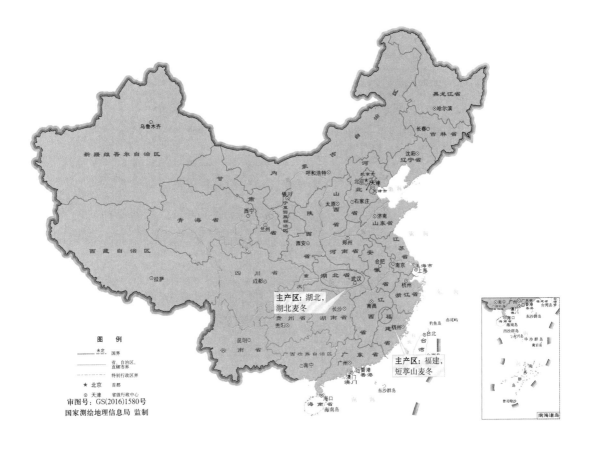

薤 白

【基 原】为百合科多年生草本植物小根蒜 *Allium macrostemon* Bge. 或薤（藠头）*A. chinense* G. Don. 的干燥鳞茎。

【生态环境】

小根蒜　生于耕地杂草中及山地较干燥处。

薤　生于山坡、草地或海边砂地。

【生态习性】喜较温暖湿润气候，疏松肥沃、富含腐殖质、排水良好的壤土或砂质壤土。

【分 布】

小根蒜　分布于黑龙江、吉林、辽宁、河北、山东、湖北、贵州、云南、甘肃、江苏等地。

薤　分布于江西、福建、浙江、湖北、湖南、四川、云南、贵州、广东、广西等地。

【产 地】

小根蒜　主产于东北、江苏、浙江。野生。

薤　多为栽培，主产于江西新建（中国藠头之乡）、湖北（梁子湖畔）、福建（霞浦县）、云南等地。

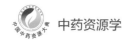

【质量评价】以个大、坚实、饱满、黄色半透明，不带花茎者佳。

【主要活性成分】含薤白苷 A、D、E、F，腺苷等。

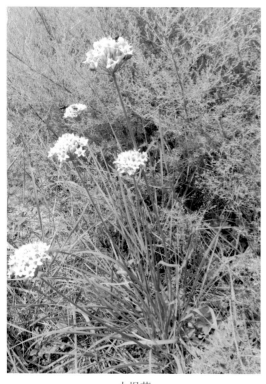

小根蒜	薤（藠头）
Allium macrostemon Bge.	*A. chinense* G. Don.

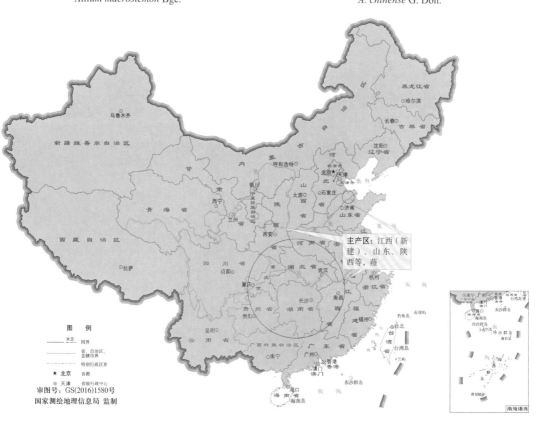

主产区：江西（新建）、山东、陕西等，薤

重 楼

【基 原】为百合科多年生草本植物华重楼 *Paris polyphylla* Smith var. *chinenisi*（Franch）Hara.、云南重楼 *P. polyphylla* Smith var. *yunnanensis* Franch.）Hand. -Mazz. 或七叶一枝花 *P. polyphylla* Smith var *chinensis*（Franch.）Hara. 的干燥根茎。

【生态环境】

华重楼　生于森林，竹林，灌丛，山坡林荫下。

云南重楼　生于林下或路旁草丛的阴湿处。

七叶一枝花　生于山坡林下或较阴湿处。

【生态习性】喜温，喜湿，喜荫蔽，耐旱，抗寒，惧怕霜冻和强光。

【分 布】

华重楼　分布于云南，安徽，福建，广东，广西，贵州，湖北，湖南，江苏，江西，四川，台湾等地。

云南重楼　分布于云南、贵州、四川等地。

七叶一枝花　分布于江西、广西、四川、贵州、云南、西藏等地。

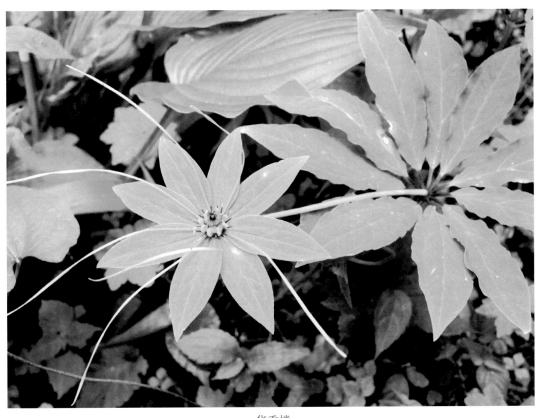

华重楼

Paris polyphylla Smith var. *chinenisi*（Franch）Hara.

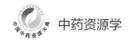
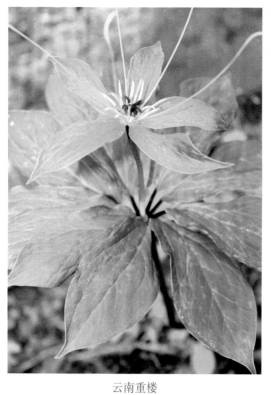

云南重楼

P. polyphylla Smith var. *yunnanensis* Franch.）Hand. -Mazz.

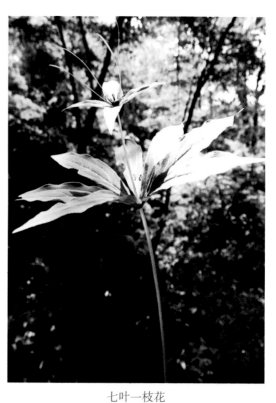

七叶一枝花

P. polyphylla Smith var *chinensis*（Franch.）Hara.

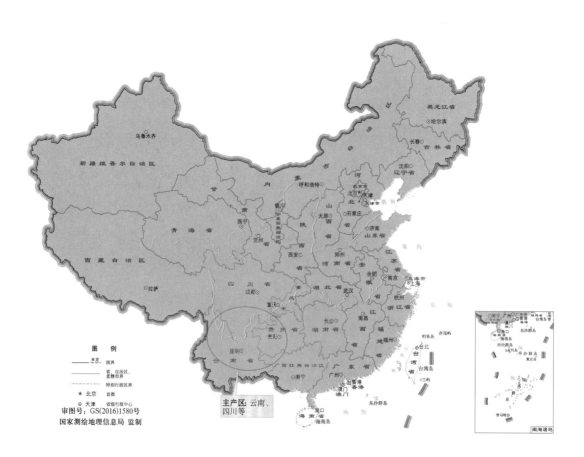

【产　地】主产于云南、贵州、四川等地。

【质量评价】以质坚、切面白色、粉性足者性。

【主要活性成分】含多种甾体皂苷，为薯蓣皂苷元和偏诺皂苷元。

百合科植物其他主要药材

药材	基原	生态环境和心态习性	分布产地	质量评价及主要成分
土茯苓	百合科植物攀援状灌木光叶菝葜 Smilax glabra Roxb. 的干燥根茎	生于林中、灌丛下、河岸或山谷中。喜温暖、干燥、温度以 10~35℃ 为宜	分布于安徽、江苏以南等地。主产于广东、湖南、湖北、浙江、四川	含落新妇苷等黄酮类成分
玉竹	百合科多年生草本植物玉竹 Polygonatum odoratum（Mill.）Druce. 的干燥根茎	生于山野林下或石隙间。喜阴湿	分布于我国东北、华北、西北、华东、华中各地。主产于湖北、湖南、河南、江苏等地。主要野生，少有栽培	主要含多糖类成分及甾体皂苷
天冬	百合科多年生草本植物天冬 Asparagus cochinchinensis（Lour.）Merr. 的干燥块根	生于阴湿的山野林边、草丛或灌木丛中。喜温暖湿润，不耐严寒，忌高温	分布于华东、中南、西南及河北、山西、陕西、甘肃南部等地。主产于广西（天峨）、贵州（湄潭、赤水）、四川（古蔺、叙永），主要来源于野生，也有栽培。20 世纪 60 年代产销量 20 万~30 万千克，70 年代以后 50 万~60 万千克	均以肥壮，半透明、色黄白，干燥无须者为佳。含多种螺旋甾苷类化合物及天冬苷
芦荟	百合科多年生肉质草本植物库拉索芦荟 Aloe barbadensis Miller.、好望角芦荟（开普芦荟）A. ferox Miller. 或其他同属近缘植物叶的汁液浓缩干燥物。库拉索芦荟习称"老芦荟"，好望角芦荟习称"新芦荟"		原产非洲，目前在南美洲的西印度群岛广泛栽培，我国各省均有栽培。需要量 30 万~50 万千克。主产于云南、广东、广西等地	老芦荟（肝色芦荟）表面呈红褐色或深褐色，发暗，遇热不熔化；新芦荟（透明芦荟、好望角芦荟）表面呈暗褐色，发绿而有光泽，遇热易熔化，以色黑绿、质脆、有光泽、气味浓者佳。含芦荟苷、芦荟大黄素、芦荟大黄酚、蒽醌等成分
菝葜	百合科雌雄异株植物常绿攀援状灌木菝葜 Smilax china L. 的根状茎	生长于山坡、灌木林缘。喜光，稍耐阴，耐旱，耐瘠薄	分布于我国长江以南各地。产于江苏的较细而长，俗称"金刚鞭"；产于浙江的较粗壮，俗称"铁菱角"	以根茎粗壮、断面色红者为佳。含皂苷类、黄酮类成分及菝葜皂苷元

鸢尾科

西红花

【基　原】为鸢尾科多年生草本植物番红花（藏红花、西红花）Crocus sativus L. 的柱头。

第十一章

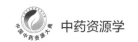

【生态习性】主要分布在欧洲、地中海及中亚等地。喜冷凉湿润和半阴环境，较耐寒，宜生长于排水良好、腐殖质丰富的砂壤土。

【分　布】主产于西班牙，意大利、德国、法国、美国、奥地利、伊朗、日本等国。我国西藏、新疆、浙江、江苏、上海等地自 20 世纪 60 年代开始引种，80 年代大面积栽培，但产量不大，主要为进口。一般国内年产量不足 2000 千克。

【产　地】以伊朗、西班牙产量最大。国内栽培以上海（宝山、崇明）、江苏（吴县、江阴）等为主。

【质量评价】以花柱头细长弯曲、完整不碎、红棕色、鲜艳滋润、黄色花柱少、气香浓者佳。

【主要活性成分】以番红花苷 - Ⅰ、番红花苷 - Ⅱ、西红花苷等成分。

射　干

【基　原】为鸢尾科多年生草本植物射干 *Belamcanda chinensis*（L.）DC. 的干燥根茎。

【生态环境】生长于山坡、草原、田野旷地，或为栽培。

【生态习性】喜温暖干燥气候，耐寒、耐旱。以选阳光充足、土层深厚、疏松肥沃、排水良好的砂质壤上栽培为宜。

【分　布】分布于湖北、福建、河南、四川、贵州、河北、吉林、山东、湖南、江苏、浙江、广东、黑龙江、青海、广西、甘肃等地。

【产　地】射干产地很多。李时珍的《本草纲目》："多生江南、湖广、川、浙平陆间"。宋代的《本草图经》："生南阳川谷、田野。今所在有之。道地滁州（安徽）"。陈仁山在《药物出产辩》云："产江浙为正"。

现道地主产湖北。福建、河南、江苏、安徽、湖南、浙江、贵州、云南等地亦产。

【质量评价】以肥壮，肉色黄，无毛须者佳。

【主要活性成分】含射干苷、鸢尾苷、次野鸢尾黄素等黄酮类成分。

川射干

【基　原】为鸢尾科多年生草本植物鸢尾 *Iris tectorum* Maxim. 的干燥根茎。

【生态环境】生于林下、山脚及溪边的潮湿地。

【生态习性】喜阳光充足、温暖湿润气候，耐寒耐旱，适应性强。

【分　布】产于山西、安徽、江苏、浙江、福建、湖北、湖南、江西、广西、陕西、甘肃、四川、贵州、云南、西藏。

【产　地】主产于广东、广西、四川。

【质量评价】以质脆、断面黄白色或黄棕色者佳。

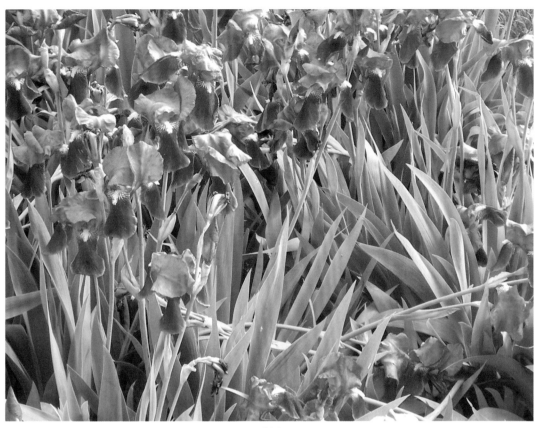

鸢尾
Iris tectorum Maxim.

【**主要活性成分**】含射干苷等黄酮类成分。

百部科

百部科植物主要药材

药材	基原	生态环境和生态习性	分布产地	质量评价及主要成分
百部	百部科多年生草本植物直立百部 *Stemona sessilifolia*（Miq.）Miq.、多年生草本蔓生百部 *S. japonica*（Bl.）Miq. 或多年生攀援草本对叶百部（大百部）*S. tuberosa* Lour. 的干燥块根	直立百部生于山地林下或竹林下； 蔓生百部生于山地阳坡灌丛中或竹林中； 对叶百部生于向阳的灌木林下、溪边、山谷和阴湿岩石上。 喜较温暖、潮湿、阴凉环境，耐寒，忌积水	直立百部分布于山东、河南、安徽、江苏、浙江、福建、江西等地； 蔓生百部分布于山东、安徽、江苏、浙江、福建、江西、湖南、湖北、四川、陕西等地； 对叶百部分布于台湾、福建、广东、广西、湖南、湖北、四川、贵州、云南等地。 直立百部和蔓生百部主产于安徽、江苏、浙江、湖北、山东等地； 对叶百部主产于湖北、广东、福建、四川、贵州等地。 基本来源野生，少栽培	原百部碱等生物碱类成分、皂苷类成分为主要成分

第十一章

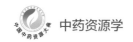

石蒜科

石蒜科植物主要药材

药材	基原	生态环境和生态习性	分布产地	主要成分及质量评价
仙茅	石蒜科多年生草本植物仙茅 *Curculigo orchioides* Gaertn. 的干燥根茎	生于林中、草地或荒坡上。 喜温暖、湿润，较耐寒、耐旱	分布于广西、广东、贵州、福建、云南、浙江、四川、湖南、江西等地。 野生，主产于中国四川南部、云南、贵州	以根条粗长、质坚脆、表面黑褐色者为佳。 主要成分为仙茅苷

薯蓣科

山 药

【基　原】为薯蓣科多年生雌雄异株草质藤本植物薯蓣 *Dioscorea opposita* Thunb. 的干燥根茎。

【生态环境】多生在山坡、山谷林下、路旁的灌丛中、溪边及杂草中。

【生态习性】喜光，耐寒性差。宜在排水良好、疏松肥沃的壤土中生长。忌水涝。

【分　布】分布于浙江、湖南、湖北、江西、福建、河北、东北、安徽、山东、江苏、

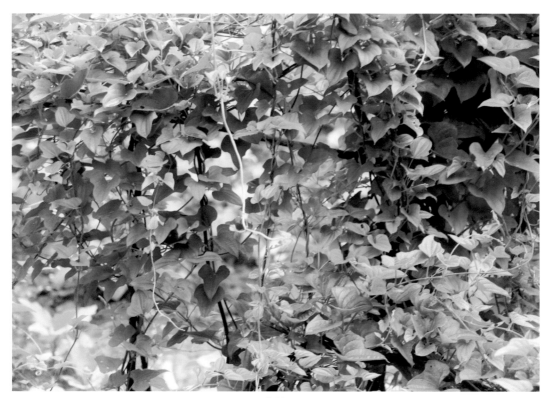

薯蓣
Dioscorea opposita Thunb.

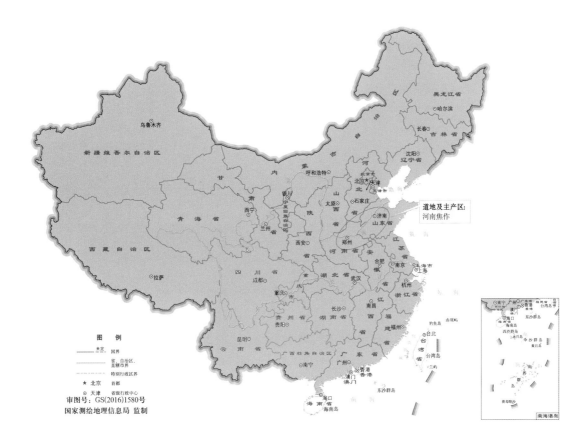

道地及主产区:
河南焦作

审图号: GS(2016)1580号
国家测绘地理信息局 监制

云南、广西、贵州、河南等地。

【产　地】药食两用，依靠栽培。河南省沁阳及焦作周围地带所产的铁棍山药为山药中的极品，主产于河南省北部（武陟、温县、修武、沁阳、博爱等地），故名怀山药。此外山东菏泽市（陈集山药）、河北、山西及中南、西南等地区也有栽培。20世纪50年代年产量达75万~100万千克，全国药用山药年需要量600万千克左右。

【质量评价】以条直、质坚实、体沉重、粉性足、色白、无虫蛀者佳。

【主要活性成分】含薯蓣皂苷等甾体化合物。

穿山龙

【基　原】为薯蓣科多年生草质藤本雌雄异株植物穿龙薯蓣 *Dioscorea nipponica* Makino. 的干燥根茎。

【生态环境】野生于山坡林边、灌丛中或沟边。

【生态习性】适应性较强，耐寒耐旱。以疏松、肥沃的砂质壤土生长较好。

【分　布】分布于辽宁、吉林、黑龙江、河北、河南、湖北、内蒙古、山西、陕西等地。

【产　地】主要来源于野生，主产东北三省及河北。现辽宁和河南有少量栽培。

【主要活性成分】含薯蓣皂苷等甾体化合物。

第十一章

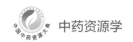

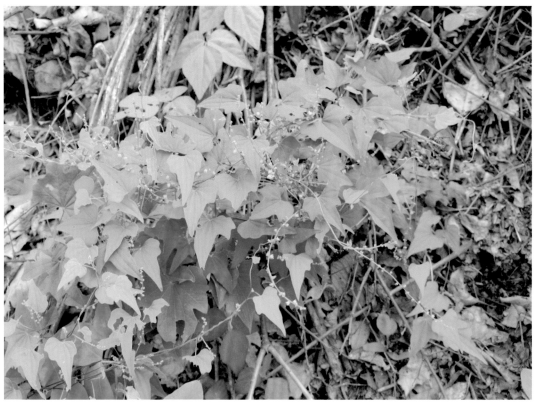

穿龙薯蓣
Dioscorea nipponica Makino.

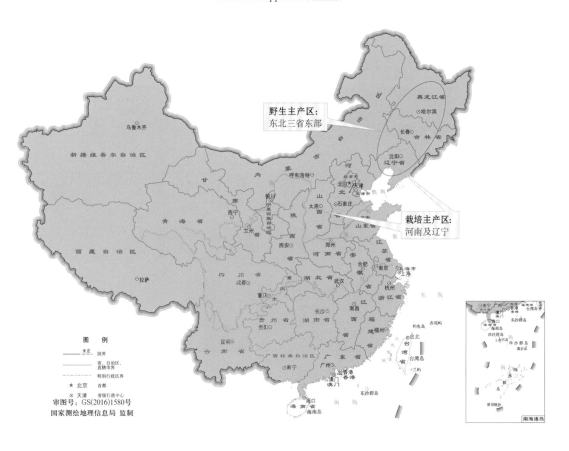

薯蓣科植物其他主要药材

药材	基原	生态环境和生态习性	分布产地	质量评价及主要成分
粉萆薢	薯蓣科雌雄异株多年生草质藤本植物粉背薯蓣 *Dioscorea hypoglauca* Palibin. 的干燥根茎，又称"黄草薢"	生于山坡杂木林下或林缘。适应性较强，耐寒、耐旱	分布于安徽、浙江、江西、福建等地。主产于广东、广西、浙江等地。来源于野生	以根茎块大、断面色黄白者为佳。含薯蓣皂苷等甾体化合物
棉萆薢	薯蓣科雌雄异株多年生缠绕草质藤本植物绵萆薢 *Dioscorea spongiosa* J. Q. xi，M. Mizuno et W. L Zhao. 或福州薯蓣 *D. futschauensis* Ulineex R. Kunth. 的干燥根茎，又称"白草薢"	生于山坡路旁疏林下或灌丛中。适应性较强，耐寒、耐旱	分布于浙江、江西、福建、湖北、湖南、广东、江西。主产于浙江、湖北等地	以块大、断面色灰白者为佳。含薯蓣皂苷等甾体化合物
黄山药	薯蓣科多年生雌雄异株草质缠绕藤本黄山药 *Dioscorea panthaica* Prain et Burkill. 的干燥根茎	常生于山地常绿阔叶林、常绿与落叶阔叶混交林下	分布于湖北恩施、湖南西北部、四川西部、贵州西部、云南。主产于湖北、湖南、四川、贵州	原薯蓣皂苷、伪原薯蓣皂苷等甾体苷成分

兰 科

天 麻

【基 原】为兰科多年生寄生草本植物天麻 *Gastrodia elata* Bl. 的干燥块茎。

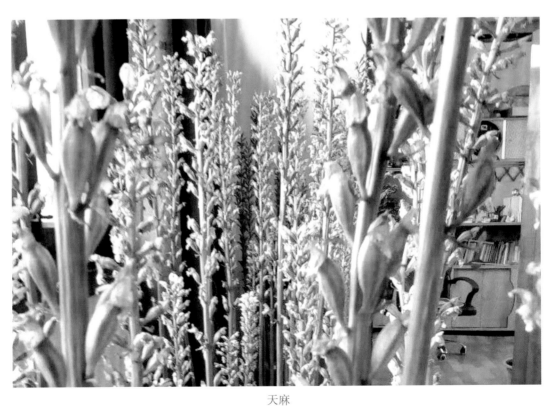

天麻

Gastrodia elata Bl.

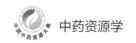

【生态环境】生于林下阴湿、腐殖质较厚的地方。

【生态习性】喜湿润，宜生长在疏松砂质土壤中。

【分　布】分布吉林、辽宁、河北、河南、安徽、湖北、四川、贵州、云南、陕西、西藏等地。

【产　地】多依靠栽培。

野生天麻　主产云南（彝良、镇雄等）、四川（叙永、古蔺等）、贵州等地，以云南昭通地区质优著名。

栽培天麻　主产陕西、湖北、四川、重庆、湖南、安徽、河南。

20 世纪 70 年代，商品基本来源野生，商品短缺，一直是名贵紧缺药材，20 世纪 50 年代年销量平均 10 万千克左右，现一般正常年销量可达 100 万千克以上。

【质量评价】以个大、短圆、肥厚、饱满、体重、色黄白、半透明、质坚实者佳野生冬麻质好，栽培春麻质次。

【主要活性成分】含天麻素。

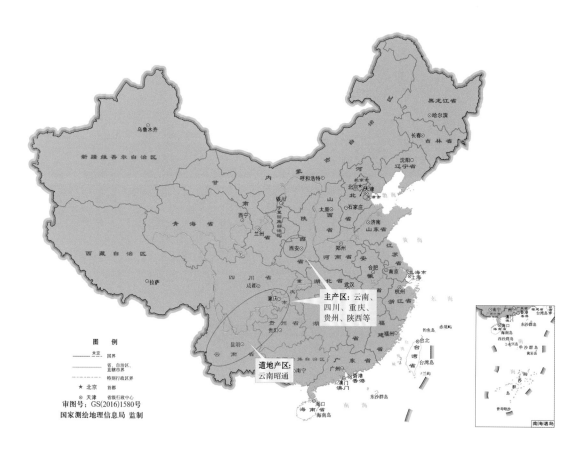

白 及

【基　原】为兰科多年生草本植物白及 *Bletilla striata*（Thunb.）Reichb. f. 的干燥块茎。

【生态环境】生林下阴湿处或山坡草丛中。

【生态习性】喜温暖、阴湿的环境，稍耐寒，耐阴性强，忌强光直射。宜栽培在排水良好含腐殖质多的砂壤土。

【分　布】分布华东、中南、西南及甘肃、陕西等地。

【产　地】《本草纲目》载："今出申州"。《图经本草》载："今江淮（长江与淮河之间）、河（黄河）、陕（河南陕县）、汉（汉江）、黔（贵州）诸州皆有之，生石山上"。《本草品汇精要》载："〔道地〕兴州申州（河南信阳）"。

现基本野生，主产于贵州、四川、湖南、湖北、河南、浙江、陕西等地。

【主要活性成分】含 2,7- 二羟基 -4- 甲氧基 -9,10- 二氢菲和 2,4- 二甲氧基 -3,7- 二羟基菲等成分及多糖。

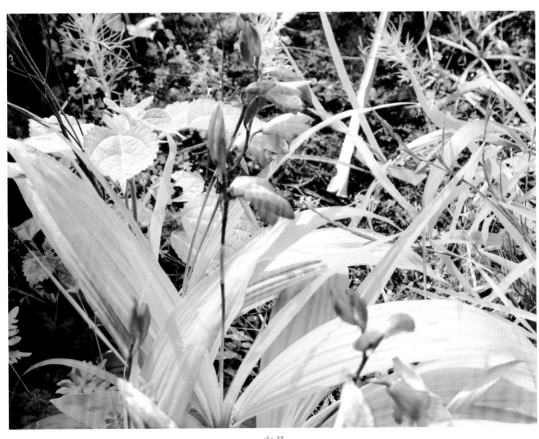

白及

Bletilla striata（Thunb.）Reichb. F.

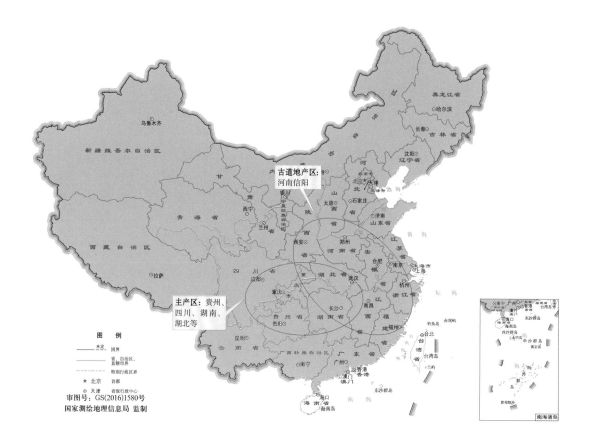

铁皮石斛

【基 原】为兰科多年生附生草本植物铁皮石斛（耳环石斛）*Dendrobium officinale* Wall. ex Lindl. 的新鲜或干燥茎。

【生态环境】多分布于海拔近千米的山地半阴湿岩石上。

【生态习性】喜温暖湿润气候和半阴半阳的环境，不耐寒。

【分 布】产于中国安徽西南部、浙江东部、福建西部、广西西北部、四川、湖南、云南东南部。

【产 地】主产于浙江、安徽、江西、云南、贵州、广东等地，浙江种植面积最大。

【质量评价】质坚实，易折断，断面平坦，嚼之有黏性者佳。

【主要活性成分】含石斛碱、6-羟基石斛碱、石斛次碱及石斛多糖等。

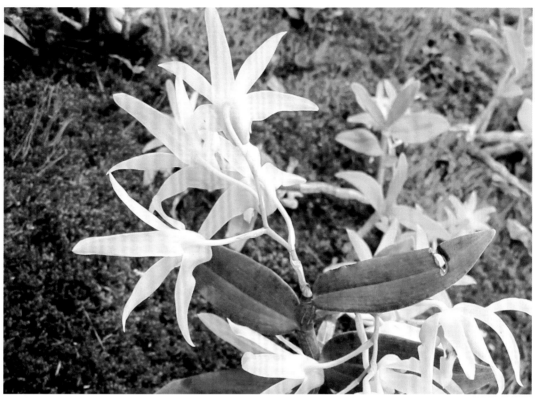

铁皮石斛（耳环石斛、枫斗）
Dendrobium officinale Wall. ex Lindl.

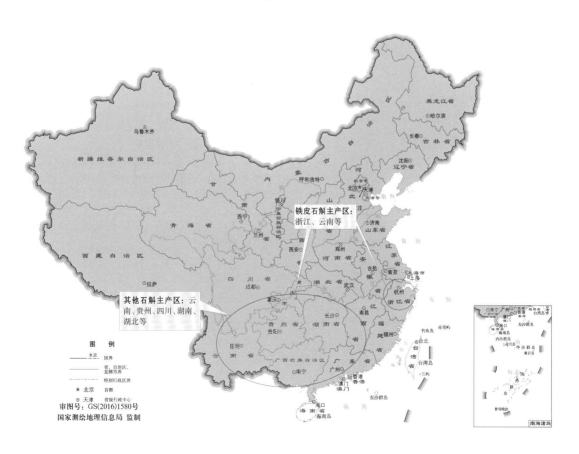

铁皮石斛主产区：
浙江、云南等

其他石斛主产区：云南、贵州、四川、湖南、湖北等

图 例

━━━━ 未定　国界
━━━━ 省、自治区、
　　　　直辖市界
‐‐‐‐‐‐ 特别行政区界
★ 北京　首都
⊙ 天津　省级行政中心

审图号：GS(2016)1580号
国家测绘地理信息局 监制

第十二章

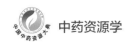

石　斛

【基　原】为兰科植物金钗石斛 *Dendrobium nobile* Lindl.、鼓槌石斛 *D. chrysotoxum* Lindl. 或流苏石斛 *D. fimbriatum* Hook. 的栽培品及其同属植物近似种的新鲜或干燥茎。野生石斛是国家重点保护的二级珍稀濒危植物。

【生态环境】多生于温凉高湿的阴坡、半阴坡微酸性岩层峭壁上，群聚分布，上有林木侧方遮阴，下有溪沟水源，冬春季节稍耐干旱，但严重缺水时常叶片落尽，裸茎渡过不良环境，到温暖季节重新萌发枝叶。常与地衣、苔藓植物以及抱石莲、伏石蕨、卷柏、石豆兰等混生。

【生态习性】喜阴凉湿润、忌严寒和暴晒。

【分　布】我国的云南、广西、广东、贵州、台湾为国产本属植物的分布中心。

【产　地】主产于四川、贵州、云南、广西、广东等地。

【主要活性成分】含石斛碱、毛兰素及多糖类成分。

第十二章 ▎动物药资源

第一节 无脊椎动物

蛤 壳

【基 原】为软体动物帘蛤科雌雄异体动物文蛤 *Meretrix meretrix* Linnaeus. 或青蛤 *Cyclina sinensis* Gmelin. 的贝壳。

【生态环境】

文蛤 生活于浅海泥沙中，能分泌胶质带或囊状物，使身体悬浮，借潮流而迁移。

青蛤 生活于近海的泥沙质海底。

【生态习性】

文蛤 埋栖型贝类，多分布在较平坦的河口附近沿岸内湾的潮间带，以及浅海区域的细沙，泥沙滩中，靠斧足的钻掘作用，有潜沙习性。栖息深度随水温和个体大小而异。以微小的浮游（或底栖）硅藻为主要食物，间或摄食一些浮游植物、原生动物、无脊椎动物幼虫以及有机碎屑等。

青蛤 栖息在河口或带砂泥质的浅水区，水深则大约在4~5米深，以其强而有力的斧足潜行，平常将水管伸出来交换氧气及吸取食物。

【分 布】

文蛤 我国沿海均有分布。

青蛤 我国沿海均有分布。

【产 地】

文蛤 主产于广东、山东、福建、江苏等地。

青蛤 主产于江苏、浙江、山东、福建。

【质量评价】内面为有光泽、质坚硬而脆者佳。

【主要活性成分】主含碳酸钙、磷酸钙及碳酸镁、贝壳硬蛋白。

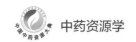

蜈　蚣

【基　原】为节肢动物蜈蚣科动物少棘巨蜈蚣 *Scolopendra subspinipes mutilans* L. Koch. 的干燥体。

【生态环境】栖息于丘陵地带和多砂土的低山区，喜欢在温暖的地方。

【生态习性】为夜行性动物，白天潜居于杂草丛中或乱石堆下，夜晚活动，觅食。为典型的肉食性动物。食性广泛，尤喜小昆虫类，也食蛙、鼠、蜥蜴及蛇类等。喜独居，有冬眠习性。每年秋、冬季气温低于15℃以下，即蛰伏在石下10~15厘米深处的向阳、避风处。

【分　布】全国各地多有分布。主要以陕西、江苏、浙江、河南、湖北等地产量较多。

【产　地】野生，主产于湖北、浙江、江苏、安徽四大产地。20世纪60年代年产量仅为几百万条，21世纪后年销量达2000万条以上。

【质量评价】以体形完整、色鲜光泽的"金头蜈蚣"在国内外享有盛誉。

【主要活性成分】含二种类似蜂毒的有毒成分，即组胺样物质及溶血性蛋白质，尚含脂肪油、胆甾醇、蚁酸等。

水　蛭

【基　原】为环节动物水蛭科蚂蟥（宽体金线蛭）*Whitmania pigra* Whitman.、水蛭（日本医蛭）*Hirudo nipponica* Whitman. 或柳叶蚂蟥（尖细金线蛭、茶色蛭）*Whitmania acranulata* Whitman. 的干燥体。

【生态环境】

蚂蟥　生活在河、溪流水中较深处，捞鱼时可能网到它。

水蛭　生活在稻田、沟渠、浅水污秽坑塘等处。

柳叶蚂蟥　生活在溪流近岸处，不喜强光，有时吸附在水草的基部或阴影下的流水中或泥面上。

【生态习性】

蚂蟥　颚齿不发达，吸食水中浮游生物、小形昆虫、软体动物幼体以及泥面腐殖质。

水蛭　会波浪式游，也能作尺蠖式移行。每到春暖即行动活跃，6~10月均为其产卵期，到冬季往往蛰伏在近岸湿泥中，不食不动，再生力强，将其体切断饲养，能由断部再生成新体。

柳叶蚂蟥　每年春暖即活跃，7~8月间产卵，冬季蛰伏在近水湿泥内不食不动，能耐饥饿，对气候变化敏感。

【分　布】

蚂蟥　分布于我国河北、山东、安徽、江苏、江西、湖南、湖北等地。

水蛭　分布很广，我国南、北方均有。

柳叶蚂蟥　分布于我国河北、安徽、江苏、福建、湖北等地。

【产　地】全国大部地区的湖泊、池塘以及水田中均有生产。主产于山东，以微山湖产量最大。现江苏、江西等有养殖。

【质量评价】呈自然扁平纺锤形，背部、稍隆起，腹面平坦，质脆易折断，断面呈胶质状，有光泽者为佳。

【主要活性成分】水蛭主要含蛋白质。新鲜水蛭唾液中含有一种抗凝血物质称为水蛭素。

地　龙

【基　原】为环节动物钜蚓科参环毛蚓 *Pheretima aspergillum*（E. Perrier）、通俗环毛蚓 *Ph. vulgaris* Chen、威廉环毛蚓 *Ph. guillelmi*（Michaelsen）或栉盲环毛蚓 *Ph. pectinifera* Michaelsen 的干燥体。前一种习称"广地龙"，后三种习称"沪地龙"。

【生态环境】

广地龙　生活于潮湿、疏松泥土中，行运迟缓。

泸地龙　生活于潮湿多有机物处。

【生态习性】蚯蚓为夜行性动物，一般栖息在潮湿的泥土中。喜湿、安静，怕光，怕盐，怕单宁味。再生能力较强，当受伤被切断之后，能够生出新的组织代替丢失的部分，当气温低于 5℃时，钻入土中冬眠。杂食性，食性广泛。

【分　布】

广地龙　分布于福建、广东、广西等地。

泸地龙　分布于江苏、浙江、湖北及上海、天津等地。

【产　地】20 世纪 60 年代年产量 15 万~30 万千克，目前年销量在 30 万千克左右。

广地龙　主产于广西、广东、福建。

沪地龙　主产于上海、浙江、河南、山东和安徽等地。

【质量评价】以肥大、肉厚、光亮、干燥、无泥者佳。

【主要活性成分】含蚯蚓素、蚯蚓解热碱、蚯蚓毒素、6-羟基嘌呤、黄嘌呤、腺嘌呤、胆碱以及多种氨基酸。

全　蝎

【基　原】为节肢动物钳蝎科东亚钳蝎 *Buthus martensii* Karsch. 的干燥体。

【生态环境】多穴居，喜生活于阴暗潮湿处，昼伏夜出，怕冰冻，冬季伏于土中，长期不食，直至惊蛰后才出来活动。为肉食性动物，喜食小昆虫、蚂蚁、蚯蚓、土鳖虫、潮虫以及其他多汁软体动物。多年生，繁殖力强。

【生态习性】卵胎生。

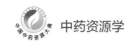
【分　布】辽宁以南均有分布，以长江以北地区为多。

【产　地】也供食用，现多养殖，年需要量 10 万 ~15 万千克。主产山东（沂蒙山）、河南、河北、湖北、安徽等地。

【质量评价】以体长、头尾全、清水瘪肚、盐分少、色黄绿者佳。

【主要活性成分】含蝎毒（一种类似蛇毒神经毒的蛋白质）、三甲胺、甜菜碱、牛磺酸、软脂酸、硬脂酸、胆甾醇、卵磷脂及铵盐等。

蜂　胶

【基　原】为节肢动物蜜蜂科昆虫中华蜜蜂 *Apis cerana* Fabr 修补蜂巢所分泌的黄褐色或黑褐色的黏性物质。

【生态环境】广泛。

【生态习性】喜高温和光照，以花蜜为生。

【分　布】

中华蜜蜂　北至黑龙江的小兴安岭，西北至甘肃武威、青海乐都和海南藏族自治州，西南线至雅鲁藏布江中下游的墨脱、摄拉木，南至海南，东到台湾。集中分布区则在西南部及长江以南省区，以云南、贵州、四川、广西、福建、广东、湖北、安徽、湖南、江西等地数量最多。

【产　地】全国各地。

【主要活性成分】蜂胶含树脂、蜂蜡、芳香挥发油和一些花粉等夹杂物。

斑　蝥

【基　原】为节肢动物芫菁科昆虫南方大斑蝥 *Mylabris phalerata* Pallas. 或黄黑小斑蝥 *M. cichorii* Linnaeus. 的干燥体。

【生态环境】喜群集栖息和取食。复变态，幼虫共 6 龄，成虫 4~5 月开始危害植物的芽及花等器官，7~8 月最烈，多损伤大豆、花生、茄子及棉花等。

【生态习性】成虫喜白天活动，喜欢掘穴，并把卵产在微酸性湿润的土壤里；幼虫喜食蝗卵，经 4 次蜕皮发育成 5 龄，多在田边、地角、荒埂薄土里取食和越冬。

【分　布】

南方大斑蝥　分布于浙江、湖北、台湾、广东、广西、云南。

黄黑小斑蝥　我国大部分地区均有分布。

【产　地】野生，主产于河南、广西。此外安徽、江苏、湖南、贵州等地也有少量产出。

【质量评价】以个大、有黄色花斑、色鲜，无油败，完整不碎者佳。

【主要活性成分】含斑蝥素。

蝉 蜕

【基　原】为节肢动物蝉科昆虫黑蚱 *Cryptotympana pustulata* Fabricius. 的若虫羽化时脱落的皮壳。

【生态环境】多生于平原树下，尤其是河床边，栖息于柳、杨、枫杨、榆、槐、洋槐、苹果、梨、桃、杏、樱桃、桑、葡萄、柑橘及荔枝等阔叶树木上，其中以柳、杨、枫杨等树上最多。

【生态习性】成虫以其刺吸式口器吸食树木汁液为生。性成熟后，雄蝉从清晨开始至傍晚鸣叫不休。雄蝉交尾后即死去。若虫孵出后潜入土中，吸食树木根部汁液。

【分　布】分布于安徽、山东、河北、河南、江苏、湖北、浙江、甘肃、山西、湖南、福建、广东、广西、陕西、四川、云南、贵州、江西等平原地带。

【产　地】主产于山东（菏泽、济宁等）、安徽（阜阳、亳县等）、河北（石家庄、保定等）、河南（濮阳、安阳等）、湖北、浙江、安徽等地，以山东产量较大。年需要量 20 万千克~40 万千克。

【质量评价】以壳大、色黄红、完整不碎、无泥砂者佳。

【主要活性成分】含有角蛋白、氨基酸、和大量的甲壳质。

桑螵蛸

【基　原】为节肢动物螳螂科昆虫大刀螂 *Tenodera sinensis* Saussure.、小刀螂 *Statilia maculata*（Thunberg）. 或巨斧螳螂 *Hierodula patellifera*（Serville）. 的干燥卵鞘。以上三种分别习称"团螵蛸""长螵蛸"及"黑螵蛸"。

【生态环境】栖于草丛及树枝上。

【分　布】

大刀螂　全国大部分地区均有分布。

小刀螂　全国大部分地区均有分布。

巨斧螳螂　分布于我国广东、台湾和湖北等地。

【产　地】

大刀螂　主产于广西、云南、湖北、湖南、河北、辽宁。此外河南、山东、江苏、内蒙古、四川等地亦产。

小刀螂　主产于浙江、江苏、安徽、山东、湖北等地。

巨斧螳螂　主产于河北、山东、河南、山西等地。

【质量评价】以上均以干燥、完整、幼虫未出、色黄、体轻而带韧性，无树枝草梗等杂质为佳。

【主要活性成分】含蛋白质及脂肪等。

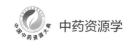

虫白蜡

【基　原】为节肢动物蜡蚧科昆虫白蜡虫 *Ericerus pela*（Chavannes）Guerin 的雄虫群栖于木犀科植物白蜡树 *Fraxinus chinensis* Roxb.、女贞 *Ligustrum lucidum* Ait. 或女贞属它种植物枝干上分泌的蜡，经精制而成。

【生态环境】栖息于木犀科植物白蜡树、女贞及女贞属其他植物枝干上。

【分　布】分布于陕西、山东、江苏、浙江、福建、河南、湖北、湖南、广东、广西、四川、贵州、云南、西藏等地。

【产　地】主产于四川、湖南、贵州、云南，以四川产量为最大。

【质量评价】以色白、质硬、致密而无气泡，无败油气味者为佳。

【主要活性成分】主要含大分子量的酯类及少量的棕榈酸、硬脂酸。

僵　蚕

【基　原】为节肢动物蚕蛾科昆虫家蚕 *Bombyx mori* Linnaeus. 4~5 龄的幼虫感染（或人工接种）白僵菌 *Beauveria bassiana*（Bals.）Vuillant 而致死的幼虫干燥体。家蚕由古代栖息于桑树的原始蚕驯化而来，与中国现今食害桑树的野桑蚕同源。

【生态习性】除喜食桑叶外，也能吃柘叶、榆叶、鸦葱、蒲公英和莴苣叶等。

【分　布】分布于陕西、江苏、浙江、广东、广西、四川等地。

【产　地】家养，产于江苏、浙江、安徽及陕西、广东、广西、四川等地。年产量20万千克~30万千克。

【质量评价】以条直肥壮、质硬色白、断面呈玻璃样光泽者佳。

【主要活性成分】含槲皮素、山柰酚、木犀草素、芹菜素等黄酮类成分及氨基酸。

珍　珠　珍珠母

【基　原】珍珠、珍珠母分别为软体动物珍珠贝科马氏珍珠贝 *Pteria martensii*（Dunker）.、蚌科动物三角帆蚌 *Hyriopsis cumingii*（Lea）. 或褶纹冠蚌 *Cristaria plicata*（Leach）. 等双壳类动物受刺激形成的珍珠和贝壳。

【生态环境】

马氏珍珠贝　生活于波浪较为平静的海湾，沙泥、岩礁或石砾较多的海底。

三角帆蚌　生活于淡水泥底稍带沙质的河湖中。

褶纹冠蚌　生活于江河、湖泊的泥底，行动迟缓。

【分　布】

马氏珍珠贝　分布于广东、广西沿海。目前已有人工养殖。

三角帆蚌　分布于河北、江苏、安徽、浙江等地。

褶纹冠蚌 分布于全国各地。

【产　地】

马氏珍珠贝（海珍珠） 主产于广西、广东、台湾。

三角帆蚌和褶纹冠蚌（湖珍珠） 主产于浙江（诸暨、金华）、江苏（武进、吴县）及上海等地。

【质量评价】 珍珠以粒大、形圆、珠光闪耀、平滑细腻、断面有层纹者为佳。

【主要活性成分】 珍珠和珍珠母含碳酸钙、多种矿质元素、氨基酸。

牡　蛎

【基　原】 为软体动物牡蛎科长牡蛎 *Ostrea gigas* Thunberg.、大连湾牡蛎 *O. talienwhanensis* Crosse. 或近江牡蛎 *O. rivularis* Gould. 的贝壳。

【生态环境】

长牡蛎 栖息于从潮间带至低潮线以下 10 多米深的泥滩及泥沙质海底。

大连湾牡蛎 栖息于潮间带的蓄水入口及低潮线以下 20 米左右的岩礁上，适盐度高。

近江牡蛎 生活于江河入海处。

【生态习性】

长牡蛎 通常在正常海水中生活的个体小；在盐度较低海水中生活的个体大。我国沿海均有分布，为河口及内湾养殖的优良品种。

近江牡蛎 杂食性，以细小的浮游生物为食。

【分　布】

长牡蛎 我国沿海都分布。为河口及内湾养殖的良种。

大连湾牡蛎 分布于北方沿海。

近江牡蛎 我国沿海均有分布；广东、福建、山东沿海有养殖。

【产　地】

长牡蛎 主产于山东至东北沿海。

大连湾牡蛎 主产于辽宁、河北、山东等省沿海。

近江牡蛎 分布甚广，北起东北，南至海南岛沿海均产。

【质量评价】 以个大、整齐、内光滑者佳。

【主要活性成分】 含碳酸钙、磷酸钙及硫酸钙，并含镁、铝、硅及氧化铁等。

石决明

【基　原】 为软体动物鲍科杂色鲍（光底海决）*Haliotis diversicolor* Reeve.、皱纹盘鲍（毛底海决）*H. discus* hannai Ino.、羊鲍（大海决）*H. ovina* Gmelin.、澳洲鲍 *H. ruber*（Leach）.、耳鲍 *H. asinina* Linnaeus. 或白鲍 *H. laevigata*（Donovan）. 的贝壳。

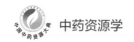

【生态环境】

杂色鲍　生活于暖海低潮线附近至 10 米深左右的岩礁或珊瑚礁质海底，以盐度较高、水清和藻类丛生的环境栖息较多。

皱纹盘鲍　喜生活于潮流通畅、透明度高、褐藻繁茂的水域，栖息于水深 3~15 米处，于低潮线附近或 20 米以下的深水区则数量较少。

羊鲍　生活于潮下带岩石、珊瑚礁及藻类较多的海底。

耳鲍　生活于暖海低潮线以下的岩石、珊瑚礁及藻类丛生的海底。

【生态习性】鲍在自然界海区，栖息于海水透明度大、盐度高、水流通畅、海藻丛生的岩礁地带，夜间四处觅食。雌雄异体，体外受精，繁殖期因地区和种类而异，一般在 6~9 月。幼鲍生长发育较慢。

【分　布】

杂色鲍　分布于浙江（南部）、福建、台湾、广东、海南、广西等地。为我国南方优良养殖种类之一。

皱纹盘鲍　分布于辽宁、山东及江苏连云港等地。为我国鲍属中个体最大，产量最多的良种。现不仅适于我国北方沿海养殖，且已南移到福建沿海人工养殖获得成功。

澳洲鲍　分布于澳大利亚、新西兰。

羊鲍　与耳鲍相同，但产量不多。

耳鲍　分布于海南岛和西沙、东沙群岛及台湾海峡。

【产　地】一般国内可产 55 万千克，进口 50 万~80 万千克。

杂色鲍　主产于东海南部及南海。

皱纹盘鲍　主产于辽宁、山东及江苏连云港等地。

澳洲鲍　主产于澳大利亚、新西兰。

羊鲍　主产于东沙和西沙群岛。

耳鲍　同羊鲍。

【质量评价】一般均已壳厚、内面光泽鲜艳者佳。

【主要活性成分】含碳酸钙、胆素、壳角质、无机元素。

瓦楞子

【基　原】为软体动物蚶科毛蚶 *Arca subcrenata* Lischke.、泥蚶 *Ar. granosa* Linnaeus. 或魁蚶 *Ar. inflata* Reeve. 的贝壳。

【生态环境】

毛蚶　生活于潮下带 5~30 米深的软泥或泥沙质海底。

泥蚶　生活于潮湿带中、下区软泥海滩，潜栖泥内深约 7 厘米。

魁蚶　生活于潮间带至水深 4~20 米的泥沙质海底，喜稍有淡水流入的河口附近。

【生态习性】三种软体动物均为海边常见种类，喜栖息于风浪较小的潮流畅通、有淡水注入的内湾及河上附近的软泥滩涂上。以藻类为食，对自然海区的盐度和温度适应力较强。毛蚶雌雄异体，水温在 25℃左右开始产卵，27℃时为繁殖盛期。精卵在海水中受精。泥蚶属多次性产卵类型，在自然海区每年排卵 4~5 次。受精卵经过担轮幼虫和面盘幼虫期，约 2~3 星期变态成幼贝在海底附着。

【分　布】

  毛蚶　广布于沿海，尤以渤海湾产量最大。

  泥蚶　广布于沿海。山东、浙江、福建、广东等地皆有养殖。

  魁蚶　我国沿海地区均有分布，以辽宁、山东产量最多。

【产　地】主产于江苏、山东、河北、浙江、辽宁沿海一带。

【质量评价】以整齐、洁净、无残肉、无沙土者佳。

【主要活性成分】贝壳含大量的碳酸钙，少量磷酸钙量。

海螵蛸

【基　原】为软体动物乌贼科无针乌贼 *Sepiella maindroni de* Rochebrune. 或金乌贼 *Sepia esculenta* Hoyle. 的干燥内壳。

【生态环境】

  无针乌贼　栖于海底。

  金乌贼　生态与无针乌贼相似。

【生态习性】遇敌时由墨囊放出墨液，以掩护自己。肉食性动物。

【分　布】

  无针乌贼　我国沿海地区均有分布。

  金乌贼　分布于黄海、渤海及东海一带。

【产　地】主产于浙江、福建、广东、山东、江苏、辽宁沿海地区。

  无针乌贼　以浙江、福建产量最大。

  金乌贼　山东南部及江苏沿海产量较大。

【质量评价】以身干、体大、色白者佳。

【主要活性成分】含碳酸钙、壳角质、黏液质等。

第二节　脊椎动物

海　马

【基　原】为脊椎动物鱼类海龙科线纹海马 *Hippocampus kelloggi* Jordan et Snyder、刺

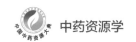

海马 *H. histrix* Kaup.、大海马 *H. kuda* Bleeker.、三斑海马 *H. trimaculatus* Leach. 或小海马（海蛆）*H. japonicus* Kaup. 的干燥体。

【生态环境】

大海马　为近海生活的鱼类，尤喜生活于水藻、小甲壳动物较多，风浪不大的海域。

线纹海马　多栖于深海藻类繁茂处。栖止时，常以尾端缠附于海藻的茎枝上。食物主要为小型的甲壳动物。

刺海马　同线纹海马。

三斑海马　栖息于近海内湾水质澄清、海藻繁茂的低潮区，以尾部卷缠在海藻上，体色常随环境而变化。

小海马　通常以尾部卷附于海藻上。

【生态习性】

线纹海马　栖止时，常以尾端缠附于海藻的茎枝上。食物主要为小型的甲壳动物。分布于广东沿海一带；福建、台湾沿海亦有。

刺海马　同线纹海马。

三斑海马　喜食活饵，以口吸食端足类、桡足类、糠虾、毛虾、磷虾、萤虾等浮游甲壳动物。本种产仔多，生长最快，为人工养殖的优良品种。

大海马　同线纹海马。

小海马　同线纹海马。

【分　布】

线纹海马　分布于广东沿海一带，福建、台湾沿海亦有。

刺海马　分布于广东及福建沿海。

大海马　分布于广东沿海及海南岛。

三斑海马　分布于福建、广东沿海。

小海马　分布于广东、福建及台湾等地。以广东产量最大。

【产　地】大部分依靠进口，全国年销量 3000 千克~5000 千克。

大海马　主产于广东、福建、海南、台湾，以广东产量最大，销往全国各地。

刺海马　主产于福建、广东、山东、辽宁、河北，销往全国各地。

小海马　与海马同主产于广东、福建、台湾。

三斑海马　广东、福建沿海。

【质量评价】以体大、色黄白、质坚实、头尾全、腹中无杂物者佳。

【主要活性成分】含氨基酸及蛋白质、脂肪酸、甾体和无机元素。

海　龙

【基　原】为脊椎动物鱼类海龙科刁海龙 *Solenognathus hardwickii*（Gray）、拟海龙

Syngn athoides biaculeatus（Bloch）. 或尖海龙 *Syngnathus acus* Linnaeus. 的干燥体。

【生态环境】

刁海龙　栖息于沿海藻类繁茂处。

拟海龙　同刁海龙。

尖海龙　为暖水性小型鱼类、栖息于河口淡咸水水域及近海，也进入淡水生活。

【生态习性】常利用尾部缠在海藻上，吸食浮游小型甲壳动物，卵在育儿囊内受精发育。

【分　布】

刁海龙　分布于南海近陆海域。

拟海龙　同刁海龙。

尖海龙　分布于渤海、黄海、东海、南海的近陆海域。

【产　地】

刁海龙　主产于广东。

拟海龙　主产于福建、广东。

尖海龙　主产于山东。

【主要活性成分】含多种氨基酸、蛋白质、脂肪酸、甾体及多种无机元素。

鳖 甲

【基　原】为脊椎动物爬行类鳖科鳖 *Trionyx sinensis* Wiegmann. 的背甲。

【生态环境】多生活于湖泊、小河及池塘旁的沙泥里。

【生态习性】生活在水中。

【分　布】分布区很广，由东北南部至海南岛等地均有。

【产　地】主产于湖北、安徽、江苏、河南、湖南、浙江、江西等地。以湖北、安徽二地产量最大。

【质量评价】以个大、甲厚、无残肉、洁净无臭味者佳。

【主要活性成分】含动物胶、角蛋白、多肽、氨基酸等。

蟾 酥

【基　原】为脊椎动物两栖类蟾蜍科中华大蟾蜍 *Bufo bufo gargarizans* Cantor. 或黑眶蟾蜍 *B. melanostictus* Schneider. 耳后腺及皮肤腺的干燥分泌物。

【生态环境】

中华大蟾蜍　生活在泥土中或栖居在石下或草间，夜出觅食。

黑眶蟾蜍　栖息于潮湿草丛，夜间或雨后常见。捕食多种有害昆虫和其他小动物。

【生态习性】幼体生活在水中，成体对环境的适应力很好，在遮蔽性比较好的水池边草地中生活。

第十二章

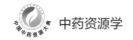

【分　布】

中华大蟾蜍　分布于东北、华北、华东、华中及陕西、甘肃、青海、四川、贵州等地。

黑眶蟾蜍　分布于浙江、江西、福建、台湾、湖南、广东、广西、四川、贵州、云南等地。

【产　地】基本为野生，产于江苏（启东、海门）、上海（崇明、嘉定）、河北、山东（日照）、四川、湖南、浙江等地，其中以江苏启东产量大。20世纪70年代产销量1500千克~2000千克，20世纪90年代后产销量达4000千克~7000千克。

【质量评价】以外表和断面皆有角质光泽、色紫红、薄者半透明，纯净无杂质者佳。

【主要活性成分】含华蟾酥毒基、脂蟾毒配基等。

哈蟆油（田鸡油）

【基　原】为脊椎动物两栖类蛙科中国林蛙 *Rana temporaria chensinensis* David. 雌蛙的输卵管。

【生态环境】生活于气候寒冷的山区，多栖息于林区山间河流周围开阔的椴树、核桃楸、榆、柞杂木，针阔混交林和次生林间。以陆栖为主，常在没有强烈光照、湿润凉爽的环境中生活。

【生态习性】每年的生活周期可分为水中生活和陆地生活两个明显不同的阶段。水中生活阶段是在较深的水域中进入冬眠状态，以渡过寒冷的冬季。夏季在陆地山林的草丛或灌丛中，陆地生活。随着气温的升高，逐渐由低地向高地，由阳坡向阴坡迁移。以多种昆虫为食。食物主要为鞘翅类昆虫，亦有少数的蜘蛛类动物。

【分　布】分布于黑龙江、吉林、辽宁，河南、贵州、甘肃、青海、河北等地，西南地区也有少量分布。

【产　地】基本为野生，有少量半野生养殖，产于黑龙江、吉林、辽宁、四川、内蒙古等地林区。1970年全国年收购量达2.2万千克，20世纪70年代一般年产量1万千克，20世纪80年代后7000千克~8000千克。

【质量评价】以块大、肥厚、色黄白、油润光泽、膜皮少、无黑色卵籽者佳。

【主要活性成分】含蛋白质，并含有脂肪、糖、维生素及多种激素。

龟　甲

【基　原】为脊椎动物爬行类龟科乌龟 *Chinemys reevesii*（Gray）. 的背甲及腹甲。

【生态环境】一般生活在河、湖、沼泽、水库和山涧中，有时也上岸活动。

【生态习性】以蠕虫、螺类、虾及小鱼等为食，也吃植物的茎叶。为变温动物，冬天会进入冬眠，长期缩在壳中，几乎不活动。

【分　布】中国国内除东北、西北各地及西藏未见报道外，其余各地均有分布，但以长江中下游各省的产量较高。

【产　　地】主产于湖北、湖南、浙江、江苏等地。

【质量评价】以松脆透明者佳。

【主要活性成分】主要由角质和骨质等有机质组成。

金钱白花蛇

【基　　原】为脊椎动物爬行类眼镜蛇科银环蛇 *Bungarus multicinctus multicinctus* Blyth. 的幼蛇干燥体。

【生态环境】生活于平原、丘陵地区水稻田、塘边等近水处。

【生态习性】白天潜伏，黄昏外出活动，喜吃鳝鱼、泥鳅，也吃其他鱼类及蛇类。

【分　　布】分布于安徽、浙江、江西、福建、台湾、湖北、湖南、广东、海南、广西、四川、贵州、云南等地。

【产　　地】有养殖，主产于广东、湖北、浙江、江西、福建等地。全国年需要量40万～60万条。

【质量评价】以条大、干燥、头尾齐全、花纹斑块明显者为佳。

【主要活性成分】含蛋白质、脂肪、氨基酸及多种金属等元素。

蕲　蛇

【基　　原】为脊椎动物爬行类蝰科五步蛇（尖吻蝮、祁蛇）*Agkisrrodon acutus*（Guenther）. 的干燥体。

【生态环境】蕲蛇一般生活于山区或丘陵，多见于草本繁盛的阴湿处。植被为常绿落叶、阔叶林，覆被率在50%以上。

【生态习性】在炎热天气时，尖吻蝮进入山谷溪流边的岩石、草丛、树根下的阴凉处渡夏。冬天在向阳山坡的石缝及土洞中越冬。喜食鼠类、鸟类、蛙类、蟾蜍和蜥蜴，尤以捕食鼠类的频率最高。喜食蛙、蟾蜍、蜥蜴、鸟、鼠等。成长极慢，现已成为濒危动物。

【分　　布】分布于安徽（南部）、重庆、江西、浙江、福建（北部）、湖南、湖北、广西（北部）、贵州、广东（北部）及台湾。

【产　　地】已人工养殖，一般年需要量4万～5万千克。以武夷山山区和皖南山区贮量最多，主产于浙江、江西、安徽、福建。

【质量评价】以条大、肉厚、花纹明显、头尾齐全、腹壁白色、无虫蛀者佳。

【主要活性成分】含总磷脂、毒蛋白等。

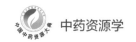

乌梢蛇

【基　原】为脊椎动物爬行类游蛇科乌梢蛇 *Zaocys dhumnades*（Cantor）. 的干燥体。

【生态环境】栖息于中低山地带，常在农田、河沟附近，有时也在村落中发现。

【生态习性】行动迅速，反应敏捷。性温顺，不咬人。以蛙类、蜥蜴、鱼类、鼠类等为食。

【分　布】主要分布在安徽、浙江、江西、福建、河南、陕西、甘肃、四川、贵州、江苏、湖北、湖南、海南、广东、广西、台湾等地。

【产　地】主产于浙江、广西、四川、江苏、福建、安徽、陕西、云南等地。

【质量评价】以头尾齐全、外皮黑褐色、内里黄白色、背部有棱，蛇体坚实者为佳。

【主要活性成分】主含蛋白质和脂肪。

蛇　蜕

【基　原】为脊椎动物爬行类游蛇科动物黑眉锦蛇 *Elaphe taeniura* Cope.、锦蛇 *E. carinata*（Guenther）. 或乌梢蛇 *Zaocys dhumnades*（Cantor）. 等蜕下的干燥表皮膜。

【生态环境】

黑眉锦蛇　多栖于屋内及水田边，善于游泳，并会潜入水里猎食。

锦蛇　栖于高山及平原地区。

乌梢蛇　同乌梢蛇。

【生态习性】

黑眉锦蛇　虽是小型蛇，但其代谢量相当大，所以必须经常进食，会摄食蛙类、蝌蚪、小鱼、蚯蚓、鼠、雀等，无毒。

锦蛇　性活泼，动作迅速。以其他蛇类为食，甚至吃自己的小蛇。亦食鸟类的蛋及鼠类。有奇臭，无毒。

乌梢蛇　同乌梢蛇。

【分　布】

黑眉锦蛇　分布于河北至长江流域和西南地区。

锦蛇　分布于安徽、江苏、浙江、福建、台湾、广东、江西、湖北、四川、云南等地。

乌梢蛇　同乌梢蛇。

【产　地】主产于浙江、广西、四川、江苏、福建、安徽、陕西、云南等地。

【质量评价】以大，完整不碎，无泥沙者佳。

【主要活性成分】含骨胶原。

蛤 蚧

【基 原】为脊椎动物爬行类壁虎科动物蛤蚧 *Gekko gecko* Linnaeus. 的干燥体。雄为蛤，皮粗、口大、身小、尾粗；雌为蚧，口尖、身大、尾小。国家二级野生保护动物。

【生态环境】多栖于山岩及树洞中，或居于墙壁上，昼伏夜出，动作敏捷。

【生态习性】怕冷、怕热、怕风雨，昼伏夜出，常见雌雄成对。喜食活饵，主要捕食昆虫类。蛤蚧有冬眠习性。捕食昆虫，有时也捕食壁虎、小鸟及蝇类等。

【分 布】分布于广东、广西、云南、贵州等地。

【产 地】

早期记载蛤蚧盛产于岭南　秦汉时期杨雄《方言》："桂林（广西桂平市）之中，守宫大者而能鸣，谓之蛤解"。[唐] 李珣《海药本草》："谨按《广州记》云：蛤蚧生广南（岭南）水中，……近日西路（广西）亦出"。[唐] 刘恂《岭表录异》："端州（广东肇庆）古墙内有，巢于厅署城楼间者，旦暮则鸣，自呼蛤蚧是也。"[宋] 刘翰《开宝本草》亦云："蛤蚧生岭南山谷及城墙或大树间"。[明] 李时珍《本草纲目·鳞一·蛤蚧》引李珣曰："生广南水中，夜即居于榕树上。"[清] 黄宫绣《本草求真》亦云："生于广南"。[清] 陆祚蕃《粤西偶记》："粤西（广西）产蛤蚧"。[清] 李调元《南越笔记》："蛤蚧唯雷（广东湛江）琼（海南）为多……罗浮（广东博罗）亦有之"。[清] 汪昂《本草备要》："出广南"。说明蛤蚧分布在罗浮（博罗）- 端州（肇庆）- 桂林（桂平）- 贵县（贵港）- 横州（横县）- 归顺州（靖西）- 镇安（德保）一线，基本上与北回归线平行，或在北回归线稍南地区。

明代起广西成为蛤蚧主产区　[明] 顾玠《海槎录》："广西横州（广西横县）甚多蛤蚧"。[清] 赵翼《檐曝杂记》："余守镇安（广西德保），其地最多……郡衙倚山，处处有之。"[清] 颜嗣徽《归顺直隶州志》说："蛤蚧湖润（广西靖西）所出甚多，他处多在山岩，此地墙壁皆有。"[民国] 陈存仁《中国药学大辞典》："蛤蚧产广西，以龙州为多，其次芦圩（广西横县境内）、贵县（贵港）、南宁、百色等，均有出"。

野生或家养，现主产于广西、广东、云南、贵州等地。20 世纪 80~90 年代国内年需要量 40 万 ~50 万对。

【质量评价】以体大、色鲜明、撑面平整、尾全而粗长者佳。

【主要活性成分】含总磷脂、氨基酸、胆甾醇。

穿山甲

【基 原】为脊椎动物哺乳类鲮鲤科动物穿山甲 *Manis pentadactyla* Linnaeus. 的鳞甲。穿山甲为国家二级保护动物。

【生态环境】栖息于丘陵山地的树林、灌丛、草丛等各种环境中，但极少在石山秃岭地带。

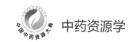

【生态习性】掘洞穴居，昼伏夜出，能爬树游水，遇敌受惊时，将头裹在腹部，�成一团。听觉、视觉差，嗅觉灵敏。食物以白蚁为主，亦食黑蚁、蚁的幼虫和其他昆虫的幼虫。

【分　布】主要分布于我国南方。

【产　地】主产于广东、广西、云南、贵州，浙江、福建、湖南、安徽等地亦产。20世纪50年代平均年销量5万~6万千克（其中一半为进口）。

【质量评价】以片匀、色青黑、无腥气、不带皮肉者为佳。

【主要活性成分】含硬脂酸、胆甾醇等。

麝　香

【基　原】为脊椎动物哺乳类鹿科林麝 *Moschus berezovskii* Flerov.、马麝 *M. sifanicus* Prze-walski. 或原麝 *M. moschiferus* Linnaeus. 成熟雄体香囊中的干燥分泌物。野麝多在冬季至次春猎取，猎获后，割取香囊，阴干，习称"毛壳麝香"；剖开香囊，除去囊壳，习称"麝香仁"。家麝直接从其香囊中取出麝香仁，阴干或用干燥器密闭干燥。麝为国家一级保护动物。

【生态环境】栖息于多岩石的针叶林和针、阔混交林中。

【生态习性】麝属山地森林动物，可栖息在多石针叶林、针阔混交、阔叶林及灌木丛、草坪地带。性胆怯，孤僻不喜群，活动有一定的规律，平时多晨昏活动，白天多在隐蔽的地方休息。行动轻快敏捷，善跳跃，视觉、听觉灵敏。食性广泛，可取食300多种植物，包括茎、叶花、果实及种子，尤其喜食新生的嫩芽、嫩叶、蕨类、苔藓等。

【分　布】

林麝　分布于新疆、西藏、青海、甘肃、宁夏、陕西、山西及湖北、四川、贵州等地。

马麝　分布于青藏高原、甘肃、云南、四川等地。

原麝　主要分布于黑龙江、吉林、河北等地

【产　地】野生或家养，主产于西藏、四川、陕西。20世纪50年代产销量1000千克，供需基本平衡，现年需要量1500千克~2000千克。

【质量评价】

麝香　以身干、个大、香气浓者佳。

麝香仁　以紫红色最佳，其内为棕褐色或黄色。

【主要活性成分】含麝香酮、雄甾酮及胆固醇等。

阿　胶

【基　原】为脊椎动物哺乳类马科驴 *Equus asinus* L. 的皮经煎煮、浓缩制成的固体胶。

【生态环境】家养。

【生态习性】驴性情较温驯，饲养管理方便，饲料粗劣。主要以麦秸、谷草为食，也吃高粱、大麦、豆类。

【分　布】中国北部地区均有饲养。

【产　地】主产于山东、浙江。以山东产者最为著名，浙江产量最大。此外上海、北京、天津、武汉、沈阳等地亦产。

【质量评价】以色乌黑、光亮、透明、无腥臭气、经夏不软者为佳。

【主要活性成分】多由胶原及其部分水解产物所成，基本上是蛋白质和氨基酸。

羚羊角

【基　原】为脊椎动物哺乳类牛科雄赛加羚羊 *Saiga tatarica* Linnaeus. 的角，赛加羚羊为一级保护物种。

【生态环境】栖息于荒漠及半荒漠的开阔地区。

【生态习性】夏季大多居于空旷的荒漠地带，晚秋至冬季则在盐沼半荒漠地带，群栖。以各种植物为食，如梭梭，蒿类、羽茅等。一般边食边行。冬季为了避风雪，它们就迁往平缓的山间坡地或平原过冬，夏季晨昏活动，冬季则转为白日活动。活动时一般成 30~40 只小群，也常见到 100~200 只以上的大群活动。奔跑时是跳跃式前进，轻捷如飞。

【分　布】分布于新疆等地。

【产　地】产于新疆（伊利）。我国年销量约 3000 千克。

【质量评价】以质嫩、色白、光润、有血丝、无裂纹者为佳。

【主要活性成分】含角质蛋白、磷酸钙及不溶性无机盐等。

鹿 茸 鹿 角

【基　原】为脊椎动物哺乳类鹿科梅花鹿 *Cervus nippon* Temminck. 或马鹿 *C. elaphus* Linnaeus. 的雄鹿未骨化密生茸毛的幼角，前者习称"花鹿茸"，后者习称"马鹿茸"。鹿角为已骨化的角或锯茸后翌年春季脱落的角基，分别习称"梅花鹿角"（花鹿角）、"马鹿角""鹿角脱盘"。野生梅花鹿和马鹿分别为国家一级和二级保护动物。

【生态环境】

梅花鹿　多为人工饲养。野生者栖息于混交林、山地草原和森林边缘附近。

马鹿　人工饲养。

【生态习性】

梅花鹿　冬季多在山地南坡，春秋多在旷野，夏季常在密林。晨昏活动较多。以青草、树叶、嫩芽、树皮、苔藓为食。春、夏季喜食盐。雄鹿每年 4~5 月脱落旧角，随后长出茸角，外被绒状的茸皮。

马鹿　野生者栖于较大的混交林中，或高山的森林草原。冬季在山谷密林中，夏季常在高山林缘。以青草、嫩枝、树芽为食。喜食盐。雄鹿每年 3~4 月脱换新角，新角 5~6 月

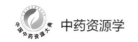

生长最盛，为茸角。

【分　布】

梅花鹿　分布于东北、华北、华东以及西北、西南地区。

马鹿　分布于东北、内蒙古、西北、西南等地。

【产　地】一般年需要量 4 万 ~5 万千克。

梅花鹿　主产于吉林、辽宁、黑龙江、河北、北京等地；其他地区亦有少量生产。

马鹿　主产于黑龙江、吉林、内蒙古、新疆、青海、甘肃等地。产于东北的称为"东马茸"，又名"关马茸"，品质较优；产于西北的称为"西马茸"，品质较次。

【质量评价】

花鹿茸　以体轻、质嫩、圆短粗壮、茸尖饱满、皮色红棕、毛细柔软、油润光泽者佳；

马鹿茸　以体轻皮厚、粗壮肥嫩、毛细光泽、毛色灰褐、下部不起筋、无骨豆者佳。

【主要活性成分】

鹿茸　含氨基酸、胆甾醇、多胺类等成分。

角　含胶质、磷酸钙、碳酸钙及氮化物及氨基酸。

牛　黄

【基　原】为脊椎动物哺乳类牛科牛 *Bos taurus domesticus* Gmelin. 干燥的胆结石。

【生态环境】全国各地均有饲养。

【生态习性】性格温驯，生长较快。食植物性饲料。

【分　布】全国各地。

【产　地】主产于北京、河北、内蒙古、辽宁、吉林、黑龙江、陕西、甘肃、河南。此外，四川、西藏、青海、广西、江苏、上海等地亦产。以西北、东北的产量较大。商品产于西北者，称为"西牛黄"或"西黄"；产于东北者，称为"东牛黄"或"东黄"；产于北京、天津等地者，称为"京牛黄"。进口的牛黄，产于加拿大、阿根廷、乌拉圭、巴拉圭、智利、玻利维亚等地者，称为"金山牛黄"；产于印度者，称为"印度牛黄"。进口牛黄的色泽、气味，均不及国产牛黄。20 世纪 50 年代年需要量 100 万千克。

【质量评价】以个大完整、色棕黄鲜艳、表面细腻、体轻、质松、酥脆、断面纹层薄而清晰，"白膜"少、气清香、味先苦后甜、有清凉感者佳。

【主要活性成分】天然牛黄中含有胆红素、胆汁酸、脱氧胆酸、胆汁酸盐、胆甾醇、麦角甾醇、脂肪酸、卵磷脂、维生素 D、类胡萝卜素等。

水牛角

【基　原】为脊椎动物哺乳类牛科水牛 *Bubalus bubalis* Linnaeus. 的角。

【生态环境】家养。

【生态习性】耐寒力差且喜浸水散热，以南方多水稻地区为多，亦逐渐向北分布，喜于气候温暖、多河流、土地潮湿的地方生活。草食为主。

【分　布】全国大部分地区均饲养，以南方种植水稻地区为多。

【产　地】产于华南、华东等地。

【主要活性成分】含甾醇类、氨基酸类、肽类类、蛋白质类成分。

熊 胆

【基　原】为脊椎动物哺乳类熊科黑熊 *Selenarctos thibetanus* G.Cuvier. 及棕熊 *Ursus arctos* Linnaeus. 的胆囊或干燥胆汁。为国家二级重点保护动物。

【生态环境】

黑熊　栖息于混交林或阔叶林中。一般居于山上的石洞或大树洞中，有冬眠习性。白天活动，视觉较差，善爬树，游泳力强。杂食性，但以植物为主。

棕熊　栖息于阔叶林、针叶林或混交林中。有冬眠习性，杂食以植物为主。

【生态习性】为森林中的大型动物，性孤癖不成群，常单独在森林中栖息和活动。昼行性，善于游泳、爬树，能直立行走，属于半冬眠动物，遇到干扰时可立即解除冬睡而外出活动。杂食性，主要以植物嫩芽、嫩草及各种野果为食，尤喜食蜂蜜。熊的视觉较差，但嗅觉和听觉发达，从体型上看，寒冷地区的熊体型大，皮脂肥厚，热带地区的熊体型小。

【分　布】

黑熊　分布极广泛，东北、华北、西南、华南及陕西、甘肃、青海、安徽、浙江、江西、福建、台湾、西藏等地均有分布。

棕熊　分布于东北及甘肃、青海、新疆、四川、贵州、西藏等地。

【产　地】20 世纪 90 年代以前完全依赖野生，资源稀少。人工引流取胆后，药用资源基本依靠人工养殖进行活熊取胆。年销量为 1000 千克~2000 千克。

【质量评价】以个大，皮薄、仁多、色黄亮，质松脆、味苦回甜、有刺舌感者佳。

【主要活性成分】含熊去氧胆酸、鹅去氧胆酸。

第十三章 矿物药资源

轻粉　主要成分氯化亚汞（Hg_2Cl_2），产湖北、河北、湖南、云南等地。以片大、质轻、雪花状白色而有光亮者佳。

禹余粮　为氢氧化物类矿物褐铁矿，主含碱式氧化铁 $FeO(OH)$，分布很广，主产于河南、江苏、浙江、四川等地。

钟乳石　为碳酸盐类矿物方解石族方解石，主含碳酸钙（$CaCO_3$），主产于广西、广东、湖北、四川、贵州、云南、陕西、甘肃、山西等地。

炉甘石　为碳酸盐类矿物方解石族菱锌矿，主含碳酸锌（$ZnCO_3$），主产于广西、四川、云南、湖南等地。

金礞石　为变质岩类蛭石片岩或水黑云母片岩，分布于河南、陕西、山西、河北等地。

青礞石　为变质岩类黑云母片岩或绿泥石化云母碳酸盐片岩，分布于江苏、浙江、河南、湖北、湖南、四川等地。

赭石（代赭石）　为氧化物类矿物刚玉族赤铁矿，主含三氧化二铁（Fe_2O_3），主产于河北、山西、山东、湖南、广东、四川等地。以表面色棕红、断面层次明显、松脆、无杂质者佳。

磁石　为氧化物类矿物尖晶石族磁铁矿，主含四氧化三铁（Fe_3O_4），主产于江苏（南京）、辽宁（鞍山、辽阳）、安徽（铜陵、铜官山）、广东、山东、河北等地。以黑色、有光泽、吸铁能力强、杂质少者佳。

滑石　为硅酸盐类矿物滑石族滑石，主含含水硅酸镁 $Mg_3(Si_4O_{10})(OH)_2$，主产于江西、山东、江苏、陕西、山西、河北、福建、浙江、广东、广西、辽宁等地。

硫黄　为自然元素类硫黄族矿物自然硫，主要用含硫物质或含硫矿物经炼制升华的结晶体。主产于内蒙古赤峰、陕西南部、四川甘孜、河南洛阳、山西，江苏、湖南、江西、广东、台湾亦产。以色黄光亮质松脆者佳。

雄黄　为硫化物类矿物雄黄族雄黄，主含二硫化二砷（As_2S_2）。药用雄黄年需要量月 10 万~20 万千克，主产于湖南（石门、慈利）、贵州（思南、印江）、湖北、云南、四川等地。以色红、块大、有光泽、质疏松、无泥石者佳。

紫石英　为氟化物类矿物萤石族萤石，主含氟化钙（CaF_2），主产于浙江、江苏、辽宁、黑龙江、河北、湖南、湖北、甘肃等地。

皂矾（绿矾、青矾） 为含硫酸亚铁矿石，主含硫酸亚铁（$FeSO_4$），主产于山东、湖南、甘肃、新疆、陕西、安徽、浙江、河南等地。

花蕊石 为变质岩类岩石蛇纹大理岩，主含钙、镁的碳酸盐，产于陕西、河南、河北、江苏、浙江、湖南、山西、四川等地。

红粉 为橙红色片状或粉状结晶，主要含氧化汞（HgO），另含硝酸汞 $Hg(NO_3)_2$ 等。主产于河北、天津、湖北武汉、湖南湘潭、江苏镇江。

赤石脂 为硅酸盐类矿物多水高岭石族多水高岭石，主要含含水硅酸铝 $Al_4(Si_4O_{10})(OH)_8 4H_2O$，主产于福建、河南、江苏、陕西、湖北、山东、安徽、山西等地。

朱砂 为硫化物类矿物辰砂族辰砂，主含硫化汞（HgS），国家计划开采，年产量不超过 20 万千克，主产于贵州、湖南、四川、广西、云南等地。以色红鲜艳、光泽透明、体重质脆、无杂质者佳。

石膏 为硫酸盐类矿物，主要含硫酸钙（$CaSO_4$），主产于湖北省，以湖北石膏最为著名，其次为安徽凤阳。以色白、块大、质酥、纵断面如丝、无夹层、无杂质者佳。

自然铜 为硫化物类矿物黄铁矿族黄铁矿，主含二硫化铁（FeS_2），产于四川、山东、湖南、辽宁、河北等地。以块整齐、深赤黄色、质较坚、断面有金属光泽者佳。

白矾 为硫酸盐类矿物明矾石经加工提炼制成，主含 $K_2SO_4 \cdot Al_2(SO4)_3 \cdot 24H_2O$，分布于甘肃、河北、安徽、福建、山西、湖北、浙江等地。

玄明粉 为芒硝经风化干燥制得。主含硫酸钠（Na_2SO_4），主产于四川、河南、河北等地。

参考文献

［1］ 包华音，石俊英.不同产地和不同部位的壁虎药材蛋白质比较研究［J］.中国实验方剂学杂志，2012，18（1）：69

［2］ 蔡金娜，王峥涛，徐珞珊，等.蛇床果实中香豆素类成分变异及其规律［J］.药学学报，1999，4（10）：767.

［3］ 蔡少青，王璇，朱姝，等.中药细辛的本草考证［J］.北京医科大学学报，1997，29（3）：233.

［4］ 陈美兰，黄璐琦，欧阳少华，等.在植物内生菌对道地药材形成的影响探讨［J］.中国中医药信息杂志，2006，13（9）：40.

［5］ 陈士林，肖培根.中药资源可持续利用导论［M］.北京：中国医药科技出版社，2006：87.

［6］ 陈震，丁万隆，陈君等.中药材栽培技术的主要特点［J］.中国中药杂志，2001，26（1）：68.

［7］ 陈士林 编著.中国药材产地生态适宜性区划［M］.北京：科学出版社，2011.

［8］ 陈千良，石张燕，孙小明，等.栽培西陵知母与野生知母药材质量比较［J］.中国中药杂志，2011，36（17）：2316.

［9］ 陈玉华.元胡（延胡索）喷施植物生长调节剂试验研究［J］.中药材，1996，7（19）：325.

［10］ 程惠珍.中药现代化与药用植物栽培［J］.世界科学技术－中药现代化，1999，1（1）：28.

［11］ 狄洌，许冬青，王明艳，等.巴豆生物碱对人胃癌细胞 SGC-7901 p53 基因表达的影响［J］.辽宁中医杂志，2003，30（12）：1019.

［12］ 杜茜，沈海亮.甘草产量和质量与土壤水分的关系［J］.中药材.2006.29（1）：5.

［13］ DONG A-ling，CUI Ya-jun，CUO Hong-zhu，et al.Microbiological transformation of ginsenoside Rg1［J］.Journal of Chinese Pharmaceutical Sciences，2001，10（3）：114.

［14］ 董娟娥，张康健，梁宗锁.植物次生代谢与调控［M］.西安：西北农林科技大学出版社，2009，7.

［15］ Frenkel N，Makky A，Sudji IR，et al.Mechanistic investigation of interactions between steroidal saponin digitonin and cellmembrane models［J］.J Phys Chem B.2014，118（50）：14632-9.

［16］ 方成武，王文全.中药资源学［J］.北京：科学出版社，2005，4.

［17］ 郭瑞，安伟健，高元泰.中药龙胆原植物的研究及本草考证［J］.中草药，2001，32（11）：1039.

［18］ 管家齐，蔡玉英，陈文东，等.浙八味及其相关品种的产地变迁［J］.浙江中医药大学学报，2008，32（4）：526.

［19］ 谷素云.道地药材形成和变迁因素的文献研究［D］.北京中医药大学硕士论文，2007：28.

［20］ 关萍，高玉琼，石建明，等.不同产地野生及栽培天麻中天麻素含量比较［J］.中国中药杂志，2005，30（21）：1698.

［21］ 郭宝林.道地药材的科学概念及评价方法探讨［J］.世界科学技术－中药现代化，2005，7（2）：57.

［22］ 郭兰萍，周涛.关于中药区划理论和区划指标体系的探讨［J］.中国中药杂志，2010，35（17）：2350.

［23］ 胡君萍，张囡，毛一卿，等.《中国药典》3 种百部止咳作用比较 [J]. 中国中药杂志，2009，
34（23）：3096.

［24］ 胡世林. 中国道地药材 [M]. 哈尔滨：黑龙江科学技术出版社，1989：25.

［25］ 何水林，郑金贵，王晓峰，等. 植物次生代谢；功能、调控及基因工程 [J]. 应用与环境生物学
报，2002，8（5）：558.

［26］ 胡世林. 道地药材与中药标准化 [J]. 亚太传统医药.2005,（1）：39.

［27］ 黄璐琦，郭兰萍，胡娟，等. 道地药材形成的分子机制及其遗传基础 [J]. 中国中药杂志，2008，
33（20）：2303.

［28］ 黄璐琦，陈美兰，肖培根. 中药材道地性研究的现代生物学基础及模式假说 [J]. 中国中药杂志，
2004，29（6）：494.

［29］ 胡世林. 现代道地论概要 [J]. 中国中医药信息杂志，1995，27（3）：7.

［30］ 胡世林，秦俊法，杨连菊，等. 中药道地药材的研究 [J]. 医学研究通讯，1999，28（5）：13.

［31］ 黄璐琦，郭兰萍，崔光红，等. 中药资源可持续利用的基础理论研究 [J]. 中药研究与信息，
2005，8（7）：4.

［32］ 黄璐琦，彭华胜，肖培根. 中药资源发展的趋势探讨 [J]. 中国中药杂志，2011，36（1）：1.

［33］ 黄璐琦，肖培根，王永炎. 中药资源持续发展的研究核心与关键—分子生药学与中药资源生态学
[J]. 中国中药杂志，2011，36（3）：233.

［34］ 胡世林. 道地药材与中药标准化 [J]. 亚太传统医药.2005,（1）：39.

［35］ 黄璐琦，彭华胜，肖培根. 中药资源发展的趋势探讨 [J]. 中国中药杂志，2011，36（1）：1.

［36］ 黄璐琦. 中药区划专题编者按 [J]. 中国中药杂志，2016，41（17）：3113.

［37］ 黄璐琦，郭兰萍，崔光红，等. 中药资源可持续利用的基础理论研究 [J]. 中药研究与信息，
2005，8（7）：4.

［38］ 黄璐琦，郭兰萍. 中药资源生态学 [M]. 上海：上海科学技术出版社，2009.

［39］ 江苋，陈锡林. 中药"笕桥十八味"渊源及药材基原探讨 [J]. 浙江中医杂志，2008，43（10）：
601.

［40］ 靳艳，刘晓艳，邹汉法. 基于蛋白质组学、肽组学的中药动物药活性组分的研究 [J]. 世界科学
技术－中医药现代化，2011,（1）：171.

［41］ 简令成，王红. 环境胁迫植物细胞生物学 [M]. 北京：科学出版社，2009.

［42］ Korchowiec B, Gorczyca M, Wojszko K, et al. Impact of two different saponins on the
organization of model lipid membranes[J].Biochim Biophys Acta.2015,（6）：1963.

［43］ Lorent JH, Quetin-Leclercq J, Mingeot-Leclercq MP.The amphiphilic nature of saponins and
their effects on artificial and biological membranes and potential consequences for red
blood and cancer cells[J].Org Biomol Chem.2014, 12（44）：8803–22.

［44］ Lu H, Zou W X, Meng J C, et al.New bioactive metabolitesproduced by Colletotrichum sp.,
an endophytic fungus inArtemisia annua[J].Plant Sci, 2000, 151：67.

［45］ 刘起棠，肖正春，张卫明，等. 罗布红麻和罗布白麻生态地理特性探讨 [J]. 中国野生植物资源，
2009，28（2）：13.

［46］ 刘宁. 野生动物数量调查方法综述 [J]. 云南林业科技，1998,（2）：58.

［47］ 李先恩，祁建军，周丽莉，等. 地黄种质资源生物性状的比较研究 [J]. 中国中药杂志，2008，
33（18）：2033.

［48］ 林慧彬，李新秀，林建群，等. 我国不同种质黄芩质量的比较研究 [J]. 北京中医药大学学报，
2008，31（4）：273.

［49］ 林励.外界刺激对檀香挥发油含量及质量的影响［J］.中药材 2000.23（3）：152.

［50］ 李隆云，肖小河，秦松云等.道地药材的形成与分化探讨［J］.中国中医药科技，1999，6（2）：104.

［51］ 李强，任茜.中耕、施肥和灌水三要素的不同组合对乌拉尔甘草质量的影响［J］.现代应用药学.1993.10（2）：15.

［52］ 廖建雄，王根轩.甘草酸在甘草适应荒漠生境中的可能作用［J］.植物生理学通讯，2003，39（4）：367.

［53］ 李世全.延胡索生产—路在何方—来自汉中产区的调查［J］.中国现代中药，2008，10（3）：47.

［54］ 刘娟，刘斌，折改梅等.单萜苷类化合物及其药理活性研究进展［J］.现代药物与临床，2010，25（2）：81.

［55］ 刘塔斯，郑雪花，杨先国，等.栽培和野生玉竹的形态学比较鉴别［J］.中药材，2005，28（1）：14.

［56］ 卢先明.中药栽培的历史回顾与展望［J］.中药与临床，2011，2（3）：4.

［57］ 鲁守平，隋新霞，孙群，等.药用植物次生代谢的生物学作用及生态环境因子的影响［J］.天然药物研究与开发，2006，18：1027.

［58］ 蒙其淼，梁洁，吴桂凡，等.生物碱类化合物药理作用研究进展［J］.时珍国医国药，2003，14（11）：700.

［59］ 孟祥才，黄璐琦，陈士林，等.论中药材栽培主产区的形成因素及栽培区划［J］.中国中药杂志，2012，37（21）：3334.

［60］ 孟祥才，孙晖，韩莹，等.条叶龙胆药材资源变化及未来发展建议［J］.中国现代中药，2011，13（2）：10.

［61］ 孟祥才，王喜军.药材道地观与中药材生产［J］.现代生物医学研究进展，2008，8（12）：2356.

［62］ 孟祥才，王喜军，都晓伟.中药材 GAP 实施的整体观［J］.现代中药研究与实践，2005，19（1）：18.

［63］ 孟祥才，陈士林，王喜军.论道地药材及栽培产地变迁［J］.中国中药杂志，2011，36（13）：1687.

［64］ 孟祥才，王喜军.药材道地观与中药材生产［J］.现代生物医学研究进展，2008，8（12）：2356.

［65］ 孟祥才，王喜军.活性氧促进道地药材质量形成的假说及其探讨［J］.中草药，2011，42（4）：799.

［66］ 孟祥才，马伟，李明.北方主要地道药材规范化栽培［M］.北京；中国医药科技出版社，2005；189.

［67］ 孟祥才，孙晖，孙小兰，等.直播、移栽和抽薹防风与野生防风药理作用比较［J］.现代中药研究与实践，2012，26（3）.

［68］ 牛倩，王德群，刘耀武.亳州栽培药材的历史变迁［J］.安徽医药，2010，14（2）：232.

［69］ 聂闯.美国农业区划及作物布局［J］.世界农业，1997，（11）：5.

［70］ 彭华胜，王德群.白术道地药材的形成与变迁［J］.中国中药杂志，2004，29（12）：1133.

［71］ 黔南自治州力争三、四年内达到药材自产自销［J］.中国药学杂志，1959，7（5）：259.

［72］ 秦松云，肖小河，李隆云等.道地药材分布特点的研究［J］.资源开发与市场，1997，13（6）：261.

［73］ R.法兰克汉 J.D.巴卢 D.A.布鲁斯科著（黄宏文，康明译）.保育遗传学导论，北京；科学出版社，2005：3.

［74］ 冉懋雄，周厚琼.现代中药栽培与加工手册［M］.北京：中国中医药出版社，1999.

[75] 阮长武，张代富，于萍，等.苦参碱对内皮素诱导心肌细胞肥大及肌球蛋白基因表达的影响[J].同济大学学报（医学版），2002，23（4）：271.

[76] Sun C，Lai X，Huang X，et al.Protective effects of ginsenoside Rg1 on astrocytes and cerebral ischemic-reperfusion mice[J].Biol Pharm Bull. 2014;37（12）：1891-8.

[77] 邵清松，郭巧生.药用菊花道地药材形成源流考[J].时珍国医国药，2009，20（7）：1751.

[78] 四川省国营南川药物种植场简讯[J].中药通报，1958，（2）：20.

[79] 索凤梅，陈士林，任德权.道地药材的产地适宜性研究[J].中国中药杂志，2005，30（19）：1485.

[80] 孙晖，孙小兰，孟祥才，等.防风抽薹对药材质量和产量的影响[J].世界科学技术－中药现代化，2008，10（2）：101.

[81] 苏文华，张光飞，李秀华，等.植物药材次生代谢产物的积累与环境的关系[J].中草药,2005,36（9）：1415.

[82] 唐栩，许东晖，梅雪婷.26种黄酮类天然活性成分的药理研究进展[J].中药材，2003，26（1）：46.

[83] 田伟，谢晓亮，彭卫欣，等.不同丹参种质田间比较试验[J].现代中药研究与实践，2004，18（1）：22.

[84] 魏敏，林励，邱金裕，等.风害损伤对檀香药材质量的影响研究[J].中国中药杂志，2000，25（12）：710.

[85] 魏建和，陈士林，魏淑秋，等.北柴胡适生地分析及数值区划研究[J].世界科学技术－中医药现代化，2005，7（6）：125.

[86] 吴启南，王立新.中药泽泻的本草考证[J].时珍国医国药，2002，13（4）：247.

[87] 吴文如，李薇，赖小平.HPLC法测定不同产地地龙中尿嘧啶、次黄嘌呤、尿苷、肌苷的含量[J].中国药师，2011，14（7）：914.

[88] 武建国，辛振声.延胡索（元胡）源考[J].中药通报，1987，12（12）：9.

[89] 王昌利，朱志立.陕西城固县引种元胡与浙江元胡成分分析[J].西北药学杂志，1989，4（4）：19.

[90] 王文君，王培训，李晓娟.青藤碱抗炎机制—青藤碱对人外周血单个核细胞环氧化酶活性及其基因表达的影响[J].中国中药杂志，2003，28（4）：352.

[91] 魏建和，陈士林，魏淑秋，等.北柴胡适生地分析及数值区划研究[J].世界科学技术－中医药现代化，2005，7（6）：125.

[92] 魏建和，程惠珍，李昆同，等.北柴胡器官建成与干物质积累规律的研究[J].中药材，2003，26（7）：469.

[93] 魏小勇，龙艳.金钗石斛生物碱对糖性白内障大鼠诱导型一氧化氮合酶基因的调控[J].解剖学研究，2008，30（3）：177.

[94] 肖小河，夏文娟，陈善墉.中国道地药材研究概论[J].中国中药杂志，1995，20（6）：323.

[95] 肖小河，陈士林，陈善墉.中药材品质变异的生态生物学探讨[J].中草药，1989，20（8）：20.

[96] 肖小河，陈士林，黄璐琦，等.中国道地药材研究20年概论[J].中国中药杂志，2009，34（5）：519.

[97] 邢俊波，李萍.生物多样性与中药材质量的关系的研究[J].中医药学刊，2003，21（1）：46.

[98] 刑艳霞.四倍体金银花新品种九丰一号选育研究[J].农业产业化，2006,（1）：44.

[99] 谢宗万.论道地药材[J].中医杂志，1990，31（10）：42.

[100] 谢宗万.论"道地药材"与"就地取材"[J].中药通报，1958，（6）：27.

[101] 徐珞珊.二十种贝母药材的蛋白质电泳鉴别[J].中药材,1992,15(11):23

[102] 徐建中,盛束军,姚金富,等.微肥对益母草生长和生物碱积累的调控效应[J].中国中药杂志2000.1(25):20.

[103] 徐继振,刘效瑞.钼锌锰铁在党参栽培中的应用[J].中药材1996.1(19):1.

[104] 闫永红,段天璇,王文全,等.野生及栽培甘草HPLC指纹图谱[J]中国天然药物,2006,4(2):116.

[105] 于晶,陈君,肖新月,等.不同来源黄芩产量及质量性状的比较研究[J].中国中药杂志,2005,30(7):491.

[106] 姚银安,祖艳群,李元.紫外线B辐射与植物体内酚类次生代谢的关系[J].植物生理学通讯,2003,39(2):179.

[107] 杨子松,黎云祥,钱宝英,等.影响金城山淫羊藿生长主要环境因子[J].安徽农业科学,2009,37(11):4973.

[108] 杨全,王文全,魏胜利,等.甘草不同类型间总黄酮、多糖含量比较研究[J].中国中药杂志,2007,32(5):445.

[109] 游建军,龙莉,王东,等.三七不同单株的皂苷成分比较分析[J].云南中医学院学报,2009,32(4):10.

[110] Zhang YY, Meng C, Zhang XM, et al.Ophiopogonin D attenuates doxorubicin-induced autophagic cell death by relieving mitochondrial damage in vitro and in vivo[J].J Pharmacol Exp Ther.2015,352(1):166.

[111] 张巧艳,郑汉臣,秦路平,等.蛇床的生物学特性及地理分布[J].中国野生植物资源,2001,0(6):25.

[112] 张大勇主编.植物生活史进化与繁殖生态学[M]科学出版社,2004.

[113] 张爱华,郜玉钢,许永华,等.我国药用植物化感作用研究进展[J].中草药,2011,42(10):1885.

[114] 张集慧,王春兰,郭顺星,等.兰科药用植物的5种内生真菌产生的植物激素[J].中草药,1999,21(6):460.

[115] 张巧艳,郑汉臣,秦路平,等.蛇床的生物学特性及地理分布[J].中国野生植物资源,2001,20(6):25.

[116] 张小波,郭兰萍,黄璐琦.我国黄花蒿中青蒿素含量的气候适宜性等级划分[J].药学学报,2011,46(4):472.

[117] 张小波,王利红,郭兰萍,等.广西地形对青蒿中青蒿素含量的影响[J].生态学报,2009,29(2):688.

[118] 周迎新,方乍浦,张亚均,等.人工栽培和野生雷公藤的质量比较[J].中国中药杂志,1995,20(3):145.

[119] 周应群,陈士林,张本刚,等.中药资源调查方法研究[J].世界科学技术,2005,7(6):130.

[120] 周洁,郭兰萍,黄璐琦,等.植物化感作用及其在中药材栽培中的应用[J].世界科学技术,2007,(5):34.

[121] 周红涛,胡世林,郭宝林,等.芍药野生与栽培群体的遗传变异研究[J].药学学报,2002,37(5):383.

[122] 周洁,张永清.道地药材"管窥[J].山东中医药大学学报,2006,30(3):251.

[123] 中国药材公司.中国中药区划[M].科学出版社,1995.

[124] 中国药材公司.中国中药资源[M].科学出版社,1995.

［125］ 赵念玺，马绍宾，黄衡宇. 利用植物资源多样性开发药用植物资源 [J]. 云南大学学报自然科学版，2001，23：60.

［126］ 赵福庚，何龙飞，等. 植物逆境生理生态学 [M]. 北京：化学工业出版社，2006.

［127］ 杨立新，刘岱，胡世林，等. 高效液相色谱法测定不同产地黄芩中黄酮化合物的含量 [J]. 中国中药杂志，2002，27（3）：166.

［128］ 刘太明，蒋学华. 黄芩苷和黄芩素大鼠在体胃、肠的吸收动力学研究 [J]. 中国中药杂志，2006，31（12）：999.

［129］ Jing-Ming Yang, Hua Jiang, Hong-Liang Dai, et al. Polysaccharide enhances Radix Saposhnikoviae efficacy through inhibiting chromones decomposition in intestinal tract[J]. Scitific reports. DOI: 10.1038/srep32698

［130］ Jing-Ming Yang, Hua Jiang, Hong-Liang Dai, et al. Feeble antipyretic, analgesic and anti-inflammatory activities were found with regulardose 4'-O-β-D-glucosyl-5-O-methylvisamminol, one of the conventional marker compounds for quality evaluation of Radix Saposhnikoviae[J]. Pharmacognosy Magazine, 2016, 13（19）：54.

附录　我国各省市自治区药用植物资源及主产区

地区		主产药材	主要产地
华北地区	北京	柴胡、酸枣、黄芩及槐等	野生资源多集中于北部山区（属燕山山脉）各区县。蕴藏量较多的有怀柔、密云、昌平、平谷和延庆； 栽培药材以怀柔、密云、延庆较多。
	天津	柴胡、黄芩、酸枣、枸杞、有柄石韦、杠板归、石竹、地肤、大叶铁线莲等	野生药材蕴藏量80％以上分布在燕山山区的蓟县； 栽培药材以平原为主，其中静海县、蓟县、宁河县、武清县、宝坻县较多。
	河北	黄芩、柴胡、菘蓝、黄芪、菊花、珊瑚菜、丹参、白芷、薯蓣、紫菀、栝楼、枸杞、祁沙参、山楂、酸枣、知母等	野生药材资源以北部山区和西部山区较多。蕴藏量最大的是承德地区、张家口地区、秦皇岛市、保定地区； 栽培药材集中在中部和南部丘陵平原，其中保定地区最大。
	山西	党参、黄芪、款冬花、连翘、柴胡、黄芩、远志、知母、酸枣、麻黄及甘草等	野生蕴藏量较多的有临汾地区、忻州地区、吕梁地区，晋中地区和长治市； 栽培药材可分为南北两大区域：南部主要栽培地黄、薯蓣等；北部则以栽培黄芪等为主。产量较大的有运城地区、忻州地区、临汾地区、雁北地区及长治市。
	内蒙古	黄芪、枸杞、甘草、麻黄、肉苁蓉、防风、赤芍、黄芩、郁李、锁阳、银柴胡、远志、知母、苍术、龙胆及款冬花等	野生药用植物蕴藏量以西部的鄂尔多斯市最大，约占全区的40％；东部以大兴安岭西侧的呼伦贝尔盟和赤峰市较多； 栽培药用植物集中于黄河河套平原及以东的丘陵地区，以包头市为最多，巴彦卓尔盟、呼和浩特市和乌兰察布盟。
东北地区	辽宁	龙胆、五味子、细辛、平贝母、黄芪、人参、薏苡、党参、紫草、黄芩、酸枣、白鲜等	野生蕴藏量较大的有抚顺市、本溪市、锦州市、铁岭市和朝阳市； 栽培药用植物产量较大的有抚顺市、本溪市和丹东市。
	吉林	人参、平贝母、细辛、龙胆、黄檗、桔梗、党参、刺五加、防风、赤芍及黄芪等	野生和栽培药用植物均以东部低山丘陵区为多，是全国人参主产区。野生药用植物蕴藏量较大的有吉林市、浑江市和延边朝鲜族自治州； 栽培药用植物产量较大的有浑江市、延边朝鲜族自治州、通化市、吉林市和集安市。
	黑龙江	刺五加、防风、黄檗、人参、水飞蓟、满山红、五味子、板蓝根、黄芪、龙胆、苍术、柴胡、赤芍、知母及车前等	野生药用植物蕴藏量较大的有伊春市、牡丹江市、绥化地区和齐齐哈尔市； 栽培药用植物产量较大的有伊春市、牡丹江市、绥化地区和松花江地区
华东地区	上海	浙贝母、延胡索、丹参、地龙及西红花等	野生药用植物蕴藏量较大的有奉贤县、崇明县和金山县； 栽培药用植物以崇明县最多，其次为上海。
	江苏	薄荷、明党参、延胡索、浙贝母、太子参、夏枯草及灯心草等	野生药用植物蕴藏量较大的有南京市、南通市、淮阴市和镇江市； 栽培药用植物以苏北为多，产量较大的有南通市、扬州市和盐城市。
	浙江	浙贝母、白术、延胡索、菊花、麦冬、白芍、玄参、温郁金、厚朴、山茱萸及前胡等	野生药用植物主要蕴藏于天目山、雁荡山和四明山地区，蕴藏量较大的有杭州市、丽水地区和绍兴市； 栽培药用植物以东北部地区较多，主要集中于金衢盆地、杭嘉湖平原和浙东低山丘陵，产量较大的有金华市、嘉兴市、绍兴市和东阳市。
	安徽	茯苓、芍药、牡丹、菊花、木瓜、桔梗、菘蓝、紫菀、太子参及明党参等	野生药用植物以皖南低山丘陵和大别山区较多，蕴藏量较大的有宣州市、安庆市、巢湖地区、六安地区、滁县地区和芜湖市； 栽培药用植物较集中于淮北平原区，以阜阳地区为最多。

续　表

地区		主产药材	主要产地
华东地区	福建	泽泻、莲、乌梅、厚朴、太子参、穿心莲、陈皮及海金沙等	野生产区主要有三明市、宁德市、漳州市和龙岩市； 栽培药用植物多集中于东南丘陵地区，产量较大的有泉州市、漳州市。
	江西	酸橙、栀子、车前、香薷、蔓荆、荆芥、薄荷、前胡及夏天无等	野生药用植物多分布于怀玉山、幕阜山、井冈山、大庾岭等山区，蕴藏量较大的有上饶地区、九江市、赣州地区和吉安地区； 栽培药用植物多集中于中部平原丘陵区，产量较大的有九江市、宜春地区、吉安地区和抚州地区。
	山东	忍冬、珊瑚菜、栝楼、太子参、蔓荆、酸枣、侧柏、香附、远志、黄芩、马兜铃、猪牙皂及海藻等	野生药用植物以中部丘陵区较多，蕴藏量较大的有临沂地区，烟台市和淄博市； 栽培药用植物较集中于沂蒙山区和胶东半岛，产量较大的有临沂地区和潍坊市
华中地区	河南	地黄、牛膝、薯蓣、菊花、忍冬、山茱萸、连翘、辛夷、猫爪草、红花、柴胡、远志、黄芩及酸枣等	野生药用植物以中条山、太行山、桐柏山和大别山地区为多，蕴藏量较大的有三门峡市、洛阳市和信阳市； 栽培药用植物多集中于黄河冲积平原和南阳盆地，产量较大的有焦作市、南阳市和三门峡市，其中焦作市所属武陟、温县、沁阳和博爱等县，是著名的"四大怀药"的主要产区。
	湖北	茯苓、黄连、厚朴、杜仲、独活、续断、苍术、射干、玄参、辛夷、木瓜及麦冬等	野生药用植物以武当山、桐柏山、巫山、大别山地区较多，蕴藏量较大的有郧阳地区、襄樊市和鄂西州； 栽培药用植物以中低盆地和丘陵、平原较多，产量较大的有鄂西州、黄冈地区和襄樊市。
	湖南	白术、枳壳、栀子、山银花、杜仲、厚朴、黄檗、茯苓、玄参、玉竹及莲等	野生药用植物以湘西武陵山区、湘中丘陵和湘南南岭山区较多，蕴藏量较大的有湘西自治州、大庸市、邵阳市、长沙市和零陵地区； 栽培药用植物以洞庭湖平原和雪峰山两侧河谷山地较多，年产量较大的有益阳市、邵阳市、怀化市和岳阳市
华南地区	广东	砂仁、巴戟天、广藿香、陈皮、高良姜、佛手、何首乌、玉竹及山柰等	野生药用植物以粤北山区和粤西山地较多，蕴藏量较大的有韶关市、肇庆市和清远市； 栽培药用植物多集中于西江以南的热带和亚热带地区，年产量较大的有湛江市、茂名市和肇庆市。
	广西	三七、罗汉果、肉桂、栝楼、薯蓣、葛、山银花、石斛、钩藤、安息香、郁金、鸡血藤及广豆根等	野生药用植物以桂西山地丘陵和桂东北山地较多，蕴藏量较大的有百色地区、桂林地区和河池地区； 栽培药用植物以桂东南低山丘陵为主，年产量较大的有钦州地区、玉林地区和梧州地区。
	海南	槟榔、益智、丁香、白豆蔻、檀香、胖大海、南玉桂、肉豆蔻、大风子、儿茶、苏木、马钱子、安息香及广藿香等	野生药用植物多分布于五指山地区，蕴藏量以保亭县较大； 栽培药用植物多在五指山东西两侧较平坦的地区，有琼海县、陵水县、屯昌县和万宁县
西南地区	四川、重庆	黄连、川芎、川贝母、乌头、川牛膝、白芷、麦冬、芍药、白术、云木香、党参、郁金、酸橙、泽泻、佛手、红花、天麻、杜仲、黄檗、厚朴、羌活及大黄等	野生药用植物以川西高原较多，蕴藏量较大的有阿坝州、凉山州和甘孜州； 栽培药用植物多在四川盆地和盆周山区，年产量较大的有重庆、成都市、达县地区、乐山市、绵阳市、黔江地区、南充地区和都江堰市。
	贵州	天麻、杜仲、吴茱萸、天冬、白及、何首乌、通草、百合、南沙参及百部等	野生药用植物蕴藏量较大的有遵义地区、毕节地区、安顺地区，黔南州和黔东南地区； 栽培药用植物年产量较大的有黔东南地区、遵义地区和毕节地区
	云南	三七、砂仁、云木香、当归、黄连、天麻、茯苓、儿茶、诃子、石斛、草果、仙茅、鸡血藤及木蝴蝶等	野生药用植物以滇西北横断山高山峡谷和滇西南高原蕴藏量较多，如怒江州、丽江市和思茅市等； 栽培药用植物分布全省各地，年产量较大的有迪庆藏族自治州、文山自治州、丽江市、昆明市和怒江州。
	西藏	川贝母、胡黄连、大黄、牡丹、秦艽、龙胆、党参及柴胡等	野生药用植物主要分布于藏东澜沧江、怒江上游和藏南雅鲁藏布江流域的高山峡谷区，蕴藏量较大的有昌都地区、那曲地区和山南地区

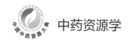

地区		主产药材	主要产地
西北地区	陕西	杜仲、天麻、党参、乌头、黄芪、甘草、连翘及远志等	野生药用植物主要分布于秦巴山区和陕北黄土高原，蕴藏量较大的有商洛地区、延安地区、榆林地区和宝鸡市； 栽培药用植物以秦巴山区和渭河平原较多，年产量较大的有汉中地区、安康地区、渭南地区和宝鸡市。
	甘肃	当归、党参、大黄、红芪、甘草、秦艽、羌活、款冬花、远志及芍药等	野生药用植物蕴藏量较多的有武威地区、定西地区、甘南藏族自治州、酒泉地区、陇南地区和庆阳地区； 栽培药用植物多集中于中部干旱地区和陇南山区，年产量较大的有定西地区和陇南地区
	青海	大黄、川贝母、甘草、麻黄、羌活、秦艽、甘松及枸杞等	野生药用植物以东南部黄河上游地区较多，蕴藏量较大的有海南藏族自治州、黄南藏族自治州和果洛藏族自治州； 栽培药用植物多集中于东部农业区，年产量较大的是海东地区和海南藏族自治州（38%）。
	宁夏	枸杞、甘草、麻黄、银柴胡、大黄、党参及黄芪等	野生药用植物蕴藏量以银南地区最多，为甘草、麻黄的主产区； 栽培药用植物多集中于南部两个地区，即固原地区和银南地区。
	新疆	甘草、伊贝母、肉苁蓉、红花、紫草、杏、锁阳及罗布麻等	野生药用植物以塔里木盆地四周的绿洲蕴藏量较大，如巴音郭楞州、阿克苏地区和喀什地区； 栽培药用植物以北疆较多，年产量较大的有博尔塔拉蒙古自治州、昌吉回族自治州和喀什地区
港台地区	台湾与香港		野生药用植物资源以台湾中央山脉地区蕴藏量最大

药材名称索引

植物药索引

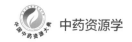

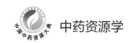

动物药索引